59 Ergebnisse der Inneren Medizin und Kinderheilkunde

Advances in Internal Medicine and Pediatrics

Neue Folge

Herausgegeben von

M. Brandis P. Frick K. Kochsiek
G. A. Martini A. Prader

Mit 25 Abbildungen und 77 Tabellen

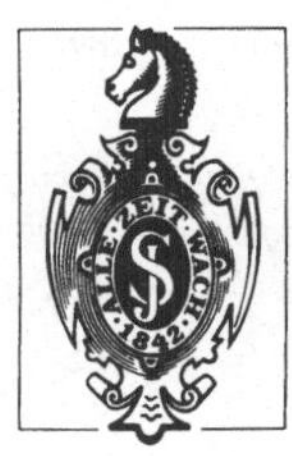

Springer-Verlag
Berlin Heidelberg New York
London Paris Tokyo Hong Kong

ISBN 978-3-642-52318-2 ISBN 978-3-642-52317-5 (eBook)
DOI 10.1007/978-3-642-52317-5

Softcover reprint of the hardcover 1st edition 1989

2121/3130-543210 — Gedruckt auf säurefreiem Papier

Inhalt

Toxische Nierenschäden

E. HEIDBREDER und A. HEIDLAND[1]

1 Luitpoldkrankenhaus, Medizinische Universitätsklinik, Joseph-Schneider-Straße 2, 8700 Würzburg, FRG

Ergebnisse der Inneren Medizin und
Kinderheilkunde, Bd. 59

Key Words: *Nephrotoxische Substanzen - akutes Nierenversagen - interstitielle Nephritis - Glomerulonephritis - Vaskulitits - tubuläre Funktionsstörungen.*

1 Einleitung

1.1 Funktionelle Morphologie der Niere

Das funktionstragende Element der Niere ist das Nephron, dessen Vielzahl ein komplexes System filtrierender, reabsorbierender und sezernierender Strukturen bildet. Das initiale Glied der Harnbereitung sind vaskuläre Elemente, das Glomerulum sowie das Vas afferens und das Vas efferens; zwischen ihnen sind die den Primärharn filtrierenden Glomerula eingeschaltet (Abb. 1). Über sie gelangen Stoffe einerseits zum Tubulus, wo sie sezerniert werden, andererseits transportieren sie andere und reabsorbierte Stoffe in den großen Kreislauf zurück. Die Glomerula liegen in der

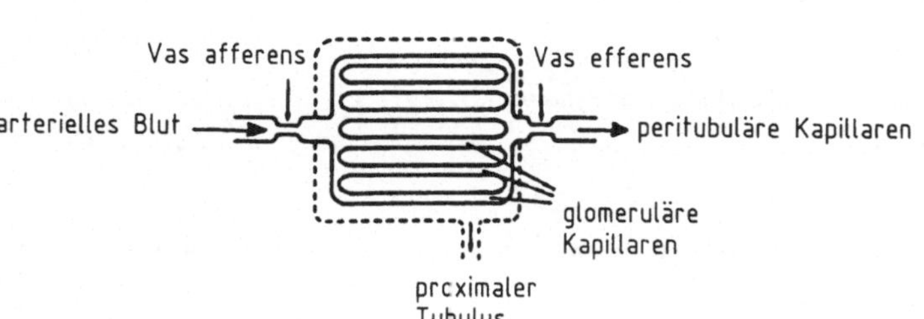

Abb. 1. Vereinfachtes Schema des glomerulären Filtrationsprozesses. (Aus Marsh 1983)

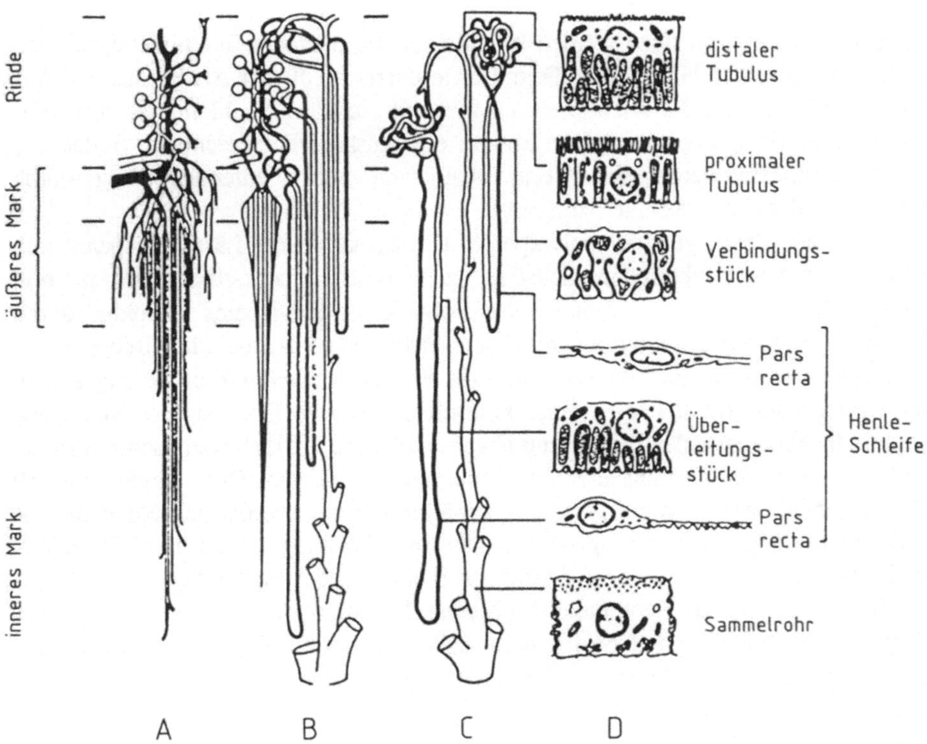

Abb. 2. Vaskuläre und tubuläre Strukturen der Niere. *A* Intrarenaler Gefäßbaum. *B* Beziehungen zwischen Tubuli, Arterien, Arteriolen und Glomerula. *C* Zwei Nephrone, ein superfiziales und ein iuxtaglomeruläres mit unterschiedlich langen Henle-Schleifen. *D* Ultrastruktur der einzelnen Nephronabschnitte (Aus Marsh 1983)

Nierenrinde; je nach Lage - oberflächlich (superfizial) oder marknahe (juxtaglomerulär) - sind ihre tubulären Schleifen lang oder kurz (Abb. 2). Jeder Nephronabschnitt hat seine spezifische Funktion, sie kann jeweils substanzspezifisch durch verschiedene Toxine alteriert werden.

Störungen der glomerulären Filtration können zu schweren Veränderungen der Harnbereitung führen. Fällt beispielsweise der glomerulär-kapilläre hydrostatische Druck als Folge einer präglomerulären Vasokonstriktion, einer postglomerulären Vasodilatation oder von beidem ab, tritt ein akutes Nierenversagen (experimentell durch Norepinephrin oder $HgCl_2$ induzierbar) ein. Eine deutliche Abnahme der glomerulären Permeabilität wird experimentell nach Gabe von Uranylnitrat beobachtet. In einem anderen Mechanismus kann der Anstieg des intratubulären hydrostatischen Drucks als Folge einer tubulären Obstruktion die glomerulären Filtrationskräfte übersteigen und so die Filtration unterdrücken.

Die tubulären Prozesse sind deutlich energieabhängig und somit auch durch verschiedene Toxine besonders vulnerabel.

1.2 Definition und Inzidenz toxischer Nierenschäden

Als toxische Nephropathien werden morphologische und/oder funktionelle Schäden der primär gesunden Niere durch Fremdstoffe unterschiedlicher Art bezeichnet. Aus klinischer Sicht sind die wichtigsten chemischen Auslöser Medikamente; Umweltgiften oder biologischen Produkten kommt eine zusätzliche ursächliche Bedeutung zu. Nephrotoxine werden durch orale Aufnahme, auf parenteralem Weg, durch Inhalation oder über die Haut inkorporiert.

Die renale Schädigung ist polymporph. Das Spektrum der Läsionen spannt sich von schwersten strukturellen Schäden (z.B. durch Quecksilber) bis zu rein funktionellen Störungen, beispielsweise Polyurie oder Diabetes insipidus durch Lithium. Ihre Klassifikation orientiert sich einerseits an der Art der chemischen Noxe, andererseits wird das histologische Substrat als Einteilungskriterium herangezogen. Im vorliegenden Kapitel wird einer klinisch orientierten Einteilung in akute und chronische Nierenschäden der Vorzug gegeben, ohne daß jedoch chemischer Struktur und histologisches Korrelat allzusehr vernachlässigt werden. Diese Einteilung soll einer raschen Orientierung vom klinischen Syndrom zur chemischen Noxe dienen, zumal erst mit der exakten Diagnostik des auslösenden Agens und seiner Elimination auch der erste und entscheidende Schritt zur Therapie getan werden kann.

Eine Liste solcher Nephrotoxine (Tabelle 1) umfaßt Medikamente, Narkotika, Diagnostika, suchterregende Stoffe, organische Lösungsmittel, Glykole, Metalle und andere, im Einzelfall nicht genauer klassifizierbare Substanzen.

Tabelle 1. Wichtige Nephrotoxine

1.	Medikamente	Antibiotika, Sulfonamide, Analgetika (Phenacetin), Antikonvulsiva, Antirheumatika (nonsteroidale Substanzen, Penicillamin), Allopurinol, Zytostatika
2.	Narkotika	Methoxyfluran, Halothan
3.	Diagnostica	Jodhaltiges Kontrastmittel
4.	Suchterzeugende Stoffe	Heroin
5.	Organische Lösungsmittel	Tetrachlorkohlenstoff, Tetrachloräthylen, Chloroform, Methanol, Polyvinylalkohol
6.	Glykole	Äthylenglykol, Propylenglykol, Äthylendichlorid, Diäthylenglykol, Xylit, Glycerol
7.	Metalle	Quecksilber, Lithium, Blei, Gold, Kadmium, Chrom, Thallium, Arsen, Uran, Beryllium, Antimon, Mangan
8.	Osmotisch wirksame Substanzen	Mannitol, Dextran
9.	Biologische Produkte	Bienen-, Schlangen-, Spinnen- und Pilzgifte, Frischzellenextrakte, antihumane Krebsseren
10.	Nicht einheitlich klassifizierte Substanzen	Kohlenmonoxid, Anilin, Kresol, EDTA (Äthylendiamintetraessigsäure), Pestizide (Biphenyl, 2,4-DDT, Paraquat, Kohlenwasserstoffe), Insektizide
11.	Abnorme Blutkonzentration physiologischer Substanzen	Hyperkalzämie, Hypokaliämie, Hyperurikämie
12.	Physikalische Noxen	Strahlen, Hitzschlag, Elektroschock

Die Inzidenz der toxischen Nephropathie ist nur schwer festlegbar, ihre Dunkelziffer sicherlich hoch. Für alle morphologischen Untersuchungen beträgt ihr Prozentsatz ca. 10%, bei akutem Nierenversagen liegt er etwa bei 20%. Die zunehmende Umweltbelastung durch industrielle oder landwirtschaftliche Chemikalien, geographisch bedingte Expositionseigenarten und Einflüsse der Urbanisation variieren in ihrer Häufigkeit. Eine wichtige Bedeutung haben berufliche Exposition, Sucht und suizidale Vergiftungen.

1.3 Renale Elimination von Fremdstoffen

Als renale Elimination gilt das Nettoergebnis aus glomerulärer Filtration, tubulärer Sekretion und tubulärer Rückresorption, für Pharmaka ist sie mit Erreichen des Endes des proximalen Tubulus weitgehend abgeschlossen. Eine Übersicht über den renalen Transport von Pharmaka findet sich bei Greven (1981).

Bei der glomerulären Filtration passieren gelöste Substanzen bis zu einem Molekulargewicht von 30 Dalton (D) die glomeruläre Basalmembran. Pharmaka, die an Plasmaproteine gebunden sind, werden von dem normalen Glomerulum nicht filtriert.

Durch tubuläre Sekretion gelangen Stoffe durch aktive Transportprozesse des proximalen Tubulus entgegen einem Konzentrationsgradienten aus dem postglomerulären Blut in das Tubuluslumen. Pharmaka müssen allerdings in ionisierter Form als Anionen oder Kationen vorliegen, um sezerniert werden zu können. Diese Transportprozesse sind limitiert, so daß sich die Pharmaka bei Konkurrenz mehrerer organischer Säuren um diesen Transport in ihrer Ausscheidung behindern können, wie das Beispiel des Penicillin G zeigt: Penicillin G ist zu mehr als 60% an Plasmaproteine gebunden, durch seine reversible Eiweißbindung jedoch wird es durch tubuläre Sekretion ausgeschieden. Bei zusätzlicher Gabe der organischen Säure Probenicid wird Penicillin vom Transportsystem verdrängt, es kumuliert im Plasma, und seine therapeutische Wirksamkeit nimmt zu.

Für die Sekretion organischer Basen ist das Vorhandensein einer positiven Ladung erforderlich. Dieses Sekretionssystem ist ebenfalls im proximalen Tubulus lokalisiert. Der Transport organischer Kationen wird nicht nur durch hohe Konzentrationen anderer organischer Kationen gehemmt, sondern auch durch niedrige Konzentration stimuliert.

Als gegenläufiger Prozeß zur Sekretion organischer Säuren gilt die tubuläre Rückresorption. Sie erfolgt passiv entlang einem Konzentrationsgradienten. Diese Rückgewinnung gilt vor allem für lipidlösliche Substanzen ("non-ionic diffusion"). Bei Pharmaka, die als Säuren oder Basen vorliegen, bestimmt der Ionisationsgrad ihre Ausscheidung. Sind bei schwachen Basen Moleküle ungeladen, diffundieren diese Substanzen entsprechend ihrer Lipidlöslichkeit zurück.

Beispiele pharmakologisch aktiver Säuren und Basen, die proximal-tubulär sezerniert werden, sind in Tabelle 2 wiedergegeben.

Manche Pharmaka werden von der Niere metabolisiert, die Metaboliten werden zusammen mit der unmetabolisierten Muttersubstanz sezerniert. Eine Übersicht über den renalen Stoffwechsel von Pharmaka findet sich bei Anders (1980).

Tabelle 2. Tubulär sezernierte Stoffe

Anionen	Kationen
Acetazolamid	Dopamin
Cephalosporine	Epinephrin
Ethacrynsäure	Histamin
Furosemid	Isoproterenol
Methotrexat	Morphin
Penicilline	Neostigmin
Phenylbutazon	Norepinephrin
Probenicid	Procain
Prostaglandine	Serotonin
Saccharin	Tetraäthylammonium
Salicylate	Triamteren
Sulfonamide	
Trichlorphenoxyacetat	

1.4 Renale Faktoren der Toxinwirkung

Strukturelle Schäden und/oder funktionelle Störungen der Niere durch Fremdstoffe sind zu einem beträchtlichen Teil in der spezifischen Arbeitsweise der Niere begründet (Cafruny 1977). Nephrotoxine schädigen allgemein spezifische Segmente des Nephrons, der proximale Tubulus wird besonders intensiv alteriert. Die wichtigsten Faktoren sind:

- Hoher renaler Plasmafluß,
- große endotheliale Oberfläche,
- große Oberfläche der tubulären Zellmembran,
- hohe metabolische Aktivität,
- Störanfälligkeit transzellulärer Transportprozesse,
- Substanzanreicherung durch Gegenstromsystem,
- verringerte Proteinbindung,
- Toxinbildung durch renale Metabolisierung.

Die ausgeprägte Exkretionsleistung der Niere wird durch eine im Vergleich zu anderen Organen wie Leber oder Gehirn sehr hohe Organdurchblutung ermöglicht. 20 - 25% des Herzminutenvolumens durchströmen die Niere, vor allem die Nierenrinde (90% des renalen Blutflusses); die Gewebsmasse der Niere dagegen macht nur 0,4% des Körpergewichts aus. Unmittelbare Folge ist ein überhöhtes Stoff- bzw. Toxinangebot in der Niere, vor allem in der Rinde (Greven 1981).

Die Niere hat einen sehr hohen Sauerstoffverbrauch, die Nierenrinde weist die höchste Glukosebildung (pro Gramm Organgewicht) auf. Substanzen, die eine zelluläre Anoxie hervorrufen, schädigen bevorzugt die Niere. Das Risiko einer Hypoxie wird noch durch den vergleichsweise niedrigen Blutfluß im Nierenmark und den Papillen erhöht.

Durch ihre dichte Ausstattung an Membranoberflächen- und intrazellulären Enzymen in den Tubuli ist die Niere (quasi als Miniaturleber) der schädigenden Wirkung verschiedener Substanzen ausgesetzt. Im tubulären Bereich sind zahlreiche transzelluläre Transportsysteme an Sekretions- und Reabsorptionsprozessen beteiligt; durch die

Besetzung intrazellulärer Carrierproteine wirken Toxine besonders störend auf den Zellmetabolismus. Zahlreiche Medikamente sind entweder organische Säuren oder Basen mit hoher Proteinbindung, ihre Beteiligung an transzellulären Transportmechanismen im Bereich des proximalen Tubulus kann sehr hohe Stoffkonzentrationen in den Tubuluszellen oder im Lumen des Nephrons hervorrufen. Auch durch das tubuläre Gegenstromprinzip werden Soluta im Interstitium von Mark und Papillen angereichert (z.B. Acetylsalicylsäure), eine Hydropenie verstärkt diesen pathogenen Prozeß.

Die Niere selbst vermag durch ihren Reichtum an mikrosomalen Enzymen Stoffe wie Acetaminophen, Salicylate oder Cephaloridin zu metabolisieren und somit möglicherweise toxische Substanzen in loco zu bilden.

Ein wichtiger Abwehrmechanismus toxischer Substanzen für die meisten Organe ist die Proteinbindung; eiweißgebundene Toxine sind weniger gefährlich, durch den raschen Konzentrationsabfall im Zuge der Filtration und der tubulären Sekretion kann die schützende Proteinbindung jedoch erheblich gemindert werden und die Toxizität dieser Substanzen steigen.

Das renale Gefäßbett hat eine außerordentlich große Endotheloberfläche (pro Gramm Organgewicht). Die glomerulären Kapillaren, eingegliedert zwischen 2 arteriolären Systemen, weisen die höchste Filtrationsrate eines Kapillarsystems im Organismus auf. Zahlreiche immunologisch vermittelte Krankheitsprozesse werden somit durch Präzipitation von Immunkomplexen oder anderen schädigenden Substanzen im glomerulären Endothelbereich quasi "gezündet".

1.5 Allgemeine Nephrotoxizitätsrisiken

Je nach ihrer toxischen Wirkung (Heidbreder u. Heidland 1980) lassen sich nierenschädigende Stoffe mehreren Gruppen zuordnen (Tabelle 3). Die größte Bedeutung hat die direkte toxische Nierenläsion: Substanzen wie Quecksilbersalze oder Tetrachlorkohlenstoff wirken durch Hemmung von Enzymen mit Sulfhydrylgruppen als Zellgifte, histologisch findet sich das Bild der akuten Tubulusnekrose.

Die Pathogenese des konsekutiven akuten Nierenversagens ist komplex; mehrere Mechanismen lassen sich diskutieren (Abb. 3): Renale Ischämie (experimentell nach Injektion von Norepinephrin), Abfall der glomerulären Filtration (experimentell durch Uranylnitrat), tubuläre Obstruktion durch Zylinder, Zelldetritus oder Kristallaggregate (vor allem Oxalate) und die Rückdiffusion des Harns ("backleak") durch das geschädigte Tubulusepithel.

Großen Raum nehmen auch solche Stoffe (vorwiegend Medikamente) ein, die durch eine Immunreaktion spezifische histologische Veränderungen hervorrufen. Hinter einem nephrotischen Syndrom verbirgt sich eine akute Glomerulonephritis, daneben kann sich - auch bei regelrechter Dosierung der auslösenden Medikamente - eine sog. Hypersensitivitätsreaktion einstellen, die feingeweblich durch eine akute interstitielle Nephritis gekennzeichnet ist. Auch das renale Gefäßbett kann im Rahmen einer Immunreaktion an einer Vaskulitis erkranken.

Eine andere Gruppe von Medikamenten führt erst bei chronischer Einnahme zum Nierenschaden - wie z.B. Analgetika bei chronischem Mißbrauch. Durch abnorme

Tabelle 3. Arten der Nephrotoxität

I.	Direkt toxische Substanzen	
	Prototyp	Hg-Salze, Tetrachlorkohlenstoff
	Wirkmechanismus	Zellgift
	Histologischer Befund	Akute Tubulusnekrose
II.	Immunoligisch sensibilisierende Substanzen	
	Prototyp	a) Penicilline, Heroin b) Methicillin
	Wirkmechanismus	a) *Auslösung einer glomerulären* oder vaskulären Immunreaktion b) Hypersensitivitätsreaktion des Interstitiums
	Histologischer Befund	a) Akute Glomerulonephritis oder Angiitis des renalen Gefäßsystems b) Akute interstitielle Nephritis
III.	Kumulativ wirkende Substanzen	
	Prototyp	Phenacetin, Blei
	Wirkmechanismus	Degenerative Veränderungen der inneren Markregion und der Papillen
	Histologischer Befund	Interstitielle Fibrose und Papillennekrose
IV.	Indirekt toxische Substanzen	
	Prototyp	Diuretika, Laxantien, Zytostatika
	Wirkmechanismus	Abnorme Kombination körpereigener Stoffe
	Histologischer Befund	Unterschiedlich, z.B. obstruktive Nephropathie, Pigmentnephropathie
V.	Substanz als Auslöser von Wasser- und Elektrolyt- sowie Säure-Basen-Haushaltsstörungen	
	Prototyp	Lithium, nonsteroidale Antirheumatika
	Wirkmechanismus	Beeinflussung der ADH-Freisetzung oder der Prostaglandinsynthetase
	Histologischer Befund	Bislang nicht nachweisbar

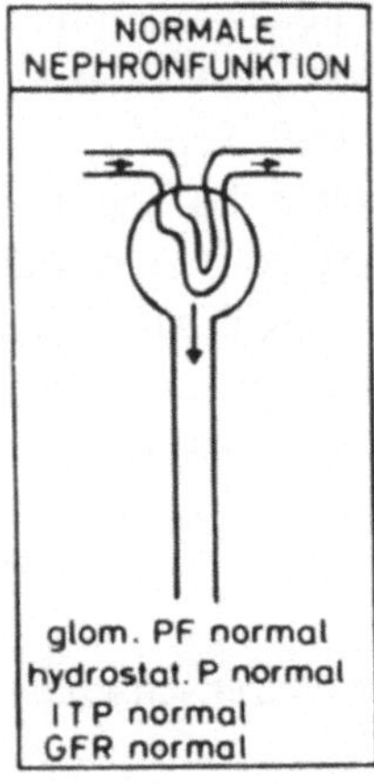

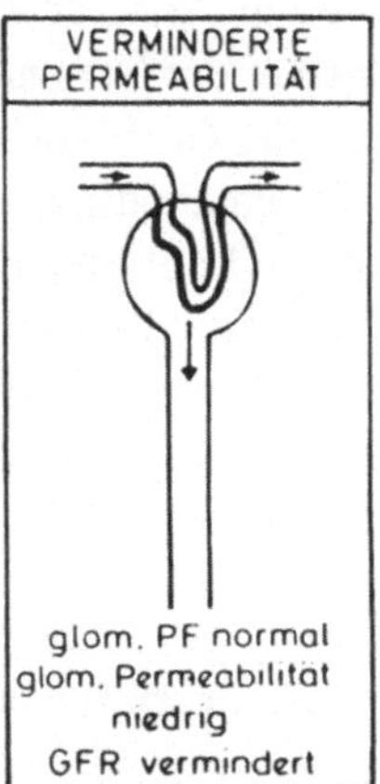

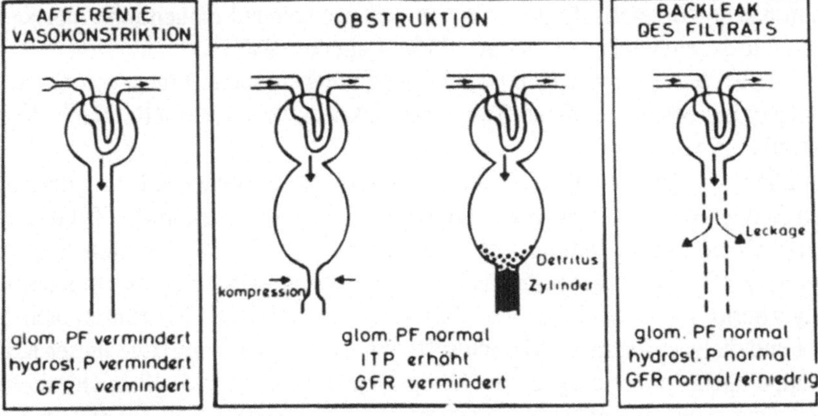

Abb. 3. Pathophysiologisch relevante Mechanismen des akuten Nierenversagens und der akuten Tubulusnekrose. (Modifiziert nach J. Mason, Vortrag 9. Nephrologisches Seminar, Heidelberg, 07.03.1985: Mechanismen der Auslösung des akuten Nierenversagens).
Folgende Parameter sind berücksichtigt: *glom.PF* Glomerulärer Plasmafluß, *hydrostat.P* hydrostatischer Druck, *ITP* intratubulärer Druck, glomeruläre Permeabilität, *GFR* glomeruläre Filtrationsrate

Konzentrationsänderungen körpereigener Stoffe im Plasma tritt eine Störung des "milieu interieur" und eine Nierenschädigung ein. Zu erwähnen sind Zytostatika (Harnsäureanstieg), Diuretika oder Laxantien (Hypokaliämie) oder Vitamin-D-Präparate (Hyperkalzämie).

Eine Fülle von Substanzen verursacht Störungen des Wasser -und Elektrolythaushaltes. Histologische Veränderungen fehlen meist. Diese Substanzen rufen entweder eine exzessive Wasserretention durch Hemmung der Wasserausscheidung hervor oder schwere Wasserverluste (z.B. Diabetes insipidus nach Lithium) durch Störung der tubulären Konzentrationsmechanismen.

Das Nephrotoxizitätsrisiko, die potentielle Gefährdung der Niere durch Fremdsubstanzen sowie das Ausmaß des Nierenschadens werden individuell durch prädisponierende Faktoren von Seiten des Patienten, aber auch durch ärztliches Handeln (bei Medikamenten) mitbestimmt. Eine außerordentliche Schrittmacherwirkung hat eine begleitende Einschränkung der Nierenfunktion (Bennett et al. 1977), weitere Faktoren sind Typ und Ablauf der Grundkrankheit (z.B. Sepsis, Diabetes mellitus), die renale Durchblutung, der Hydratationszustand sowie das Lebensalter des Patienten, sinken doch mit zunehmendem Lebensalter (ab 40. Jahr) glomeruläre Filtrationsrate und renale Durchblutung stetig ab. Die Ausscheidung des Kreatinins im Harn ist rückläufig, so daß die Kreatininclearance scheinbar normal ist. Tierexperimentelle Studien legen auch pränatale Schäden der Niere durch Nephrotoxine nahe; für den Menschen stehen jedoch eindeutige Untersuchungsergebnisse noch aus.

1.6 Morphologisches Korrelat toxischer Nierenschäden

Der klinischen Einteilung toxischer Nierenschäden in akute (akutes Nierenversagen), persistierende (Proteinurie und nephrotisches Syndrom) oder chronische Störungen (chronische Niereninsuffizienz) lassen sich weitgehend einheitliche morphologische Befunde gegenüberstellen (Gärtner 1980; Laberke 1980).

Das akute Nierenversagen wird im wesentlichen durch 3 morphologische Erkrankungstypen bestimmt: akute Tubulusnekrose, akute interstitielle Nephritis und obstruktive Prozesse.

Die akute Tubulusnekrose geht mit Zellnekrosen vorwiegend im proximal-tubulären Bereich einher, bei weniger aggressiven Noxen schwellen die Tubulusepithelien lediglich an. Das Interstitium ist ödematös durchtränkt. Die funktionellen Störungen bei akuter Tubulusnekrose reichen von blanden tubulären Partialstörungen wie einer Glykosurie, Aminoazidurie oder Konzentrationsstörungen bis zum akuten Filtratabfall und dialysepflichtiger Niereninsuffizienz. Einige Nephrotoxine dieser Krankheitsgruppe haben zwar lediglich toxikologische Bedeutung (z.B. Tetrachlorkohlenstoff) und sind nicht ausschließlich nephrotrop, jedoch darf im Einzelfall das klinische renale Syndrom wegen seiner Schwere nicht unterschätzt werden.

Die Pathogenese des akuten Nierenversagens nach Nephrotoxinexposition ist komplex: den wenigen Daten aufgrund klinischer Beobachtung steht eine Fülle tierexperimenteller Details gegenüber. Diese experimentellen Befunde erlauben eine ausreichende Analyse der wichtigsten Auslöser des akuten Nierenversagens, der toxischen Funktionsstörung und der sie meist begleitenden renalen Ischämie. Zusätzlich sind der extrazelluläre Volumenstatus, Veränderungen der renalen Prostaglandinsynthese und andere noch nicht genau identifizierte Faktoren zu berücksichtigen. Dennoch berechtigen die heterogenen Tiermodelle vor allem aus Gründen der Speziesdifferenz nicht zu direkten Analogieschlüssen über die Pathogenese des nephrotoxisch ausgelösten Nierenversagens des Menschen. Sie beziehen sich vorwiegend auf die Frühphase ("initial phase") des akuten Nierenversagens, während die in der Phase der Verselbständigung ("maintenance phase") wirksamen Mechanismen bislang kaum analysiert worden sind.

Die wichtigsten Mechanismen (vgl. Abb. 3) bestehen in einer präglomerulären Vasokonstriktion und in Änderungen der renalen Durchblutung, in einer tubulären Obstruktion durch Zelldetritus und intraluminale Eiweißzylinder, einer tubulären Kompression durch das begleitende interstitielle Ödem sowie einem Rückfluten ("backleak") des Ultrafiltrates durch das defekte Tubulusepithel. Zusätzlich wirksam ist eine direkt toxische Schädigung der Tubuli durch Hemmung sulfhydrylhaltiger tubulärer Enzyme. Störungen im Renin-Angiotensin-System spielen offenbar eine zusätzliche Rolle.

Bei der akuten interstitiellen Nephritis handelt es sich um eine immunologisch verankerte renale Arzneimittelreaktion im Sinne einer Hypersensitivitätsreaktion. Histologisch ist sie durch eine entzündliche lymphoplasmazelluläre Infiltration des Interstitiums gekennzeichnet. Die Tubuli zeigen degenerative Merkmale oder sind sogar nekrotisch. Glomerula und Gefäße sind dagegen nicht verändert. Immunhistologisch lassen sich lineare oder granuläre Niederschläge von Immunglobulin G und des Komplementfaktors C_3 an der tubulären Basalmembran im Interstitium und häufig auch an der glomerulären Basalmembran nachweisen. Chronische interstitielle Schäden wie die sog. Analgetikanephropathie werden unter 3.2 besprochen.

Ebenfalls immunologischer Natur ist die Glomerulonephritis. Lichtmikroskopisch sind die Schäden unterschiedlich ausgeprägt, auch der Typ der Glomerulonephritis scheint variabel zu sein, z.B. perimembranöse Glomerulonephritis bei Penicillamin oder rapid progressive Glomerulonephritis bei Kohlenwasserstoffen. Auch proliferative und nekrotisierende Formen (nach Penicillineinnahme) sind beobachtet worden. Diese in vielen Fällen als Immunkomplexnephropathie zu klassifizierende Glomerulonephritis ist nur schwer von der Nephritis bei medikamentös ausgelöstem Lupus-erythematodes-Syndrom abzugrenzen.

Auch eine Vaskulitis mit konsekutiver Nierenschädigung kann gelegentlich ein akutes Nierenversagen bewirken. Histologisch sind Zeichen einer Hypersensitivitätsangiitis oder auch eine Panarteriitis nodosa nachweisbar. Möglicherweise löst eine proteingebundene Noxe als Hapten eine Antikörperbildung gegen Bestandteile der renalen Gefäßwand aus.

1.7 Zelluläre Mechanismen der Nephrotoxinwirkung

Zahlreiche Untersuchungen über den Zellstoffwechsel verschiedener Organe (vor allem Leber, Herz und Niere) belegen die tiefgreifenden Folgen toxischer oder ischämischer Noxen für den Energiehaushalt der Zelle und die funktionstragenden Strukturen. Eine detaillierte Übersicht haben Humes und Weinberg (1983) gegeben. Diese Kenntnisse über die zellulären Grundlagen der Nephrotoxizität sind für das Verständnis der globalen renalen Nierenfunktionsverschlechterung durch Nephrotoxine unerläßlich. Folgende Mechanismen der toxischen Zellschädigung sind zu nennen:

- Aktivierung von Phospholipasen,
- Aktivierung von Phosphatasen, Proteasen u.a.,
- Anstieg des Cytosol-Ca^{++},
- oxidativer Streß: Bildung freier Radikale, Lipidperoxidation,
- Verlust von energiereichen Phosphaten,
- intrazelluläre Azidose.

Toxine tangieren Zellstrukturen wie Plasmamembranen, Mitochondrien, endoplasmatisches Retikulum und das Zytoskelett auf vielfältige Weise, bis schließlich die

Schädigung in schwere Funktionsstörungen bis hin zum irreversiblen Funktionsverlust und Zelltod mündet.

Toxine können die Zellmembran direkt schädigen (z.B. Amphothericin B; vgl. Clejan u. Bittman 1985) und schwere Störungen der Permeabilitätseigenschaften der Zellmembran hervorrufen. Auch ohne Störungen der Membranpermeabilität kann ein Versagen der Plasmamembranpumpen - wie der Na-K-ATPase oder der Ca-ATPase - Veränderungen der zellulären Kationenhomöostase hervorrufen. Dafür ist ein ATP-Mangel verantwortlich zu machen (Weinberg, 1985).

Besondere Bedeutung für die Zellschädigung hat die Störung des Phospholipidstoffwechsels der Zellmembran durch Steigerung der Phospholipaseaktivität oder durch Verringerung der Phospholipidsynthese. Die abnorme Aktivität der Membranphosphorylasen wird durch eine Verarmung an energiereichem Phosphat, durch Störung der zellulären Kalziumhomöostase, durch Lipidperoxidation infolge Bildung freier Radikale oder durch Toxineinwirkung mit besonderer Affinität zu Sulfhydrylgruppen verursacht (Chien et al., 1978; Goracci et al., 1978; Jennings u. Reimer, 1981; Shier u. Dubourdieu, 1983; Weglicki et al., 1984; Weinberg, 1984).

Ca^{++} ist für zahlreiche zelluläre Prozesse unerläßlich, beispielsweise für die Stabilisierung der Zellmembran. Eine zelluläre Ca^{++}-Überladung hat für verschiedene Zellstrukturen wie Plasmamembranen, Mitochondrien, endoplasmatisches Retikulum und das Zytoskelett verhängnisvolle Folgen, indem membrangebundene und freie Phospholipasen aktiviert werden, die Membranpermeabilität verändert wird und intrazelluläre kontraktile Strukturen und Zytoskelettstrukturen beeinflußt werden (Farber 1981; Humes u. Weinberg 1983; Trump et al. 1980). Besonders schwerwiegend wirken sich diese Störungen auf das innere Membrantransportsystem der Mitochondrien und auf die Kalziumaufnahme aus.

Schwere Zellschäden werden wahrscheinlich auch durch reaktive Metabolite, insbesondere durch Sauerstoffradikale hervorgerufen; sehr aggressiv ist das Hydroxylradikal, das unmittelbar mit benachbarten Molekülen reagieren kann. Als schwerwiegende Folge des oxidativen Stresses mit intrazellulärer Bildung freier Radikale ist die Lipidperoxidation anzusehen (McCord u. Fridovich 1978). Der Verlust der Membranlipide, die Bildung toxischer Lipidabbauprodukte und die peroxidative Schädigung benachbarter Proteine rufen schwere Schäden der Membranstruktur und -funktion hervor.

Tubuluszellen sind reich mit Mitochondrien ausgestattet, die für die Bereitstellung energiereicher Phosphate verantwortlich sind. Wichtige Transportfunktionen werden vor allem von der inneren Mitochondrienmembran getragen; dadurch wird gerade diese Struktur für Nephrotoxine besonders anfällig (Humes u. Weinberg, 1983).

Auch die Lysosomen haben bei der nephrotoxischen Wirkung eine besondere Bedeutung, da sich viele Toxine in Lysosomen als Hauptspeicherort anreichern wie das Hg^{++}, Uranylverbindungen, Kupfer u.a.. Einmal angereicherte Stoffe schädigen einerseits die lysosomale Funktion (beispielsweise Hemmung der lysosomalen Kathepsine: Misaka u. Tappel 1971), andererseits können lysosomale Enzyme in das Zytosol übertreten und somit Zellschäden hervorrufen.

2 Akute toxische Nephropathie

2.1 Akute Tubulusnekrose

Die wichtigsten Substanzklassen und Substanzen, die eine akute Tubulusnekrose (ATN) auslösen können, sind in Tabelle 4 aufgeführt. Die funktionellen Veränderungen und das morphologische Substrat des akuten Nierenversagens wurden unter 1.3 und 1.5 geschildert.

2.1.1 Antibiotika

Aminoglykoside

Aminoglykoside sind hochpolare Kationen; zu dieser Stoffklasse gehören Streptomycin, Tobramycin, Amikacin, Dibekacin, Sisomycin und Netilmycin als reine Substanzen sowie Gentamycin, Neomycin und Kanamycin als Verbindungsgemisch mit unterschiedlicher antimikrobieller Wirksamkeit. Nach parenteraler Gabe verteilen sie sich rasch im Extrazellulärraum, ihre Plasmaproteinbindung ist gering. Sie werden rasch über die Nieren ausgeschieden: Aminoglykoside werden glomerulär filtriert und erscheinen innerhalb von 6 h oder später nach intramuskulärer Gabe im Endharn. Im Tubuluslumen unterliegen sie einer zellulären Aufnahme durch den proximalen Tubulus; möglicherweise werden sie auch distal-tubulär sezerniert.

Renaler Schädigungsmechanismus. Die Aminoglykosidnephropathie ist ein gut reproduzierbares tierexperimentelles Modell einer schweren toxischen Tubulusläsion; beim Menschen führen Aminoglykoside bei unsachgemäßem Einsatz zu einem meist nonoligurischen akuten Nierenversagen. Als pathogenetisch bedeutsam werden folgende

Tabelle 4. Wichtige toxische Ursachen der akuten Tubulusnekrose

Medikamente	Schadstoffe
Aminoglykoside	Halogenierte Kohlenwasserstoffe
	Tetrachlorkohlenstoff
Cephaloridin	Chloroform
	Äthylendibromid
Tetrazykline	Trichloroäthylen
Amphotericin B	Glykole:
	Äthylenglykol
Colistin	Diäthylenglykol
	Dioxan
	Glycerol
Bacitracin	Quecksilbersalze
Polymyxin B	Uranylnitrat
Sulfonamide	Arsen
	Gold
Kontrastmittel	Wismut
Penicillamin	EDTA
Phenylbutazon	
Methotrexat	

Tabelle 5. Risikofaktoren bei Aminoglykosidnephropathie

- Patientenspezifische Faktoren	Lebensalter Vorbestehende chronische Niereninsuffizienz (Gefahr der Ototoxizität) Lebererkrankungen Volumendepletion (infolge Diuretika oder unzureichender Flüssigkeitssubstitution Hypokaliämie Schwere Adipositas	
- Substanzspezifische Faktoren	Typ des Aminoglykosids Dosis Dauer (>10 Tage) und Wiederholung der Behandlung (vor allem innerhalb 6 Wochen)	
- Synergistische Wirkung auf Aminoglykosidnephrotoxizität	Amphotericin B Cephalotin Ciclosporin A	cis-Platinum Schleifendiuretika nonsteroidale Antirheumatika

Faktoren (Kaloyanides u. Pastorizza-Munez 1980) diskutiert: "backleak" des Filtrats durch lecke Tubuli, Abnahme des glomerulären Plasmaflusses, Verminderung der glomerulär-kapillären Permeabilität sowie vor allem eine tubuläre Obstruktion. Der Rückgang des glomerulär-kapillären Ultrafiltrationskoeffizienten (K_f) ist wahrscheinlich Folge einer erhöhten renalen Angiotensin-II-Bildung (Blantz et al. 1976). Tierexperimentell läßt sich durch Gabe des Angiotensin-I-Konversionsenzym-Inhibitors Captopril das akute Nierenversagen verhindern (Schor et al. 1981).

Die Niere ist das entscheidende Ausscheidungsorgan der Aminoglykoside, besonders intensiv akkumulieren sie in der Nierenrinde (Luft u. Kleit 1974). Aminoglykoside induzieren zunächst eine Zunahme sekundärer Lysosomen (Phagosomen), von denen viele sog. Myeloidkörper enthalten, d.h. lamelläre Strukturen dicht gepackter Membranen. Später werden die Bürstensaummembranen zerstört, das Zytoplasma der proximalen Tubuli erscheint nunmehr vakuolisiert (Houghton et al. 1973), Zellfragmente treten ins Tubuluslumen über. Mit Fortschreiten der Tubuluszellnekrosen werden die Lichtungen schließlich ganz verlegt. Distale Tubuli und Glomerula werden weniger deutlich alteriert.

Kationische Aminosäurengruppen sind die biochemischen Determinanten der Aminoglykosidnephropathie; diese Kationenstruktur ist für zahlreiche In-vitro-Effekte im Bereich zellulärer und subzellulärer Membranen verantwortlich zu machen, da Aminoglykoside bevorzugt an saure Phospholipide der Membranen gebunden werden; außerdem hemmen sie die Phospholipasen A und C.

Risikofaktoren. Dosis und Dauer der Aminoglykosidapplikation bestimmen das Ausmaß der histologischen Schädigung; der Grad der kortikalen Aminoglykosidakkumulation ist von ihnen direkt abhängig (Schentag et al. 1978). Auch eine vorangegangene Aminoglykosidzufuhr erhöht das Nephrotoxizitätsrisiko (Tabelle 5) deutlich (Lane et al. 1977). Die simultane Gabe von anderen potentiell toxischen Substanzen wie Cisplatin, Amphothericin B, Cephalosporin (Klasterky et al. 1975) und auch Furosemid (Noel und Levy, 1978) und Methoxyfluran wirkt additiv nierenschädigend. Vorsicht ist auch bei gleichzeitiger Gabe von Kontrastmitteln und Prostaglandinsynthetasehemmern geboten. Auch kann die simultane Anwendung von Gentamycin und Ciclosporin A - wie nach Knochenmarktransplantation beobachtet - eine Niereninsuffizienz auslösen.

Als weitere Risikofaktoren sind höheres Lebensalter, eine prärenale Nierenfunktionsstörung durch Volumendepletion oder eine diuretikainduzierte Natriurese sowie eine vorbestehende chronische Niereninsuffizienz hervorzuheben.

Tierexperimentell hat sich folgende Skala einer abnehmenden Nephrotoxizität ergeben: Neomycin > Gentamycin > Sisomycin, Kanamycin und Amikacin > Tobramycin > Netilmycin > Streptomycin (Soberon et al. 1979; Morin et al. 1983; De Broe et al. 1984).

In einer größeren Studie (Schentag et al. 1979) sind vergleichend das Verhalten der glomerulären Filtrationsrate und Hinweise auf eine proximal-tubuläre Schädigung bei Patienten untersucht worden. Tobramycin wies eine geringere Nephrotoxizität als Gentamycin auf. Eine vergleichende Analyse der Aminoglykosidnephrotoxizität aus klinischer Sicht findet sich bei Whelton (1985).

Klinische Befunde

Die funktionellen Folgen der renalen Aminoglykosidschädigung sind:

a) Tubulusschädigung:
   Enzymurie (Bürstensaumenzyme, lysosomale Enzyme),
   Störung der proximal-tubulären Rückresorption (Glukosurie, Aminoazidurie),
   tubuläre Proteinurie ($ß_2$-Mikroglobinurie),
   renale Kalium- und Magnesiumverluste.
b) Abnahme der glomerulären Filtrationsrate:
   ADH-insensitive Wasserdiurese,
   nephrogener Diabetes insipidus,
   Anstieg des Serumkreatinins,
   nonoligurisches akutes Nierenversagen.

Als Frühzeichen der Nierenschädigung gilt das Auftreten einer Enzymurie durch den fokalen Verlust an Bürstensaummembranen (Mondorf et al. 1978) und lysosomalen Enzymen (Patel et al. 1975) durch Lysosomenschädigung. Als Folge der proximal-tubulären Schädigung treten eine Aminoazidurie und eine Glukosurie auf. Auch andere tubuläre Transportstörungen wie $ß_2$-Mikroglobulinurie und renale Kalium- und Magnesiumverluste werden beobachtet. Die tubulointerstitielle Schädigung manifestiert sich bereits frühzeitig als polyurisches, ADH-refraktäres Nierenversagen (Cohen et al. 1975; Humes and Weinberg, 1983b), wobei die tägliche Urinausscheidung etwa 2 l beträgt. Erst 8 - 10 Tage später steigt das Serumkreatinin an, evtl. auch früher bei Vorliegen typischer Risikofaktoren.

Therapeutische Implikationen. An erster Stelle steht die Prävention: Der Einsatz von Aminoglykosiden ist wegen ihres geringen Index von toxischer zu therapeutischer Breite sorgfältig abzuwägen, ein "drug-monitoring" ist dringend zu empfehlen, um die Plasmaspiegel (für Gentamycin und Tobramycin <10 µg/ml) möglichst niedrig zu halten (Dahlgren et al. 1973). Bei eingeschränkter Nierenfunktion oder älteren Patienten ist eine strikte Dosisanpassung an die Plasmaspiegel dringend erforderlich.

Wasser-und Kaliumverarmung sind zu vermeiden, besonders bei Einsatz stark wirksamer Diuretika. Ebenso ist eine regelmäßige Kontrolle der Nierenfunktionsparameter zu empfehlen. Die Wahl des Aminoglykosids sollte vom Ergebnis des Antibiogramms abhängig gemacht werden. Tobramycin ist bevorzugtes Aminoglykosid, Amikacin und Netilmycin sollten für die Behandlung gegenüber Tobramycin oder Gentamycin resistenter Stämme eingesetzt werden.

Cephalosporine

Nierenschäden durch Cephalosporine sind heutzutage eher selten, jedoch im Falle des Cephaloridins als akute Tubulusnekrose gut belegt (Atkinson et al. 1966). Auch nach hohen Dosen von Cephalotin ist über eine akute Tubulusnekrose berichtet worden (Barza 1978). Eine bereits bestehende Niereninsuffizienz und eine hohe Dosierung spielen eine toxizitätssteigernde Rolle (Foord 1975). Jüngere Generationen dieser Antibiotikagruppe (Cephalotin, Cefazolin, Cefoxitin, Cefamandol oder Cefalexin) sind eigentlich nicht mehr im klassischen Sinne als Nephrotoxine anzusehen.

Für das Cephaloridin wird die nephrotoxische Wirkung auf eine intrazelluläre Substanzanreicherung zurückgeführt, die durch Störungen der oxidativen Phosphorylierung in den Mitochondrien (Tune et al. 1979) schließlich zum tubulären Zelltod führt.

Als *Risikofaktoren* der cephalosporininduzierten akuten Tubulusnekrose gelten eine Dosierung über 6 g/Tag, eine vorbestehende Niereninsuffizienz und höheres Lebensalter. Besondere Vorsicht ist bei simultaner Verabreichung von Cephalosporinen und Aminoglykosiden geboten.

Amphothericin B

Beim Einsatz von Amphothericin B ist mit einer Nierenschädigung bei einer kumulativen Dosierung von 600 mg und mehr zu rechnen, bei mehr als 2 - 3 g ist sie nahezu die Regel (Bell et al. 1962).

Tritt ein Nierenschaden rasch ein, ist eine proximal-tubuläre Schädigung (akute Tubulusnekrose) zu vermuten (Wheldon et al. 1974). Distal-tubuläre Funktionsstörungen sind durch eine distale renale-tubuläre Azidose, renale Kaliumverluste (Douglas u. Healey 1969) und durch einen ADH-refraktären Diabetes insipidus gekennzeichnet. Diese tubulären Störungen gehen in der Regel der Abnahme der glomerulären Filtrationsrate voraus.

Amphothericin B alteriert die tubuläre Plasmamembran und macht beispielsweise distal-tubuläre Epithelien für Wasser, H^+- und K^+-Ionen durchlässig. Bei weiterer Amphothericin-B-Einwirkung werden die Tubuluszellen desintegriert und nekrotisch. Außer zu diesen Tubuluszellschäden mit "backleak" des Filtrats und Obstruktion der Tubuluslichtung führt Amphothericin B zu einer renalen arteriolären Vasokonstriktion mit Abnahme der glomerulären Perfusion (Butler et al. 1964a).

Aus *therapeutischer Sicht* ist der Einsatz von Amphothericin sorgfältig abzuwägen und auf eine Beschränkung der kumulativen Dosis zu achten. Auf eine regelmäßige Kontrolle der Nierenfunktionswerte und der Elektrolyte ist hinzuweisen, Kalium- und Bikarbonatverluste sind frühzeitig zu ersetzen. Die tubulären Störungen sind meist rückbildungsfähig, ein Abfall der glomerulären Filtrationsrate kann jedoch irreversibel sein (Butler et al. 1964b).

Weitere Antibiotika

Eine akute Tubulusnekrose ist eine häufige Ursache eines rifampicininduzierten akuten Nierenversagens (Kleinknecht et al. 1978). Klinisch finden sich Fieber, Kreuzschmerzen, Myalgien, Nausea und Erbrechen, der Urin erscheint dunkel verfärbt (Proteinurie, Erythrozyturie, Zylindriurie), auch eine renale Dauerschädigung ist beobachtet worden. Bioptisch sind diffuse oder fokale proximal-tubuläre Zellnekrosen nachgewiesen worden.

Unter den Tetrazyklinen ist Demeclocyclin besonders hervorzuheben, da es einen ADH-refraktären Diabetes insipidus hervorrufen kann (Singer u. Rotenberg 1973); auch ein renaler Natriumverlust ist beschrieben worden. Tierexperimentell rufen höhere Dosen von Tetrazyklinen eine akute Tubulusnekrose hervor (Clausen et al. 1975).

2.1.2 Kontrastmittel

Wasserlösliche Kontrastmittel werden hauptsächlich in der Niere ausgeschieden und zur Darstellung des Gefäßsystems und der Niere verwendet. Sie sind 2-,4-,6-trijodierte Benzoesäurederivate (Molekulargewicht 600 - 700 Dalton) mit einer nur geringen Plasmaproteinbildung. Kontrastmittel werden glomerulär filtriert, tubulär jedoch weder reabsorbiert noch sezerniert, ihre Clearance gleicht somit nahezu der des Kreatinins. Bei Niereninsuffizienz nimmt ihre Halbwertszeit (normal 30 - 60 min) deutlich zu.

Schädigungsmechanismus

Ionische Kontrastmittel haben eine Osmolalität von mehr als 1 500 mosmol/kg Wasser, diese Hypertonizität wird besonders für die Nephrotoxizität verantwortlich gemacht. Biliäre Kontrastmittel sind für die Niere ohne toxisches Risiko.

Die Pathogenese der Kontrastmittelnephropathie ist bislang nicht eindeutig geklärt. Ein direkter toxischer Effekt der Kontrastmittel auf tubuläre Zellen ist anzunehmen. Diatrizoat und Iothalamat schädigen den Natriumtransport des Tubulusepithels (Ziegler et al. 1975). Histologisch ist eine Vakuolisierung und Degeneration proximaler Tubuluszellen festgestellt worden (Light u. Hill 1975). Möglicherweise spielt die Ausfällung des Tamm-Horsefall-Proteins, eines Proteins aus dem Bereich des distalen Tubulus, in die Tubuluslumina mit nachfolgender intrarenaler Obstruktion eine zusätzliche Rolle. Kontrastmittel ändern außerdem die renale Hämodynamik in einem biphasischen Muster, wie tierexperimentelle Befunde gezeigt haben:

Einer kurzen Phase der Vasodilatation folgt eine längere Phase der Vasokonstriktion (Bakris u. Burnett 1985), die besonders akzentuiert bei sog. High-renin-Zuständen verläuft, durch Angiotensinantagonisten aber verkürzt wird (Larson et al. 1983). Auch bei Volumendepletion nimmt diese vasokonstriktive Phase deutlich zu. Auch eine "Verklumpung" von Erythrozyten ist von pathogenetischer Bedeutung, da sich

Tabelle 6. Risikofaktoren einer Kontrastmittelnephropathie

Diabetes mellitus	Hyperurikämie
Vorbestehende chronische Niereninsuffizienz	Plasmozytom
Periphere arterielle Verschluß-erkrankung	
Dehydration	Chronische Leberleiden
Hypertonie, Anämie, Proteinurie begleitende Gabe von nephro-toxischen Substanzen	Höheres Lebensalter
Vorangegangene Kontrastmittel-induzierte Nephrotoxizität	
Hohes Volumen der Kontrastmittel	

eine verringerte Deformierbarkeit dieser Zellelemente bei der Passage der Kapillaren findet.

Risikofaktoren

Im Gegensatz zu den ionischen Kontrastmitteln (Diatrizoat, Iothalamat, Ioxaglat, Ioxitalamat) haben moderne Kontrastmittel eine nichtionische Struktur (Metrizamid, Iohexol, Iopromid) und sind wegen ihrer geringeren Hypertonizität weniger nephrotoxisch. Dennoch muß bei einer gewissen Risikokonstellation mit einem akuten Nierenversagen gerechnet werden (Tabelle 6). Je mehr solcher Risikofaktoren nachweisbar sind, desto größer ist die Wahrscheinlichkeit einer Kontrastmittelnephropathie. Ein sehr hohes Risiko besteht bei Diabetes mellitus *und* begleitender chronischer Niereninsuffizienz; andere Risikofaktoren sind Dehydratation, Hyperurikämie, arterielle Verschlußerkrankung der Extremitäten, Hypertonie und höheres Lebensalter. Prädisponiert sind Patienten mit Beeinträchtigung der renalen Mikrozirkulation (wie bei chronischer Niereninsuffizienz, Hypertonie oder Arteriosklerose). Die Dosis ist von relativ untergeordneter Bedeutung, da auch schon geringere Mengen von Kontrastmitteln ein akutes Nierenversagen auslösen können.

Klinische Befunde

Die klinische Symptomatik bietet ein buntes Bild: Schwere Verlaufsformen mit innerhalb der ersten 24 h sich einstellender Oligoanurie oder ein nonoligurisches akutes Nierenversagen mit vorübergehender leichter Kreatininerhöhung können sich wenige Tage nach Kontrastmittelzufuhr manifestieren. Die Urinbefunde sind relativ unspezifisch, der Harn kann isoton bei hohem spezifischen Gewicht (Kontrastmittel!) sein. Häufig findet sich ein über viele Stunden hin persistierendes Nephrogramm. Auch eine niedrige Natriumkonzentration im Urin (<10 mval/l) und eine niedrige fraktionelle Natriumausscheidung (FENa) sind beobachtet worden.

Therapieempfehlungen

Die beste Therapie ist die Prävention der Kontrastmittelnephropathie. Nutzen und Risiko der geplanten Kontrastmittelzufuhr sind sorgfältig abzuwägen, besonders bei Patienten mit Serumkreatininwerten >5 mg/dl, da in diesen Fällen mit einem irreversiblen, zur Dialyse zwingenden Verlauf des Nierenversagens gerechnet werden muß. Die zu applizierende Jodmenge sollte 0.9 mg/kg Körpergewicht nicht übersteigen. Die in Tabelle 6 genannten Risikofaktoren sind zu prüfen. Eine Volumendepletion beispielsweise mit Abführmitteln und Flüssigkeitsrestriktion zur besseren röntgenologischen Darstellung der Nieren ist zu vermeiden. Ebenso ist von einer mehrfachen Kontrastmittelgabe in kurzem Zeitraum (z.B. Angiographie) abzuraten. Die prophylaktische Gabe von Mannitol (20 - 30 g) hat sich nicht immer bewährt (Anto et al. 1981).

2.1.3 Zytostatika

Malignome selbst oder die zu ihrer Behandlung eingesetzten Therapieverfahren können verschiedene Störungen der Nierenfunktion verursachen (Tabelle 7). Einerseits können die tumoröse Infiltration der Nieren oder eine postrenale Obstruktion die Nierenfunktion drosseln, andererseits können potentiell nephrotoxische Medikamente vor dem Hintergrund tumorbedingter metabolischer Aberrationen ein Nierenversagen auslösen.

Besonders bei Tumorkranken werden nephrotoxische Nebenwirkungen von Zytostatika und anderen Medikamenten häufig (bis zu 25%, vgl. Galpin et al. 1978) beobachtet. Die gleichzeitige Gabe anderer potentiell nephrotoxischer Substanzen wie von Aminoglykosiden, Antimykotika oder Kontrastmitteln, aber auch septische Episoden mit Vasodilatation oder Erbrechen und Durchfälle mit Hypovolämie gefährden die Patienten zusätzlich. Ein akutes Nierenversagen kann aber auch als Folge einer Hypersensitivitätsreaktion auf Analgetika oder Antibiotika auftreten (2.3).

In der Tabelle 8 sind die auf dem deutschen Markt erhältlichen potentiell nephrotoxischen Antitumorpräparate zusammengestellt. Von zahlreichen anderen, nicht in dieser Liste aufgeführten Präparaten ist ein erhöhtes nephrotoxisches Risiko bislang nicht bekannt geworden.

Cisplatin (DDP)

Cisplatinum (Cis-Diamino-Dichloro-Platinum II, "DDP") wird vorwiegend über die Nieren ausgeschieden. Die Substanz wird wegen ihres niedrigen Molekulargewichtes glomerulär filtriert und offenbar (möglicherweise auch ein Metabolit) tubulär sezerniert, so daß auf diesem Wege das Toxin in die Tubuluszelle gelangt. Eine Dosis von 120 mg/m^2 Körperoberfläche gilt als nephrotoxisch. DDP reduziert den glomerulären Blutfluß und führt zur tubulären Obstruktion mit "backleak" des Filtrates (Chopra et al. 1982).

Der anorganische Schwermetallkomplex DDP wirkt besonders auf den distalen Tubulus und die Sammelrohre nephrotoxisch (Gonzales-Vitale et al. 1977), weniger auf seine proximalen Anteile. Fokale Koagulationsnekrosen, interstitielles Ödem und tubuläre Dilatation sind die häufigsten Merkmale, die Glomerula erscheinen nicht alteriert. Elektronenmikroskopisch sind auch eine Schwellung, Degeneration und Vakuolisierung der Mitochondrien der Tubuluszellen festgestellt worden (Rossof et al.

Tabelle 7. Wichtige Ursachen von Nierenfunktionsstörungen bei Tumorerkrankungen

I. Akute Nierenfunktionsstörungen

1. Renal
   - Nephrotoxische Wirkungen von Medikamenten
     - Zytostatika
     - Antibiotika/Antimykotika
     - Kontrastmittel
   - Medikamenteninduzierte interstitielle Nephritis
   - Endogene Nephrotoxine
     - Harnsäure und Xanthin
     - Kalzium (Hyperkalzämische Krise)
     - Immunglobuline (Paraproteine)
     - Myoglobin (Rhabdomyolyse)
   - Tumorinfiltration der Nieren
2. Prärenal
   - Hypovolämie (gastrointestinale Flüssigkeitsverluste)
   - Vasodilatation (Sepsis)
3. Postrenal
   - Prostata- und Blasentumore (Obstruktion)
   - Intraureterale Obstruktion

II. Chronische Nierenfunktionsstörungen

1. Renal
   - Glomerulonephritis (membranös)
   - Plasmozytomniere/Amyloidose
   - primäre Nierentumore (Hypernephrom)
   - leukämische oder Lymphom-Infiltrate
2. Tubuläre Funktionsstörungen
   - SIADH-Syndrom durch Medikamente
     - Cyclophosphamid (von kurzer Dauer)
     - Vincristin
   - Magnesiumverlust
     - Cis-Platinum
   - Paraneoplastisches Syndrom
     - ADH
     - Parathormon
     - Cortisol
   - Hyperkalzämie/Osteolyse
   - Nephrogener Diabetes insipidus
3. Postrenal
   - Obstruktion durch Tumoren oder Steine

Tabelle 8. Wichtige potentiell nephrotische Zytostatika

Cis-Platinum	
Alkylanzien	Cyclophosphamid Ifosfamid Nitrosoharnstoffe: Lomustin Carmustin Streptozotocin
Antimetabolite	Methotrexat (in hoher Dosis) Cytarabin Tiogenin 5-Fluorouracil
Antibiotika	Mitomycin C Mithramycin C Doxarubicin

1972), in schweren Fällen können diese Veränderungen in eine interstitielle Fibrose übergehen.

Die nephrotoxische Wirkung ist dosisabhängig. *Klinisch* imponiert ein Abfall der glomerulären Filtrationsrate 7 - 14 Tage nach Therapiebeginn. Als Frühzeichen gilt eine tubuläre Proteinurie, während eine glomeruläre Proteinurie nicht zu beobachten ist. Eine Zylindrurie findet sich bei schweren Verlaufsformen (Hardaker et al. 1974). Bemerkenswerterweise kann im Verlauf der Therapie auch ein schwerer renaler Magnesiumverlust auftreten (Buckley et al. 1984), der gelegentlich von einer Hypokalzämie mit Tetanie begleitet wird. Die gleichzeitige Gabe von Aminoglykosiden oder Amphothericin B kann die Hypomagnesiämie verstärken. Die Hypomagnesiämie kann monatelang nach Absetzen der zytostatischen Therapie noch fortbestehen.

Eine einmal manifeste Niereninsuffizienz ist nicht immer reversibel (Blachley und Hill 1981), sie manifestiert sich vor allem nach mehrfacher DDP-Therapie.

Bei der Gabe von DDP ist - neben der Gesamtdosis und Dauer der Therapie - die nephrotoxisch additive Wirkung folgender Noxen zu berücksichtigen: potentiell nephrotoxische Antibiotika, Hypokaliämie, Hyperurikämie, Volumendepletion sowie präexistente Nierenschäden (Gonzales-Vitale et al. 1978). Präexistente Nierenleiden erhöhen das Risiko zusätzlich, ggf. sollte bei einer Filtrationsrate unter 50 ml/min ganz auf DDP verzichtet werden.

Prophylaktisch werden kontinuierliche Infusionen des DDP statt einer Bolusinjektion, die Infusion von NaCl-Lösung (3%, 250 ml/h) in Kombination mit der Infusion von physiologischer Kochsalzlösung (250 ml/h) und KCl (bis zu 20 mval/l) empfohlen. Die Infusion sollte 12 h vor der ersten DDP-Gabe beginnen und 12 h über die letzte Gabe am 5. - 7. Tag der Chemotherapie hinaus fortgesetzt werden. Mit diesem Infusionsschema lassen sich bis zu 200 mg/m^2 Körperoberfläche in 5 täglichen Dosen ohne Hinweise auf einen Abfall der Kreatinclearance applizieren (Ozols et al. 1984). Der protektive Effekt dieser Infusion hat wahrscheinlich 2 Mechanismen: Die Expansion des Extrazellulärvolumens steigert die Natriurese und Diurese und drosselt die intrazelluläre Wasserbindung des DDP. Auch die gleichzeitige Gabe von Probenicid oder Tolazolin soll die Nephrotoxizität des DDP senken (Ross u. Gala 1979).

Cyclosphosphamid

Die Nephrotoxizität von Cyclophosphamid beschränkt sich auf eine Verminderung der Wasserausscheidung nach Gabe höherer Dosen (>50 mg/kg Körpergewicht) und geht mit einer Verdünnungshyponatriämie einher (Steele et al. 1973). Die akute Wasserretention tritt bereits frühzeitig nach Einnahme auf. Sie wird nicht von einer erhöhten ADH-Konzentration begleitet (Bode et al. 1980). Zur Vermeidung einer hämorrhagischen Zystitis oder einer akuten Harnsäurenephropathie wird eine 0,5 N Kochsalzzufuhr vor der Cyclophosphamidgabe empfohlen (De Fronzo et al. 1974).

Streptozotocin

Streptozotocin schädigt vorwiegend die Tubuluszellen und führt zu tubulären Transportstörungen und auch zum akuten Nierenversagen (Schein et al. 1974; Sadoff 1970). Eine Dosisabhängigkeit ist gegeben (Weiss 1982).

Streptozotocin wird hauptsächlich von der Niere ausgeschieden. Es alteriert besonders die proximalen Tubuli mit Zellatrophie und interstitiellen Infiltraten.

Klinisch imponieren tubuläre Funktionsstörungen wie eine Glukosurie, eine renaltubuläre Azidose und Hypokaliämie sowie eine Hypophosphatämie. In schweren Fällen wird auch eine nichtnephrotische Proteinurie beobachtet.

Wird bei erheblicher Störung der Nierenfunktion Streptozotocin abgesetzt, ist der Verlauf des Nierenversagens gutartig; anderenfalls muß mit einer fortschreitenden Nephrotoxizität gerechnet werden (Schein et al. 1974), vor allem, wenn die kumulative Dosis 4 g/m^2 Körperoberfläche übersteigt.

Carmustin und Lomustin

Carmustin kann zu einer Erhöhung des Harnstoff-Stickstoffs führen (DeVita et al. 1965). Allerdings sind bislang keine schwerwiegenderen Nierenfunktionsstörungen beobachtet worden (Schacht et al. 1981).

Lomustin führt bei Affen zu einer interstitiellen Nephritis (Schaeppi et al. 1974); beim Menschen sind nephrotoxische Nebenwirkungen selten und nicht gut dokumentiert (Berglund 1980).

Methotrexat

Methotrexat (MTX) wird ebenfalls primär über die Nieren durch glomeruläre Filtration und tubuläre Sekretion ausgeschieden. Die MTX-Clearance ist größer als die Kreatininclearance, so daß eine aktive tubuläre Sekretion anzunehmen ist. MTX wird nur in hohen Dosen (>50 mg/kg Körpergewicht) mit Citrovorum-Faktor-Rescue nephrotoxisch (Von Hoff et al. 1977), bei konventioneller Dosierung nicht (Condit et al. 1969). Als Folge entstehen schwere Tubulusnekrosen mit MTX-Kristallen im Tubuluslumen. Die Glomerula sind dagegen nicht verändert. Die Nierenschädigung wird durch einen sauren Harn-pH, Dehydrierung und geringe Diurese begünstigt.

Pathogenetisch werden eine Präzipitation von MTX oder eines Metaboliten im distalen Tubulus und eine intrarenale obstruktive Uropathie angenommen. Bei Harnalkalinisierung und guter Diurese wird diese Obstruktion gedrosselt. Ferner werden eine toxische Wirkung (proximal-tubuläre Nekrose) sowie eine Beeinflussung werden eine toxische Wirkung (proximal-tubuläre Nekrose) sowie eine Beeinflussung der glomerulären Hämodynamik durch MTX mit Abfall der glomerulären Filtrationsrate als mutmaßliche Folge einer afferenten arteriolären Vasokonstriktion diskutiert.

Klinisch imponiert ein nonoligurisches akutes Nierenversagen; es wird in der Regel initial von einem erhöhten MTX-Plasmaspiegel begleitet. Prophylaktisch ist auf eine hohe Diurese, Harnalkalinisierung und Vermeidung zusätzlicher nephrotoxischer Medikamente zu achten.

Cytarabin

Cytarabin ruft nicht regelmäßig eine Störung der Nierenfunktion hervor. Bei alleiniger Gabe ist es offenbar ohne nephrotoxische Wirkung (Shipp et al. 1984). In einer anderen Studie war unter den Bedingungen einer Multiple-drug-Therapie die Nierenbeteiligung relativ hoch (Slavin et al. 1978). Postmortal finden sich histologisch ein ausgeprägtes interstitielles Ödem und eine Tubulusdilatation.

Tioguanin

In höherer Dosierung führt Tioguanin zu einer mittelgradigen Azotämie, die dosisabhängig ist, doch offenbar reversibel verläuft (Konits et al. 1981).

Fluorouracil

Fluorouracil führt häufig zu nephrotoxischen Schäden, wenn es gemeinsam mit Mitomycin C verabreicht wird (Gulati et al. 1980; Hanna et al. 1981). Einige Patienten entwickelten eine hämolytische Anämie, histologisch läßt die primär vaskuläre Erkrankung an ein hämolytisch-urämisches Syndrom denken.

Andere Patienten erkrankten an einer mehr chronisch verlaufenden Form etwa 3 - 8 Monate später. Der Krankheitsverlauf zeigte in vielen Fällen einen fatalen Ausgang.

Mitomycin C

Mitomycin C löst bei Affen eine akute Tubulusnekrose aus (Philips et al. 1960). Bei Menschen steigt nach Mitomycin C-Gabe dosisabhängig das Serumkreatinin an (Liu et al. 1971), bemerkenswerterweise etwa 10 - 11 Monate nach Beginn der Therapie (Hamner et al. 1983). Eine andere Studie hat keinen Hinweis auf nephrotoxische Nebenwirkungen ergeben; offenbar ist die Mitomycin-C-Nephrotoxizität nur ein gelegentlich zu beobachtender Befund. Histologisch sind (in einem Fall) glomeruläre Sklerose, Hypozellularität und Nekrosen beobachtet worden; diese Veränderungen ähneln denen, die beim hämolytisch-urämischen Syndrom gesehen werden.

Mithramycin

Nephrotoxische Wirkungen finden sich bei Mithramycinapplikationen nur in hoher Dosierung (Kennedy 1970). Besonders gefährdet sind Patienten mit bereits eingeschränkter Nierenfunktion. Histologisch sind eine Tubulusschwellung sowie proximal und distal-tubuläre Nekrosen nachgewiesen worden. Die Glomerula erscheinen nicht alteriert.

Doxorubicin

Doxorubicin (Adriamycin) schädigt tierexperimentell Glomerula und Tubuli (interstitielle Fibrose, Vakuolisierung der Tubuluszellen; vgl. Fajardo et al. 1980). Die wegen der Kardiomyopathie reduzierte Dosis beim Menschen hat bislang offenbar nephrotoxische Nebenwirkungen verhütet.

Rekombinantes Interferon A

Bislang liegt nur eine Beobachtung von interstitieller Nephritis und Minimal-change-Glomerulopathie vor (Averbuch et al. 1984).

Indirekte Nierenschäden bei Tumortherapie (Akutes Tumorlysesyndrom)

Indirekte Nierenschäden entstehen unter zytostatischer Therapie durch rasche Bildung endogener potentieller Nephrotoxine wie Harnsäure, Xanthin und Phosphat vor allem bei Patienten mit rasch wachsenden Tumoren als Folge des massiven Zellverfalls (akutes Tumorlysesyndrom) in Abhängigkeit von der abschmelzenden Tumorgröße und der aktuellen Nierenfunktion. Klinisch treten eine Hyperurikämie, Hyperxanthinämie (bei Allopurinolbehandlung), Hyperphosphatämie oder eine Hyperkaliämie auf. besonders gefährdet sind Patienten mit akuter Leukämie, malignen Lymphomen oder kleinzelligem Bronchialkarzinom (Cohen et al. 1980; Tsokos et al. 1981; Vogelzang et al. 1983). Eine Hyperphosphatämie oder Hyperxanthinämie sind sehr selten.

Akute Harnsäurenephropathie. Durch das rasche Anfluten von Harnsäure im Extrazellulärraum, durch Abbau von Kernproteinen und Anfall von Purinmetaboliten im Zuge der Behandlung von Leukosen oder Lymphomen kann sich akut ein Nierenversagen entwickeln (Kjellstrand et al. 1974). Die Harnsäure fällt dabei im distal-tubulären Bereich aus und ruft eine intrarenale obstruktive Nephropathie hervor. Die Tubuli werden nekrotisch.

Als Risikofaktoren sind eine Kontraktion des Extrazellulärvolumens, eine metabolische Azidose (mit saurem Harn-pH) durch gastrointestinalen Bikarbonatverlust, Ateminsuffizienz oder Laktatazidose oder eine vorbestehende Niereninsuffizienz herauszustellen. Entscheidender klinischer Befund ist die Hyperurikosurie (Harnsäure-Kreatinin-Verhältnis im Urin >1,0 spricht für Harnsäurenephropathie).

Prophylaktisch sind eine strikte Harnalkalinisierung (bei pH 7,2 liegen 90% der Harnsäure in sehr löslicher ionisierter Form vor) mit Bikarbonat oder auch Diamox, Xanthinoxidasehemmer (Allopurinol) und eine gute Hydrierung mit Urinvolumina über 3 l/Tag zu empfehlen.

Xanthinnephropathie. Unter Allopurinoltherapie kann sich auch bei Tumorerkrankung in seltenen Fällen eine Xanthinnephropathie einstellen, wobei täglich Xanthinausscheidung von 6 mg/Tag bis auf 750 mg/Tag zunehmen kann (Hande et al. 1979). Die Löslichkeit des Xanthins nimmt mit der Harnalkalinisierung deutlich zu. Für die Behandlung dieser Nephropathie gelten die gleichen Kriterien wie bei der Harnsäurenephropathie.

Hyperphosphatämische Nephropathie. Aus Zellen freigesetztes Phosphat wird von anderen Teilungszellen reutilisiert. Der Überschuß wird von den Nieren ausgeschieden. Nur bei bestehender Niereninsuffizienz stellt sich eine Hyperphosphatämie ein. Eine Hyperphosphatämie kann auch in seltenen Fällen ein akutes Nierenversagen hervorrufen (Ettinger et al. 1978). Eine Harnalkalinisierung kann der Phosphatpräzipitation in den Tubuli Vorschub leisten.

2.1.4 Nonsteroidale Antirheumatika

Durch die steigende Verordnung von nonsteroidalen Antirheumatika (NSAR) und sorgfältigeres Screening der Nierenfunktion nimmt auch die Zahl der entdeckten und durch sie ausgelösten nephrotoxischen Schäden zu, wenngleich die exakte Erkrankungsrate nicht bekannt ist. Vor allem Indomethacin hat aus pathogenetischer Sicht Modellcharakter erlangt, da über seine Nephrotoxizität die meisten Berichte vorliegen. Die renalen Schäden sind vielfältig:

- Funktionelles akutes Nierenversagen durch renale Vasokonstriktoren (in vielen Fällen akute Tubulusnekrose),
  akute interstitielle Nephritis: (häufig Kombination mit schwerer Proteinurie von >6 g/Tag),
- Papillennekrosen (in wenigen Fällen beschrieben),
- Hyperkaliämie durch Suppression der Reninfreisetzung,
- Natriumretention und Schwächung der Diuretikawirkung (antinatriuretische Wirkung der Prostaglandinsynthesehemmung),
- Drosselung der Wasserausscheidung durch Zunahme der ADH-Wirkung.

Über die medikamentösen Ursachen und die Ausprägung des konsekutiven Syndroms informiert Tabelle 9.

Hämodynamisch bedingtes akutes Nierenversagen

Prostaglandine (PGE_2 und PGI_2) sind potente renale Vasodilatatoren (Abb. 4) und haben somit eine wichtige protektive Bedeutung während einer renalen Ischämie. Bei Infusion renaler Vasokonstriktoren (z.B. Noradrenalin) nehmen ihre Synthese und Freisetzung rasch zu und neutralisieren den vasokonstriktorischen Stimulus (Abb. 5). Die renale Durchblutung bleibt erhalten. Bei einer Hemmung der Prostaglandinsynthetase nach NSAR-Gabe werden die vasodilatierenden Wirkungen der Prostaglandine geblockt, die Vasokonstriktorwirkung von Angiotensin II nimmt zu und führt zu einer deutlichen renalen Vasokonstriktion und einem scharfen Abfall der renalen Durchblutung. Die Prostaglandinausscheidung im Harn geht stark zurück. Bemerkenswerterweise lösen auch Acetylsalicylsäure und Phenylbutazon eine renale Ischämie, vor allem bei Patienten mit präexistenter Nierenschädigung, aus.

Ein oligurisches akutes Nierenversagen infolge einer verminderten Nierendurchblutung stellt sich besonders häufig bei Patienten mit Risikofaktoren eine, wie einer kongestiven Herzinsuffizienz, einer Leberzirrhose, vor allem mit Aszites (Ariz et al. 1976), nephrotischem Syndrom, Sepsis sowie Volumenmangel- und Schockzuständen

Tabelle 9. Nephrotoxisch wirksame nonsteroidale Antirheumatika (ATN akute Tubulusnekrose, ANV akutes Nierenversagen)

	ATN/ ANV	AIN	Papillen- nekrose	Vaskulitis	nicht klassifiziert
I. Carboxylsäuren					
A. Salicylsäuren					
Acetylsalicylsäure	ATN	+	+		+
Benorilat					
B. Acetsäuren					
1. Phenylacetatsäure					
Diclofenac					
2. Carbocyklische u. heterozyklische Acetsäuren					
Indometacin	ATN	+	+	+	+
Sulindac		+			
Tolmetin	ATN	+			
Zomepirac	ATN	+			+
C. Propionsäuren					
Ibuprofen	ATN		+	+	+
Naproxen	ATN	+	+	+	+
Flurbiprofen					
Fenbufen					
Benoxaprofen		+			
Fluoprofen	ATN	+	+		+
Ketoprofen		+	+		
D. Fenaminsäuren					
Mefenaminsäuren	ANV	+	+		+
Nifluminsäure					
II. Enolsäuren					
A. Pyrazolone					
Phenylbutazon	ATN	+	+		+
Oxyphenbutazon					
B. Oxicame					
Piroxicam	ANV				

(Wagoner 1981), einer bereits bestehenden Nierenerkrankung (Kimberly et al. 1981) und höherem Alter. Weitere prädisponierende Faktoren sind eine begleitende Diuretikatherapie sowie eine postoperative Flüssigkeitssequestration in den "third space". Bei Normovolämie und Normoreninämie beeinflussen NSAR die Nierenfunktion nicht, während alle High-Renin-Konstellationen, vor allem bei vorbestehender Niereninsuffizienz, als besonders gefährlich anzusehen sind. Nach Absetzen der Substanz ist das akute Nierenversagen meist rückläufig. Histologisch findet sich häufig eine akute Tubulusnekrose.

Klinisch imponieren ein rascher Kreatininanstieg bei Oligurie, ein Abfall der fraktionellen Natriumausscheidung im Urin (FENa) unter 1% und eine meist deutliche Hyperkaliämie. Der Urinbefund ist unauffällig.

Akute interstitielle Nephritis

Eine andere Variante des akuten Nierenversagens stellt die akute Nephritis mit klinisch dramatischem Beginn und akuter Niereninsuffizienz nach meist mehrmonatiger

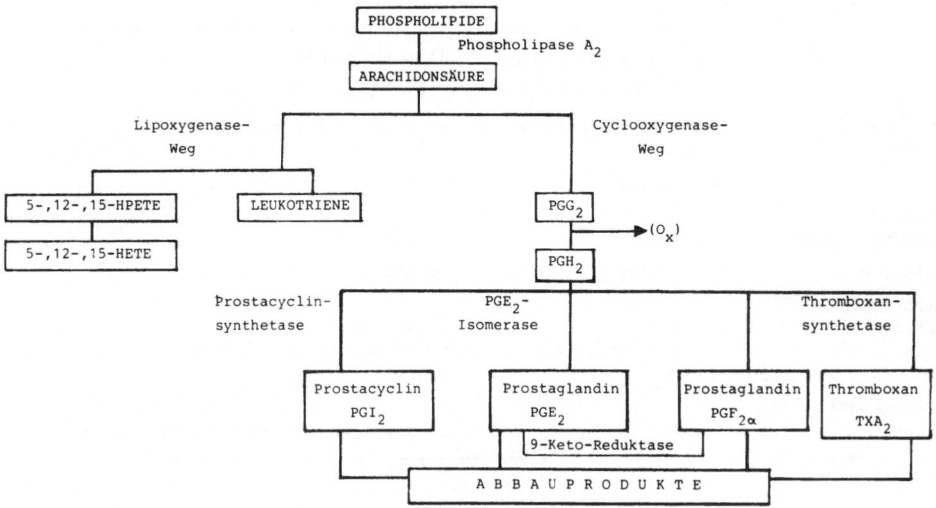

Abb. 4. Stoffwechsel der Prostaglandine. *PG* Prostaglandine, *TX Thromboxan*, *HPETE* Hydroxyperoxyeicosatetraensäure, *HETE* Hydroxyeicosatetraensäure, *(O_X)* freie (Sauerstoff-)Radikale

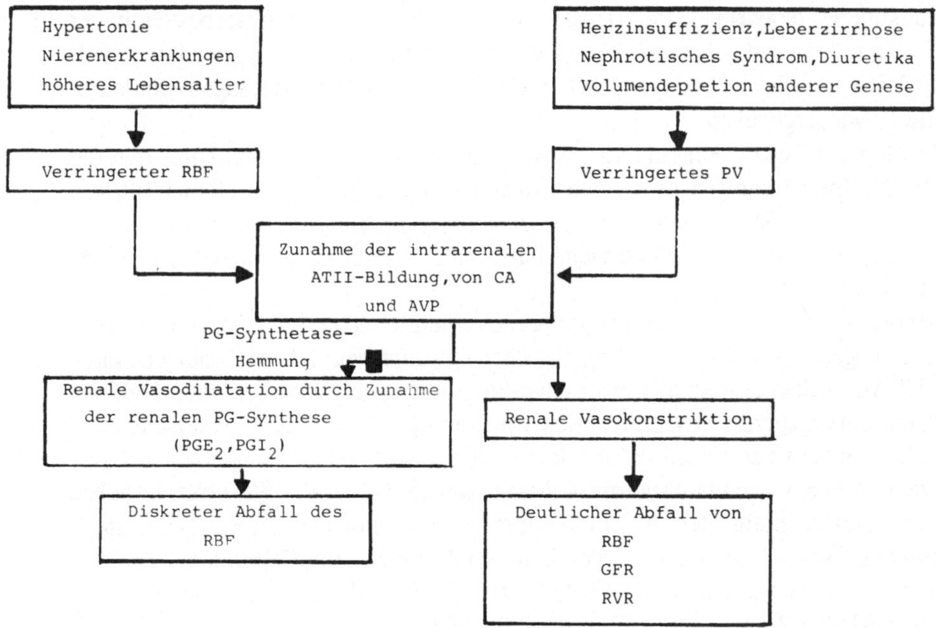

Abb. 5. Auswirkungen der Prostaglandinsynthesehemmung auf die Nierenfunktion. (Modifiziert nach Dunn 1984). *RBF* "renal blood flow", *GFR* glomeruläre Filtrationsrate, *ATII* Angiotensin II, *RVR* renaler Gefäßwiderstand, *CA* Katecholamine, *AVP* Argininvasopressin, *PV* Plasmavolumen, *PG* Prostaglandine

Tabelle 10. Nierenfunktionsstörungen durch nonsteroidale Antirheumatika

	Hämodynamisch bedingtes akutes Nierenversagen	Akute interstitielle Nephritis
Zeitpunkt des Auftretens	Meist innerhalb weniger Tage	Meist nach mehreren Monaten
Häufigkeit	Relativ häufig	Eher selten
vorbestehende Nierenerkrankungen	Vorhanden	Fehlend
Risikofaktoren	Vorhanden	Fehlend
Klinisches Bild		
Oligurie	Vorhanden	Vorhanden
Ödeme	Volumenüberlastung	Ödeme oder nephrotisches Syndrom
Proteinurie	Leicht	Schwer
Rückbildung nach Absetzen	Rasch	Langsam, evtl. erst nach Gabe von Steroiden

Einnahme von NSAR dar, für die bislang mindestens 7 Einzelsubstanzen verantwortlich zu machen sind (Fenoprofen, Indomethacin, Tolmetin, Sulindac, Naproxen, Benoxaprofen, Zomepirac). Diese Substanzen können sowohl ein nephrotisches Syndrom ohne akutes Nierenversagen (am häufigsten), ein nephrotisches Syndrom mit akutem Niernversagen und ein akutes Nierenversagen ohne nephrotisches Syndrom hervorrufen (Abraham u. Keane 1984). Besonders häufig ist Fenoprofen ursächlich beteiligt. Im Gegensatz zum hämodynamisch verankerten akuten Nierenversagen sind bei interstitieller Nephritis keine Risikofaktoren zu erkennen, vor allem besteht in der Regel kein präexistentes Nierenleiden. Die Unterschiede zwischen akuter interstitieller Nephritis und dem hämodynamisch bedingten akuten Nierenversagen werden in Tabelle 10 wiedergegeben.

Histologisch finden sich ein Ödem sowie eine fokale Atrophie und Dilatation der Tubuli, das Interstitium ist diffus oder fokal von mononukleären Zellen infiltriert. Trotz der in vielen Fällen nachweisbaren schweren glomerulären Proteinurie sind die Glomerula nicht verändert, elektronenmikroskopisch sind die epithelialen Fußfortsätze fusioniert.

Pathogenetisch wird eine direkte glomeruläre und tubuläre Schädigung diskutiert, die aber wegen des verzögerten Beginns eher unwahrscheinlich ist; wahrscheinlich lösen NSAR auch eine immunologische Reaktion mit gesteigerter Lymphokinbildung und damit eine Hypersensitivitätsreaktion vom verzögerten Typ aus (Finkelstein et al. 1982). Möglicherweise setzen die das Interstitium infiltrierende Lymphozyten Lymphokine und einen vaskulären Permeabilitätsfaktor (Sobel et al. 1981) frei. Daneben ist eine Verschiebung der Arachidonsäuresynthese auf den Lipoxygenasestoffwechselweg (Abb. 4) und damit zu den Leukotrienen durch die Hemmung der Cyclooxygenaseaktivität zu diskutieren (Goetzl 1980; Siegl et al. 1980). Leukotriene steigern die vaskuläre Permeabilität (Goetzl 1980; Dahlen et al. 1981).

Hyperkaliämie

Zu den gefährlichen, aber seltenen Nebenwirkungen von NSAR gehört die Hyperkaliämie sowohl bei normaler als auch bei eingeschränkter Nierenfunktion (Tan et al. 1979). Prostaglandinsynthetasehemmer vermindern die Reninfreisetzung, woraus vor allem bei Patienten mit vorbestehender Niereninsuffizienz, mit Diabetes mellitus oder bei Einnahme von ß-Blockern ein Hypoaldosteronismus und eine Hyperkaliämie entstehen können. Die Häufigkeit der Hyperkaliämie ist bei nichtdiabetischen Patienten allerdings gering. Eine konsekutive Abnahme der renalen Prostaglandinausscheidung wird besonders häufig bei vorstehendem hyporeninämischem Hypoaldosteronismus beobachtet (Kutyrina et al. 1979).

Natrium- und Wasserretention

Eher unbemerkt, aber klinisch nicht weniger wichtig ist die Natrium- und Wasserretention durch NSAR. Besonders bei Volumendepletion oder verminderter renaler Perfusion mit relativer Nierenischämie und gesteigerter endogener Prostaglandinsynthese führt die Gabe von Cyclooxygenasehemmern zu einer Blockade der Vasodilatation, so daß das vasokonstriktive und natriumretinierende Potential des Renin-Angiotensin-Aldosteron-Systems sich voll entfalten kann (Ichikawa u. Brenner 1980). Bemerkenswerterweise wird die natriuretische Wirkung von Furosemid durch die gleichzeitige Gabe von Indomethacin oder Acetylsalicylsäure antagonisiert (Favre et al. 1983), da offenbar NSAR hemmend auf die intrarenale, durch Furosemid induzierte Vasodilatation einwirken. Besonders ausgeprägt ist dieser Effekt bei vorbestehender Niereninsuffizienz oder Ödemen. Die Natriumretention ist meist leichter Natur und von vorübergehender Dauer. bei schwerer kongestiver Herzinsuffizienz oder Hypertonie ist diese Nebenwirkung jedoch unerwünscht.

Prostaglandine unterstützt die renale Wasserausscheidung insbesondere durch ihre Hemmung der ADH-induzierten cAMP-Synthese. Die zelluläre Reaktion auf ADH wird gesteigert. Außerdem nehmen die osmotisch wirksamen Kräfte der Wasserrückresorption zu. NSAR können somit zu Wasserretention und zur Entstehung einer Hyponatriämie beitragen, und zwar besonders bei Patienten mit einer bereits vorbestehenden limitierten Ausscheidung an freiem Wasser. Bei NSAR ausgelöstem Abfall der glomerulären Filtrationsrate nimmt das distal-tubuläre Filtratangebot ab.

Papillennekrose

NSAR vermögen im Tierexperiment Papillennekrosen auszulösen, klinisch sind bislang nur Einzelfälle beschrieben (Husserl et al. 1979; Shah et al. 1981), und zwar meist nach Einnahme von Acetylsalicylsäure oder Indomethacin. Selten ist eine Vaskulitis beobachtet worden, die auch zu einer Glomerulonephritis führen kann. Ob allerdings NSAR hierfür verantwortlich zu machen sind, muß vorerst bezweifelt werden, da andere Faktoren wie zusätzliche Medikamenteneinnahme oder begleitende Harnwegsinfekte nicht immer auszuschließen waren. Möglicherweise spielen NSAR die Rolle eines Kofaktors (Kincaid-Smith et al. 1968).

2.1.5 Ciclosporin A

Seit 1983 ist Ciclosporin A, ein zyklisches Endekapeptid fungaler Herkunft, in Deutschland als Immunsuppressivum bei Organtransplantationen zugelassen. Zahlreiche Studien belegen eine deutlich verbesserte Transplantatüberlebenszeit unter Ciclosporin A, so daß es sich weltweit als Immunsuppressivum bei Organtransplantationen durchgesetzt hat.

Ciclosporin A hemmt in den T-Helferzellen selektiv die Bildung sog. "growth-factors" (Interleukin-2-Freisetzung), die für die B-Zellen und die zytotoxische T-Zelldifferenzierung und -proliferation essentielle Bedeutung haben. Die Expansion von T-Suppressorzellen wird dadurch nicht beeinträchtigt.

Als gefürchtete Nebenwirkung gilt nach wie vor seine Nephrotoxizität. Mittlerweile ist die Ciclosporintoxizität durch eine individuelle Dosisanpassung deutlich gesenkt worden, das Problem der chronischen Nephrotoxizität gilt jedoch nach wie vor als ungelöst. Voraussetzung einer adaptierten Dosis ist die regelmäßige Blutspiegelbestimmung mittels Radioimmunoassay oder HPLC-Verfahren.

Akutes Nierenversagen

Nach Nierentransplantation können eine oder mehrere Episoden eines akuten Nierenversagens auftreten; die glomeruläre Filtrationsrate sinkt rasch ab, die Harnkonzentrierung nimmt ab und Natrium wird retiniert. Die differentialdiagnostische Abgrenzung gegenüber einer akuten Abstoßungsreaktion kann schwierig werden, nicht immer sind die hierbei gemessenen Ciclosporin-A-Spiegel sichere Indikatoren des eingetretenen akuten Schädigungsmechanismus.

Histologisch fällt das Fehlen der Kennzeichen einer akuten Abstoßungsreaktion auf. Hinweise auf die für Ciclosporin A recht typische toxische Tubulopathie sind Einschlußkörperchen in den Tubulusepithelien: im Bereich der Pars convoluta der proximalen Tubuli findet sich jeweils ein Einschlußkörper, der Riesenmitochondrien entspricht. Ferner sind eine isometrische tubuläre Vakuolisierung und auch eine Mikrokalzifikation nachweisbar (Mihatsch et al. 1983). Keine dieser Veränderungen ist spezifisch. Ein spezifischer Befund scheint eine intraglomeruläre Thrombose zu sein (Shulman et al. 1981; Neild et al. 1984); sie wird allerdings nicht sehr häufig beobachtet. Tubuluszellnekrosen finden sich nicht.

Pathophysiologisch ist eine Abnahme der renalen Perfusion parallel zur Abnahme der glomerulären Filtrationsrate (wie bei Ratten beobachtet; vgl. Murray et al. 1985) zu diskutieren, zumal Ciclosporin A eine hämodynamisch bedingte Einschränkung der Nierenfunktion - beispielsweise durch Gabe von Endotoxinen oder nach Abklemmen der Nierenarterie (Steinmüller et al. 1986) - weiter zu verstärken mag.

Subakutes Nierenversagen

Nicht von allen Autoren wird ein protrahiertes akutes Nierenversagen nach Ciclosporin-A-Einnahme akzeptiert, wie es von der Stanford-Gruppe (Moran et al. 1985) bei Transplantationen gesehen wurde. Zwar sind die Ergebnisse nach Nierentransplantation uneinheitlich (Canadian Multicenter Trial Group 1983; European Multicenter Trial Group 1983), dennoch scheint sich als pathogenetisches Bindeglied zwischen

Funktionsverschlechterung des transplantierten Organs und der Ciclosporin-A-Einnahme eine vorbestehende ischämische Schädigung herauszustellen (Hall et al. 1985): Möglicherweise verstärkt Ciclosporin A eine ischämische Vorschädigung der Niere.

Histologisch finden sich auch hier Riesenmitochondrien im proximal-tubulären Bereich sowie Mikrokalzifikationen in den Tubuluszellen (Mihatsch et al. 1983) und eine Arteriolopathie. Nach Absetzen von Ciclosporin A tritt meist keine Besserung der Nierenfunktion ein (Sommer et al. 1985).

Chronisches Nierenversagen

Auch unter chronischer Ciclosporin A-Einnahme ist eine leichte Funktionsverschlechterung der - beispielsweise bei Herztransplantation gesunden - Niere festzustellen (Moran et al. 1985; Myers et al. 1984); ähnliche Befunde wurden auch nach Lebertransplantation erhoben (Datzman et al. 1985). Diese Befunde legen einerseits eine mitursächliche Rolle von Ciclosporin A bei der Verschlechterung der Nierenfunktion während Langzeitbehandlung nahe, andererseits scheint diese chronische Nephropathie fortzuschreiten (Tomlanovich et al. 1985) (Abb. 6).

Histologisch sind eine Arteriolopathie sowie eine interstitielle Fibrose mit streifig angeordneter Tubulusatrophie nachweisbar. Initial auslösender Schritt ist offenbar auch hier eine reversible Vasokonstriktion. Ihr ist häufig eine Hypertonie ohne begleitende Stimulierung des Renin-Angiotensin-Aldosteron-Systems assoziiert (Dworkin et al. 1984). Die renalen vaskulären Veränderungen umfassen eine Modulation der intrarenalen und/oder vaskulären Prostaglandinproduktion (Jorkasky et al. 1987; Perico et al. 1986; Neild et al. 1983), eine Angiotensin-II-Hypersensitivität (Jorkasky

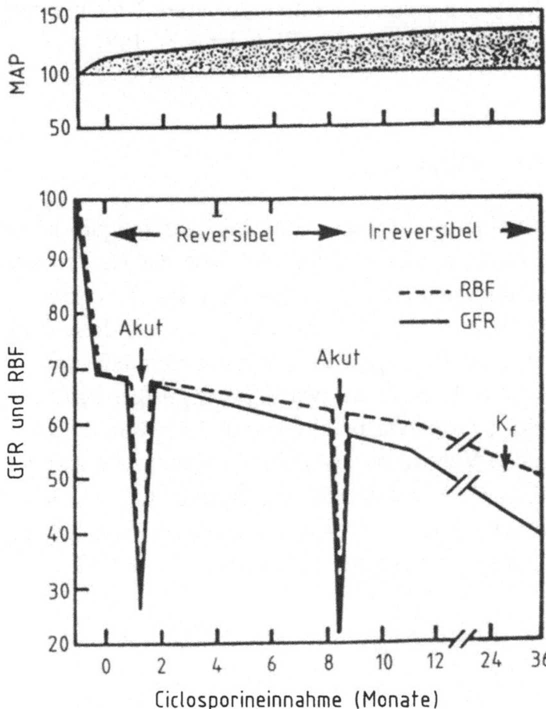

Abb. 6. Hypothetischer Verlauf der chronischen Nierenschädigung bei Ciclosporin A-Einnahme. (Nach Myers 1986). Die *senkrechten Pfeile* stellen akute Funktionsverschlechterungen durch toxische Wirkungen sowie eine chronische Verschlechterung durch Absinken der Nephronpopulation (K_f) dar. *MAP* mittlerer arterieller Blutdruck, *GFR* glomeruläre Filtrationsrate, *RBF* renaler Blutfluß, K_f glomerulärer Permeabilitätskoeffizient

et al. 1987; Perico et al. 1986) und eine α-adrenerge Stimulation (Murray u. Paller 1986).

Synergistisch nephrotoxische Effekte bei Ciclosporin-A-Therapie üben Aminoglyoside, Amphothericin B, Melphalan, Trimethoprim und Cotrimoxazol aus. Cimetidin und Pirenzipin sind wahrscheinlich ebenfalls synergistisch nephrotoxisch. Ketoconazol senkt den Ciclosporin-A-Serumspiegel, Phenytoin, Rifampicin, Isoniazid sowie Sulfadimidin und Trimethoprim (bei intravenöser Gabe) erhöhen ihn.

2.1.6 Mannitol

Eine schwere Mannitolintoxikation imponiert klinisch durch Lethargie sowie eine Hyponatriämie und Hypertonie infolge der intravaskulären Volumenüberlastung. Auffällig ist außerdem eine Hyperosmolalität mit deutlicher Zunahme des osmolaren "gaps" über 100 mosmol/kg Wasser. Besonders gefährdet sind Patienten mit manifester Niereninsuffizienz (Borges et al. 1982).

Die Mechanismen der mannitolinduzierten Niereninsuffizienz sind nicht eindeutig geklärt. Tierexperimentell hat sich eine tubuläre Rückresorption des Dextrans durch Pinozytose mit nachfolgender Zellschwellung und Vakuolisierung nachweisen lassen (Taggart et al. 1968). Mutmaßlich besteht auch beim Menschen das morphologische Substrat der Schädigung in einer proximal- und distal-tubulären Vakuolisierung (osmotische Nephrose). Mannitol hat auch spezifische Effekte auf die renale Gefäßmuskulatur, indem es bei niedriger Dosis eine Vasodilatation, bei Dosen über 200 mosmol/kg eine Vasokonstriktion hervorruft (Lilien 1973). Offenbar wird das Auftreten eines mannitolinduzierten Nierenversagens durch gleichzeitige Gabe von Furosemid begünstigt (Plouvier et al. 1981).

2.1.7 Pilzgifte

Mykotoxine werden als sekundäre fungale Metaboliten von verschiedenen Schimmelpilzen gebildet und schädigen das Nervensystem, die Leber und die Nieren. Vor allem Aflatoxin B, Rubratoxin B, Ochratoxin A und Zitrinin sind nephrotoxisch (Krogh et al. 1973; Krogh, 1976). Ob diese Substanzen in der Humanmedizin eine größere Rolle spielen, ist bislang nicht bekannt.

Der Verzehr wildwachsender giftiger Pilze wie beispielsweise des Knollenblätterpilzes (Amanita phalloides) und verwandter Spezies führt zu schweren gastrointestinalen Vergiftungserscheinungen und zu schweren Leber- und Nierenschäden (Myzetismus). Auslöser sind sog. Amatoxine, zyklische Oktapeptide; besondere Bedeutung kommt hierbei dem α-Aminitin zu. Eine Übersicht über Pilzvergiftungen ist von Lampe (1983) gegeben worden.

2.1.8 Methoxyfluran

Fluoridierte Anästhetika sind potentiell nephrotoxisch. Ihre nephrotoxische Nebenwirkung nimmt jedoch je nach Defluoridierung in der Leber - in folgender Reihenfolge ab (Cousins et al. 1974): Methoxyfluran > Eufluran > Isofluran > Halothan. Die Nephrotoxizität von Methoxyfluran ist dosisabhängig und ruft verschiedenartige renale Schäden hervor: Ein renaler Diabetes insipidus, eine oligurische akute Niereninsuffizienz, eine chronische interstitielle Fibrose sowie Kalziumoxalatniederschläge in der Niere in einigen Fällen (Pezzi et al. 1966; Frascino et al. 1970). Als toxischer Mediator wird das Fluorid vermutet, das offenbar auf verschiedene Nephronabschnitte schädigend einwirkt.

2.1.9 Halogenierte aliphatische Kohlenwasserstoffe

Chlor- und Bromverbindung sind relativ instabil im Organismus und können oxidativ dehalogeniert werden. Halogenierte aliphatische Kohlenwasserstoffe sind als industrielle Lösungsmittel und Reinigungsstoffe pharmakologisch keine einheitliche Gruppe von Substanzen. Bei den chlorierten aliphatischen Verbindungen lassen sich aufgrund der Toxizität 2 verschiedene Gruppen unterscheiden: Als Prototyp einer hohen Parenchymtoxizität (Leber, Niere) gilt der Tetrachlorkohlenstoff (CCl_4), weitere Stoffe sind das Dichlor-, Trichlor- und das Tetrachlorethan. Metabolisch sind sie durch Bildung freier Radikale charakterisiert. Als schwache Parenchymgifte gelten Trichlor- und Tetrachlorethylen. Bei starken Parenchymgiften kommt es rasch zu einer schweren Leberschädigung. In schweren Fällen überwiegt die Nephrotoxizität, wobei besonders das proximale Tubulussystem geschädigt wird. Eine umfassende Übersicht über experimentelle und klinische Vergiftungen durch halogenierte aliphatische Kohlenwasserstoffe und Pestizide hat Kluwe (1981) gegeben.

2.1.10 Schwermetalle

Quecksilber

Quecksilberdichlorid ($HgCl_2$) ist ein klassisches Tubuluszellgift. Tierexperimentell ist nach Applikation von 2 mg/kg Körpergewicht oder mehr mit einer schweren Tubulusschädigung zu rechnen. Bei gastrointestinaler Aufnahme ist Quecksilber ein polymorphes Gift: Es führt zu einer nekrotisierenden Gastroenteritis, zur Kollapsneigung und zu akutem Nierenversagen.

Anorganisches Quecksilber schädigt bevorzugt das proximale Tubulussystem durch seine hohe Affinität zu Sulfhydrylgruppen der Zellmembran (Freeman et al. 1962). Bei leichterer Vergiftung tritt keine Oligurie ein, bei schwerer Intoxikation geht der Oligoanurie eine polyurische Phase voraus; bei Oligurie steigt rasch das Kreatinin an (Schreiner u. Maher 1965), zusätzlich fallen eine Hämaturie, granulierte Zylinder und Nierenepithelien im Urin auf.

Die Therapie besteht in der frühzeitigen Gabe von BAL (2,3-Dimercaptopropanol). Für Details in der Therapie vgl. moderne Vergiftungsbücher.

Arsen

Im Vordergrund einer akuten Arsenvergiftung stehen zunächst gastrointestinale Symptome, Kopfschmerzen. Muskelkrämpfe und eine Hypotonie, die 4 - 24 h nach Giftaufnahme auftreten (Lawson et al. 1925). Eine begleitende schwere Hämolyse führt zur Hämoglobinurie und zum hämolytischen Ikterus. Später entwickelt sich häufig eine oligoanurische Niereninsuffizienz (Muehrcke u. Pirani 1968).

Arsen hat wie Quecksilber eine starke Affinität zu Sulfhydrylgruppen und bildet instabile ADP-Arsen-Komplexe. Es führt somit zu einer Entkoppelung der mitochondrialen oxidativen Phosphorylierung (Humes u. Weinberg 1983a).

Histologisch steht die schwere Tubuluszellschädigung im Vordergrund (Fowler u. Weissberg 1974), zusätzlich sind zirkulatorische und hämolytische Veränderungen für das akute Nierenversagen und die strukturelle Läsion von Bedeutung.

Die Behandlung besteht ebenfalls - wie bei der Quecksilberintoxikation - in der Gabe von BAL. Der Harn ist zu alkalinisieren, um intratubuläre Niederschläge aus Hämoglobin zu vermeiden. Bei dialysepflichtiger Niereninsuffizienz eliminiert die Hämodialyse den Chelator und das gebundene Arsen.

Andere Schwermetalle

Uranylsalze sind bekannte Auslöser eines experimentellen Nierenversagens (Blantz 1975). Andere Schwermetalle wie Thallium (Schreiner u. Maher 1965), Barium (Wetherill et al. 1981), Kupfer (Sanghyi et al. 1957), Silber und Gold spielen als Auslöser eines akuten Nierenversagens beim Menschen eher eine untergeordnete Rolle.

2.2 Akute interstitielle Nephritis

Eine Vielzahl verschiedener Substanzen kann ein immunologisch verankertes akutes Nierenversagen auslösen; eine solche akute interstitielle Nephritis findet sich allerdings nicht regelmäßig nach Einnahme einer bestimmten Substanz. Ihre Häufigkeit ist nicht genauer bekannt, da nicht bei allen Patienten eine Nierenpunktion durchgeführt wird. Die allgemeine Häufigkeit einer akuten interstitiellen Nephritis im nierenbioptischen Krankengut beträgt ca. 14% (Wilson et al. 1976).

Pathogenetisch sind veränderte humorale und zelluläre Immunprozesse von Bedeutung, die klinisch als Hypersensitivitätsreaktion imponieren. Offenbar kann eine Substanz eine Immunreaktion auf verschiedenem Wege auslösen. Die zytotoxische Hypersensitivitätsreaktion (Typ II) ist durch eine Destruktion der Zellen nach Binden eines spezifischen Antikörpers charakterisiert. Antitubuläre Basalmembranantikörper können sich entlang der tubulären Basalmembran niederschlagen, wie beispielsweise bei der Methicillinnephritis (Baldwin et al. 1968; Border et al. 1974). Hierbei wird im Bereich des proximalen Tubulus ein Dimethoxy-Penicilloyl(DPO)-Hapten als entscheidende Antigendeterminante abgesondert und in der tubulären Basalmembran von einem Strukturprotein zu einem antigenen DPO-Hapten-Komplex gebunden.

Gegen dieses Konjugat werden antitubuläre Basalmembranenantikörper gebildet, die sich linear (besonders IgG) an der tubulären Basalmembran mit nachfolgender Tubulusschädigung niederschlagen und auch im Blut nachgewiesen werden können. Bei dem Immunkomplextyp der Hypersensitivität (Typ III) ist das entscheidende Merkmal die Deposition von zirkulierenden Immunkomplexen; ihre Bedeutung im Sonderfall der medikamenteninduzierten akuten interstitiellen Nephritis ist jedoch unklar (Appel u. Kunis 1983). Bei Vorherrschen einer glomerulären Läsion kann sich eine membranöse Glomerulonephritis einstellen.

Beim zellvermittelten Typ der Hypersensitivität (Typ IV) sind die Bedingungen für die Entstehung einer akuten interstitiellen Nephritis noch etwas unklar (Baldwin et al. 1968; Finkelstein et al. 1982). Hierbei treten spezifische T-Lymphozyten auf, die Lymphokine freisetzen. Möglicherweise spielen diese Mechanismen auch in der Pathogenese der idiopathischen Minimal-change-Glomerulopathie des Menschen eine Rolle.

Histologisch ist bei der akuten interstitiellen Nephritis eine fleckförmige oder diffuse Infiltration des renalen Interstitiums mit Lymphozyten und Plasmazellen nachweisbar. Häufig finden sich gleichzeitig ein Ödem und eine Eosinophilie. Epitheloide Granulome mit Riesenzellen sollen typischerweise gehäuft bei medikamenteninduzierter interstitieller Nephritis auftreten (Kleinknecht et al. 1983; Magil 1983). Begleitende tubuläre Schäden bestehen in leichter oder auch schwerer Tubulusnekrose und in einer Atrophie des Tubulussystems. Immunfluoreszenzuntersuchungen verlaufen meist negativ.

Die wichtigsten klinischen Merkmale der Hypersensitivitätsreaktion sind:

- Reaktion nicht voraussehbar,
- akuter Beginn
- Zeichen der allergischen Reaktion (Fieber, Gelenk- und Muskelschmerzen, Eosinophilie, Hauterscheinungen, Leberbeteiligung),
- Besserung nach Absetzen des Medikaments,
- Rezidiv nach erneuter Exposition,
- weitgehende Dosisunabhängigkeit,
- Zeichen der immunologischen Reaktion (z.B. zirkulierende Antikörper gegen die inkriminierte Substanz oder ihre Metaboliten).

Das konsekutive akute Nierenversagen ist meist nonoligurischer Natur. Klinisch evaluierbare immunologische Parameter haben keine hohe Sensitivität oder Spezifität. Als antikörperabhängige Tests können die Bestimmung des IgE-Spiegels im Plasma und der Nachweis von zirkulierenden Antikörpern gegen die inkriminierte Substanz am ehesten positive Resultate erbringen. Unter den zellvermittelten Reaktionen sind gelegentlich der Lymphozytentransformationstest und der Lymphozytenmigrationstest positiv. Zur Sicherung der Diagnose ist eine frühe Nierenbiopsie unverzichtbar.

Substanzen, die fakultativ eine akute interstitielle Nephritis hervorrufen, sind in Tabelle 11 aufgeführt. Am häufigsten findet sich eine interstitielle Nephritis nach Zufuhr von Antibiotika (Appel u. Kunis 1983), hervorzuheben sind Penicilline, Rifampicin (Cheng u. Kahn, 1984) und Sulfonamide (Richmond et al. 1979). Eine Sonderstel-

Tabelle 11. Medikamentöse Ursachen einer akuten interstitiellen Nephritis

Antibiotika	Nonsteroidale Antirheumatika	Andere Substanzen
1. Penicilline und	1. Propionsäurederivate	1. Analgetika
Verwandte	Fenoprofen	Paracetamol
Penicillin G	Naproxen	Antrafenin
Methicillin	Ibuprofen	Floctafenin
Ampicillin	Ketoprofen	Sulfinpyrazone
Amoxicillin	Benoxaprofen	
Carbenicillin		2. Diuretika
Oxacillin	2. Indolessigsäure	Thiazide
Naficillin	Indomethacin	Chlorthalidon
	Tolmetin	Chlorazanil
2. Cephalosporine	Zomepirac	Bendrofluazid
Cephalothin	Alclofenac	Tienilinsäure
Cephalexin		Triamteren
Cephradin	3. Pyrazolonderivate	Furosemid
Cefoxitin	Phenylbutazon	
Cefotaxime	Phenazon	3. Antikonvulsiva
	Clometacin	Phenytoin
3. andere Antibiotika	Noraminopyrin	Phenobarbital
Rifampicin		Carbamazepine
Sulfonamide	4. Salicylate	Diphenylhydantoin
Cotrimoxazol	Aspirin	
Polymycinsulfat	Diflunisal	4. andere
Vancomycin		Cimetidin
Tetrazykline	5. Anthranilsäurederivate	Phenindion
Minocyclin	Mefenaminsäure	Allopurinol
Erthromycin	Nifluminsäure	PAS
Ethambutol		Gold u. Wismut
Isoniazid		Azathioprin
Spiramycin		Captopril
Salicylazosulfapyridin		Ajmalin
		Clofibrat
		Amphetamin
		α-Methyldopa
		Interferon

lung nimmt die interstitielle Nephritis nach Einnahme von nonsteroidalen Antirheumatika ein, die mit einem raschen Abfall der Nierenfunktion und einer Proteinurie einhergeht (vgl. 2.1.4). Eine Nephritis ist auch nach Chlorothiazid bzw. Hydrochlorothiazid oder Furosemid beobachtet worden (Fuller et al. 1976; Lyons et al. 1973), die unter Steroidgabe wieder abklang. Thiazide neigen eher zu einer Hypersensitivitätsreaktion als Furosemid. Ungünstige Effekte auf die Nierenfunktion hat auch die gemeinsame Gabe von Thiaziden und Triamteren (Chevet et al. 1983) gezeigt. Eine Multiorganerkrankung wird offenbar durch Allopurinol ausgelöst, häufig wird das akute Nierenversagen von einer kutanen Vaskulitis begleitet (Grussendorf et al. 1981).

Eine akute interstitielle Nephritis nach Captoprileinnahme ist selten (Luderer et al. 1981; Steinman u. Silva 1983). In den beschriebenen Fällen ging das akute Nierenversagen mit einer Hautbeteiligung einher. Die Veränderungen waren nach Absetzen von Captopril rasch rückläufig.

Die Prognose der akuten interstitiellen Nephritis ist gutartig. Die Hypersensitivitätsreaktion klingt rasch ab, wenn die inkriminierte Substanz abgesetzt wird. Aber auch eine persistierende Niereninsuffizienz oder sogar Todesfälle sind beschrieben worden, wenn die Substanz zu spät oder gar nicht abgesetzt wurde (Baldwin et al. 1968; Kida et al. 1984). Die granulomatöse interstitielle Nephritis zeigt eine erhöhte Inzidenz bei persistierendem Nierenversagen. Bei schweren Verlaufsformen mit starker Einbuße der Nierenfunktion sind therapeutisch Steroide angezeigt.

2.3 Toxische Nephropathie im weiteren Sinn

Die Nierenfunktion kann auch indirekt durch toxisch ausgelöste Störungen systemischer Art, beispielsweise durch Störungen metabolischer Prozesse, Gerinnungsstörungen oder Obstruktion in Mitleidenschaft gezogen werden. Diese toxischen Nephropathien sind eine heterogene Gruppe von Nierenschäden; toxisch ausgelöste hämodynamische Veränderungen wie beispielsweise Schockzustände mit akutem Nierenversagen sind hier nicht einzuordnen.

2.3.1 Harnsäure

Diese Störung tritt häufig bei der Behandlung hämatologischer Erkrankungen auf und wurde eingehend besprochen (2.1.3).

2.3.2 Oxalat

Oxalsäure kann als unmetabolisierbares Endprodukt des Glycinstoffwechsels im Exzeß nach einer Methoxyflurannarkose (Frascino et al. 1970) oder einer Vergiftung mit Äthylenglykol (Parry u. Wallach 1974) entstehen und neben kardiopulmonalen und zentralnervösen Symptomen in der Niere ausgedehnte Kristallpräzipitationen hervorrufen. Methoxyfluran wirkt in hohen Dosen, bei langer Anästhesiedauer oder bei Niereninsuffizienz durch seine Metaboliten Oxalsäure und vor allem Fluorid nephrotoxisch.

Auch Äthylenglykol, das vor allem als Frostschutzmittel im Gebrauch ist, führt zu einer exzessiven Hyperoxalurie; bereits 100 ml wirken tödlich, da etwa 3 - 10% dieser Substanz zu Oxalsäure metabolisiert werden. Es kommt zu exzessiven Oxalatkristallausfällungen in den Tubuli, die teilweise und bevorzugt im proximalen Bereich nekrotisch werden, sowie zu einem interstitiellen Ödem (Friedman et al. 1962). Klinisch imponieren eine metabolische Azidose mit hohem Anionengap und Hypokalzämie. 24 - 48 h nach Giftaufnahme kommt es zu Oligurie mit dauernder Nierenschädigung. Bei leichterer Vergiftung kann ein nonoligurisches Nierenversagen das Bild bestimmen.

Die Behandlung besteht in einer kompetitiven Hemmung der Alkoholdehydrogenase durch Äthanol; Details s. Vergiftungsbücher.

2.3.3 Methotrexat (vgl. auch 2.1.3)

Ausgedehnte intratubuläre Niederschläge von Methotrexat (MTX) durch hohe MTX-Konzentration im Urin rufen ein nonoligurisches oder oligurisches Nierenversagen hervor (Pratt et al. 1975) und steigern somit auch unerwünschte systemische Nebenwirkungen dieser Substanz.Auch eine direkte tubuläre Zellschädigung durch tubuläre Sekretion des MTX ist festgestellt worden (Huang et al. 1979). Prophylaktisch ist während der MTX-Behandlung eine Harnalkalinisierung bei guter Diurese anzustreben (Abelson u. Garnick 1982). MTX sollte nur bei Urin-pH-Werten über 7 gegeben werden. Serumkreatininspiegel und Plasmaspiegel des MTX sind stets zu überwachen. Über die zusätzliche Gabe von "citrovorumfactor rescue" vgl. einschlägige Literatur; Hämodialyse und Hämoperfusion reduzieren den Plasma-MTX-Spiegel nicht entscheidend.

2.3.4 Sulfonamide

Die intrarenale Ausfällung von Sulfonamiden und die typische Kristallurie (Lehr u. Antopol 1962) spielen wegen der besseren Löslichkeit der heute zur Verfügung stehenden Sulfonamide keine Rolle mehr.

2.3.5 Methysergid

Methysergid, zur Behandlung von Kopfschmerzen oder Karzinoidsyndrom eingesetzt, kann eine retroperitoneale Fibrose mit ureteraler Obstruktion hervorrufen (Graham et al. 1966).

2.3.6 Hyperkalzämische Nephropathie

Eine medikamentös ausgelöste Kalziumnephropathie ist Folge einer fehlerhaften Vitamin-D_3-oder Dihydrotachysterol-Therapie. Sie kann aber auch durch Thiazide oder Vitamin-A-Überdosierung oder auch während der Behandlung von Malignomen entstehen.

Charakteristisch sind diffuse Kalzium- und Phosphatpräzipitate in den Epithelien des proximalen Tubulus und der Sammelrohre mit fakultativer Obstruktion der tubulären Lumina; interstitielle Kalkniederschläge leiten zur Nephrokalzinose über.

Klinisch finden sich eine Einschränkung der Harnkonzentrationsfähigkeit und der proximalen und distalen Natriumrückresorption sowie Störungen im Säure-Basen-Haushalt (renal-tubuläre Azidose). Eine Nephrokalzinose wurde, außer nach Vitamin-D_3-, auch nach Analgetika- und Amphothericin-B-Einnahme beobachtet.

2.3.7 Hypokaliämische Nephropathie

Als wichtige Ursache einer medikamentös ausgelösten Kaliopenie sind eine Steroidtherapie und die Einnahme von Diuretika oder Laxantien (Cremer 1982) herauszustellen. Ein klinisch bedeutender Befund ist die selektive Schwächung der renalen Konzentrationsleistung, die gelegentlich von einer metabolischen Alkalose begleitet wird. Histologisch charakteristisch ist eine Vakuolenbildung, vor allem der proximalen, aber auch der distalen Tubuluszellen; teilweise kommt es durch eine hydropische Schwellung der Tubuluszellen zur Lumeneinengung. Glomerula und Gefäße werden nicht alteriert (Riemenschneider 1980). Ob eine chronische Niereninsuffizienz durch die Kaliopenie entstehen kann, ist nicht geklärt.

2.3.8 Hämolytische Syndrome (Pigmentnephropathie)

Hämolytische Prozesse sind wichtige Begleitphänomene der mikroangiopathischen hämolytischen Anämie (hämolytisch-urämisches Syndrom des Erwachsenenalters) und der immunhämolytischen Anämie. Als medikamentöse Auslöser eines hämolytisch-urämischen Syndroms (HUS) sind orale Kontrazeptiva besonders herauszustellen, eine renale thrombotische Mikroangiopathie mit nachfolgender Anämie ist mehrfach beschrieben worden (Brown et al. 1973). Gelegentlich ist auch eine Assoziation des HUS mit einer immunsuppressiven Therapie beobachtet worden wie beispielsweise nach Ciclosporin A (Shulman et al. 1981), nach Mitomycin C (Giroux et al. 1985), 5-Fluouracil (Crocker et al. 1983) oder Deoxycoformycin, einem Deaminaseinhibitor (Harris et al. 1984).

Klinisch imponieren beim HUS eine hämolytische Anämie mit Fragmentation der Erythrozyten, eine Retikulozytose und eine Thrombozytopenie; dem begleitenden progredienten Nierenversagen und der Hypertonie liegen ausgeprägte Veränderungen der Arteriolenintima sowie thrombotische Verschlüsse und Nekrosen der Glomeruli zugrunde. Auch nach Captopril ist ein akutes Nierenversagen mit hämolytischer Anämie beobachtet worden.

Tabelle 12. Toxische Ursachen einer Pigmenturie und eines akuten Nierenversagens

Anilinfarbstoffe	Methamoglobinurie
Äthanol	Myoglobinurie
Heroin	Myoglobinurie
Arsengase	Hämoglobinurie
Benzin	Hämoglobinurie
Kresol	Hämoglobinurie
Hydralazin	Hämoglobinurie
Phenol	Hämoglobinurie
Chinidin	Hämoglobinurie
Chinin	Hämoglobinurie
Schlangengift	Hämoglobinurie

Pathogenetisch werden beim HUS eine exzessive Bildung freier Radikale mit sekundärer Schädigung des Gefäßendothels und der Erythrozyten sowie Störungen der vaskulären Prostacyclinsynthese diskutiert, ferner haben ein plättchenaggregierender Faktor sowie eine Störung der Fibrinolyse eine wichtige Bedeutung für die hämolytische Störung.

Hämoglobinurie, Myoglobinurie und Methämoglobinurie werden durch verschiedene Substanzen ausgelöst und können somit - wenn auch indirekt - ein akutes Nierenversagen verursachen (Tabelle 12). Besonders ausgeprägt treten diese Veränderungen bei Heroinexposition (Diacetylmorphin) auf, eine Rhabdomyolyse und eine Myoglobinurie sind wichtige Schrittmacher des klinischen Syndroms mit Oligurie, Gewebskatabolismus, Hyperkaliämie, Hyperphosphatämie und Azidose. Als experimentelle Substanz hat Glycerol besondere Bedeutung erlangt.

3 Chronische toxische Nephropathien

3.1 Glomeruläre Erkrankungen und nephrotisches Syndrom

Medikamentös induzierte Glomerulonephritiden sind selten und weitgehend durch Immunkomplexablagerungen vermittelt (Andres, 1982). Untersuchungen am Tier und beim Menschen haben ergeben, daß solche toxisch ausgelösten allergischen Reaktionen genetisch bedingt sein können (Druet et al. 1982) und durch Störungen im Immunsystem mit sekundären Autoimmunprozessen (Weening et al. 1981) hervorgerufen werden können (Tabelle 13).

3.1.1 Schwer- und Edelmetalle

Gold

Während einer Goldtherapie bei rheumatischer Arthritis kommt es in 1 - 3% der Fälle zu einer membranösen Glomerulonephritis (Silverberg et al. 1970), etwa 10% entwik-

Tabelle 13. Wichtige toxische Ursachen einer Glomerulonephritis, Proteinurie oder eines nephrotischen Syndroms

Medikamente	Schadstoffe
Penicillamin	Organische Lösungsmittel
Tridion	Schwer- und Edelmetalle: Quecksilber, Gold, Wismut, Thallium
Paradion	
Tolbutamid	Perchlorat
Probenecid	Heroin
Phenidion	Puromycin
Sulfonamide	Insekten- und Schlangengifte
Nonsteroidale Antirheumatika	
Captopril	

keln eine leichte Proteinurie (Druet et al. 1982). Es finden sich granuläre epimembranöse Niederschläge von IgG und C3 entlang der glomerulären Mesangiumzellen und proximalen Tubuluszellen (Tubbs et al. 1977). Das Auftreten der Goldnephropathie ist nicht direkt dosisabhängig und stellt sich nach unterschiedlich langer Goldeinnahme (1 Woche bis 9 Monate) ein. Die Nierenfunktion verschlechtert sich in der Regel nicht, nach Absetzen der Substanz geht die Proteinurie wieder zurück. Ein erhöhtes Proteinurierisiko scheint bei der HLA-Konstellation DRw 3 zu bestehen.

Quecksilber

Chronische Quecksilberbelastung durch Diuretika oder Salben sind heute obsolet, allenfalls kommen sie nach Anwendung quecksilberhaltiger Lichtschutzsalben in Afrika vor (Brown et al. 1977). Die Proteinurie ist nicht dosisabhängig, ihr liegt meist eine membranöse Glomerulonephritis (Tubbs et al. 1982) zugrunde. Ein begleitendes nephrotisches Syndrom klingt nach Absetzen des Toxins rasch ab.

Kadmium

Bei beruflich exponierten Personen ist in 15 - 65% der Fälle eine ausgeprägte Proteinurie gefunden worden. Histologisch liegen nur wenige Befunde vor, die kein einheitliches Bild ergeben haben. Bei Ratten läßt sich durch niedrigdosiertes Kadmium eine membranöse Glomerulonephritis induzieren (Joshi et al. 1981).

3.1.2 Sulfhydrylgruppenenthaltende Stoffe

Penicillamin

Erst nach mehrmonatiger Einnahme führt Penicillamin bei Patienten mit rheumatischer Arthritis oder M. Wilson zur Proteinurie (Hill 1977) oder sogar zum nephrotischen Syndrom, ohne daß eine sichere Beziehung zur Grunderkrankung nachweisbar ist. Histologisch ist eine perimembranöse Glomerulonephritis festgestellt worden (Dische et al. 1976), immunhistologisch zeigen Ablagerungen von IgG und des Komplementfaktors C3 eine Immunkomplexnephritis an. Auch eine Crescentic-Nephritis ist beobachtet worden (Banfi et al. 1983). Ähnliche Veränderungen sind auch nach Einnahme von Gold beobachtet worden. Pathogenetisch bleibt diese Immunkomplexnephritis vorerst noch unklar; wahrscheinlich fungieren Penicillamin oder seine Abbauprodukte als Hapten. Meist klingt das klinische Syndrom nach Absetzen des Medikamentes ab, eine Persistenz ist jedoch auch beobachtet worden (Bacon et al. 1976).

Captopril

Der Angiotensin-I-converting-Enzym-Inhibitor (ACE-Hemmer) Captopril kann ebensolche Nebenwirkungen wie Penicillamin auslösen: Hautveränderungen, Arthralgien, Fieber, der Serumkrankheit ähnelnde Symptome und eine Proteinurie (Hoorntje et al. 1980). Mittlerweile sind Berichte veröffentlicht worden, die eine Proteinurie oder ein nephrotisches Syndrom nach Captopril beschreiben. Der zugrundeliegende histologische Befund ist eine membranöse Glomerulonephritis (Sturgill u. Shearlock 1983). Nach Absetzen der Substanz klingt die Proteinurie rasch ab.

Bei renovaskulärer Hypertonie kann die Gabe von ACE-Hemmern in Kombination mit Furosemid zu einem reversiblen akuten Nierenversagen führen. Auch bei intrarenalen Gefäßerkrankungen ist ein akutes Nierenversagen beobachtet worden (Murphy et al. 1984). Eine weitere Risikokonstellation stellt die Hyponatriämie bei kongestiver Herzinsuffizienz dar (Packer 1987). Bei Diabetes mellitus scheint sich besonders häufig eine Niereninsuffizienz zu entwickeln, da diese Patienten eine niedrige Plasma-Renin-Aktivität haben, die auch durch Salzdepletion nicht mehr stimulierbar erscheint. Dieser Abfall der Nierenfunktion nach Captopril ist weder toxisch noch immunologisch bedingt, sondern wird durch den Verlust der Angiotensin-II-vermittelten systemischen und intrarenalen Vasokonstriktion hervorgerufen, die für die Aufrechterhaltung des renalen Perfusionsdrucks und der glomerulären Filtrationsrate bei Low-output-Zuständen eine Bedeutung hat.

Antibiotika

Die heterogene Wirkung von Nephrotoxinen belegen besonders markant die Penicilline: einerseits sind sie Auslöser einer akuten interstitiellen Nephritis oder toxischen Tubulusläsion, andererseits können sie auch eine Arteriitis (Peters et al. 1960) oder - wenn auch seltener - eine akute Glomerulonephritis (Appel u. Neu 1977) unter dem Bild einer Purpura-Schönlein-Henoch (Kovnat et al. 1973) hervorrufen. Zirkulierende Immunkomplexe, die das applizierte Antibiotikum enthalten, sind nach Behandlung mit Carbenicillin gefunden worden (Wilson 1982).

Flüchtige Kohlenwasserstoffe

Flüchtige Kohlenwasserstoffe und Lösungsmittel werden seit langem als Auslöser einer Anti-glomerulären Basalmembranantikörper-Nephritis vermutet (Sprecace 1963). Dennoch wird eine direkte Beziehung bislang kontrovers diskutiert (Beirne u. Brennan 1972). Vor allem bei flüchtigen Kohlenwasserstoffen scheint eine direkte Beziehung nur sehr schwer nachweisbar zu sein (Churchill et al. 1983; Ravnskov 1984).

Wilson (1982) analysierte retrospektiv 407 Fälle von Anti-GBM-Antikörper-Nephritis und konnte nur in 4% der Fälle eine stärkere Exposition gegenüber Kohlenwasserstoffen feststellen; in einer anderen Studie betrug die Koinzidenz von exogener Noxe und Anti-GBM-Antikörper-Nephritis 8% (Bertelli et al. 1982). Ähnlich widersprüchliche Befunde liegen auf tierexperimentellem Sektor vor (Wilson 1982).

Lupusinduzierende Substanzen

Lupusartige Veränderungen mit entsprechenden Autoimmunphänomenen (antinukleäre Antikörper, Myalgie, Fieber) sind nach Einnahme von Hydralazin (Tan 1968) oder Procainamid (Blomgren et al. 1972) beobachtet worden (Tan 1974; Sheikh et al. 1981).

Eine Nierenbeteiligung scheint jedoch eher selten zu sein, eine fokale Glomerulonephritis (White 1966) oder eine membranöse Glomerulonephritis ist gefunden worden (Whittingham u. Mackay 1970), in anderen Fällen wurde keine histologische Klassifizierung vorgenommen. An anderer Stelle wird über das Auftreten von nekrotisierender Glomerulonephritis nach Hydralazin berichtet (Kincaid-Smith u. Whitworth 1983).

Antiepileptika

Die Behandlung mit verschiedenen Antiepileptika wie Trimethadion, Mesantoin oder Paramethadion wird gelegentlich durch ein nephrotisches Syndrom kompliziert (Barnett et al. 1948; Millichap u. Kirman 1953). Nach Absetzen der Substanz verschwindet die Proteinurie wieder. Tierexperimentell läßt sich die Nephritis reproduzieren (Heyman et al. 1960). Histologische Befunde beim Menschen liegen nicht vor.

Nifedipin

Eine Immunkomplexnephritis mit Proteinurie ist vor kurzem beschrieben worden (Hall-Craggs et al. 1984; Scoble et al. 1984). Bei bereits bestehender Niereninsuffizienz kann Nifedipin die Nierenfunktion weiterhin reversibel verschlechtern; offenbar wird die intrarenale Hämodynamik durch Hemmung des Calciumeintritts in die renale Gefäßmuskulatur beeinträchtigt (Diamond et al. 1984).

3.1.3 Drogenmißbrauch von Narkotika, Amphetaminen und anderen Substanzen

Bei intravenösem Heroinabusus scheint sich gehäuft eine fokale Glomerulosklerose nachweisen zu lassen, die mit pathologischen Urinbefunden, vor allem mit einer schweren Proteinurie und einem nephrotischen Syndrom einhergehen kann (Avram et al. 1971; Sapira et al. 1970). Histologisch herrschen fokale glomeruläre Läsionen vor; auch eine interstitielle Fibrose und Tubulusatrophie werden beschrieben (Cunningham et al. 1980). Klinisch imponieren ein nephrotisches Syndrom, pathologische Urinbefunde (Mikrohämaturie) und eine Hypertonie; etwa 4 Jahre nach der Diagnosestellung werden die Patienten urämisch. Kortikoide und Immunsuppressiva haben sich therapeutisch als unwirksam erwiesen; ob Drogenverzicht eine progressionshemmende Wirkung hat, ist bislang nicht geklärt.

Bei subkutanem Heroinabusus findet sich gehäuft eine systemische Amyloidose ("skin popper's amyloidosis"; vgl. Dubrow et al. 1985; Menchel et al. 1983). Betroffen sind vor allem Schwarze. Das Amyloid ist vom AA-Typ. Die durchschnittliche Drogenabhängigkeit beträgt etwa 18 Jahre. Pathogenetisch kommt der chronischen Hautinfektion mit Ulzeration und chronischen Eiterungen eine entscheidende Bedeutung zu.

Parenteral appliziertes Heroin wie auch Phencyclidin, Methadon, Barbiturate oder andere Sedativa können eine nichttraumatische Rhabdomyolyse hervorrufen.

Wichtigster pathogenetischer Faktor sind Bewußtseinstrübungen und vor allem die durch sie hervorgerufene länger dauernde Immobilität, die zu einer Minderdurchblutung im Bereich der aufliegenden Körperpartien und zu Myonekrosen führt (Dolich u. Aiache 1973; Koffler et al. 1976).

Eine systemische nekrotisierende Vaskulitis mit dem Bild der Polyarteriitis nodosa ist bei parenteralem Drogenmißbrauch erstmals von Citron et al. (1970) beschrieben worden. Als Auslöser werden Amphetamine angenommen. Zahlreiche weitere Publikationen haben vor allem eine cerebrale Vaskulitis ergeben (Halpern 1971; Margolis u. Newton 1971).

Bei Drogenmißbrauch sind ferner eine Hepatitis-B-bedingte Glomerulonephritis (Moser 1974) und eine fokale Glomerulosklerose vor allem bei intravenösem Heroinabusus mit erworbenem Immundefektsyndrom (AIDS) gefunden worden.

3.2 Chronische interstitielle Erkrankungen

3.2.1 Analgetika

Seit der Erstbeschreibung der chronischen interstitiellen Nephropathie nach chronischem Analgetikamißbrauch (Spuhler u. Zollinger 1953) hat sich die Analgetikanephropathie weltweit als eine Erkrankung des 20. Jahrhunderts herauskristallisiert. Zahlreiche epidemiologische Studien (Übersicht bei Schwarz, 1987) haben eine klare Beziehung zwischen Nephropathie und einem regelmäßigen Analgetikaverzehr von 2 - 40% je nach untersuchtem Land ergeben. Mit diesem Mißbrauch stimmen die Daten über das klinische Aufkommen der Analgetikanephropathie sowie postmortale Befunde einer Nierenpapillennekrose weitgehend überein (Gault u. Wilson 1978; Gloor 1978; Mahony et al. 1977; Nanra et al. 1970; Seventh Report of Australia and New Zealand Combined Dialysis and Transplant Registry 1984). Trotz kontroverser Standpunkte über die Genese der Analgetikaniere belegen mehr als 3000 publizierte Fälle von Analgetikanephropathie die entscheidende ursächliche Rolle des Analgetikamißbrauchs (Nanra et al. 1978). Fortgesetzter Abusus führt zur terminalen Niereninsuffizienz, bei Aufgabe des Abusus wird die Nierenfunktion meist auf dem Status quo der aktuellen Nierenfunktionseinbuße stabilisiert. Erwähnenswert ist auch die gehäufte Inzidenz von Urotheltumoren und Analgetikaabusus (Nanra 1983).

Ätiologie

Die Analgetikanephropathie wird durch eine jahrelange exzessive Einnahme von Analgetikagemischen hervorgerufen und führt zu Nekrosen der Papillenspitze und einer chronischen interstitiellen Nephritis. Die Nierenerkrankung selbst ist dabei nur - je nach Schweregrad des Mißbrauchs - Komponente einer für den Analgetikamißbrauch typischen Multisystemerkrankung, des sog. Analgetika-Syndroms, das gastrointestinale, kardiovaskuläre, neuropsychiatrische u. a. Symptome umfaßt (Tabelle 14). Die kritische Menge der verzehrten Analgetikagemische liegt über 2 kg Aspirin, Phenacetin oder Paracetamol (Nanra 1976a; 1980).

Die Ätiologie der Analgetikanephropathie wird durch zahlreiche tierexperimentelle Daten gestützt (Übersicht bei Schwarz 1987), obwohl in der Frage der Analgetikadosis und des Zeitraumes ihres Einsatzes kontroverse Auffassungen bestehen. In den Aspirin-Phenacetin-Coffein-Gemischen scheint die besondere nephrotoxische Wirkung dem Aspirin zuzukommen, während Phenacetin eine synergistische Rolle spielt

Tabelle 14. Analgetikasyndrom

1.	Renale Manifestationen	sog. Analgetikanephropathie
2.	Gastsointestinale Manifestationen	Magen-/Duodenalulzera Leberfunktionsstörungen Pankreatitis, rezidivierend
3.	Hämatologische Manifestationen	Anämie Met-/Sulfhämoglobinämie Splenomegalie
4.	Neuropsychiatrische Manifestationen	Kopfschmerzen veränderte Persönlichkeitsstruktur Abhängigkeit Migräne Demenz Psychosen
5.	Kardiovaskuläre Manifestationen	Hypertonie Atherosklerose Ischämische Herzkrankheit Herzklappenverkalkung Zerebrovaskuläre Schäden
6.	Schwangerschaft und gonadale Manifestationen	Gestose Reifungsstörungen Infertilität
7.	Neoplasien der Niere und der ableitenden Harnwege	
8.	Pigmentation	
9.	Osteodystrophie	
10.	Frühzeitiges Altern	

(Nanra 1976b; Nanra u. Kincaid-Smith 1972, u. 1987). Aspirin allein führt in einem hohen Prozentsatz zu renalen Papillennekrosen bei rheumatoider Arthritis. Für das Phenacetin alleine allerdings ist eine solche Nierenschädigung bislang nicht eindeutig nachgewiesen worden; Einzelberichte liegen vor (Bock et al. 1973). Die Nephrotoxizität des Phenacetins geht auf die schädigende Wirkung seines wichtigsten Metaboliten, des Paracetamols (Acetaminophen, NAPAP) zurück, das bei hydropenischen Ratten im Nierenmark - im Gegensatz zu Phenacetin - konzentriert wird (Duggin 1980; Duggin u. Mudge 1976). Andere Phenacetinmetaboliten wie p-Aminophenol (Green et al. 1969) rufen proximal-tubuläre Nekrosen oder - wie das p-Chloracetamilid - eine Methämoglobinämie hervor. Nahezu alle nonsteroidalen Antirheumatika bewirken ebenfalls Papillennekrosen (Nanra 1983).

In einer klinisch kontrollierten Langzeituntersuchung haben Dubach et al. (1975, 1978) die deutliche Beziehung zwischen Analgetikaverbrauch und konsekutiver Nephropathie klar dargelegt.

Pathogenese

Aspirin und der Phenacetinmetabolit Paracetamol werden durch das Gegenstromprinzip im Nierenmark angereichert. Aspirin führt dabei zur Hemmung der Prostaglandinsynthese und zu einer reversiblen medullären Ischämie (Plotz u. Kimberley

1981). Durch ihre zytotoxische Wirkung kommt es zur Glutathionverarmung und Nekrobiose der Henle-Schleifen, zu Endothelläsionen der Vasa recta und zu einer typischen Basalmembranveränderung der Gefäße (kapilläre Sklerose). Infolge des Verschlusses der Vasa recta manifestiert sich eine irreversible Markischämie. Unter dem Bild eines ischämischen Infarktes des Nierenmarks entwickeln sich Papillenspitzennekrosen. Die Obstruktion der Tubuli im Bereich der Medulla führt zu unspezifischen Veränderungen im Bereich der über diesen Schädigungszonen liegenden Nierenrinde, zur chronischen interstitiellen Nephritis.

Pathologische Befunde

Histologisch lassen sich die Folgen des Analgetikamißbrauchs bereits frühzeitig im Bereich des Nierenmarks und der Papillen in der Zone der harnkonzentrierenden Strukturen nachweisen. Der weitere Verlauf läßt sich in 3 Stadien untergliedern (Burry 1983):

1. Nekrobiose oder frühes Stadium: Im Bereich der Papillenspitzen finden sich fleckige Nekrosen der interstitiellen Zellelemente, der Henle-Schleifen, der Vasa recta und der Kapillaren. Die Glomerula sind völlig intakt. Fleckige Papillenverkalkungen finden sich in allen Stadien der Papillennekrose.
2. Nekrotisierende Papillitis (partielle Papillennekrose): Ausdehnung der nekrotisierenden Schädigung auf die innere und äußere Markregion. Die Sammelrohre sind vorerst noch ausgespart.
3. Fortgeschrittene, totale Papillennekrose:Das gesamte innere Mark ist unter dem Bild einer blanden Koagulationsnekrose befallen. Die ausgedehnte Nekrosenbildung schließt alle Elemente des Marks, der Henle-Schleifen,der Sammelrohre, der Vasa recta und des Interstitiums ein und führt zu einer chronischen interstitiellen "Nephritis" im Bereich der über der zerstörten Papille gelagerten Nierenrinde mit Tubulusatrophie, interstitieller Fibrose und unspezifischen mononukleären Infiltrationen. Die Glomerula zeigen verschiedene Veränderungen vom Normalzustand bis zur globalen Glomerulosklerose. Periglomerulär findet sich eine Fibrose. Die Arterien weisen die Veränderungen einer benignen Nephrosklerose mit Wandverdickung auf, die kleinen Gefäße der Markpapillen und auch im Bereich der ableitenden Harnwege sind ebenfalls verdickt (Analgetikamikroangiopathie).

Klinische Aspekte

Typisch sind die lange Vorgeschichte des Analgetikaabusus und die Bevorzugung des weiblichen Geschlechts. Der Verlauf der Analgetikanephropathie ist häufig asymptomatisch, so daß die Diagnose der Analgetikanephropathie meist sehr spät gestellt wird, wenn die Kranken durch Gewichtsverlust, Anämie, Magengeschwüre, Hypertonie und fortgeschrittene Niereninsuffizienz auffallen (Analgetikasyndrom). Die klinischen Merkmale und Komplikationen der Analgetikanephropathie sind:

- frühzeitige Einschränkung der Urinkonzentrierung,
- Nykturie,
- Pyurie, 30 - 60% mit Harnwegsinfekt,
- Hämaturie, Proteinurie,

- Niereninsuffizienz (akut/chronisch),
- frühzeitig metabolische Azidose, Anämie,
- renales Salzverlustsyndrom,
- Koliken, Abgang von Papillennekrosen, Nierensteine,
- Urosepsis,
- Hypertonie,
- Nierenarteriosklerose,
- in Röntgen und Ultraschall gleichmäßig geschrumpfter Parenchymsaum; (verkalkte) Papillennekrosen.

Die Symptomatik spiegelt tubulointerstitielle Funktionsstörungen und Komplikationen durch eine obstruktive Uropathie oder eine fortgeschrittene Atheromatose der Arterien wider.Episodisch können Flankenschmerzen bei akuten Papillennekrosen auftreten, ebenso lassen sich eine Hämaturie und gelegentlich auch Papillenbestandteile im Urin nachweisen; bei Hämaturie sollte auch nach einem Urothelkarzinom gefahndet werden. Weitere Ursachen einer Hämaturie können Harnwegsinfekte, akute Papillennekrosen, Nierensteine oder glomeruläre Schäden sein. Bei Ureterobstruktion durch Papillenteile kann sich eine Anurie einstellen und zusätzlich eine lebensbedrohliche Urosepsis hervorrufen. Typisch ist auch eine sterile Pyurie, eine Proteinurie findet sich in etwa 40% der Fälle (Mehta et al. 1977). Bemerkenswerterweise nimmt die Proteinurie bei Analgetikanephropathie um so mehr zu, je mehr die glomeruläre Filtrationsrate abfällt. Die Proteinurie ist wahrscheinlich glomerulärer Natur. Störungen der Harnkonzentrierung, des Säuerungsvermögens des Harns mit schwerer systemischer Azidose und ein Salzverlustsyndrom sind weitere wichtige Merkmale der Papillennekrose. Ebenso können gelegentlich Nierenverkalkungen hinzutreten. Die Prognose ist eher schlecht und vor allem davon abhängig, ob die Analgetikaeinnahme aufgegeben wird. Eine Besserung der Prognose ist nur bei Verzicht auf alle Analgetika zu erwarten. viele Patienten leiden paradoxerweise - trotz schweren Salz- und Wasserverlustes - an einer Hypertonie.

Therapeutische Aspekte

In der langfristigen Therapie der manifesten Analgetikanephropathie ist die Vermeidung einer Einnahme von nonsteroidalen Analgetika - auch intermittierend - oberstes Gebot. Eventuell ist eine Untersuchung auf Metabolite von Aspirin oder Phenacetin im Urin durchzuführen (Dubach 1967). Eine hohe Flüssigkeitszufuhr ist anzuraten, da die Wasserdiurese die Niere vor nephrotoxischen Effekten der Analgetika zu schützen vermag. Die Phase der chronischen Niereninsuffizienz, die begleitende Hypertonie und auch die Osteodystrophie sind sorgfältig zu überwachen. Die ableitenden Harnwege sind hinsichtlich Infektionen, obstruktiver Prozesse und Tumorentwicklung (Zytodiagnostik des Harns !) zu überwachen.

Die "Arbeitsgemeinschaft für Klinische Nephrologie" (1986) hat auf die Gefährdung der Bevölkerung durch Einnahme Paracetamol- enthaltender Mischpräparate hingewiesen; besonders wird darauf verwiesen, daß der nicht bestimmungsgemäße Gebrauch durch psychotrope Additive - bei nicht verschreibungspflichtigen Mitteln durch Coffein - eingeleitet und aufrechterhalten wird (Mihatsch et al. 1986). Als Analgetikagemische sind gebräuchlich:

- in den europäischen Ländern: Antipyrin, Phenacetin, Coffein
- in den angelsächsischen Ländern: Aspirin, Coffein oder Codein, fakultativ kombiniert und Paracetamol, Salicylamid.

3.2.2 Blei

Die Bleinephropathie ist in westlichen Ländern meist Folge einer subklinischen chronischen Intoxikation von anorganischen Bleiverbindungen im Rahmen eines Unfallgeschehens oder durch Umweltbelastung. Eine akute Bleivergiftung ist häufiger bei Kindern und verursacht proximal-tubuläre Störungen, die durch ein Fanconi-Syndrom gekennzeichnet sind. Die chronische Bleinephropathie ist morphologisch durch relativ untypische Veränderungen in Form einer fokalen interstitiellen Fibrose charakterisiert: glomeruläre Schäden sind Folgen der begleitenden ischämischen Veränderungen (Cramer et al. 1974).

Pathogenetisch werden Störungen der mitochondrialen oxidativen Phosphorylierung und eine Interaktion des Bleis mit den Sulfhydrylgruppen der Zellmembran diskutiert.

Klinisch fällt bei der chronischen Bleinephropathie des Erwachsenen die Trias aus chronischer Niereninsuffizienz, Hypertonie und Gicht (in über 50% der Fälle "Bleigicht") auf, zusätzlich bestehen eine geringe Proteinurie und ein uncharakteristisches Urinsediment. Die renale Durchblutung wird stärker als die glomeruläre Filtration tangiert, so daß die Filtrationsfraktion (FF) ansteigt. Blei kann bei chronischer Niereninsuffizienz mit Hilfe des sog. EDTA-Mobilisationstestes nachgewiesen werden, da dieser Chelatbildner Blei aus seinen Knochenspeichern löst (Wedeen et al. 1975). Die Analyse des Blut-Blei-Spiegels bei chronischer Niereninsuffizienz infolge Bleiintoxikation ist nicht hilfreich.

3.2.3 Lithium

Lithium ruft akute funktionelle und histologische Veränderungen der Tubuluszellen hervor, die reversibel sind. Es kann aber auch chronische Schäden bewirken. Am häufigsten wird nach Lithiumeinnahme eine Polyurie als Folge einer Wasserdiurese festgestellt, die dosisabhängig und ADH-refraktär ist.

Die chronische Lithiumgabe kann strukturelle Nierenschäden hervorrufen (Myers et al. 1980). Histologisch finden sich eine fokale Tubulusatrophie, zelluläre interstitielle Infiltrationen und eine Fibrose, ferner ist eine Glomerulosklerose nachgewiesen worden (Hestbech et al. 1977). Klinisch sind besonders eine eingeschränkte Konzentrationsleistung der Nieren und eine Polyurie hervorzuheben, die noch Monate nach Absetzen des Lithiums andauern kann (Bucht u. Wahlen 1980). Diese Veränderungen sind offenbar abhängig von der Dauer der Lithiumeinnahme. Das Auftreten einer Urämie nach Lithiumeinnahme ist sehr selten (Hestbech u. Aurell 1979).

Therapeutisch ist ein Absetzen des Lithiums zu empfehlen. Meist klingt der renale Diabetes insipidus in kürzerer Zeit wieder ab. Eine regelmäßige Serumspiegelkontrol-

Tabelle 15. Störungen der renalen Harnkonzentrierung durch Nephrotoxine

1. Suppression der ADH-Synthese und -freisetzung	Alkohol Phenytoin Noradrenalin
2. ADH-abhängige Störungen der Harnkonzentrierung	Lithium Demeclocyclin Methoxyfluran Amphotericin B Gentamycin
3. ADH-unabhängige Störung der Harnkonzentrierung	Sulfonylharnstoffe (Tolazamid)

le des Lithiums ist dringend anzuraten (zwischen 0,8 - 1,2 mmol/l), bei niedrigem Spiegel ist eine chronische Nierenschädigung eher unwahrscheinlich.

4 Störungen der renalen Wasserelimination

Zu den funktionellen Folgen der Nephrotoxinwirkung sind auch Störungen der renalen Flüssigkeitsausscheidung, die zur Wasserretention und Hyponatriämie infolge einer Wasserretention oder aber zu exzessiven Wasserverlusten (Polyurie) infolge einer Störung der renalen Konzentrationsleistung führen können (Tabelle 15).

4.1 Antidiuretisch wirksame Substanzen

Etwa 4% der mit Chlorpropamid behandelten Patienten mit Diabetes mellitus entwickeln eine Hyponatriämie (Strauss 1973). Auch Tolbutamid wirkt antidiuretisch, indem es die ADH-Freisetzung aus der Neurohypophyse steigert, aber auch die renale ADH-Wirkung erhöht (Moses et al. 1973). Carbamazepin vermindert die Ausscheidung nach Wasserbelastung infolge einer unangemessen hohen ADH-Konzentration (Flegel u. Cole 1977). Nach Einnahme verschiedener psychotroper Substanzen, wie Tranylcypromin, Thioridazin, Trifluoperazin, Fluphenazin, Haloperidol, Amitryptilin, Protryptilin oder Desipramin ist eine Hyponatriämie festgestellt worden. Möglicherweise handelt es sich dabei um keine medikamenteninduzierte Nebenwirkung, sondern die Hyponatriämie ist Folge einer vermehrten Flüssigkeitsaufnahme wegen Mundtrockenheit (Hariprasad et al. 1980; Robertson 1980).

Die Zystostatika Vincristin oder Cyclophosphamid sollen ebenfalls Störungen der Wasserausscheidung mit Hyponatriämie hervorrufen.

Nonsteroidale Antirheumatika drosseln die Wasserausscheidung durch Potenzierung der Endorganwirkung des ADH. Dieser Hemmeffekt ist Folge einer verminderten Synthese des ADH-Inhibitors, des Prostaglandins E (Anderson et al. 1976). Zu erwähnen ist außerdem die Verminderung der Freiwasserausscheidung bei Normalpersonen durch Clofibrat (Moses et al. 1973). Ebenso wirken das Oxitocin und das Desamino-8-D-AVP (dDAVP) antidiuretisch.

4.2 Polyurieinduzierende Substanzen

Polydipsie und Polyurie sind häufige Nebenwirkungen nach Einnahme von Lithiumcarbonat (Baylis u. Health 1978). Die Polyurie überschreitet jedoch nicht die tägliche Ausscheidungsmenge von 3 l.

Demeclocyclin schwächt reversibel und dosisabhängig die renale Konzentrationsleistung, indem es die ADH-induzierte Wasserrückresorption reduziert (Geheb u. Cox 1980).

Andere Substanzen, die einen renalen Diabetes insipidus hervorrufen können, sind das Methoxyfluran und Sulfonylharnstoffe wie Glyburid oder Tolazamid.

5 Diagnostik der nephrotoxischen Schädigung

Die Diagnostik toxischer Nierenschäden kann Schwierigkeiten bereiten, wenn die Toxinexposition als Auslöser der Nephropathie übersehen wird; bei leichten Verlaufsformen haben andererseits Laborbefunde einen unspezifischen Charakter. Eine sorgfältige Medikamentenanamnese sowie eine präzise Fahndung nach toxikologisch relevanten Noxen sind deshalb unerläßlich.

Das Ausmaß der nephrotoxischen Schädigung wird von einer Vielzahl von modifizierenden Faktoren beeinflußt (Tabelle 16). Sie erklären hinreichend die Tatsache, daß der eine Patient an einer toxischen Nierenschädigung erkrankt, ein anderer dagegen nicht. Besonders wichtig ist die Harnflußrate; eine gute Diurese schützt vor nephrotoxischen Läsionen besonders im proximal-tubulären Bereich (z.B. Frühstadien der Analgetikanephropathie, obstruktive Kristallurie).

Andererseits beeinflußt der Harn-pH die intrarenale Verteilung und Elimination von schwachen Säuren und Basen. So hat beispielsweise Methotrexat im alkalischen Harnmilieu eine gute Löslichkeit.

5.1 Glomeruläre Filtrationsrate

Serum-Harnstoff-N und Kreatinin sind in vielen Fällen nicht so aussagekräftig und als globale Parameter eher unspezifisch, da sich hinter einem Abfall der glomerulären

Tabelle 16. Wichtige modifizierende Faktoren der Nephrotoxizität

Harnflußrate	Lebensalter
Harn-pH	Zusätzliche medikamentöse Therapie
Renale Durchblutung	Dosis und Applikationsart
Vorbestehende Nierenerkrankung	Dauer der Therapie

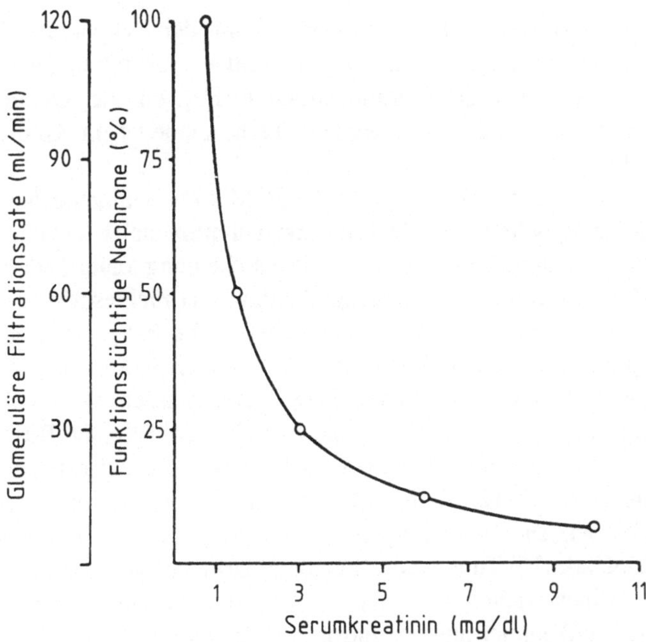

Abb. 7. Beziehungen zwischen Serumkreatinin und der aktuellen Nierenfunktion (glomeruläre Filtrationsrate bzw. Prozentsatz funktionstüchtiger Nephrone)

Filtrationsrate eine glomeruläre Schädigung, ein Abfall der renalen Durchblutung oder eine akute Niereninsuffizienz durch ATN oder Obstruktion verbergen können. Bester Indikator der glomerulären Filtrationsrate ist die Inulinclearance oder die Cr 51-EDTA-Clearance; ersatzweise wird im klinischen Alltag der endogenen Kreatininclearance der Vorzug gegeben werden müssen.

Wie ungenau niedrige Kreatininwerte (1 - 2 mg/dl) die aktuelle glomeruläre Filtrationsrate widerspiegeln, mag Abb. 7 verdeutlichen (Whelton 1985): Eine normale Nierenfunktion (100% funktionstüchtige Nephrone) entspricht Serumkreatininwerten von 0,6 - 1,0 mg/dl; bevor das Kreatinin deutlicher (>2,5 mg/dl) ansteigt, müssen 50 - 75% der Nephrone ihre Funktion verloren haben. Besonders wichtig ist dieser Umstand für die Aminoglykosidnephropathie, da Aminoglykoside von ihrer glomerulären Elimination abhängig sind. Ihre systemische Akkumulation führt rasch zu schweren Nebenwirkungen.

5.2 Proximale Tubulusfunktion

Die proximalen Tubulusstrukturen sind einerseits sehr empfindlich gegenüber chemischen oder ischämischen Noxen; andererseits regeneriert das Tubulusepithel sehr rasch, und die regenerierten Zellen sind widerstandsfähiger gegen eine weitere nephrotoxische Schädigung, so daß abgeschilferte Tubuluszellen und freigesetzte Enzyme aus dem Harn wieder verschwinden.

Die proximale Funktion läßt sich mit der J-Hippuran-Clearance indirekt einigermaßen genau beurteilen. Bei gleichzeitiger Bestimmung der glomerulären Filtrationsrate kann auch die Filtrationsfraktion (FF), d.h. der Quotient aus GFR und renaler Durchblutung, ermittelt werden. Die Methode ist im Klinikalltag meist nicht durchführbar.

Bewährt hat sich dagegen die β_2-Mikroglobulinausscheidung im Harn, die wegen der eingeschränkten Reabsorption bei proximaler Tubulusschädigung deutlich ansteigt, während sich die Albuminausscheidung kaum ändert. Normalerweise werden 99% des filtrierten β_2-Mikroglobulin wieder rückresorbiert.

Ein weiterer wertvoller Parameter ist die Enzymurie, da das proximale Tubulusepithel sehr reich an Enzymen ist. Aminotransferasen, Laktatdehydrogenase, ß-Glucuronidase, Alanin-Aminopeptidase, Glucosidasen und N-Acetyl-ß-Glucosaminidase sind wichtigste Leitenzyme der tubulären Schädigung. Besonders die proximal-tubuläre Bürstensaummembran ist sehr empfindlich gegenüber toxischen Läsionen; so steigt bereits 12 - 24 h nach dem Ereignis der Gehalt an Alaninaminopeptidasen im Urin an. Die N-Acetyl-ß-Glucosaminidase ist ein lysosomales Enzym, das nicht im Blut, aber bei Tubulusschädigung im Urin nachweisbar ist.

Einen wichtigen Stellenwert hat auch die Urinzytologie, wenn sie quantitativ in der Zellkammer und bei entsprechender Färbung beurteilt wird. Die Zellen sind zum großen Teil proximal-tubulärer Herkunft und steigen parallel mit der Enzymurie im Harn bei Tubulusschädigung an.

5.3 Distale Tubulusfunktion

Distale Schäden sind weniger häufig. Ihre wichtigsten Syndrome sind eine renal-tubuläre Azidose, ein Diabetes insipidus oder eine Obstruktion durch Kristallzylinder. Wichtige Tests sind die Messung der Urinkonzentrationsleistung, ggf. durch Messung der Urinosmolalität nach 24stündigem Dursten oder nach Gabe von Desamino-cis-1-8-d-Argininvasopressin (DDAVP). Ein anderer Test ist die Beurteilung der Azidifizierungsleistung mit Ammoniumchlorid.

5.4 Weitere Untersuchungsmethoden

Ergänzende Untersuchungsmethoden sind die Sonographie und die Computertomographie der Nieren, während bei der Röntgenuntersuchung der Nieren Zurückhaltung gegenüber dem Einsatz von Kontrastmitteln angebracht ist.

6 Klinische Syndrome

Dem vielschichtigen Schädigungsmechanismus der Nephrotoxine steht eine heterogene Liste klinischer Folgen gegenüber. Zwar variieren im Einzelfall die Aggressivität der Toxine, der Substanzcharakter und der histologische Befund den weiteren Verlauf der Nierenschädigung, jedoch lassen sich charakteristische klinische Syndrome herausstellen. Bei der akuten Tubulusnekrose finden sich meist oligoanurische Verlaufsformen des akuten Nierenversagens, häufig werden dagegen polyurische oder oligosymptomatische Störungen (Proteinurie, tubuläre Partialfunktionsstörungen) übersehen.

Proximal-tubuläre Störungen sind durch eine Aminoazidurie, Phosphaturie oder Glukosurie gekennzeichnet. Neben nephrotoxischen Chemikalien wie Blei oder Wismut rufen zeitlich verfallende Tetrazykline, Streptozotozin oder Acetazolamid solche Störungen hervor. Dagegen manifestieren sich distal-tubuläre Funktionsänderungen als renal-tubuläre Azidose wie nach Amphotericin B oder verfallenen Tetrazyklinen.

Einige nephrotoxische Medikamente verursachen charakteristische Störungen der renalen Konzentrations- und Verdünnungsmechanismen, ohne daß für sie ein histologisches Substrat nachweisbar ist. Die Einschränkung der renalen Wasserausscheidung mit konsekutiver Wasserretention (vgl. 4.1) hat verschiedene Ursachen: Einerseits ist sie Folge einer gesteigerten ADH-Freisetzung aus dem Hypophysenhinterlappen, andererseits potenzieren nephrotoxische Substanzen die ADH-Wirkung im distal-tubulären und Sammelrohrbereich oder stören unabhängig vom ADH den renalen Verdünnungsmechanismus. Potentielle klinische Folgen sind eine Gewichtszunahme und auch die Zeichen der Wasserintoxikation (Abgeschlagenheit, Lethargie und Krämpfe) bei einer Hyponatriämie (<128 mmol/l). Zur Behandlung des zentralen Diabetes insipidus haben sich diese Substanzen nicht besonders bewährt (Ausnahme Carbamezepin).

Bei Störungen der renalen Wasserkonservierung mit konsekutiver primärer Polyurie oder Diabetes insipidus beeinträchtigen die nephrotoxischen Substanzen (vgl. 4.2) einerseits die ADH-Synthese und -Freisetzung, andererseits reduzieren sie die Harnkonzentration durch Hemmung des Vasopressin-vermittelten cAMP-Anstiegs in der Niere (Folge: vasopressinresistenter Diabetes insipidus renalis) oder ADH-unabhängig.

Es ist hier anzumerken, daß die polyurische Form des akuten Nierenversagens ein häufiges Charakteristikum der Nephrotoxinwirkung ist. Ihre Ursache ist wahrscheinlich in einer Abnahme der tubulären Rückresorptionskapazität und einer Minderung der physiologischen Hypertonizität des Markinterstitiums mit einer konsekutiven Wassermehrausscheidung zu suchen.

Literatur

Abelson HT, Garnick MB (1982) Renal failure induced by cancer chemotherapy. In: Rieselbach RE, Garnick MB (eds) Cancer and the kidney. Lea & Febiger, Philadelphia, p 769

Abraham PA, Keane WF (1984) Glomerular and interstitial disease induced by non-steroidal antiinflammatory drugs. Am J Nephrol 4:1

Anders MW (1980) Metabolism of drugs by the kidney. Kidney Int 18:636

Anderson RJ, Berl T, McDonald KM, Schrier RW (1976) Evidence for an in vivo antagonism between vasopressin and prostaglandin in the mammalian kidney. J CLin Invest 56:420

Andres GA (1982) Drug-induced renal lesions. Immunopathologic mechanisms. In: Porter GA (ed) Nephrotoxic mechanisms of drugs and environmental toxins. Plenum, New York

Anto HR, Chou S-Y, Porush JG, Shapiro WB (1981) Infusion intravenous pyelography and renal function. Effects of hypertonic mannitol in patients with chronic renal insufficiency. Arch Intern Med 141:1652

Appel GB, Neu HC (1977) Nephrotoxicity of antimicrobial agents (first of three parts). N Engl J Med 296:663

Appel GB, Kunis CL (1983) Acute tubulo-interstitial nephritis. In: Cotran RS, Brenner BM, Stein JH (eds) Tubulo-interstitial nephropathies. Churchill, New York p 151

Arbeitsgemeinschaft Klinische Nephrologie (1986) Maßnahmen gegen Schmerzmittelmißbrauch. Dtsch Med Wochenschr 111:1414

Ariz L, Donker AJM, Brentjens JRH, van der Hem GK (1976) The effect of indomethacin on proteinuria and kidney function in the nephrotic syndrom. Acta Med Scand 199:121

Atkinson RM, Currie JP, Davis B, Pratt DAH, Sharpe HM, Tomich EG (1966) Acute toxicity of cephaloridine, an antibiotic derived from cephalosporin C. J Toxicol Appl Pharmacol 8:398

Averbuch SD, AUstin HA III, Sherwin SA, Antonovych T, Bunn PA jr., Longo DL (1984) Acute interstitial nephritis with the nephrotic syndrome following recombinant leukocyte A interferon therapy for mycosis fungoides. N Engl J Med 310:32

Avram MM, Jancu M, Weiss S (1971) Heroin usage nephropathy - subclinical to end stage nephrotic syndrome. (Abstract) Am Soc Nephrol, p 5

Bacon PA, Tribe CR, MacKenzie JC, Verrier Jones J, Cumming RH, Amer B (1976) Penicillamine nephropathy in rheumatoid arthritis. Q J Med 45:661

Bakris GL, Burnett JC jr. (1985) A role for calcium in radiocontrast-induced reductions in renal hemodynamics. Kidney Int 27:465

Baldwin DS, Levine BB, McCluskey RT, Gallo GR (1968) Renal failure and interstitial nephritis due to penicillin and methicillin. N Engl J Med 279:1245

Banfi G, Imbasciati E, Guerra L, Mihatsch MJ, Ponticelli C (1983) Extracapillary glomerulonephritis with necrotizing vasculitis in D-penicillamine-treated rheumatoid arthritis. Nephron 33:56

Barnett HL, Simons DJ, Wells RC (1948) Nephrotic syndrome occuring during tridione therapy. Am J Med 4:760

Barza M (1978) The nephroxicity of cephalosporin: an overview. J Infect Dis 137:60

Baylis PH, Health DA (1978) Water disturbance in patients treated with oral lithium carbonate. Ann Intern Med 88:607

Beirne GJ, Brennan JT (1972) Glomerulonephritis associated with hydrocarbon solvents. Arch Environ Health 25:365

Bell NH, ANdriole VT, Sabesin SM, Utz J (1962) On the nephrotoxicity of amphotericin B in man. AM J Med 33:64

Bennet WM, Plamp C, Porter GA (1977) Drug-related syndromes in clinical nephrology. Ann Intern Med 87:582

Berglund J (1980) Progressive renal insufficiency after CCNU theraphy. Lakartidningen 77:1760

Bertelli G, Farina G, Alessio L (1982) Glomerulopatia da solventi: un problema emergente. Med Lavoro 3:175

Blachley JD, Hill JB (1981) Renal and electrolyte disturbance associated with cisplatin. Ann Intern Med 95:628

Blantz RC (1975) The mechanism of acute renal failure after uranyl nitrate. J Clin Invest 55:621

Blantz RC, Konnen KS, Trucker BJ (1976) Angiotensin II effects upon the glomerular microcirculation and ultrafiltration coefficient of the rat. J Clin Invest 57:519

Blomgren SE, Condemi JJ, Vaughan JH (1972) Procainamid-induced lupus erythematosus: clinical and laboratory observations. Am J Med 52:338

Bock KD, Nitzsche T, Messer B (1973) Chronische interstitielle Nephritis bei langjährigem Gebrauch phenacetinhaltiger Asthmapulver. Dtsch Med Wochenschr 98:2234

Bode U, Seif SM, Levine AS (1980) Studies on the antidiuretic effect of cyclophosphamide: vasopressin release and sodium excretion. Med Pediatr Oncol 8:295

Border WA, Lehman DH, Egan JD, Sass HJ, Glode JE, Wilson CB (1974) Antitubular basement-membrane antibodies in methicillin nephritis. N Engl J Med 291:381

Borges H, Hocks J, Kjellstrand C (1982) Mannitol intoxication in patients with renal failure. Archs Intern Med 142:63

Brown CB, Clarkson AP, Rpbson JS, Cameron JS, Thomson D, Ogg CS (1973) Haemolytic-uraemic syndrome in women taking oral contraceptives. Lancet 1:1479

Brown KGE, Abrahams C, Myers AM (1977) The nephrotic syndrome in Malawin Blacks. S Afr Med J 52:275

Bucht G, Wahlin A (1980) Renal concentrating capacity in long-term lithium treatment and after withdrawel of tithium. Acta Med Scand 207:309

Buckley JE, Clark VL, Meyer TJ, Pearlman NW (1984) Hypomagnesemia after cisplatine combination chemotherapy. Arch Intern Med 144:2347

Burry AF (1978) Pathology of analgesic nephropathie: Australian experience. Kidney Int 13:34

Butler WT, Bennett JE, Alling DW, Wertlake PT, Utz JP, Hill GJ (1964a) Nephrotoxicity of amphotericin B: early and late effects in 81 patients. Ann Intern Med 61:175

Butler WT, Hill GJ, Szwed CF, Knight V (1964b) Amphotericin B renal toxicity in the dog. J Pharmacol Exp Ther 143:47

Cafruny EJ (1977) Renal tubular handling of drugs. Am J Med 62:490

Canadian Multicenter Trial Group (1984) A randomized clinical trial of cyclosporine in cadaveric renal transplantation. N Engl J Med 309:809

Cheng JT, Kahn T (1984) Potassium wasting and other renal tubular defects with rifampin nephrotoxicity. Am J Nephrol 4:379

Chevet D, Le Pogamp P Guivarch G (1983) Néphritis interstitielles aigues induites par triametérene et thiazides. Néphrologie 4:38

Chien KR, Abrams J, Serroni A, Martin JT, Farber JL (1978) Accelerated phospholipid degradation and associated membrane dysfunction in irreversible, ischemic liver cell injury. J Biol Chem 253:4809

Chopra S, Kaufman JS, Jones TW, Hong WK, Gehr MK, Hamburger RJ, Flamenbaum W, Trump BJ (1982) Cisdiamminedichloroplatinum-induced acute renal failure in the rat. Kidney Int 21:54

Churchill DN, Fine A, Gault MH (1983) Association between hydrocarbon exposure and glomerulonephritis. An appraisal of the evidence. Nephron 33:169

Citron BP, Halpern M, McCarron M, Lundberg GD, McCormick R, Prucers I, Tattler D, Haverbach BJ (1970) Necrotizing angiitis associated with drug abuse. N Engl J Med 283:1003

Clausen G, Nagy Z, Szalay L, Aukland K (1975) Mechanisms in acute oliguric renal failure induced by tetracycline infusion. Scand J Clin Lab 35:625

Clejan S, Bittman R (1985) Rates of amphotericin B and filipin association with sterols. A study of changes in sterol structure and phospholipid composition of vesicles. J Biol Chem 260:2884

Cohen L, Lapkin R, Kaloyanides GJ (1975) Effect of gentamicin on renal function in the rat. J Pharmacol Exp Ther 193:264

Cohen L, Balow JE, Magrath IT, Poplack DG, Ziegler JL (1980) Acute tumor lysis syndrome: a review of 37 patients with Burkitt's lymphoma. Am J Med 68:486

Condit PT, Chanes RE, Joel W (1969) Renal toxicity of methotrexate. Cancer 23:126

Cousins MJ, Mazze RI, Kosek JC, Hitt BA, Love FV (1974) The etiology of methoxyflurane nephrotoxicity. J Pharmacol Exp Ther 190:530

Cramer K, Goyer RA, Jagenburg R (1974) Renal ultrastructure, renal function and parameters of lead toxicity in workers with different periods of lead exposure. Br J Med 31:113

Cremer W (1983) Chronischer Laxantienabusus und Niere. Nieren- Hochdurckkrankheiten 12:327

Crocker J, Jones EL (1983) Haemolytic-uraemic syndrome complicating long-term mitomycin C and 5-fluorouracil theraphy for gastric carcinoma. J Clin Pathol 36:24

Cunningham EE, Brentjens JR, Zielezny MA, Andres GA. Venuto RC (1980) Heroin nephropathy - a clinicopatholigic and epidemiologic study. Am J Med 68:47

Dahlen S, Bjork J, Hedqvist P (1981) Leukotrienes promote plasma leakage and leukocyte adhesion in postcapillary venules. In vivo effects with relevance to the acute inflammatory response. Proc Natl Acad Sci USA 78:3887

Dahlgren JG, Anderson ET, Hewlin WL (1973) Gentamicin blood levels: a guide to nephrotoxicity. Antimicrob Agents Chemother 8:58

Datzman M, Wheatley HC, Williams JW, Miles DE, Hatch FE (1985) Long term effects of cyclosporine on renal function in liver transplant recipients (abstract). Clin Res 33:481 A

DeBroe ME, Paulus GJ, Verpooten GA, Roels F, Buyssens N, Wedeen R, van Hoof F, Tulkens PM (1984) Early effects of gentamicin, tobramycin and amikacin on the human kidney. Kidnex Int 25:643

DeFronzo RA, Colvin OM, Braine H, Robertson GL, Davis PJ (1974) Cyclophosphamide and the kidney. Cancer 33:483

DeVita VT, Carbone PP, Owens AH jr., Gold GL, Krant MJ, Edmonson J (1965) Clinical trials with 1, 2-bis (2-choloroethyl)-1-nitrosourea, NSC-409962. Cancer Res 25:1876

Diamond JR, Cheung JY, Fang LST (1984) Nifedipine induced renal dysfunction. Am J Med 77:905

Dische FE, Swinson DR, Hamilton EBD, Parsons V Immunpathology of penicillamine-induced glomerular disease. J Rheumatol 3:145

Dolich BH, Aiache AE (1973) Drug-induced coma: a cause of crush syndrome and ischemic contracture. J Trauma 13:223

Douglas JB, Healy JK (1969) Nephrotoxic effects of amphotericin B, including renal tubular acidosis. Am J Med 46:154

Druet P, Bernard A, Hirsch F, Weening JJ, Gengoux P, Ahieu P, Birkeland S (1982) Immunologically mediated glomerulonephritis induced by heavy metals. Arch Toxicol 50:187

Dubach UC (1967) p-Aminophenol-Bestimmung im Urin als Routinemethode zur Erfassung der Phenacetineinnahme. Dtsch Med Wochenschr 92:211

Dubach UC, Levy PS, Rosner B, Baumeler HR, Muller A, Peyer A, Ehrensperger T (1975) Relationship between regular intake of phenacetin-containing analgesics and laboratory evidence of urorenal disorders in a working feamale population of Switzerland. Lancet 1:539

Dubach UH, Rosner B, Levy PS, Baumeler HR, Muller A, Peyer A, Ehrensperger T, Ettlin C (1978) Epidemiological study in Switzerland. Kidney Int 13:41

Dubrow A, Mittman N, Ghali V (1985) The changing spectrum of heroin-associated nephropathy. Am J Kidney Dis 5:36

Duggin GG (1980) Mechanisms in the development of analgesic nephropathy. Kidney Int 18:553

Duggin GG, Mudge GH (1976) Analgesic nephropathy: renal distribution of acetaminophen and its conjugates. J Pharmacol Exp Ther 199:1

Dunn M (1984) Nonsteroidal anti-inflammatory drugs and renal function. Ann Rev Med 35:411

Dworking LD Hostetter TH, Rennke HG, Brenner BM (1984) Hemodynamic basis for glomerular injury in rats with desoxycorticosteroner-salt hypertension. J Clin Invest 73:1448

Ettinger D, Harker WG, Gerry HW Sanders RC, Saral R (1978) Hyperphosphatemia, hypocalcemia, and transient renal failure: results of cytotoxic treatment of acute lymphoblastic leukemia. J A M A 239:2472

European Multicenter Trial Group (1983) Cyclosporine in cadaveric renal transplantation: one-year follow-up of a multicenter trial. Lancet 2:986

Fajardo LF, Eltringham JR, Stewart JR, Klauber MR (1980) Adriamycin nephrotoxicity. Lab Invest 43:242

Farber JL (1981) The role of calcium in cell death. Life Sci 29:1289

Favre L, Gasson PH, Rindel A, Vallotton MB (1983) Interaction of diuretics and non-steroidal antiinflammatory drugs in man. Clin Sci 64:407

Finkelstein A, Fraley DS, Stachura I, Feldman HA, Gandy DR, Bourke E (1982) Fenoprofen nephropathy: lipoid nephrosis and interstitial nephritis. Possible T-lymphocyte disorder. Am J Med 72:81

Flegel DM, Cole CH (1977) Inappropriate antidiuresis during carbomazepine treatment. Ann Intern Med 87:722

Foord RD (1975) Cephaloridine, cephalothin and the kidney. J Antimicrob Chemoter I (suppl.):119

Fowler BA, Weissberg JB (1974) Arsine poisoning. N Engl J Med 291:1171

Frascino JA, Vanamee P, Rosen PP (1970) Renal oxalosis and azotemia after methoxyflurane in man. N Engl J Med 283:676

Freeman RB, Maher JF, Schreiner GE, Mostofi FK (1962) Renal tubular necrosis due to nephrotoxicity of organic mercurial diuetics. Ann Intern Med 57:34

Friedman EA, Greenberg JB, Merrill JP, Damin GJ (1962) Consequences of ethylene glycol poisoning: report of four cases and review of the literature. Am J Med 32:891

Fuller TJ, Barcenas CG, White MG (1976) Diuretic-induced interstitial nephritis. JAMA 235:1998

Gärtner H-V (1980) Drug-associated nephropathy Part I: Glomerular lesions. In: Grundmann E (ed) Drug-induced pathology. (eds) Springer, Berlin Heidelberg New York (Current to pics in pathology, vol 69), pp 143-181

Galpin JE, Shinaberger JH, Stanley TM, Blumenkrantz MJ, Bayer AS, Friedman GS et al. (1978) Acute interstitial nephritis due to methicillin. Am J Mec 65:756

Gault MH, Rudwal TC, Engles WD, Dossetor IB (1968) Syndrome associated with the abuse of analgesics. Ann Intern Med 68:906

Gault MH, Wilson DR (1978) Analgesic nephropathy in Canada: clinical syndrome, management and outcome. Kidney Int 13:58

Geheb M, Cox M (1980) Renal effects of demeclocycline. JAMA 243:2519

Giroux L, Bettez P, Giroux L (1985) Mitomycin-C nephrotoxicity: a clinico-pathologic study of 17 cases. Am J Kidney Dis 6:28

Gloor FJ (1978) Changing cencepts in pathogenesis and morphology of analgesic nephropathy in Europe. Kidney Int 13:27

Gonzales-Vitale JC, Hayes DM, Cvitkovic E, Sternberg SS (1977) The renal pathology in clinical trials of cis-platinum (II) diamminedichloride. Cancer 39:1362

Gonzales-Vitale JC, Hayes DM, Civitkovic E, Sternberg SS (1978) Acute renale failure after cis-diamminedichloroplatinum (II) and gentamicin cephalothin therapies. Cancer Treat Rep 62:693

Goetzl E (1980) Mediators of immediate hypersensitivity derived from arachidonic acid. N Engl J Med 303:822

Goracci G, Procellati G, Woelk H (1978) Subcellular localization and distribution of phospholipases A in liver and brain tissue. Adv Prostaglandin Thromboxane 3:55

Graham JR, Suby HI, Le Compte PR, Sodowsky NL (1966) Fibrotic disorders associated with methysergide therapy for headache. N Engl J Med 274:359

Green CR, Ham KN, Tange JD (1969) Kidney lesions induced in rats by p-aminophenol, Br Med J 1:162

Greven J (1981) Renal transport of drugs. In: Greger R, Lang F, Silbernagl S (eds) Renal transport of organic substances. Springer, Berlin Heidelberg New York p 262

Grussendorf M, Andrassy K, Waldherr R, Ritz E (1981) Systemic hypersensitivity to allopurinol with acute interstitial nephritis. Am J Nephrol 1:105

Gulati SC, Sordillo P, Kempin S, Reich L, Magill GB, Scheiner E, Clarkson B (1980) Microangiopathic haemolytic anaemia observed after treatment of epidermoid carcinoma with mitomycin C and 5-fluorouracil, Cancer 45:2252

Hall BM, Tiller DJ, Duggin GG, Horvath JS, Fransworth A, May J, Johnson JR, Sheil AGR (1985) Post-transplant acute renal failure in cadaver renal recipient treated with cyclosporine. Kidney Int 28:178-186

Hall-Craggs M, Light PD, Peters RW (1984) Development of immune complex nephritis during treatment with the calcium channel-blocking agent nifedipine. Hum Pathol 15:691

Halliwell B, Gutteridge JMC (1984) Oxygen toxicity, oxygen radicals, transition metals and disease. Biochem J 219:1

Halliwell B (1987) Oxygen radicals and metal ions. In: Cross CE (ed) Oxygen radicals and human disease: Ann Intern Med 107:526

Halpern M (1971) Angiitis in drug abusers, N Engl J Med 284:113

Hamner RW, Verani R, Weinman EJ (1983) Mitomycin-associated renal failure. Arch Intern Med 143:803

Hande KR, Perini F, Hixon C, Magrath I, Chabner B (1979) Post-chemotheraphy hyperxanthinuria in lymphoma patients on allopurinol: a potential cause of nephropathy (abstract). Clin Res 27:386

Hanna WT, Krauss S, Regester RF, Murphy WM (1981) Renal diseases after mitomycin C therapy. Cancer 48:2583

Hardaker WT, Stone RA, McCoy R (1974) Platinum nephrotoxicity. Cancer 34:1030

Hariprasad MK, Eisinger RP, Nadler IM, Padmanabhan CS, Nidus BD (1980) Hyponatremia in psychogenic polydipsia. Arch Intern Med 140:1639

Harris D Ch, Lawrence S, Bradstock KF, Carter JJ, Jones WG (1984) Intraglomerular thrombosis with deoxycoformycin - reversible acute renal failure. Clin Nephrol 21:194

Heidbreder E, Heidland A (1980) Toxische Nierenschäden. Klin Wochenschr 58:105

Hestbech J, Hansen HE, Amdisen A, Olsen S (1977) Chronic renal lesions following long-term treatment with lithium. Kidney Int 12:205

Hestbech J, Aurrell M (1979) Lithium induced uremia. Lancet 1:212

Heymann W, Hacke DB, Hunter JLP (1960) Trimethadione (Tridione) nephrosis in rats. Rediatrics 25:112

Hill HRH (1977) Treatment of rheumatoid arthritis with penicillamine. Semin Arthritis Rheum 6:361

Hoorntje SJ, Kallenberg CGM, Weening JJ, Donker AJM, The TH, Hoedemaeker PJ (1980) Immune complex glomerulopathy in patients treated with captopril. Lancet 1:212

Houghton DC, Hartnett M, Campbell-Boswell M (1976) Light and electron microscopic analysis of gentamicin nephrotoxicity in rats. Am J Pathol 82:589

Huang KC, Wenczak BA, Liu YK (1979) Renal tubular transport of methotrexate in the rhesus monkey and dog. Cancer Res 39:4843

Humes HD, Weinberg JM (1983a) Cellular energetics in acute renal failure. In: Brenner BM, Lazarus JM (eds) Acute renal failure. Saunders, Philadelphia p 47

Humes HD, Weinberg JM (1983b) Effect of gentamicin on ADH-induced hydroosmotic water flow in the toad urinary bladder. J Lab Clin Med 101:472

Husserl FE, Lange RK, Kantrow CM jr. (1979) Renal papillary necrosis and pyelonephritis accompanying fenoprofen therapy. JAMA 242:1896

Ichikawa I, Brenner BM (1980) Importance of efferent arteriolar vascular tone in regulation of proximal tubular fluid reabsorption and glomerulotubular balance in the rat. J Clin Invest 65: 1192

Jennings RB, Reimer KA (1981) Lethal myocardial ischemic injury. Am J Physiol 102:241

Jorkasky D, Audet P, Williams S, Grossman R, Conrad M (1987) Cyclosporine-induced nephrotoxicity: role of prostaglandines. Transplant Proc 19:1742

Joshi BC, Dwivedi C, Powell A, Holscher M (1981) Immune complex nephritis in rats induced by long-term oral exposure to cadmium. J Comp Pathol 91:11

Kaloyanides GJ, Pastorizza-Munoz E (1980) Aminoglycoside nephrotoxicity. Kidney Int 18:571

Kennedy BJ (1970) Metabolic and toxic effects of mithramycin during tumor therapy. Am J Med 49:494

Kida H, Abe T, Tomosugi N, Koshino Y, Yokoyama H, Hattori N (1984) Prediction of the long-term outcome in acute interstitial nephritis. Clin Nephrol 22:55

Kimberly RP, Grill JR, Bowden RE, Keiser HR, Plotz PH (1981) Elevated urinary prostaglandins and the effects of aspirin on renal function in lupus erythematosus. Ann Intern Med 89:336

Kincaid-Smith P, Whitworth JA (1983) Hydralazine-associated glomerulonephritis. Lancet II:348

Kjellstrand CM, Campbell DC III, von Hartitsch B, Buselmeier TJ (1974) Hyperuricemic acute renal failure. Arch Intern Med 133:349

Klastersky J, Hansgens C, Debusscher L (1975) Empiric therapy for cancer patients: comparative study of ticarcillin-tobramycin, ticarcillin-cephalothin, and cephalothin-tobramycin. Antimicrob Agents Chemother 7:640

Kleinknecht D, Kanfer A, Morél-Maroger L, Méry JPh (1978) Immunologically mediated drug-induced acute renal failure. Contrib Nephrol 10:42

Kleinknecht D, Vanhille P, Morél-Maroger L (1983) Acute interstitial nephritis due to drug hypersensitivity. An up-to-date review with a report of 19 cases. Adv Nephrol 12:277

Kluwe WM (1981) The nephrotoxicity of low molecular weight halogenated alkane solvents, pesticides, and chemical intermediates. In: Hook JB (ed) Toxicology of the kidney. Raven, New York, p 179

Koffler A, Friedler RM, Massry SG (1976) Acute renal failure due to non-traumatic rhabdomyolysis. Ann Intern Med 85:23

Konits PH, Van Echo DA, Egorin M, Aisner J, Andrews P, May M, Kaplan R, Bachur NR, Wiernik PH (1981) Phase II evaluation of 6-thioguanine in patients with metastatic colorectal carcinoma. Proc Am Assoc Cancer Res 22:260

Kovnat P. Labovitz E, Levison S (1973) Antibiotics and the kidney. Med Clin North Am 57:1045

Krogh PI, Hald B, Pedersen EJ (1973) Occurrence of ochratoxin A and citrinin in cereals associated with mycotoxic porcine nephropathie. Acta Pathol Microbiol Scand B 81:689

Krogh P (1976) Mycotoxic nephropathy. Adv Vet Sci Comp Med 20:147

Kutyrina JM, Andosova SO, Tareyeva IE (1979) Indomethacin-induced hyporeninaemic hypoaldosteronism. Lancet 1:785

Laberke HG (1980) Drug-associated nephropathy. Part II: Tubulo-interstitial lesions. In: Grundmann E (Ed) Drug-induced pathology. Springer, Berlin Heidelberg New York (Current topics in pathology, vol 69), pp 188-215

Lane AZ, Wright GE, Blair DC (1977) Ototoxicity and nephrotoxicity of amikacin. Am J Med 62:911

Lampe KF (1983) Mushroom poisoning. In: Recheigl M jr., (ed) CRC handbook of naturally occurring food toxicants. CRC Press, Boca Raton, F.L., pp 193-212

Larson S, Hudson K, Mertz JI, Romero JC, Knox FG (1983) Renal vasoconstrictive response to contrast medium: the role of sodium balance and the renin-angiotensin system. J Lab Clin Med 101:385

Lawson GB, Jackson WP, Cattanach GS (1925) Arsenic poisoning. Report of twenty-eight cases. JAMA 85:24

Lehr D, Antopol W (1942) Specific morphology of crystals appearing in the urine during administration of sulfonilamide derivatives. Am J Clin Pathol 12:200

Light JA, Hill GS (1975) Acute tubular necrosis in a renal transplant recipient: complication from drip-infusion excretory urography. JAMA 232:1267

Lilien C (1973) The paradoxical reaction of renal vasculature to mannitol. Invest Urol 10:346

Liu K, Mittelman A, Sproul EE, Elias EG (1971) Renal toxicity in man treated with mitomycin-C. Cancer 28:1314

Luderer JR, Schoolwerth AC, Sinicrope RA, Ballard JO, Looking Gill DP, Hayes AH (1981) Acute renal failure, hemolytic anemia and skin rash associated with captopril therapy. Am J Med 71:493

Luft FC, Kleit SA (1974) Renal parenchymal accumulation of aminoglycoside antibiotics in rats. J Infect Dis 130:656

Lyons H, Pinn VW, Cortell S, Cohen JJ, Harrington JT (1973) Allergic interstitial nephritis causing reversible renal failure in four patients with idiopathic nephrotic syndrome. N Engl J Med 288:124

Magil AB (1983) Drug-induced acute interstitial nephritis with granulomas. Hum Pathol 13:36

Mahony JF, Storey BG, Ibanez RC, Stewart JH (1977) Analgesic abuse, renal parenchymal disease and carcinoma of the kidney or ureter. Aust NZ J Med 7:463

Margolis MT, Newton TH (1971) Methamphetamine ("speed") arteritis. Neuroradiology 2:179

Marsh DJ (1983) Renal physiology. Raven, New York

McCord JM, Fridovich I (1978) The biology and pathology of oxygen radicals. Ann Intern Med 82:122

Mehta AR, White KH, Nanra RS (1977) Significance of proteinuria in analgesic nephropathy. Aust NZ J Med 7:463

Menchel S, COhen D, Gross E (1983) A protein-related renal amyloidosis in drug addicts. Am J Pathol 112:195

Mihatsch MJ, Thiel G, Spicktin MP, Oberholzer M, Brunner FP, Harder F (1983) Findings in kidney transplant after treatment with cyclosporine. Transplant Proc. 15 (suppl 1):2821

Mihatsch MJ, Molzahn M, Ritz E (1986) Analgetika-Abusus - ist das Phenacetinverbot ausreichend? Dtsch Med Wochenschr 111:1416

Millichap JG, Kirman BH (1953) Nephrotoxic effects of drugs used in the treatment of petit mal. Lancet 1:1074

Misaka E, Tappel AL (1971) Inhibition studies of cathepsins A, B, C and D from rat liver lysosomes. Comp Biochem Physiol 38B:651

Mondorf AW, Breier J, Handus J, Scherberich JE, Mackenrodt G, Shah PM, Stille W, Schoeppe W (1978) Effect of aminoglycosides on proximal tubular membranes of the human kidney. Eur J Clin Pharmacol 13:133

Moran M, Tomlanovich S, Myers BD (1985) Cyclosporine-induced chronic nephropathy in human recipients of cardiac allografts. Transplant Proc 17 (suppl 1):185

Morin JP, Viotte G, Olier B (1983) Comparative study of the nephrotoxicity of dibekacin versus gentamicin, tombramycin, netilmicin and amikacin: a biochemical and morphometrical study in rats. Proc 13th Int Cong Chemother 105:25

Moser RH (1974) Heroin addiction. JAMA 230:728

Moses AM, Howanitz J, Miller M (1973) Clofibrate-induced antidiuresis. J Clin Invest 52:535

Moses AM, Numann P, Miller M (1973) Mechanism of chlorpropamide-induced antidiuresis in man. Evidence for release of ADH and enhancement of peripheral action. Metabolism 22:59

Muehrcke RC, Pirani CL (1968) Arsine-indiced anuria. A correlative clinicopathological study with electron microscopic observations. Ann Intern Med 68:853

Murphy BF, Whitworth JA, Kincaid-Smith P (1984) Renal insufficiency with combinations of angiotensin converting enzyme inhibitors and diuretics. Bri Med J 288:844

Murray BM, Paller MS, Ferris TF (1985) Effect of cyclosporine administration on renal hemodynamics in conscious rats. Kidney Int 28:767

Murray BM, Paller MS (1986) Beneficial effects of renal denervation and prazosin on GFR and renal blood flow after cyclosporine in rats. Clin Nephrol 25:537

Myers BD, Ross J, Newton L, Leutscher J, Perloth M (1984) Cyclosporine-associated chronic nephropathy. N Engl J Med 311:699

Myers BD (1986) Cyclosporine nephrotoxicity. Kidney Int 30:964

Myers JB, Morgan TO, Carney SL, Ray C (1980) Effects of lithium on the kidney. Kidney Int 18:601

Nanra RS (1976a) Analgesic nephropathy. Med J Aust 1:745

Nanra RS (1976b) Pathology, etiology and pathogenesis of analgesic nephropathy. Aust NZ J Med 1 (suppl):33

Nanra RS (1980 Clinical and pathological aspects of analgesic nephropathy. Br J Clin Pharmacol (suppl 2) 10:359 S

Nanra RS (1983) Renal effects of antipyretic analgesics. Am J Med 75:70

Nanra RS, Hicks JD, McNamara JH, Lie JT, Leslie DW, Jackson B, Kincaid-Smith P (1970) Seasonal variation in the postmortem incidence of RPN. Med J Aust 1:293

Nanra RS, Kincaid-Smith P (1972) Chronic effect of analgesics on the kidney. Prog Biochem Pharmacol 7:285

Nanra RS, Kincaid-Smith P (1987) Experimental effects of analgesics in rats. In: Jones TC (ed) Monographs on Pathology of Laboratory Animals. Springer, Berlin Heidelberg New York

Nanra RS, Taylor JS, de Leon AH, White KH (1978) Analgesic nephropathy: Etiology clinical syndrome and clinicopathologic correlations in Australia. Kidney Int 13:79

Neild GH, Rocchi G, Imberti L (1983) Effect of cyclosporine on prostacyclin synthesis by vascular tissue in rabbits. Transplant Proc 15:2398

Neild G, Reuben R, Hartley B, Cameron JS (1984) Glomerular thrombi in renal allografts associated with cyclosporine therapy (abstract). Am Soc Nephrol 17:247 A

Noel P, Levy VG (1978) Toxicite renal de l'association gentamicin-furosemid. Nouv Press Med 7:351

Ozols RF, Corden BJ, Jacob J, Wesley MN, Ostcheag Y, Young RC (1984) High-dose cis-platin in hypertonic saline. Ann Intern Med 100:19

Packer M (1987) Why do the kidneys release renin in patients with congestive heart failure? A nephrocentric view of converting-enzyme inhibition. Am J Cardiol 60:179

Parry MF, Wallach R (1974) Ethylene glycol poisoning. Am J Med 57:143

Patel V, Luft FC, Yum MN (1975) Enzymuria in gentamicin-induced kidney damage. Antimicrob Agents Chemother 7:364

Perico N, Benigni A, Bosio E, Rossini M, Orisio S, Ghilardi F, Piccinelli A, Remuzzi G (1986) Acute cyclosporine A nephrotoxicity in rats: Which role for renin angiotensin system and glomerular prostaglandins? Clin Nephrol 25 (suppl):83

Peters GA, Moskowitz RW, Prickman LE (1960) Fatal necrotizing angiitis associated with hypersensitivity to penicillin G and iodides: report of a case. J Allergy 31:455

Pezzi PJ, Frobese AS, Greenberg SR (1966) Methoxyflurane and renal toxicity. Lancet 1:73

Philips FS, Schwartz HS, Sternberg SS (1960) Pharmacology of mitomycin C. I. Toxicity and pathologic effects. Cancer Res 20:1354

Plotz PL, Kimberly RP (1981) Acute effects of aspirin and acetaminophen on renal function. Arch Intern Med 141:343

Plouvier B, Baclet J, DeConinck P (1981) Une association nephrotoxique: mannitol et furosemid. Nouv Press Med 10:1744

Pratt CB (1975) Response, toxicity, and pharmacokinetics of high-dose methotrexate (NSC-740) with citrovorum factor (NSC-3590) rescue for children with osteosarcoma and other malignant tumors. Cancer Chemother Rep 6:13

Ravnskov U (1984) Hydrocarbon exposure and glomerulonephritis. Nephron 36:143

Richmond JM, Whitworth JA, Fairley KF, Kincaid-Smith P (1979) Cotrimoxazole nephrotoxicity. Lancet 1: 493

Riemenschneider Th (1980) Drug-associated nephropathy. Part III: Hypokalemic alterations. In: Current Topics in Pathology (Herausgeb, Berry CL, Grundmann E, Kirsten WH), Springer, Berlin Heidelberg New York

Robertson GL (1980) Psychogenic polydipsia and inappropriate antidiuresis. Arch Intern Med 140:1574

Ross DA, Gale GR (1979) Reduction of the renal toxicity of cis-dichlorodiammineplatinum (II) by probenecid. Cancer Treat Rep 63:781

Rossof AH, Slayton RE, Perlia CP (1972) Preliminary clinical experience with cis-diamminedichloroplatinum (II) (NSC 119875, CACP). Cancer 30:1451

Rush GF, Smith JH, Newton JF, Hook JB (1984) Chemically induced nephrotoxicity: Role of metabolic activation. CRC Crit Rev Toxicol 13:99

Sadoff L (1970) Nephrotoxicity of streptozotocin (NSC-85998). Cancer Chemother Rep (Part I) 54:457

Sanghyi LM, Sharma R, Mirsa SN, Samuel KC (1957) Sulfhemoglobinemia and acute renal failure after copper sulfate poisoning. Report of two fatal cases. Arch Pathol 63:172

Sapira JD, Ball JC, Penn H (1970) Causes of death among institutionalized narcotic addicts. J Chronic Dis 22:733

Schacht RG, Feiner HD, Gallo GR, Lieberman A, Baldwin DS (1981) Nephrotoxicity of nitrosoureas. Cancer 48:1328

Schaeppi U, Fleischman RW, Phelan RS, Luthra YK (NSC-79037) (1974) Preclinical toxicologic evaluation of a single intravenous infusion in dogs and monkeys. Cancer Chemother Rep (Part 3) 5 (1):53

Schein P, O'connell MJ, Blom J, Hubbard S, Margrath IT, Bergevin P, Wiernik PH, Ziegler JL, DeVita VT (1974) Clinical antitumor activity and toxicity of streptozotocin. Cancer 34:993

Schentag JJ, Cumbo TJ, Jusko WJ (1978) Gentamicin tissue accumulation and nephrotoxic reactions. JAMA 240:2067

Schentag JS, Plant ME, Cerra FB, Wels PB, Waczack P, Buckley RJ (1979) Aminoglycosides nephrotoxicity in critically ill surgical patients. J Surg Res 26:270

Schor N, Ichikawa I, Rennke HG, Troy JL, Brenner BM (1981) Pathophysiology of altered glomerular function in aminoglycoside-treated rats. Kidney Int 19:288

Schreiner GE, Maher JF (1965) Toxic nephropathy. Am J Med 38:409

Schwarz A (1987) Analgesic-associated nephropathy. Klin Wochenschr 65:1

Scoble JE, Uff JS, Eastwood JB (1984) Nifedipine nephritis. Clin Nephrol 21:302

Seventh Report of the Australia and New Zealand Combined Dialysis and Transplant Registry (ANZ-DATA) (1984)

Shah GM, Muhalwas KK, Winer RL (1981) Renal papillary necrosis due to ibuprofen. Arthritis Rheum 24:1208

Sheikh TK, Charron RC, Katz A (1981) Renal manifestations of drug-induced systemic lupus erythematosus. Am J Clin Pathol 75:755

Shier WT, DuBourdieu DJ (1983) Stimulation of phospholipid hydrolysis and cell death by mercuric chloride. Evidence for mercuric ion acting as a calcium-mimetic agent. Biochem Biophys Res Commun 110:785

Shipp MA, Takvorian RC, Canellos GP (1984) High-dose cytosine arabinoside - Active agent treatment of non-Hodgkin's lymphoma. Am J Med 77:845

Shulman H, Striker G, Deeg HJ, Kennedy M, Storb R, Thomas ED (1981) Nephrotoxicity of cyclosporin A after allogenic bone marrow transplantation: glomerular thromboses and tubular injury. N Engl J Med 305:1392

Siegl M, McConnell R, Porter N (1980) Arachidonate metabolism via lipoxygenase and 12-L-hydroperoxy-5, 8, 10, 14-eicosatetraenoic acid perixodase sensitive to anti-inflammatory drugs. Proc Natl Acad Sci USA 77:308

Silverberg DS, Kidd EG, Schnitka TK, Ulan RA (1970) Gold nephropathy. A clinical and pathological study. Arthritis Rheum 13:812

Singer I, Rotenberg D (1973) Demeclocycline-induced nephrogenic diabetes insipidus: in-vivo and in-vitro studies. Ann Intern Med 79:679

Slavin RE, Dias MA, Saral R (1978) Cytosine arabinoside induced gastrointestinal toxic alteration in sequential chemotherapeutic protocols. A clinical pathological study of 33 Patients. Cancer 42:1747

Sobel A, Heslan JM, Branellec A (1981) Vascular permeability factor produced by lymphocytes of patients with nephrotic syndrome. Adv Nephrol 10:315

Soberon L, Bowman RL, Pastorizza-munoz, E Kaloyanides GJ (1979) Comparative nephrotoxicities of gentamicin, netilmicin nad tobramycin in the rat. J Pharmacol Exp Ther 210:334

Sommer BG, Innes JT, Whitehurst RM, Sharma HM, Ferguson RM (1985) Cyclosporine-associated renal arteriopathy resulting in loss of allograft function. AM J Surg 149:756

Sprecace GA (1963) Idiopathic pulmonary hemosiderosis. AM Rev Resp Dis 88:330

Spuhler O, Zollinger HU (1953) Die chronische interstitielle Nephritis. Z Klin Med 151:1

Steele TH, Serpick AA, Block JB (1973) Antidiuretic response to cyclophosphamide in man. J Pharmacol Exp Ther 185 (2):245

Steinman TI, Silva P (1983) Acute renal failure skin rash, and eosinophilia associated with captopril therapy. Am J Med 75:154

Steinmuller DR, Kanazi G, Stowe N, Hsieh H, Novick A (1986) The enhancement of cyclosporine nephrotoxicity by renal ischemia in a rat model (abstract) Kidney Int 29: 287 A

Strauss CF (1973) Chlopropamide and angina pectoris. Ann Intern Med 78:454

Sturgill BC, shearlock KT (1983) Membranous glomerulopathy and nephrotic syndrome after captopril therapy. JAMA 250:2343

Taggart W, Thibodeau G, Swanson R (1968) Mannitol induced renal alterations in rabbits. SD J Med 21:30

Tan EM (1968) The influence of hydralazine on antigen-antibody reactions. Arthritis Rheum 11:511

Tan EM (1974) Drug induced autoimmune disease. Fed Proc 33:1894

Tan SY, Franco R, Stockard H, Mulrow PJ (1979) Indomethacin-induced prostaglandin inhibition with hyperkalemia. A reversible cause of hyporeninemic hypoaldosteronism. Ann Intern Med 90:783

Tomlanovich S, Leutscher J, Perlroth M, Myers BD (1985) Nature of chronic glomerular injury induced by cyclosporine (abstract). Clin Res 33:589 A

Trump BF, Berezesky IK, Laiho KU, Osornio AR, Mergner WJ, Smith MW (1980) The role of calcium in cell injury. A review. In: O'hare AMF (ed) Scanning electron microscopy. SEM, Chicago, p 437

Tsokos GC, Balow JE, Spiegel RJ, Magrath IT (1981) Renal and metabolic complications of undifferentiated and lymphoblastic lymphomas. Medicine 60:218

Tubbs RR, Valenzuela R, McCormack LJ, Pohl MS, Barenberg S (1977) Gold nephropathy. N Engl J Med 296:1413

Tubbs RR, Gephardt GN, McMahon JT, Pohl MC, Vidt DG, Barenberg SA, Valenzuela R (1982) Membranous glomerulonephritis associated with industrial mercury exposure study of pathogenetic mechanisms. Am J Clin Pathol 77:409

Tune BM, Wu KY, Fravert D, Holtzman D (1979) Effect of cephaloridine on respiration by renal cortical mitochondria. J Pharmacol Exp Ther 210:98

Vogelzang NJ, Nelimark MD, Nath KA (1983) Tumor lysis syndrome after induction chemotherapy of small cell bronchogenic carcinoma. JAMA 249 (4):513

Von Hoff DD, Penta JS, Helman LJ, Slavik M (1977) Incidence of drug-related deaths secondary to high-dose methotrexate and citrovorum factor administration. Cancer Treat Rep 61:745

Wagoner RD (1981) Renal effects of the newer non-steroidal anti-inflammatory agents. Mayo Clin Proc 56:525

Wedeen RP, Maesalia JK, Weiner B, Lipar GA, Lyons MM, Vitale LF, Joselow MM (1975) Occupation lead nephropathy. Am J Med 59:630

Weening JJ, Hoedemaeker PhJ, Bakker WW (1981) Immunoregulation and antinuclear antibodies in mercury-induced glomerulopathy in the rat. Clin Exp Immunol 45:64

Weglicki WB, Dickens BF, MAk IT (1984) Enhanced lysosomal phospholipid degradation and phospholipid production due to free radicals. Biochem Biophys Res Commun 124:229

Weinberg JM (1984) Calcium as a mediator of renal tubule cell injury. Semin Nephrol 4:174

Weinberg JM (1985) Oxygen deprivation induced injury to isolated rabbit kidney. J Clin Invest 76:1193

Weiss RB (1982) Streptozocin: a review of its pharmacology, efficacy, and toxicity. Cancer Treat Rep 66:427

Wetherill SF, Guarine MJ, Cox RW (1981) Acute renal failure associated with barium chloride poisoning. Ann Intern Med 95:187

Wheldon MW, Schultz ME (1974) Renal ultrastructure after amphotericin B. Pathology 6:191

Whelton A (1985) Therapeutic initiatives for the avoidance of aminoglycoside toxicity. J Clin Pharmacol 25:67

White AB (1966) Hydralazin (apresoline) lupus with fatal renal failure. J Am Geriatr Soc 14:361

Whittingham S, Mackay IR (1970) Systemic lupus erythematosus induced by procainamide. Aust Ann Med 4:358

Wilson CB (1982) Drug- and toxin-induced nephritides. Antikidney antibody and immune complex mediation. In: Porter GA (ed) Nephrotoxic mechanisms of drugs and environmental toxins. Plenum, New York

Wilson DM, Turner DR, Cameron JS (1976) Value of renal biopsy in acute intrinsic renal failure. Br Med J 2:459

Ziegler TW, Ludens JH, Fanestil DD (1975) Inhibition of active sodium transport by radiographic contrast media. Kidney Int 7:68

Die akute Aortendissektion: Klinik - Diagnostik - Therapie - Verlauf

P.C. BAUMANN[1]

1 Departement für Innere Medizin, Medizinische Klinik, Universitätsspital Zürich, Rämistr. 100, 8091 Zürich, Switzerland

Ergebnisse der Inneren Medizin und Kinderheilkunde, Bd. 59

Key words: *Aortendissektion - Aortenklappeninsuffizienz - Aortenruptur - Perikardtamponade - Plötzlicher Tod - Medianekrose - Intimariss.*

1 Einleitung

1.1 Definition

Unter einer *Aortendissektion* versteht man eine Blutung in der Aortenwand, deren Ursprungsort i. allg. ein Riss in Intima und Media ist. Sie drängt die Wandschichten auseinander und breitet sich - meist in der äußeren Hälfte der Media - in der Längsrichtung des Gefäßes parallel zum Originallumen aus, wobei sie einen variablen Anteil der aortalen Zirkumferenz umfaßt.

1.2 Historisches

Während das spindelförmige Arterienaneurysma schon früher beschrieben worden war, wird die 1761 erfolgte Publikation von Morgagni (91) allgemein als die erste klare Beschreibung einer Aortendissektion angesehen.

Der Begriff Dissektion wurde erstmals 1802 von Maunoir (81) angewandt, während Laennec (66) 1819 die Krankheit als "anévrisme disséquant" bezeichnete.

1843 publizierte Peacock (101) als erster eine Serie von Dissektionen, und 1856 berichteten Swaine u. Latham (128) über die erste intra vitam Diagnose.

1935 berichteten Gurin et al. (47) über den ersten Versuch einer chirurgischen Intervention; sie strebten eine Entlastung des Wandhämatoms durch Schaffung eines distalen "reentry" an.

Die moderne Chirurgie wurde 1955 durch DeBakey et al. (24) mit sehr guten Resultaten begründet. Beim operativen Eingriff wurde der primäre Intimariß reseziert und das falsche Lumen obliteriert. Die Kontinuität der Aorta wurde durch direkte Reanastomose oder durch Interposition einer Graftprothese wiederhergestellt.

Die guten Resultate konnten in der Folge durch andere Gruppen nicht erreicht werden. Dies war mit ein Grund, weshalb Wheat (135) 1965 eine vorwiegend medikamentöse Therapie vorschlug, die zur Entlastung der Aorta neben einer Blutdrucksenkung vor allem auch eine Verminderung der Druckanstiegsgeschwindigkeit anstrebt. Obwohl er anfangs mit dieser Methode eine gute Überlebensrate von 86% erreichte, modifizierte er später seine Empfehlungen insofern, als er die Indikation für die chirurgische Therapie wieder erweiterte. Neuere Publikationen haben die Indikationen für das einzuschlagende Prozedere bei den verschiedenen Formen der Aortendissektion weiter erhellt (6,27,30,50,76,82,86,109,121,123,139,141,143).

1.3 Begriffe

Seit Laennec den Begriff "anévrisme disséquant" prägte, wurde sehr häufig von einem dissezierenden Aortenaneurysma gesprochen. Da es sich aber im Grunde genommen weder um ein echtes noch um ein falsches Aneurysma handelt, wird in neuerer Zeit mehr und mehr dem Begriff "Aortendissektion" der Vorzug gegeben. Gelegentlich wird auch der exakte Terminus "dissezierendes Hämatom" verwendet. Im folgenden wird hier durchweg der Begriff *Aortendissektion* gebraucht.

1.4 Häufigkeit und Spontanverlauf

Schätzungen von Anagnostopoulos (5) und Sorenson (125) gehen dahin, daß pro 1 Mio. Einwohner im Jahr mit 5 - 10 neuen Dissektionen zu rechnen ist. Nach den Angaben von Bickerstaff (11) und Pate (100) können diese Zahlen in gewissen Gebieten mehr als doppelt so hoch sein. Aortendissektionen sind etwas häufiger als rupturierte abdominale und wesentlich häufiger als rupturierte thorakale Aortenaneurysmata (125).

Unbehandelt nimmt die Krankheit einen äußerst ungünstigen Verlauf, indem 50% der Betroffenen innerhalb von 2 - 4 Tagen und 90% innerhalb von 3 Wochen sterben (4,52,139).

1.5 Klassifikation

1.5.1 Einteilung nach zeitlichem Ablauf

Als *akut* wird eine Dissektion in den ersten 2 Wochen bezeichnet, nachher als *chronisch*. Eine weitergehende Differenzierung hat sich nicht als sinnvoll erwiesen.

1.5.2 Einteilung nach anatomischer Lokalisation

Es sind zahlreiche Einteilungsschemata vorgeschlagen worden. Am bekanntesten ist wohl die Klassifikation von DeBakey (26) (Tabelle 1), die drei Typen unterscheidet: Bei Typ I und II befindet sich der primäre Intimariß in der Aorta ascendens, i. allg. knapp distal der Aortenklappen; bei Typ III liegt der Riß in der Regel unmittelbar nach dem Abgang der linken A. subclavia. Bei Typ I und III ist die Aorta descendens in unterschiedlichem Ausmaß - oft vollständig - in die Dissektion einbezogen, während diese bei Typ II auf die Aorta ascendens beschränkt bleibt.

Tabelle 1. Einteilung der Aortendissektionen

	DeBakey			Stanford	
	Typ I	Typ II	Typ III	Typ A Proximal	Typ B Distal
Entry	Wurzel Aorta ascendens	Wurzel Aorta ascendens	Oberste Aorta descendens	Variabel, meist Aorta ascendens	Variabel, meist Aorta descendens
Ausdehnung	Variabel, häufig ganze Aorta	Nur Aorta ascendens	Variabel, häufig ganze Aorta descendens	Variabel, immer Aorta ascendens	Variabel, ohne Aorta ascendens

Bei Typ I und II sind die sich stellenden therapeutischen Probleme und die Prognose ähnlich. Unsicherheiten können sich bei dieser Klassifikation daraus ergeben, daß die primären Intimarisse nicht immer an typischer Stelle liegen und daß die Dissektion ausnahmsweise auch retrograd erfolgen kann. Von Bedeutung ist schließlich die Beobachtung, daß es - unabhängig von der Lokalisation des Intimarisses - bezüglich Therapie und Prognose wesentlich darauf ankommt, ob die Aorta ascendens in die Dissektion einbezogen ist oder nicht. Die *Stanford*-Gruppe mit Daily (21) hat deshalb ein vereinfachtes Einteilungsschema vorgeschlagen, das lediglich berücksichtigt, ob die Aorta ascendens betroffen ist oder nicht und demzufolge von einer proximalen Dissektion (*Typ A*) respektive von einer distalen Dissektion (*Typ* B) spricht (Tabelle 1).

Auch kompliziertere Einteilungen sind vorgeschlagen worden; sie konnten sich aber nicht durchsetzen.

1.6 Ursachen und Entstehung

1.6.1 Histologische Befunde

Gsell (46) und Erdheim (35,36) haben zwischen 1928 und 1930 die histologischen Veränderungen bei Aortendissektion bzw. Aortenruptur genau beschrieben und sie anfangs "idiopathische Medianekrose" und dann "*idiopathische cystische Medianekrose*" genannt. Sie beobachteten fokale nekrotische Bezirke, zu Beginn vor allem in der glatten Muskulatur der Aortenmedia, gefolgt von degenerativen Veränderungen im elastischen Gewebe und im Kollagen. Die so entstandenen Lücken waren mit mukoider Grundsubstanz gefüllt.

In der Folge wurde die von Erdheim und Gsell beschriebene Medianekrose als Ursache der Mehrheit der Aortendissektionen akzeptiert. In der Literatur ergaben sich jedoch erhebliche Unterschiede in der Beurteilung: einerseits in bezug auf die Kriterien, die für die Diagnose dieser Läsionen angewandt wurden, andererseits im Hinblick auf die Bedeutung, die ihnen bezüglich der Aortendissektion beigemessen wurde (49,53,54,73,74,103,114,115).

Zudem wies Hurley (55) schon 1959, Manley (77) 1964 darauf hin, daß diese Veränderungen auch in sonst normalen, alternden Aorten vorkommen. Später machten auch Hasleton u. Leonard (49) dieselbe Feststellung. Leu (73) vertrat andererseits die Ansicht, diese Autoren hätten nicht genau zwischen der Medianekrose, wie sie von Erdheim und Gsell beschrieben worden war, und der sog. "mukoiden Degeneration", wie sie in höherem Alter häufig vorkommt, unterschieden.

1.6.2 Prädisponierende Faktoren

Wenn auch die eigentliche Ursache der Aortendissektion nicht bekannt ist, sind doch meistens spezifische prädisponierende Faktoren eruierbar:

- Hypertonie,
- Aortenvitien,
- bikuspidale Aortenklappen,
- Aortenisthmusstenose,
- Marfan-Syndrom,
- iatrogenes Trauma,
- Schwangerschaft.

Hypertonie

Eine Hypertonieanamnese findet sich bei ca. 70% der Patienten mit Aortendissektion (6,23,27,50,58,59,64,68,121). Von jenen, die zur Autopsie kommen, weisen sogar bis zu 90% einen hypertrophierten linken Ventrikel auf (110).

Aortenvitien

Sowohl bei der Klappeninsuffizienz als auch bei der Stenose ist die Aorta ascendens einer vermehrten Belastung ausgesetzt, bei Insuffizienz wegen des großen Auswurfvolumens und der hohen Druckanstiegsgeschwindigkeit, bei Stenose wegen der durch den "jet" verursachten Turbulenz, die mit der Zeit zur poststenotischen Dilatation der Aortenwurzel führt. Diese Aortenektasie ist als Risiko für eine Dissektion anzusehen (8,39,70,98).

Bikuspidale Aortenklappen

Diese Klappenanomalie kommt bei Patienten mit Aortendissektion gehäuft vor, und umgekehrt ist auch die Inzidenz von Aortendissektion erhöht bei Patienten mit bikuspidalen Klappen (32,68).

Aortenisthmusstenose

Sie prädisponiert in erster Linie durch die Hypertonie in der oberen Körperhälfte zur Dissektion (38,69).

Marfan-Syndrom

Es ist ein wesentlicher Faktor bei jungen Patienten mit Aortendissektion (40,96,107).

Iatrogenes Trauma

Gelegentlich kommt es nach Kanülierung der A. femoralis (z.B. für einen kardiopulmonalen Bypass) oder nach einer Aorteninzision für eine Operation (z.B. einen aorto-koronaren Bypass) zu einer Dissektion, im ersten Fall retrograd, im zweiten antegrad (94). Sonst aber führt eine Traumatisierung der Aorta - z.B. bei einem Verkehrsunfall - viel eher zu einer Ruptur und nur sehr selten zu einer Dissektion.

Schwangerschaft

In der Literatur wird über zahlreiche Fälle von Dissektionen in der Schwangerschaft berichtet (52,54). Sie treten dort am häufigsten im letzten Drittel auf, jedoch selten während der Wehentätigkeit oder kurz nach der Geburt. Der Grund für diese Häufung ist unklar. Ein Einfluß ist weder von seiten der schwangerschaftsbedingten Kreislaufveränderungen noch als Folge der hormonalen Umstellung bewiesen, so daß vermutet wird, in zahlreichen Fällen spiele ein anderer zusätzlich prädisponierender Faktor eine Rolle, z.B. ein Marfan-Syndrom oder eine Hypertonie (76,110).

Nach Hirst (54) und Roberts (110) spricht einiges gegen die *Arteriosklerose* als zusätzlichen Risikofaktor. Sie ist eine Erkrankung der Intima, während die Dissektion in erster Linie die Media betrifft. Zudem liegt der primäre Intimariß selten im Bereich von Plaques. Am häufigsten befindet er sich in der Aorta ascendens, in der die Arteriosklerose in der Regel am wenigsten ausgeprägt ist. Hinzu kommt die Feststellung, daß die Ausbreitung einer Dissektion nicht selten durch eine arteriosklerotische Plaque aufgehalten wird.

1.6.3 Pathogenese

Der Mechanismus, durch den es zur akuten Dissektion kommt, ist noch weitgehend unklar. Eine Hypothese besagt, daß es als Folge der Mediaschädigung zu einer Blutung aus den Vasa vasorum kommt und sekundär dann zum Einreißen der Intima (52). Andere sind der Ansicht, der Intimariß sei das primäre Ereignis. Dafür sprechen verschiedene Gründe, vor allem der, daß der Druck in den Vasa vasorum niedriger ist als der diastolische Aortendruck und also für die Ausbreitung eines wesentlichen Wandhämatoms nicht ausreicht (140).

Einigkeit besteht aber darüber, daß sich dieses Hämatom anschließend sehr rasch - in der Regel innerhalb von Sekunden - ausbreitet, in erster Linie in distaler Richtung, seltener auch retrograd.

Der primäre Intimariß liegt bei 65 - 70% der Fälle in der Aorta ascendens und dort bei mehr als der Hälfte der Patienten innerhalb der ersten 2 cm distal der Aortenklappe (52,110). Dies erklärt sich dadurch, daß die aszendierende Aorta der größten Belastung ausgesetzt ist. Einerseits wird sie vom aus dem Herz ausströmenden, pulsierenden Blutstrom am unmittelbarsten betroffen. Zudem ist dieser Teil der Aorta während der Herzaktion erheblichen Flexionsbewegungen ausgesetzt. Diese sind auch die Erklärung dafür, weshalb die zweithäufigste Lokalisation des primären Intimarisses unmittelbar distal des Abgangs der linken A. subclavia gelegen ist, wo die Aorta von ihrem relativ frei beweglichen Anteil in einen fixierten übergeht (140).

2 Studie am Universitätsspital Zürich

2.1 Methodik

2.1.1 Patienten

Die vorliegende, als Retrospektivstudie konzipierte Arbeit beruht auf der Untersuchung aller 126 Patienten, die in den Jahren 1975 - 1983 wegen einer akuten Aortendissektion in der Medizinischen Intensivstation des Universitätsspitals Zürich (USZ) hospitalisiert waren.

Da Patienten mit Verdacht auf eine akute Aortendissektion in der Regel zunächst in die Medizinische Intensivstation aufgenommen werden, umfaßt die Studie den weitaus größten Teil der in dieser Zeitspanne im USZ hospitalisierten Patienten mit akuter Dissektion.

Es wurden nur Patienten berücksichtigt, bei denen der Beginn der typischen Symptome im Moment der Hospitalisierung nicht mehr als 14 Tage zurücklag.

2.1.2 Diagnosestellung und Klassifizierung

Bei sämtlichen Patienten wurde die Diagnose durch Aortenangiographie, Operation oder Autopsie bestätigt. Die Studie umfaßt auch alle jene Patienten, bei denen die Diagnose nicht prämortal, sondern erst autoptisch gestellt wurde.

Die Dissektionen wurden nach der Stanford-Einteilung klassifiziert (21). *Typ A* umfasst sämtliche Dissektionen, bei denen die Aorta ascendens miteinbezogen, *Typ B* alle anderen Fälle, bei denen die Aorta ascendens unversehrt ist. Diese Einteilung ist unabhängig von der Lokalisation des primären Intimarisses.

2.1.3 Aktenmaterial[2]

Von allen Patienten standen Krankenhausakten, Röntgenbilder, Computertomogramme und allfällige Autopsiebefunde zur Verfügung.

---

[2] Alle Operationen wurden in der Chirurgischen Klinik A des USZ durchgeführt. Ich danke dem ehemaligen Direktor, Prof. Å. Senning, sowie dem Direktor der heutigen Klinik für Herzgefäßchirurgie, Prof. M. Turina, herzlich für die Überlassung der Akten.
Die radiologischen Untersuchungen wurden im Röntgendiagnostischen Zentralinstitut des USZ vorgenommen, wofür ich dessen Direktor, Prof. J. Wellauer bestens danke.
Für die Überlassung der Autopsieberichte bin ich den Direktoren des Instituts für Pathologie des USZ, Prof. Chr. Hedinger und Prof. J.R. Rüttner, zu Dank verpflichtet.

2.1.4 Nachkontrolle

Zur Analyse des Verlaufs basiert die Studie auf den Berichten späterer Hospitalisationen und Untersuchungen sowie auf einer im April 1983, im Februar 1985 sowie im November 1986 durchgeführten telefonischen Befragung aller Überlebenden. Diese erfolgte anhand einer Checkliste und bezog sich auf den Krankheitsverlauf seit der Entlassung aus dem Krankenhaus und den momentanen Zustand der Patienten (subjektives Befinden, Art allfälliger Beschwerden, körperliche Leistungsfähigkeit, Arbeitsfähigkeit, Blutdruckverhalten, Medikamenteneinnahme, besondere Ereignisse wie Hospitalisationen und operative Eingriffe).

Bei den seit der Spitalentlassung verstorbenen Patienten wurde mit den Angehörigen Kontakt aufgenommen.

2.1.5 Statistik

Bei Mittelwerten wurde $\pm$ 1 Standardabweichung oder der Streubereich angegeben. Proportionen wurden mit dem χ^2-Test verglichen. Der Vergleich der Überlebenszeit in den einzelnen Patientengruppen wurde mittels aktuarieller Überlebenskurven durchgeführt (9,60)[3] .

2.2 Patientengut

2.2.1 Gruppeneinteilung

Von den insgesamt 126 Patienten (98 Männern, 28 Frauen, Durchschnittsalter 58 Jahre [25 - 79 Jahre]), bei denen die Diagnose einer akuten Aortendissektion gestellt wurde, lag bei 87 Patienten (67 Männern, 20 Frauen, Durchschnittsalter 57 Jahre [31 - 76 Jahre]) eine Dissektion vom Typ A, bei 39 (31 Männern, 8 Frauen, Durchschnittsalter 60 Jahre [25 - 79 Jahre]) eine Dissektion vom Typ B vor. Die Patienteneintritte verteilten sich ziemlich regelmäßig auf die Studienperiode (Abb. 1).

2.2.2 Einzugsgebiet

Die Patienten rekrutierten sich aus der nordöstlichen, östlichen, zentralen und südlichen Schweiz, was einem Einzugsgebiet von ca. 3 Mio. Einwohnern entspricht. Es sind somit ungefähr 4,5 Patienten pro Mio. Einwohner und Jahr ins Herz- bzw. Gefäßzentrum eingewiesen worden.

---

[3] Die Berechnung der Überlebenskurven verdanke ich Herrn PD Dr. W. Berchtold, Gruppe Biometrie der ETH Zürich.

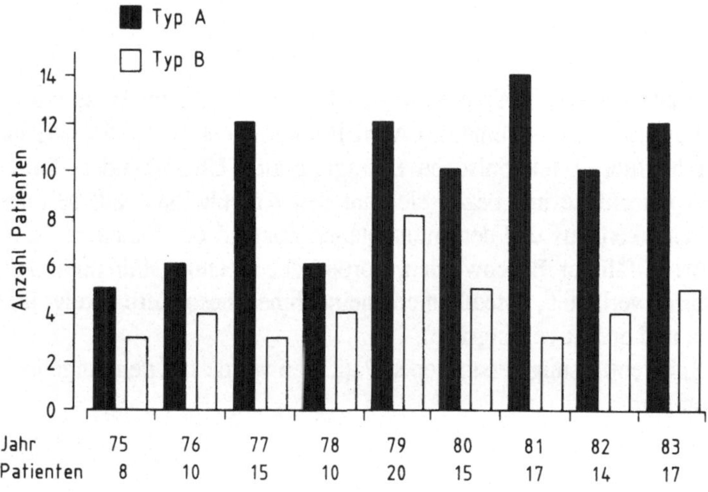

Abb. 1. Verteilung von Aortendissektionen der Typen *A* und *B* auf die Studienperiode 1975 - 1983 am USZ

2.2.3 Hospitalisationsmodus

Nur 20% (Typ A) respektive 28% (Typ B) der Patienten wurden vom Hausarzt oder Notfallarzt aus der Stadt Zürich oder der unmittelbaren Umgebung direkt zugewiesen. 2% der Patienten mit Typ-A-Dissektion befanden sich zur Zeit des Ereignisses bereits im USZ.

Alle übrigen Patienten wurden aus auswärtigen Krankenhäusern zugewiesen, nämlich 13% (Typ A) bzw. 0% (Typ B) aus der Stadt Zürich, 30% (A) bzw. 26% (B) aus 5 größeren Kantonskrankenhäusern, von denen jeder 4 - 10 Patienten ins USZ verlegten, während die übrigen 35% (A) bzw. 46% (B) aus weiteren 30 Krankenhäusern - mehrheitlich mittlerer Größe - stammten.

Die *Latenzzeiten* vom Beginn der Symptome bis zur Hospitalisation im USZ sind in Tabelle 2 dargestellt. Sie waren bei Typ A wesentlich kürzer, indem nach 12 h fast die Hälfte und nach 24 h mehr als drei Viertel der Patienten im USZ hospitalisiert waren. Bei Typ B waren es nur etwas mehr als ein Viertel nach 12 h und etwas mehr als die Hälfte nach 24 h.

Tabelle 2. Latenzzeit vom Symptombeginn bis zur Hospitalisation im USZ

	12 h	24 h	1 Woche	2 Wochen
Typ A	47%	77%	99%	100%
Typ B	26%	56%	85%	100%

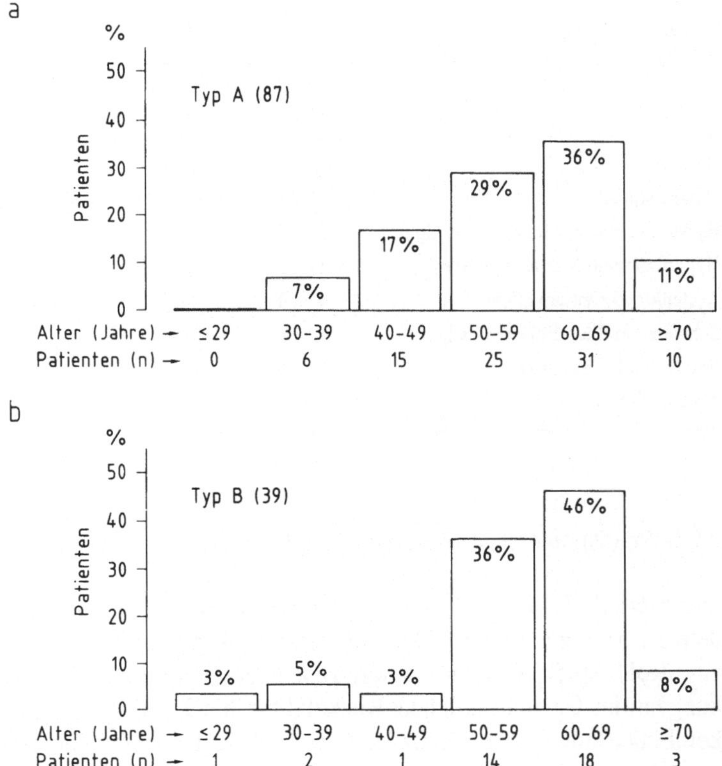

Abb. 2 a, b. Altersverteilung von Aortendissektionen der Typen *A* und *B* auf die Studienperiode 1975 - 1983 am USZ

2.2.4 Altersverteilung (Abb. 2 a,b)

Die meisten Patienten waren zwischen 50 und 69 Jahre alt, nämlich 56 (64%) bei Typ A und 32 (82%) bei Typ B. Unter 50 Jahre alt waren bei Typ A 21 (24%), bei Typ B hingegen nur 4 (10%). 10 Patienten (11%) mit Typ A und 3 (8%) mit Typ B wiesen ein Alter von 70 oder mehr Jahren auf. Weder das Durchschnittsalter (57 bzw. 60 Jahre) noch das mediane Alter (je 59 Jahre) unterscheidet sich bei den beiden Typen A und B signifikant. Auch der höhere Anteil von Patienten unter 50 Jahren bei Typ A erreicht nur annähernd statistische Signifikanz ($0{,}1 > p > 0{,}05$).

2.2.5 Geschlechtsverteilung

Das zahlenmäßige Verhältnis von Männern zu Frauen war bei Typ A 3,6 : 1 und bei Typ B 3.9 : 1. Das Durchschnittsalter betrug bei Männern und Frauen jeweils 58 Jahre, das mediane Alter 59 bzw. 60 Jahre.

Tabelle 3. Prädisponierende Faktoren

	Typ A n=87		Typ B n=39	
	n	[%]	n	[%]
Hypertonie allein	37	43	24	62
Hypertonie und Aortenklappenvitium	5	6	1	3
Hypertonie und Marfan-Syndrom	1	1	1	3
Aortenklappenvitium allein	9	10	-	
Schwere familiäre Belastung allein	1	1	-	
Ehlers-Danlos-Syndrom	1	1	-	
Aortenisthmusstenose	-		1	3

2.2.6 Prädisponierende Faktoren (Tabelle 3)

Die arterielle Hypertonie steht als prädisponierender Faktor weit im Vordergrund, indem sie bei der Hälfte der Dissektionen vom Typ A und bei zwei Dritteln vom Typ B eine Rolle spielt. Bei Typ A war zudem eine vorbestehende Aortenklappenerkrankung ein ins Gewicht fallender Risikofaktor, bei 9 Patienten (10%) allein, bei 5 (6%) kombiniert mit einer Hypertonie. 7 dieser Patienten hatten eine Aortenklappeninsuffizienz leichten bis mittleren Grades, einer eine Aortenstenose mit Aortenektasie und einer ein kombiniertes Aortenvitium. Bei den übrigen 5 war vor 2 Monaten bis 7 Jahren ein Aortenklappenersatz durchgeführt worden. Bei 3 Patienten mit Hypertonie (2 von ihnen hatten zudem eine leichte Aortenklappeninsuffizienz) bestand ein Status nach Nierentransplantation vor 3,4 bzw. 5 Jahren.

Eine familiäre Belastung mit Dissektionen wiesen 4 Patienten auf; bei einem war sie alleiniger Risikofaktor, während zwei zusätzlich eine Hypertonie und einer ein Marfan-Syndrom hatten.

Andere Risikofaktoren waren wesentlich seltener. Insbesondere fanden sich nur bei 2 Patienten die eindeutigen klinischen Zeichen eines Marfan-Syndroms, bei beiden in Kombination mit einer Hypertonie. Einer hatte ein Ehlers-Danlos-Syndrom (Typ A) und einer eine Aortenisthmusstenose (Typ B).

2.3 Klinik

2.3.1 Initiale Symptomatik (Tabelle 4)

Ein meist äußerst intensiver Schmerz stand im Vordergrund bei 93% der Patienten mit Typ-A- und bei 100% derjenigen mit Typ-B-Dissektion. Bei der Mehrzahl der Patienten strahlte der Schmerz vom Ort der initialen Manifestation in andere Körperregionen aus.

Tabelle 4. Initiale Symptomatik

	Typ A n=87	Typ B n=39
	[%]	[%]
Schmerz	62	90
Schmerz und Kollaps	23	5
Schmerz und Dyspnoe	5	3
Schmerz und neurologisches Defizit	3	3
Kollaps	3	-
Neurologisches Defizit	2	-
Dyspnoe und neurologisches Defizit	1	-

Art der Symptomatik

Bei *Typ A* war der Schmerzbeginn auffallend häufig, nämlich bei 20 Patienten (23%), mit einem vorübergehenden Kreislaufzusammenbruch ("Kollaps") verbunden. Dieser war gekennzeichnet durch ein ausgeprägtes Schwächegefühl mit Zusammensinken, oft ohne vollständigen Bewußtseinsverlust. Bei 4 Patienten bestand zusätzlich zum Schmerz Dyspnoe und bei 3 ein neurologisches Defizit. Zwei dieser 3 letztgenannten Patienten waren anfänglich bewußtlos, der dritte vermindert ansprechbar. Die neurologische Symptomatik bestand je einmal aus einer Paraplegie, aus Schwäche verbunden mit Parästhesien in einem Bein sowie aus Parästhesien in beiden Beinen.

Bei *Typ B* war die initiale Symptomatik wesentlich einheitlicher, indem sämtliche Patienten anfänglich einen Schmerz verspürten, wobei dieser bei 35 Patienten (90%) einziges Leitsymptom war. 2 Patienten erlitten zusätzlich einen Kollaps und je einer zeigte Dyspnoe bzw. ein neurologisches Defizit.

Schmerzlokalisation und -ausstrahlung (Tabelle 5)

Typ A: Bei 60 Patienten (695) war der initiale Schmerz im vorderen Thoraxbereich lokalisiert und strahlte bei 43 (72%) von ihnen in andere Körperregionen aus, vor al-

Tabelle 5. Initiale Schmerzlokalisation

	Typ A n=87		Typ B n=39	
	n	[%]	n	[%]
Thorax vorne	60	69	9	23
Rücken thorakal	4	5	21	54
Abdomen	11	13	7	18
Hals, Kiefer	6	7	-	
Lumbalregion	-		1	3
Beine	-		1	3
Kein Schmerz	6	7	-	

lem in den Rücken (20) und in die Extremitäten (18), seltener ins Abdomen (11) oder in den Hals (15). Oft betraf die Ausstrahlung mehrere Körperregionen gleichzeitig.

Bei 11 Patienten (13%) war der initiale Schmerz im Abdomen lokalisiert und bei 6 (7%) in Hals und Unterkiefer. 6 Patienten verspürten initial keinen Schmerz.

Typ B: Bei 21 Patienten (54%) begann der Schmerz im Rücken (thorakal), bei 3 von ihnen zusätzlich lumbal. Die Hälfte dieser Patienten bemerkte eine Schmerzausstrahlung vor allem in den vorderen Thorax (5) und ins Abdomen (3), ferner in die Lumbalregion und in die Extremitäten (jeweils 1).

Bei 9 Patienten (24%) war die initiale Symptomatik im vorderen Thorax lokalisiert, wobei alle eine Schmerzausstrahlung verspürten: 8 in den Rücken, 3 von ihnen zusätzlich ins Abdomen und jeweils 1 Patient ins Abdomen und in den Hals.

7 Patienten (17) hatten initial einen Abdominalschmerz, der bei 4 von ihnen in den Rücken und bei einem in die Lumbalregion ausstrahlte.

Ein Patient verspürte den initialen Schmerz in der Lumbalregion mit Ausstrahlung in die Beine, ein anderer Patient empfand die ersten Schmerzen im rechten Bein.

2.3.2 Untersuchungsbefunde

Allgemeinzustand

Die Patienten, die nach Symptombeginn direkt ins USZ eingewiesen wurden, zeigten bei Eintritt i. allg. noch die akute initiale Symptomatik. Bei den aus anderen Krankenhäusern Zugewiesenen war der Schmerz meist nicht mehr so intensiv. Dennoch war der Allgemeinzustand dieser Patienten fast durchweg beeinträchtigt, was sich - neben den nachstehend zusammengestellten besonderen Befunden - vor allem in einem Gefühl von Unwohlsein und oft von Schwäche äußerte.

Blutdruckverhalten (Abb. 3 a,b)

Der erste registrierte systolische Blutdruck zeigte bei beiden Typen ein signifikant unterschiedliches Verhalten; bei Typ A lag er bei 18 Patienten (21%) unter 100 mmHg, also im hypotonen Bereich, bei Typ B hingegen nur bei 2 Patienten (5%) ($p < 0{,}05$).

Bei weiteren 17 Patienten (20%) mit Typ A lag der Druck zudem im tiefnormalen Bereich (100 - 125 mmHg) gegenüber nur 3 Patienten (7%) mit Typ B.

Im hypertonen Bereich (über 150 mmHg) lag der Druck andererseits nur bei 23 Patienten (26%) mit Typ A gegenüber 23 (59%) mit Typ B ($p < 0{,}001$).

Systolische Blutdruckwerte über 200 mmHg wiesen 8 Patienten (9%) mit Typ A und 9 (23%) mit Typ B auf ($p < 0{,}05$).

Ein initialer systolischer Druck im hypotonen oder tiefnormalen Bereich war also charakteristisch für die Dissektion vom Typ A, ein erhöhter Druck für den Typ B.

Puls- und Blutdruckdifferenzen (Tabelle 6)

Insgesamt 45 Patienten (52%) mit Typ-A-Dissektion und 8 Patienten (21%) mit Typ-B-Dissektion zeigten eine Abschwächung einzelner Pulse und/oder eine Blutdruckdif-

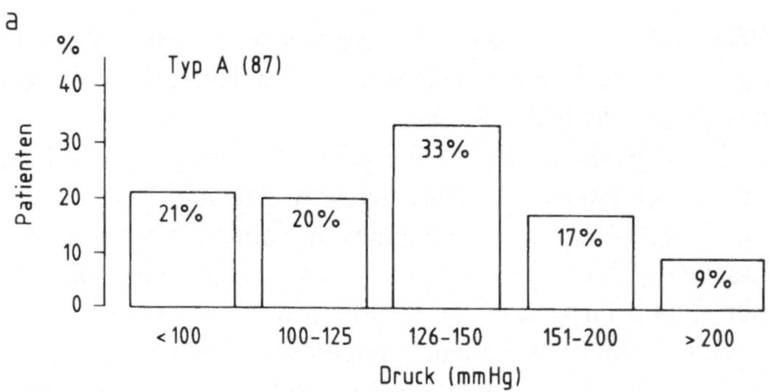

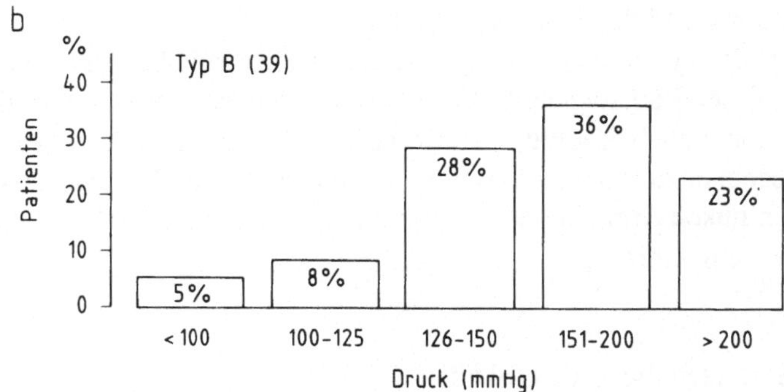

Abb. 3 a, b. Initialer systolischer Blutdruck bei Aortendissektionen der Typen *A* und *B* während der Studienperiode 1975 - 1983 am USZ

ferenz von mindestens 20 mmHg zwischen beiden Armen. Diese Puls- und Blutdruckdifferenzen waren bei Typ A signifikant häufiger als bei Typ B (p <0,01).

Beim *Typ A* fand sich eine Pulsabschwächung (Aa. radialis, carotis, femoralis) bei 34 Patienten (39%), bei 16 von ihnen (18% des gesamten Typ-A-Kollektivs) an 2 Ge-

Tabelle 6. Puls- und Blutdruckdifferenzen

		Typ A n=87		Typ B n=39	
		n	[%]	n	[%]
Pulsabschwächung	Insgesamt	34	39	5	13
	A. radialis rechts	19	22	-	
	A. radialis links	9	10	2	5
	A. carotis rechts	7	8	-	
	A. carotis links	4	5	-	
Blutdruckunterschied	Insgesamt	31	36	4	10
	Rechts < links	19	22	-	
	Links < rechts	12	14	4	10

fäßen und bei 1 (1%) an 3. Bei der Mehrheit dieser Patienten, nämlich bei 19 (22%), war die rechte A. radialis betroffen, davon bei 12 noch ein weiteres Gefäß, am häufigsten (6 mal) die rechte A. carotis.

Ein abgeschwächter Radialispuls links fand sich bei 9 Patienten (10%), wobei in 5 Fällen noch ein weiterer Puls abgeschwächt war. Bei 7 Patienten (8%) war der Carotispuls rechts betroffen, in 6 Fällen kombiniert mit dem Puls der rechten A. radialis. 4 Patienten (5%) zeigten einen abgeschwächten Carotispuls links (in 3 Fällen kombiniert) und bei insgesamt 12 (14%) war eine der Femoralarterien betroffen.

Bei 21 dieser 34 Patienten mit Pulsabschwächung sowie bei 10 weiteren - insgesamt also bei 31 Patienten (36%) - bestand eine systolische Blutdruckdifferenz zwischen beiden Armen von mindestens 20 mmHg. Dabei war der Druck in 19 Fällen am rechten und in 12 Fällen am linken Arm tiefer.

Bei *Typ B* fand sich ein abgeschwächter Puls bei 5 Patienten (13%), nämlich einmal der Radialispuls links, 3 mal ein Femoralispuls - jeweils in einem Fall links, rechts und beidseitig, - sowie einmal der Radialispuls links und der Femoralispuls rechts in Kombination. Bei diesen letztgenannten Patienten und bei 3 weiteren wurde am linken Arm ein um 20 - 40 mmHg tieferer systolischer Blutdruck gemessen als am rechten Arm.

Besondere Befunde (Tabelle 7)

40 Patienten (46%) mit Typ-A- und 7 (18%) mit Typ-B-Dissektion wiesen bei Krankenhauseintritt zusätzliche Besonderheiten auf, 7 (8%) mit Typ A und 3 (7%) mit Typ B sogar mehrere. Auch diese Besonderheiten waren also bei Typ A wesentlich häufiger ($p < 0,01$), in erster Linie wegen des Kreislaufversagens (Herzinsuffizienz und Schock), welches bei Typ A signifikant öfter vorkam (33% gegenüber 10%). Bei den neurologischen Ausfällen und bei der Niereninsuffizienz waren die Unterschiede zwischen Typ A und B klein, wogegen sich ein Sopor bzw. Koma nur bei Typ A feststellen ließ (4 Patienten = 5%), nicht aber bei Typ B.

Tabelle 7. Besondere Befunde bei Krankenhauseintritt

	Typ A n=87		Typ B n=39	
	n	[%]	n	[%]
Insgesamt	40	46	7	18
Mehrere Besonderheiten	7	8	3	8
Herzinsuffizienz	11	13	1	3
Schock	17	20	3	8
Neurologische Ausfälle	8	9	2	5
Oligurie/Anurie	6	7	2	5
Sopor/Koma	4	5		-

Tabelle 8. Elektrokardiogramm (EKG)

	Typ A n=87		Typ B n=39	
	n	[%]	n	[%]
Normales EKG	18	21	14	36
Pathologisches EKG	65	75	25	64
Kein EKG	4	5	-	
Unspezif. ST-Senkung/T-Veränderung	36	43[a]	14	36
Linksventrikuläre Hypertrophie	18	22	4	10
Myokardinfarkt - chronisch	3	4	3	8
Myokardinfarkt - akut	1	1	-	
ST-Hebung >1 mm ohne Infarkt	12	14	4	10
Reizleitungsstörungen	2	2	1	3

[a] Die Prozentzahlen beziehen sich auf die 83 Patienten mit verfügbarem EKG.

2.4 Technische Untersuchungen

2.4.1 Elektrokardiogramm (Tabelle 8)

Diese Untersuchung war schon deshalb von Interesse, weil der akute Myokardinfarkt die hauptsächliche Differentialdiagnose zur Aortendissektion darstellt. Ein Elektrokardiogramm (EKG) war verfügbar bei 83 (95%) von 87 Patienten mit Typ-A- und bei allen Patienten mit Typ-B-Dissektion.

65 Patienten (75%) mit Typ-A-Dissektion und 25 Patienten (64%) mit Typ-B-Dissektion zeigten ein abnormes EKG. Im Vordergrund standen unspezifische ST/T-Veränderungen (41% bei Typ A; 36% bei Typ B). Zeichen einer linksventrikulären Hypertrophie wiesen 21% aller Typ-A-Patienten und 10% jener mit Typ B auf. Bei 3% (Typ A) respektive 8% (Typ B) war das EKG typisch für einen alten transmuralen Myokardinfarkt, während ein Patient (1%) mit Typ-A-Dissektion einen akuten Infarkt zeigte. ST-Hebungen, die nicht durch einen frischen Myokardinfarkt bedingt waren, bestanden bei 14% (Typ A) bzw. 10% (Typ B). Faszikuläre Blockierungen schließlich fanden sich bei 2% (Typ A) bzw. 3% (Typ B).

2.4.2 Thoraxröntgenbild (Tabelle 9)

Bei allen Patienten wurde entweder in einem auswärtigen Krankenhaus oder im USZ ein Thoraxröntgenbild angefertigt, und zwar fast immer mit transportablem Röntgengerät auf der Intensivstation bei liegendem Patienten und somit anteroposteriorem Strahlengang.

Bei 75 (86%) der Patienten mit Typ-A- und bei 38 (97%) der Patienten mit Typ-B-Dissektion stand ein Thoraxbild für die Beurteilung zur Verfügung.

Tabelle 9. Wesentliche Befunde im Thoraxröntgenbild

	Typ A n=75		Typ B n=38	
	n	[%]	n	[%]
Abnorme Aortenkontur (Dilatation, Ausbuchtung)	30	40	30	79
Verbreiterung des Mediastinalschattens	35	47	9	24
Vergrößerung des Herzschattens	42	56	20	51

Die wesentlichen Befunde sind in Tabelle 9 zusammengestellt. Am häufigsten fand sich eine Veränderung des Mediastinalschattens, sei es im Sinne einer abnormen Aortenkontur (insgesamt bei 40% [Typ A] bzw. bei 79% [Typ B]) oder einer unspezifischen Verbreiterung des Mediastinalschattens (47% [Typ A] bzw. 24% [Typ B]), wobei diese beiden Veränderungen bei 12% (Typ A) bzw. 13% (Typ B) kombiniert waren.

Ein weiteres häufiges Zeichen war eine Vergrößerung der Herzsilhouette - in erster Linie infolge Hypertrophie oder Dilatation des linken Ventrikels. Sie fand sich bei 42 Patienten (56%) mit Typ A und bei 20 (51%) mit Typ B.

2.4.3 Echokardiographie

Während der Studienperiode wurde die Echokardiographie noch nicht routinemäßig bei Verdacht auf Aortendissektion durchgeführt. Als Zusatzuntersuchung kam sie von 1981 an jedoch häufig unmittelbar nach der klinischen Untersuchung, dem Elektrokardiogramm und dem Thoraxröntgenbild zur Anwendung. Seit Abschluss der Studie gehört sie bei allen Patienten mit Verdacht auf Aortendissektion zu den Routineuntersuchungen in der Frühphase nach Krankenhauseintritt.

Bei insgesamt 14 Patienten mit Typ-A-Dissektion wurde während der Studienperiode ein Echokardiogramm durchgeführt. Dabei konnte die Diagnose 6 mal gestellt und 2 mal bestätigt werden. Bei 6 Patienten wurde die Diagnose echokardiographisch verpasst, bei 3 von ihnen aber mit anderen Methoden gestellt. Bei den übrigen 3 ergab sich die korrekte Diagnose erst intraoperativ (2 mal) bzw. autoptisch (einmal).

2.4.4 Aortale Angiographie

Typ A

Bei 59 Patienten (68%) wurde am USZ eine Aortographie durchgeführt und weitere 10 (11%) brachten aus dem auswärtigen Krankenhaus ein Angiogramm mit. Bei allen 33 in der akuten Phase Operierten wurde der Eingriff nach vorheriger Angiographie durchgeführt.

In 68 der 69 Angiogramme (99%) konnte die Dissektion nachgewiesen werden; bei einem Patienten (1%) war das Resultat der Untersuchung negativ; die Autopsie ergab dann aber doch eine Dissektion.

Bei 11 Patienten (13%) wurde auf die Aortographie verzichtet, weil eine operative Intervention abgelehnt wurde. Bei 4 Patienten geschah dies wegen des Alters beziehungsweise wegen schwerer Vorerkrankungen (koronare Herzkrankheit), bei 6 Patienten wegen schwerer Komplikationen als Folge der Dissektion (in 3 Fällen neurologisch sowie in jeweils 1 Fall Schock, Mesenterialinfarkt und kombiniertes Nieren- und Leberversagen). Bei einem Patienten in der Anfangsphase der Studie war geplant, die Angiographie im subakuten Stadium nach besserer Stabilisierung durchzuführen. Es kam dann aber innerhalb von weniger als 24 h zur tödlichen Perikardtamponade.

Bei 5 Patienten (6%) wurde nicht angiographiert, weil die Diagnose erst autoptisch gestellt wurde. Die zwei übrigen Patienten (2%) verstarben so kurz nach Krankenhauseintritt, daß für die Abklärung keine Zeit blieb.

Typ B

Bei 36 der 39 Patienten (92%) wurde die Diagnose mittels Aortenangiographie bestätigt. Ein Patient mußte im schweren Schock notfallmäßig und ohne vorherige Angiographie direkt operiert werden. Bei einem weiteren wurde auf die Untersuchung wegen Inoperabilität (Alter, schwere Vorerkrankung) verzichtet und beim dritten Patienten konnte die definitive Diagnose erst autoptisch gestellt werden.

2.4.5 Computertomographie

Sie wurde seit 1980 bei 6 Patienten in der Frühphase durchgeführt, ersetzte aber die Aortographie in keinem dieser Fälle.

Hingegen kommt der Computertomographie in der Kontrolle des Kurzzeit- und vor allem des Langzeitverlaufs eine außerordentliche Bedeutung zu.

2.5 Charakteristika der Dissektion

2.5.1 Initialer Intimariß und Ausdehnung

Bei 76 Patienten (87%) mit Typ A befand sich der initiale Intimariß an typischer Stelle knapp distal der Aortenklappen. Beim Typ B war er bei 28 Patienten (72%) in charakteristischer Weise unmittelbar nach Abgang der linken A. subclavia in der Aorta descendens lokalisiert. Als atypisch wurde der Ort des initialen Risses dann bezeichnet, wenn er sich mehr als 4 cm distal der Aortenklappenebene (Typ A) beziehungsweise des Abgangs der linken A. subclavia (Typ B) befand. Atypisch war auch eine Lokalisation im Bogen.

Typ A: Intimariß typisch (n = 76) (Abb. 4a)

Am häufigsten - bei 30 Patienten (39%) - dehnte sich die Dissektion auf die ganze Aorta aus und endete nach der Aortenbifurkation. Bei 15 (20%) blieb sie auf die Aorta ascendens beschränkt (Typ II nach DeBakey). Bei den übrigen 31 Patienten endete die Dissektion im Bogen (11 Patienten/15%), in der thorakalen deszendierenden Aorta (3 Patienten/4%) oder in der abdominalen Aorta (17 Patienten/22%).

Typ A: Intimariß atypisch (n = 11) (Abb. 4b)

Bei 5 der 11 Patienten befand sich der Intimariß in der mittleren Aorta ascendens, bei 2 weiteren unmittelbar proximal des Abgangs des Truncus brachiocephalicus. Bei allen diesen 7 Patienten ließ sich auch eine retrograde Dissektion bis zur Aortenklappe nachweisen. Antegrad reichte die Dissektion bei 5 Patienten bis über die Aortenbifurkation hinaus, bei 1 bis in die abdominale Aorta, während sie bei 1 Patienten auf die Aorta ascendens beschränkt blieb.

Bei den übrigen 4 Patienten befand sich der Intimariß im Aortenbogen, wobei stets die ganze Aorta ascendens retrograd in die Dissektion einbezogen war. Antegrad war bei 2 Patienten die ganze Aorta descendens betroffen, während der Prozeß bei je 1 Patienten im Thorakal- bzw. im Abdominalbereich endete.

Typ B: Intimariß typisch (n = 28) (Abb. 5a)

Bei 14 Patienten (50%) war die ganze Aorta bis in den Iliakalbereich disseziert. Bei 12 (43%) endete die Dissektion im Abdominal- und bei 2 (7%) im Thorakalbereich.

Typ B: Intimariß atypisch (n = 11) (Abb. 5b)

Bei 5 dieser 11 Patienten befand sich der Intimariß in der unteren deszendierenden thorakalen Aorta oberhalb des Zwerchfells. In 3 Fällen von ihnen dissezierte sie auch

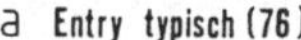

b Entry atypisch (11)

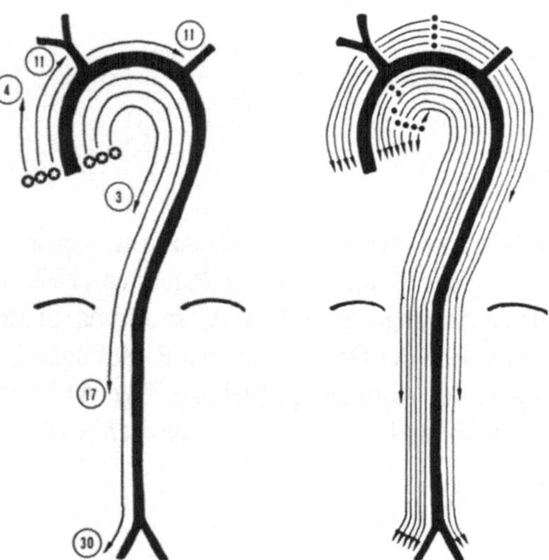

Abb. 4 a, b. Typischer **a** und atypischer **b** Entry bei Typ-A-Aortendissektionen während der Studienperiode 1975 - 1983 am USZ

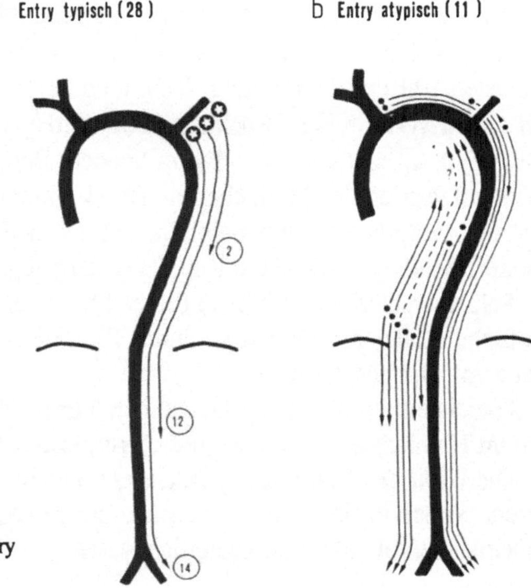

Abb. 5 a, b. Typischer **a** und atypischer **b** Entry bei Typ-B-Aortendissektionen während der Studienperiode 1975 - 1983 am USZ

retrograd, bei 2 Patienten bis in den mittleren Thorakalbereich und bei 1 bis zum Abgang der linken A. subclavia. Bei 1 weiteren Patienten bestand eine fragliche retrograde Dissektion. Antegrad reichte die Dissektion bei 2 Patienten bis zur abdominalen Aorta und bei den verbleibenden 3 Patienten bis in die Iliakalregion. Bei 2 der 5 Patienten konnte der Entry sicher lokalisiert werden, bei den anderen 3 mit großer Wahrscheinlichkeit.

Bei 3 weiteren Patienten war der Intimariß im Aortenbogen und bei 3 in der oberen bis mittleren deszendierenden thorakalen Aorta feststellbar.

2.5.2 Aortenklappeninsuffizienz

Bei 44 (51%) der 87 Patienten mit Typ-A-Dissektion fand sich angiographisch und auskultatorisch eine zuvor nicht bekannte Aortenklappeninsuffizienz meist mittelschweren Grades. Bei 8 Patienten (9%) war eine leichte bis mittelschwere Aorteninsuffizienz vorbestehend. Bei 32 (37%) blieben die Aortenklappen suffizient. 4 dieser 32 Patienten waren Träger von Aortenklappenprothesen. Bei 3 Patienten (3%) ließ sich die Situation nicht sicher beurteilen.

2.6 Therapie

2.6.1 Wahl des Therapieverfahrens

Im Anschluß an die Notfalleinweisung wurden unverzüglich eine engmaschige Kreislaufüberwachung installiert (kontinuierliches EKG, invasive Messung des arteriellen und zentralvenösen Drucks) und eine rasche Kreislaufstabilisierung angestrebt.

Aus Abb. 3 a,b geht hervor, was dies bedeutet: Bei 47% der Patienten mit Typ A und bei 64% mit Typ B lag der systolische arterielle Druck nicht im Normbereich zwischen 100 und 150 mmHg. Insbesondere waren 9% (Typ A) bzw. 23% (Typ B) mit einem systolischen Druck über 200 mmHg schwer hyperton. Andererseits waren 20% (Typ A) bzw. 8% (Typ B) im Schock. Berücksichtigt man zudem, daß bei Verdacht auf Aortendissektion eher ein Druck im unteren als im oberen Normbereich angestrebt wird, dann wird ersichtlich, daß der größte Teil der Patienten eine Kreislauftherapie benötigte, wie sie in Kap. 2.6.2 dargelegt wird.

Selbstverständlich spielte in dieser Phase auch die Schmerzbekämpfung eine wesentliche Rolle, die einerseits durch Blutdrucksenkung und andererseits durch die Gabe von Opiaten erfolgte.

Gleichzeitig mit diesen Maßnahmen wurden die weiteren Abklärungsuntersuchungen im Hinblick auf ein mögliches chirurgisches Vorgehen durchgeführt.

Die *Wahl des Therapieverfahrens* geschah dann grundsätzlich nach folgenden Kriterien, wobei in der konkreten Situation gelegentliche Abweichungen von diesem Schema sinnvoll oder unumgänglich waren:

Bei *Typ A* war im Frühstadium in der Regel das operative Vorgehen die Therapie der Wahl. Zwei Situationen wurden i. allg. aber als Kontraindikation betrachtet:

- schwere Komplikationen vor allem neurologischer Art wie zerebraler Insult oder Paraplegie,
- ein untragbar hohes Operationsrisiko bei Begleiterkrankungen, hohem biologischem Alter sowie bei sehr komplexem, unübersichtlichem Dissektionsverlauf.

Bei *Typ B* andererseits wurde im Frühstadium in der Regel der medikamentösen Therapie der Vorzug gegeben und eine Operation dann vorgenommen, wenn Komplikationen wie Organischämie, Sickerblutung, nicht kontrollierbarer Schmerz oder Blutdruck sowie Entwicklung und Größerwerden eines sakkulären Aneurysmas dazu drängten. Auch hier wurden bei der Indikationsstellung biologisches Alter und Allgemeinzustand des Patienten mitberücksichtigt.

2.6.2 Konservativ-medikamentöse Therapie (Tabellen 10, 11)

Wenn immer möglich, wurde das Schema von Wheat (135,141) angewandt und damit ein Druck im tiefnormalen Bereich (systolisch 100 - 120 mmHg) und vor allem auch eine Senkung der Druckanstiegsgeschwindigkeit angestrebt. Patienten mit initial hohem oder hochnormalem Blutdruck erhielten eine Natriumnitroprussidinfusion (in

Tabelle 10. Medikamentöse Therapie. (Schema nach Wheat (135, 141))

Propranolol	Initial 0,5-mg-weise i.v. bis zur Verlangsamung der Herzfrequenz Anschließend wirksame Dosis peroral (z.B. 4 mal tgl. 40 mg)
Natriumnitroprussid (als Infusion 50 mg in 250 ml 5% Glukose)	Initial 25 µg/min Dann langsam steigern bis systolischer Druck 100-120 mmHg

Tabelle 11. Konservativ-medikamentöse Therapie

	Typ A n=54		Typ B n=26	
	n	[%]	n	[%]
Schema nach Wheat	33	61	25	96
- vollständig	23	43	23	88
- teilweise	10	19	2	8
Sympathomimetika und/oder Volumen bei Hypotonie und Schock	10	19	-	
Keine gezielte Therapie bei	11	20	1	4
- zu kurzer Überlebenszeit	5	9	-	
- erst postmortal gestellter Diagnose	5	9	1	4
- hoffnungsloser Situation	1	2	-	

den ersten Jahren gelegentlich eine Trimethaphaninfusion) in Kombination mit ß-Rezeptoren-Blockern (initial meist Propranolol), die i. allg. peroral verabreicht wurden.

Wenn eine Kreislaufstabilisierung erreicht war, wurde auf peroral verabreichte Antihypertensiva (in der Regel α-Methyldopa, gelegentlich Dihydralazin und andere Vasodilatanzien) und auf einen länger wirksamen ß-Rezeptoren-Blocker gewechselt (Atenolol, Metoprolol).

Wie aus Tabelle 11 ersichtlich ist, konnte das Schema nach Wheat nur bei 33 (61%) der 54 Patienten (*Typ A*) ganz oder teilweise angewandt werden, während dies bei 10 (19%) durch Hypotonie und Schock verunmöglicht wurde. Bei erniedrigtem Blutdruck und tiefem zentralem Venendruck erhielten die Patienten Volumen meist in Form von Plasma. Wenn sich der Kreislauf dadurch nicht stabilisieren ließ, wurde ein genügender Blutdruck mittels vasoaktiver Substanzen, in erster Linie Dopamin, wiederhergestellt. Da diese Medikamente die Druckanstiegsgeschwindigkeit steigern, wurden sie nur in zwingenden Situationen verabreicht. Bestand zusätzlich eine Lungenstauung, erhielten die Patienten ein Diuretikum.

Bei 11 Patienten (20%) konnte keine gezielte Therapie durchgeführt werden.

Meistens mußten zudem Opiate zur Schmerzbekämpfung angewandt werden.

Bei *Typ B* war die Situation wesentlich anders, indem hier 23 (88%) der 26 Patienten ganz und 2 (8%) teilweise nach dem Schema von Wheat behandelt werden konnten. Nur 1 Patient (4%) erhielt keine gezielte Therapie, weil bei ihm die Diagnose erst bei der Autopsie gestellt werden konnte.

2.6.3 Chirurgische Therapie

Typ A (Tabelle 12)

33 der insgesamt 87 Patienten (38%) wurden innerhalb von 4 Wochen nach Beginn der Dissektion operiert, 20 davon innerhalb der ersten 24 h. 3 dieser Patienten benötigten nach 2 Monaten, 4 Monaten bzw. 4 Jahren 9 Monaten eine zweite Operation.

Der chirurgische Eingriff bestand bei 15 der 33 Patienten im Ersatz der Aorta ascendens durch einen Graft unter Belassung und allenfalls Rekonstruktion der Aor-

Tabelle 12. Frühoperation bei Typ-A-Aortendissektion (n = 33)

Hauptoperation	Graft Aorta ascendens ohne Aortenklappenersatz n=15	Graft Aorta ascendens mit Aortenklappenersatz n=17	Entry-verschluß n=1
Zusatzoperation total	7	12	-
Neuimplantierte Koronararterien und/oder aortokoronarer Bypass	1	11	-
Neuimplantierte Bogengefäße	1	-	-
"banding"	4	-	-
Fenestration abdominal	1	-	-
Entryverschluß und Intimafixation	-	1	-

tenklappe. Bei 17 Patienten wurde sowohl die Aorta ascendens als auch die Klappe durch eine Prothese ersetzt, während bei einem Patienten lediglich der Intimariß operativ verschlossen wurde. Aus Tabelle 12 ist ersichtlich, daß teilweise verschiedene Zusatzoperationen notwendig waren.

Bei 19 (58%) der 33 frühoperierten Patienten fand sich eine neu aufgetretene Aortenklappeninsuffizienz. Bei 13 (68%) von ihnen wurde die Aortenklappe ersetzt, während bei den übrigen 6 (32%) der Aortenanulus rekonstruiert wurde. Die Aortenklappen wurden außerdem bei allen 4 Patienten mit vorbestehender Aortenvitien (3 mal Aorteninsuffizienz, einmal Aortenstenose) ersetzt.

Typ B (Tabelle 13)

13 der insgesamt 41 Patienten (32%) wurden innerhalb von 4 Wochen nach Symptombeginn operiert und bei 3 Patienten wurde nach 2 Tagen, 5 Wochen bzw. nach 5 Jahren 11 Monaten ein zweiter Eingriff notwendig. Bei 4 weiteren Patienten, die ursprünglich konservativ behandelt worden waren, mußte eine Spätoperation durchgeführt werden, bei 2 von ihnen nach 2 Monaten, bei einem nach 5 Monaten und beim letzten nach 1 Jahr 10 Monaten.

Der Eingriff bestand bei 9 der 13 Frühoperierten darin, daß die obere thorakale Aorta descendens durch einen Graft ersetzt wurde; bei 2 Patienten wurde lediglich der

Tabelle 13. Frühoperationen bei Typ-B-Aortendissektion (n = 13)

Hauptoperation	Graft Aorta descendens n=9	Entry-verschluß n=1	Fenestration n=2	Aortabypass n=1
Zusatzoperation total	5	-	-	-
- Gefäßneuimplantation	2	-	-	-
- Graft linke A. subclavia Aorta descendens	2	-	-	-
- Armierung der linken A. subclavia	1	-	-	-

Entry verschlossen, bei einem wurde eine Fenestration und Nylonnetzarmierung vorgenommen, während beim letzten Patienten mit Aortenisthmusstenose der Eingriff darin bestand, daß von der aszendierenden zur deszendierenden Aorta ein Dacronbypass angelegt wurde, verbunden mit einer Neuimplantation der linken A. subclavia.

Bei insgesamt 5 Patienten waren Zusatzoperationen notwendig, z.B. die Neuimplantation von Gefäßen.

4 weitere Patienten wurden erst nach Ablauf von 4 Wochen operiert. 3 mal wurde dabei die obere thorakale Aorta descendens durch einen Graft ersetzt und einmal wurde der Intimariß operativ verschlossen.

2.7 Verlauf

2.7.1 Frühverlauf Typ A (bis zum 28. Tag)

Konservativ-medikamentöse Therapie (Abb. 6)

Von den 54 (62%) konservativ behandelten Patienten mit Typ-A-Dissektion überlebten nur 6 (11%) die ersten 4 Wochen nach Symptombeginn, während 48 (89%) starben, nämlich 29 (60%) innerhalb von 48 h nach Krankheitsbeginn und insgesamt 41 (85%) innerhalb 1 Woche.

Bei 4 der 6 Überlebenden war der initiale Verlauf frei von Komplikationen, während sich bei 1 Patientin die Stabilität nach rezidivierenden Schmerzattacken erst verzögert einstellte. Der letzte Patient erlitt kurz nach Dissektionsbeginn einen zerebralen Insult und während der Hospitalisationsphase einen zweiten. Nach nur teilweiser Erholung blieb er dauernd pflegebedürftig.

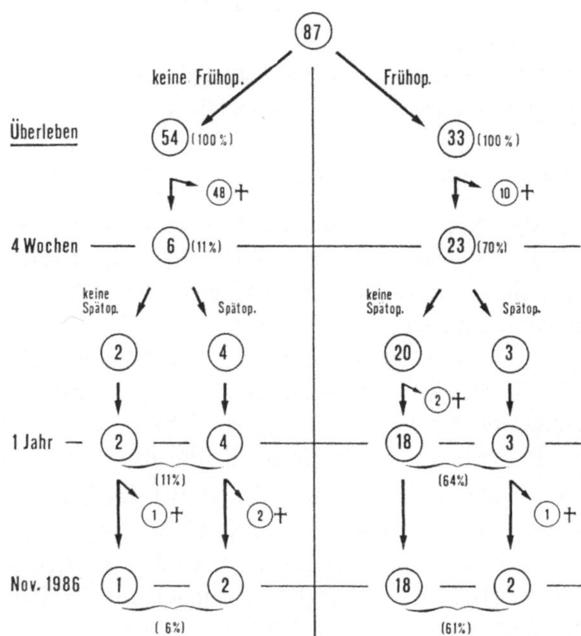

Abb. 6. Verlauf von Typ-A-Aortendissektionen während der Studienperiode 1975 - 1983 am USZ. Die durchschnittliche Beobachtungszeit bei den 4 Wochen Überlebenden betrug 5 Jahre 7 Monate

Bei 32 (67%) von 48 in der Frühphase Sterbenden handelte es sich um einen plötzlichen Tod infolge Aortenruptur, die sich bei 6 innerhalb von 12 h nach Symptombeginn ereignete, bei insgesamt 11 innerhalb von 24 h, bei 19 innerhalb von 48 h und bei 27 innerhalb 1 Woche. Sämtliche 32 Rupturen traten in den ersten 2 Wochen auf.

Zur Ruptur kam es bei 32 Patienten unter ganz unterschiedlichen Umständen:

- bei 3 Patienten (9%) in der Frühphase: bei 2 innerhalb der ersten Stunde auf der Intensivstation und bei einem während der Aortographie.
- Bei 17 Patienten (53%) kam es während einer kreislaufstabilen Phase zur Ruptur. Hier sind 2 Patienten ohne Autopsie mitgerechnet, bei denen die Todesumstände im Krankenhaus für eine Aortenruptur mit Perikardtamponade charakteristisch waren.
- Bei 8 Patienten (25%) erfolgte die Ruptur in einer instabilen Kreislaufsituation, nämlich bei ungenügend beherrschter Hypotonie (5) oder Hypertonie (1) bzw. bei Herzinsuffizienz (2).
- 4 Patienten (13%) litten an anderen schweren Komplikationen, als es zur Ruptur kam, nämlich an Niereninsuffizienz (3) - davon 2 mit Beinischämie - und mesenterialer Ischämie (1).

16 (33%) der 48 die Frühphase nicht Überlebenden starben an anderen Komplikationen, die binnen Stunden oder Tagen zum Tod führten (vgl. 2.8). Innerhalb von 24 h nach der Dissektion starben 3, innerhalb von 48 h insgesamt 10, innerhalb 1 Woche 14 und innerhalb von 2 Wochen alle 16.

Initiale Komplikationen waren bei jenen, die innerhalb von 4 Wochen starben, nicht signifikant häufiger als bei den Überlebenden: Herzinsuffizienz 17% gegenüber 0%, Aortenklappeninsuffizienz 48% gegenüber 33%, beeinträchtigter Bewußtseinszustand 4% gegenüber 0%, neurologische Ausfälle 8% gegenüber 17%, Niereninsuffizienz 6% gegenüber 17%.

Ein initialer Schock fand sich bei den Gestorbenen sogar signifikant seltener als bei den Überlebenden (19% gegenüber 67%).

Chirurgische Therapie (Abb. 6)

23 der 33 operierten Patienten (70%) überlebten die ersten 4 Wochen nach der Dissektion; 10 (30%) starben, nämlich 4 am Operationstag und 2 weitere am ersten Tag danach. 3 zusätzliche Patienten kamen innerhalb der ersten Woche ad exitum, und der letzte Patient starb nach 19 Tagen.

9 (39%) der 23 die Frühphase Überlebenden erlitten postoperativ keine wesentlichen Komplikationen; bei 14 (81%) hingegen traten Komplikationen auf, die bei 6 als schwer eingestuft werden mußten (Tabelle 14).

Bei den in der Frühphase Sterbenden waren folgende *initiale Komplikationen* signifikant häufiger anzutreffen als bei den Überlebenden: Schock (30% gegenüber 4%), Niereninsuffizienz 20% gegenüber 0%), neurologische Ausfälle 30% gegenüber 0%). Keine eindeutigen Unterschiede ergaben sich andererseits bezüglich Herzinsuffizienz (10% gegenüber 9%), Aortenklappeninsuffizienz (50% gegenüber 61%) und Beeinträchtigung des Bewußtseins (0% gegenüber 9%).

Tabelle 14. Postoperative Komplikationen bei Kurzzeitüberlebenden mit Typ-A-Dissektion

Zerebrale Schädigung	4
Hypotonie, Herzinsuffizienz	2
perioperativer Myokardinfarkt	3
Niereninsuffizienz	2
Hypertonie	1
Subakuter Mesenterialinfarkt[a]	1
Versagen mehrerer Organe	1
Total	14

[a] Der Patient starb 32 Tage nach Dissektionsbeginn.

2.7.2 Spätverlauf Typ A (nach 28 Tagen)

Konservativ - medikamentöse Therapie (Abb. 6)

Von den 6 die Frühphase überlebenden Patienten mußten 4 bereits im 2. Monat nach Beginn der Erkrankung *operiert* werden. Bei 3 von ihnen kam es infolge von Komplikationen dazu (Fortschreiten der Dissektion bei 2 Patienten und zunehmende Herzinsuffizienz bei einem). Beim 4. Patienten handelte es sich um eine elektive Operation, nachdem initial wegen gleichzeitiger Lungenembolie und noch nicht ganz gesicherter Dissektion auf den Eingriff verzichtet worden war.

Die Operation bestand bei den 4 Patienten im Ersatz der Aorta ascendens durch einen Graft, bei 3 in Kombination mit einem Aortenklappenersatz.

Der Patient, der elektiv operiert worden war, starb nach 1 Jahr 4 Monaten plötzlich; von den anderen 3 starb einer nach 6 Jahren an Sepsis und Panzytopenie, während die anderen 2 nach einer Beobachtungszeit von 3 Jahren 11 Monaten bzw. 9 Jahren 10 Monaten beschwerdefrei und voll leistungsfähig waren.

Die beiden Patienten mit kompliziertem Frühverlauf in dieser Gruppe wurden auch in der Spätphase *nicht operiert*. Die eine Patientin erholte sich nach ihrer initialen Herz- und Niereninsuffizienz zunächst gut; nach 6 Jahren 1 Monat starb sie dann aber an chronischer Insuffizienz dieser beiden Organe. Beim anderen Patienten persistierte nach zwei in der akuten Phase erlittenen zerebralen Insulten ein beträchtliches neurologisches Defizit, und er blieb während einer Beobachtungszeit von 3 Jahren 2 Monaten dauernd pflegebedürftig.

Chirurgische Therapie (Abb. 6)

Zwei der insgesamt 23 die ersten 4 Wochen überlebenden Patienten in dieser Gruppe starben während des Krankenhausaufenthaltes, beide in der 5. Woche.

Der eine von ihnen erlitt am 17. postoperativen Tag einen inoperablen subakuten Mesenterialinfarkt, an dessen Folgen er innerhalb weniger Tage starb. Der andere starb am 33. postoperativen Tag im Multiorganversagen nach Schock, nachdem der ganze Verlauf durch zahlreiche Komplikationen gekennzeichnet gewesen war.

Drei der restlichen 21 Patienten mußten im weiteren Verlauf nochmals an der Aorta operiert werden - nämlich nach 2 Monaten, 4 Monaten und 9 Jahren 9 Monaten:

- Beim einen Patienten wurde eine Fenestrationsoperation auf Höhe der Nierenarterie durchgeführt, und er starb bei komplikationslosem weiterem Verlauf nach 9 Jahren 6 Monaten plötzlich, wahrscheinlich infolge Ruptur.
- Beim 2. Patienten mußte sekundär die obere Aorta descendens durch einen Graft ersetzt werden. Er blieb während einer Beobachtungszeit von 3 Jahren 1 Monat beschwerdefrei und auch körperlich leistungsfähig.
- Beim 3. Patienten mußte nach 4 Jahren 9 Monaten ebenfalls die obere Aorta descendens ersetzt werden. Er klagte anschließend bei insgesamt 6 Jahren 9 Monaten Beobachtungszeit über Dysästhesien in den Beinen, denen wahrscheinlich eine Durchblutungsstörung des Rückenmarks zugrunde lag.

Die übrigen 18 der 23 frühoperierten Patienten hatten einen relativ unauffälligen weiteren Verlauf, und nach einer Beobachtungszeit von 2 Jahren 11 Monaten bis 9 Jahren 10 Monaten waren subjektives Wohlbefinden und Leistungsfähigkeit bei 11 von ihnen gut, während sich 7 in einem mäßig reduzierten Zustand befanden.

2.7.3 Frühverlauf Typ B (bis zum 28. Tag)

Konservativ-medikamentöse Therapie (Abb. 7)

Von den 26 konservativ behandelten Patienten mit Typ-B-Dissektion überlebten 19 (73%) die ersten 4 Wochen, während 7 (27%) starben.

11 (58%) der 19 Überlebenden zeigten einen stabilen initialen Verlauf gegenüber 8 (42%) mit Komplikationen während des Krankenhausaufenthalts. Diese bestanden bei 7 in protrahierten oder rezidivierenden Schmerzen im Abdominalbereich (5) oder im Lumbosakralbereich (2); bei einem war die Hypertonie schwer unter Kontrolle zu bringen.

Von den 7, die die ersten 4 Wochen nicht überlebten, starben 3 innerhalb von 48 h, ein weiterer innerhalb einer Woche und alle 7 innerhalb 2 Wochen nach Dissektionsbeginn.

5 der 7 starben infolge einer *Aortenruptur* im thorakalen Bereich, die bei allen unter stabilen Kreislaufverhältnissen auftrat. Einer von Ihnen hatte vorgängig unter protrahierten Rückenschmerzen und einer Niereninsuffizienz gelitten.

Die anderen 2 Patienten starben an Komplikationen der Grundkrankheit (Urämie bzw. Mesenterialinfarkt), die innerhalb von weniger als 48 h zum Tod führten.

Chirurgische Therapie (Abb. 7)

6 (46%) der 13 Frühoperierten überlebten die ersten 4 Wochen nach Symptombeginn. Bei 2 von ihnen war der postoperative Verlauf komplikationslos; 2 mußten intraoperativ wegen Kammerflimmerns reanimiert werden, und beide hatten auch postoperativ Probleme (Chylothorax bzw. Linksherzinsuffizienz). Die übrigen 2 wiesen vor-

übergehend eine Niereninsuffizienz auf, und der eine von ihnen litt zudem an Hypertonie und einem Spinalis-anterior-Syndrom.

Alle 7 Verstorbenen kamen innerhalb von 1 Woche ad exitum, 4 schon in den ersten 48 h. Einer von ihnen starb 2 Tage postoperativ infolge Mediastinalblutung, ausgehend von der proximalen Graftanastomose. Die anderen 6 starben infolge Aortenruptur im nicht operierten Teil der Aorta (2) bzw. Mesenterialinfarkt (2), Myokardinfarkt (1) und Multiorganversagen (1).

2.7.4 Spätverlauf Typ B (nach 28 Tagen)

Konservativ-medikamentöse Therapie (Abb. 7)

Von den 19 die Frühphase überlebenden Patienten wurden 4 zu einem späteren Zeitpunkt operiert:

Bei 2 von ihnen handelte es sich um eine elektive Operation nach 2 Monaten, die schon initial geplant worden war:

- Beim einen wurde der Intimariß verschlossen. Er befand sich bei komplikationslosem Verlauf nach 11 Jahren 3 Monaten in einem beschwerdefreien Zustand.
- Beim anderen wurde ein thorakoabdominaler Graft eingesetzt und eine Woche später eine Embolektomie aus der linken A. poplitea durchgeführt. Nach einer Beobachtungszeit von 5 Jahren 1 Monat war er in einem stabilen Zustand, jedoch mit verminderter Leistungsfähigkeit.

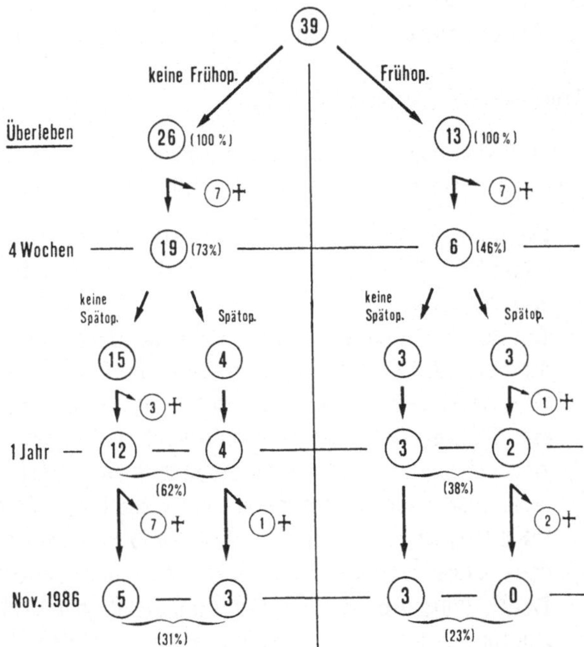

Abb. 7. Verlauf von Typ-B-Aortendissektionen während der Studienperiode 1975 - 1983 am USZ. Die durchschnittliche Beobachtungszeit bei den 4 Wochen Überlebenden betrug 4 Jahre 6 Monate

Die beiden anderen Patienten wurden wegen Komplikationen operiert:

- Beim einen von ihnen ergab die Kontrollangiographie eine aneurysmatische Erweiterung der oberen Aorta descendens, welche nach 5 Monaten durch einen Graft ersetzt wurde. Der weitere Verlauf war während einer Beobachtungszeit von 4 Jahren 1 Monat unauffällig und der Patient als Zimmermann voll arbeitsfähig. Bei einer Kontrolle wurde bei ihm aber eine Erweiterung der Bauchaorta festgestellt und deshalb eine erneute Operation geplant.
- Bei der anderen Patientin kam es nach 1 Jahr 10 Monaten zur Ausdehnung der Dissektion nach distal, weshalb ein thorakoabdominaler Graft eingesetzt wurde mit Reimplantation der linken Nierenarterie. Nach zunächst unauffälligem Verlauf kam es nach 3 Jahren 6 Monaten in einer stabilen Phase zum plötzlichen Tod. Eine Kontrollangiographie 4 Monate vorher hatte keinen operationswürdigen Befund ergeben.

15 der 19 die Frühphase überlebenden Patienten wurden auch später nicht operiert. Von ihnen starben 3 im ersten Jahr und 6 in der nachfolgenden Zeit; die übrigen 6 überlebten während einer Beobachtungszeit von 3 Jahren 7 Monaten bis 6 Jahren 9 Monaten.

Von den 9 Patienten, die in der Spätphase ad exitum kamen, starben 6 plötzlich und unerwartet, 5 von ihnen in einer stabilen Phase, eine Patientin in einer Phase mit hypertensiven Blutdruckwerten. Von den restlichen 3 Patienten starben 2 im Multiorganversagen (einer im 2. Monat, der andere nach erneuter akuter Dissektion im Bereich der Aorta descendens nach 3 Jahren 10 Monaten) und eine Patientin an einem Myokardinfarkt der wahrscheinlich ohne Zusammenhang mit der Dissektion war.

Bei 5 der 6 überlebenden Patienten waren subjektives Befinden und Leistungsfähigkeit im Moment der Nachkontrolle gut bis sehr gut, während einer durch eine seit der Dissektion bestehenden Rekurrensparese gestört war.

Chirurgische Therapie (Abb. 7)

3 der 6 die Frühphase überlebenden chirurgisch behandelten Patienten mußten im weiteren Verlauf nochmals notfallmäßig operiert werden; alle starben postoperativ:

- Beim einen kam es nach 5 Jahren 10 Monaten zur Ruptur eines sakkulären Aneurysmas im Bereich der Aortenbifurkation. Der Patient starb einen Tag nach der Notfalloperation.
- Bei der 2. Patientin bestand eine besondere Situation: Bei der Frühoperation war die obere Aorta descendens durch einen Graft ersetzt worden. An der proximalen Graftanastomose entwickelte sich in der Folge im Bereich der linken A. subclavia eine Stenose der Aorta, weshalb nach 5 Wochen ein Dacronbypassgraft von der Aorta ascendens zur Aorta descendens eingesetzt wurde. Eine Woche später kam es in einer stabilen Situation zum plötzlichen Tod durch Perikardtamponade infolge Ruptur der proximalen Anastomose zwischen Bypassgraft und Aorta ascendens, wobei letztere von der Dissektion nicht betroffen war.
- Der 3. Patient mußte bei initial unauffälligem Verlauf nach 3 Jahren wegen einer Ruptur an der distalen Graftanastomose in den Ösophagus notfallmäßig operiert werden. Es wurde ein extraanatomischer Aortenbypass angelegt. Der Patient starb

2 Wochen später infolge Aortenruptur an der Anastomose zwischen neuem Graft und Aorta ascendens.

Die 3 anderen Langzeitüberlebenden benötigten in der Spätphase keine Operation. Nach einer Beobachtungszeit von 3 Jahren 6 Monaten bis 8 Jahren 10 Monaten lebten sie noch, und alle waren subjektiv und objektiv in einem guten Zustand, 2 von ihnen auch körperlich voll leistungsfähig. Lediglich einer hatte noch eine motorische Schwäche im rechten Bein als Folge eines perioperativ aufgetretenen Spinalis-anterior-Syndroms.

Bemerkenswert ist insbesondere der Verlauf bei einem der 2 praktisch beschwerdefreien Patienten, weil er in der akuten Phase schwere und langandauernde Komplikationen durchgemacht hatte:

- Bei diesem 61jährigen Mann war 1 1/2 Tage nach der Dissektion die obere Aorta descendens durch einen Graft ersetzt und zusätzlich ein Verbindungsgraft von der linken A. subclavia zur Aorta descendens implantiert worden.
  Einen Tag später mußte wegen fehlender Nierendurchblutung rechts und nur minimalster Perfusion links auch abdominal ein Dacrongraft eingesetzt werden mit Reim-plantation der linken Nierenarterie. Die rechte Nierenarterie war zu diesem Zeitpunkt definitiv thrombosiert.
  Der Patient mußte während 4 Wochen maschinell beatmet und während insgesamt 2 Monaten hämodialysiert werden, worauf sich die Nierenfunktion allmählich fast vollständig normalisierte. Nach einer Beobachtungszeit von 8 Jahren 10 Monaten ist er weitgehend beschwerdefrei und leistungsfähig.

2.7.5 Überlebenskurven und -zeiten (Abb. 8)

Die *Überlebenskurven* in den 4 sich nach Dissektionstyp und initialer Therapie unterscheidenden Gruppen wurden nach Kaplan-Meier berechnet und mit dem Log-Rank-Test nach Mantel-Cox verglichen (9,60). Bei Berücksichtigung aller 126 Patienten zeigt sich beim Vergleich von je 2 Gruppen ein sehr deutlicher Unterschied zwischen der chirurgisch und der konservativ-medikamentös behandelten Gruppe bei Typ A, indem die im Frühstadium operierten Patienten hochsignifikant länger überlebten ($p < 0{,}001$). Bei Typ B hingegen ergibt sich zwischen den beiden Therapieformen kein signifikanter Unterschied.

Vergleicht man die beiden chirurgisch behandelten Gruppen, so ist bei Typ A ein signifikant längeres Überleben festzustellen als bei Typ B ($p < 0{,}05$), während umgekehrt bei konservativer Behandlung Patienten mit Typ-B-Dissektion besser abschneiden ($p < 0{,}001$).

Berücksichtigt man beim Vergleich der Überlebenskurven von je 2 Gruppen nur jene 54 Patienten, die mehr als 4 Wochen überlebten, dann ist nur noch der Unterschied zwischen A und B bei chirurgischer Therapie signifikant, indem Frühoperierte mit Typ A länger überlebten als jene mit Typ B.

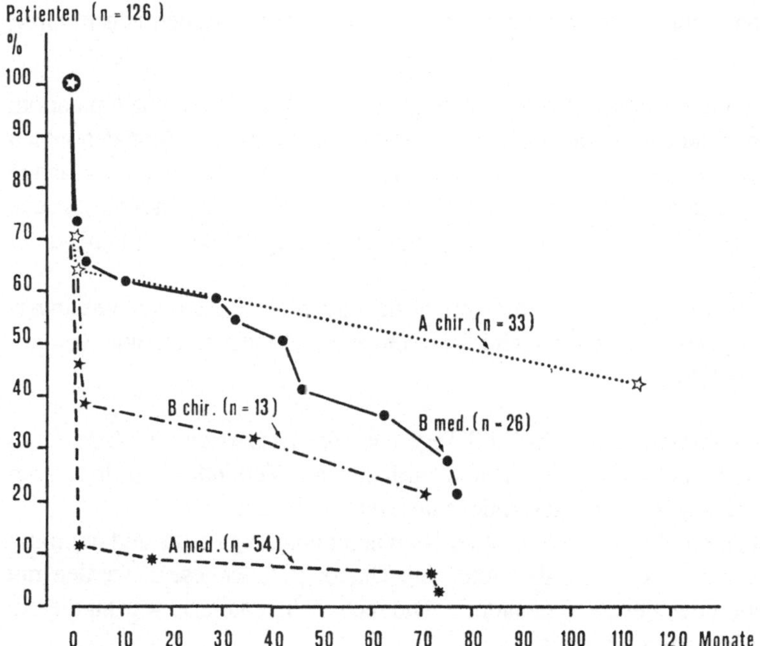

Abb. 8. Überlebenskurven nach Kaplan-Meier bei konservativ-medikamentöser (*A. med., B. med.*) und bei chirurgischer Behandlung (*A. chir., B. chir.*) von Aortendissektionen der Typen A und B

2.8 Todesursachen

2.8.1 Typ A (Tabelle 15)

Konservativ-medikamentöse Therapie

Bei den 48 nicht operierten Patienten, die innerhalb von 4 Wochen nach Beginn der Erkrankung starben, stand die Aortenruptur als Todesursache weit im Vordergrund (63%). Bei der Mehrzahl rupturierte die Aorta am Ort des initialen Intimarisses, und es kam zur Perikardtamponade (27 Patienten = 56%). Bei rund zwei Dritteln dieser Patienten trat diese Komplikation innerhalb der ersten 48 h auf. Bei 3 weiteren Patienten rupturierte die thorakale Aorta extraperikardial. Bei 10 Patienten führte eine Organischämie zum Tod (3mal myokardial, 4mal zerebral, 3mal mesenterial). 5 starben an schockbedingtem Multiorganversagen, 1 an Niereninsuffizienz und 2 starben plötzlich, wobei bei beiden von den Umständen her eine Aortenruptur mit Perikardtamponade die wahrscheinlichste Todesursache war.

Insgesamt trat der Tod bei 60% dieser Patienten innerhalb der ersten 48 h nach Beginn der Dissektion ein.

Die 3 Spättodesfälle standen in keinem direkten Zusammenhang mit der Grundkrankheit.

Tabelle 15. Todesursachen bei Typ-A-Aortendissektion

	Ohne Frühoperation n=51		Mit Frühoperation n=13	
	Überlebenszeit <4 Wochen	Überlebenszeit >4 Wochen	Überlebenszeit <4 Wochen	Überlebenszeit >4 Wochen
Aortenruptur in das Perikard	27	-	-	-
Aortenruptur in die Pleura	3	-	-	-
Myokardinfarkt	3	-	3	-
Zerebrale Ischämie	4	-	2	-
Mesenterialinfarkt	3	-	-	1
Niereninsuffizienz	1	-	-	-
Multiorganversagen	5	2	5[a]	1
Plötzlicher Tod	2	1	-	1

[a] 1 intraoperativ.

Chirurgische Therapie

Bei den Frühoperierten fehlte die Ruptur als frühe Todesursache. Insgesamt starben von ihnen 10 innerhalb der ersten 4 Wochen: 3 infolge Myokardinfarkt, 2 infolge zerebraler Ischämie und 5 an Multiorganversagen, davon 1 intraoperativ.

Die 3 Spättodesfälle in dieser Gruppe waren bedingt durch einen Mesenterialinfarkt, ein Multiorganversagen sowie einen plötzlichen Tod (Aortenruptur oder Kammerflimmern am wahrscheinlichsten).

2.8.2 Typ B (Tabelle 16)

Konservativ-medikamentöse Therapie

7 (27%) der 26 nicht operierten Patienten starben innerhalb der ersten 4 Wochen: 5 an einer Aortenruptur im thorakalen Bereich, einer wegen eines Mesenterialinfarktes und einer infolge Niereninsuffizienz.

Bei 11 (42%) weiteren nichtoperierten Patienten trat der Tod nach Ablauf von 4 Wochen ein. 5 starben an einer Aortenruptur im Thoraxbereich, einer infolge Myokardinfarkt, 2 wegen Multiorganversagens und 4 an einem plötzlichen Tod (möglicherweise auch infolge Ruptur).

Chirurgische Therapie

Von 13 Frühoperierten starben 7 innerhalb der ersten 4 Wochen. Bei 3 Patienten war die Todesursache eine Aortenruptur (2mal thorakal, einmal abdominal), bei 1 Patient lag ein Myokardinfarkt, bei 2 ein Mesenterialinfarkt zugrunde und 1 starb an einem Multiorganversagen.

Tabelle 16. Todesursachen bei Typ-B-Aortendissektion

	Ohne Frühoperation (n=18)		Mit Frühoperation (n=10)	
	Überlebenszeit <4 Wochen	Überlebenszeit >4 Wochen	Überlebenszeit <4 Wochen	Überlebenszeit >4 Wochen
Aortenruptur thorakal	5	4	2	2
Aortenruptur abdominal	-	-	1	1
Myokardinfarkt	-	1	1	-
Mesenterialinfarkt	1	-	2	-
Niereninsuffizienz	1	-	-	-
Multiorganversagen	-	2	1	-
Plötzlicher Tod	-	4	-	-

3 weitere Patienten starben in der Spätphase, einer nach 5 Jahren 11 Monaten infolge Ruptur eines säkkulären Aneurysmas der abdominalen Aorta und eine Patientin nach 6 Wochen infolge Ruptur an der proximalen Anastomosestelle zwischen Aorta ascendens und einem Bypassgraft zur Aorta descendens, der in einer 2. Operation eingesetzt worden war.

Der 3. Patient starb nach 3 Jahren infolge Ruptur der thorakalen Aorta im Bereich der distalen Graftanastomose in den Ösophagus.

3 Diskussion

3.1 Methodik

Die Studie bezieht sich auf ein klar umschriebenes Krankengut: 126 konsekutive Patienten mit Aortendissektion, die alle in der akuten Krankheitsphase in der Medizinischen Intensivstation des USZ hospitalisiert waren. Der Krankheitsbeginn lag bei ihnen höchstens 2 Wochen - und bei 70% sogar höchstens 24 h - zurück. Somit enthält die Serie keine Patienten mit chronischen Dissektionen, die sich von den akuten in verschiedener Hinsicht unterscheiden.

Bewußt wurden auch jene Patienten einbezogen, bei denen die richtige Diagnose gar nicht gestellt worden war, solange sie lebten, sowie jene, deren Überlebenszeit für eine auch nur einigermaßen adäquate Therapie zu kurz war.

Voraussetzung für die Aufnahme in die Studie war aber eine - intra vitam oder postmortal - gesicherte Diagnose.

Da insbesondere auch der Langzeitverlauf interessierte, wurde Wert auf eine genügend lange Beobachtungszeit bei den Überlebenden gelegt. Sie betrug im Minimum 3 Jahre und im Maximum 11 Jahre.

3.2 Patientengut

Das *Patientengut* ist relativ wenig selektioniert. Knapp ein Viertel der Patienten stammt aus dem direkten Einzugsgebiet des Krankenhauses; gut drei Viertel aus auswärtigen Krankenhäusern, die Patienten mit Verdacht auf akute Aortendissektion in der Regel auch dann überweisen, wenn eher unwahrscheinlich ist, daß eine Operation durchgeführt wird. Die Zahl von knapp 5 Zuweisungen pro Mio. Einwohner pro Jahr korreliert relativ gut mit der in der Literatur angegebenen Häufigkeit von 5 - 10/Mio./Jahr (5,125).

Nicht zugewiesen wurden wahrscheinlich in erster Linie 3 Gruppen von Patienten:

- Patienten, bei denen die Diagnose vom auswärtigen Arzt nicht gestellt wurde,
- Patienten, bei denen eine Operation infolge hohen Alters, schlechten Allgemeinzustandes oder schwerer zugrundeliegender Krankheit von vornherein nicht in Frage kam,
- Patienten die im ganz frühen Stadium starben, was vor allem beim Typ A der Fall ist.

Daß der Prozentsatz des letzteren Typs in der vorliegenden Studie mit 69% aber etwa im vom Pathologen (52,54) angegebenen Bereich liegt, ist ebenfalls ein Hinweis dafür, daß das Krankengut relativ wenig selektioniert ist. Der Anteil von Typ-A-Dissektionen ist dabei deutlich höher als in verschiedenen größeren Studien, in denen Typ B zahlenmäßig teilweise sogar dominiert, was auf eine starke Selektion zurückzuführen sein dürfte, indem Patienten mit Typ-B-Dissektion häufiger die Initialphase überleben (27,121).

Obwohl die Mehrzahl der Patienten aus auswärtigen Krankenhäusern zugewiesen wurde, war die *Latenzzeit* bis zur Hospitalisation im USZ auffallend kurz. Dies gilt vor allem für Patienten mit Typ-A-Dissektion, von denen 47% bereits innerhalb von 12 h im USZ eingetroffen waren.Bei Typ B war die Verzögerung etwas größer, wohl wegen der etwas weniger dramatischen Symptomatik und den stabileren Kreislaufverhältnissen bei diesem Dissektionstyp.

Das *Durchschnittsalter* liegt mit 58 Jahren ungefähr im Bereich anderer Serien. Im Gegensatz zur Mehrzahl dieser Berichte, in denen Patienten mit Typ-B-Dissektion durchschnittlich älter sind, besteht aber kein signifikanter Altersunterschied zwischen den beiden Dissektionstypen, obwohl der Prozentsatz von Patienten unter 50 Jahren bei Typ A etwas höher ist (27,30,59,86,121,133).

Auch die *Geschlechtsverteilung* stimmt mit den Angaben anderer Autoren recht gut überein. Die Männer überwiegen bei Typ B noch stärker als bei Typ A.

Die Hypertonie steht als *prädisponierender Faktor* in ähnlicher Weise im Vordergrund wie in den meisten Serien in der Literatur, und sie ist bei Typ B durchwegs häufiger anzutreffen (6,23,27,50,58,59,68,121). An zweiter Stelle stehen bei Typ A Aortenklappenerkrankungen, die vor allem für die Aorta ascendens eine Belastung darstellen (8,39,98). Ein eindeutiges Marfan-Syndrom, dem in der Literatur als prädisponierender Faktor eine grosse Bedeutung beigemessen wird, hatten hingegen nur 2 Patienten, einer mit Typ-A- und einer mit Typ-B-Dissektion. Eine mit Dissektionen belastete Familienanamnese war einziger Risikofaktor bei einem unserer Patienten. Zwei plötzliche Todesfälle durch Aortendissektion bei Vater und Sohn hat

Warnes (134) beschrieben. Daß eine Aortenisthmusstenose für Aorta ascendens und Aortenbogen eine Belastung bedeutet, ist pathophysiologisch einleuchtend. Bei einem Patienten mit Typ-B-Dissektion bestand diese schon früher diagnostizierte Aortenanomalie; in der Literatur wird über solche Kombinationen berichtet (38,69). Beschrieben wurden auch vereinzelte Dissektionen in mehr oder weniger direkter Beziehung zu herzchirurgischen Eingriffen (94). Bei den 4 Patienten mit Status nach Aortenklappenersatz bestand ein solcher Zusammenhang zumindest nicht unmittelbar. Bei 2 von ihnen lag die Operation 2 Monate, bei den anderen mehrere Jahre zurück. Verschiedentlich wurde darauf hingewiesen, daß Dissektionen bei bikuspidalen Aortenklappen wesentlich häufiger vorkommen als bei trikuspidalen (32,68). In der vorliegenden Serie hatten 3 von 87 Patienten (3%) mit Typ-A-Dissektion bikuspidale Klappen, also nicht viel mehr als die 1-2%, die in der Allgemeinpopulation diese Klappenanomalie aufweisen (32).

3.3 Klinik

3.3.1 Initiale Symptomatik

Ein äußerst intensiver, zerreißender Schmerz ist das Leitsymptom, das nur wenigen Patienten fehlt und meist nur dann, wenn der Patient ein neurologisches Defizit mit beeinträchtigtem Bewußtsein hat (121,123).

Uneinheitlich wird die Frage beantwortet, ob sich aus der Lokalisation des intensivsten Schmerzes zu Beginn auf den initialen Intimariß schließen lasse und aus den Ausstrahlungscharakteristika auf die Ausdehnung.

Bei Typ A war der initiale Schmerz bei 69% im vorderen Thoraxbereich lokalisiert, bei Typ B trat er bei 54% im oberen Rückenbereich und bei immerhin 23% im anterioren Thorax auf. Lindsay u. Hurst (75) vertreten die Meinung, daß aus der Schmerzcharakteristik keine Rückschlüsse auf den initialen Intimariß erlaubt sind, während Slater (121) einen gewissen Zusammenhang feststellte. Verschiedentlich wird darauf hingewiesen, daß auch bei Typ B anteriore Thoraxschmerzen keine Seltenheit sind (37,58,59). Die initiale Schmerzlokalisation vermag also nur gewisse Hinweise, nicht aber sichere Rückschlüsse bezüglich Intimariß zu geben. Ähnlich verhält es sich mit den Ausstrahlungscharakteristika (37).

Für den bei Typ A auffallend häufigen initialen "Kollaps" gibt es hauptsächlich 3 Erklärungsmöglichkeiten:

1. Er kann im Rahmen einer neurologischen Symptomatik auftreten, indem die Aortenbogengefäße nicht selten in die Dissektion miteinbezogen sind und es so zu einer - mindestens vorübergehenden - zerebralen Minderdurchblutung kommt.
2. Die sich akut entwickelnde Aortenklappeninsuffizienz hat eine Hypotonie und so eine zerebrale Minderperfusion zur Folge.
3. Die plötzliche Ausbildung eines Hämatoms in der Aortenwand kann einen ins Gewicht fallenden Volumenverlust aus dem Gefäßsystem darstellen, was sich auch daran zeigt, daß gewisse Patienten mit Typ-A-Dissektion und Hypotonie auf Volumengabe gut ansprechen.

Es ist außerdem anzunehmen, daß auch Reflexmechanismen bei dieser initialen Kreislaufstörung eine Rolle spielen.

Vereinzelt sind in der Literatur Fälle beschrieben, bei denen eine Beinischämie das einzige Symptom war (118,142).

3.3.2 Untersuchungsbefunde

Auffallend ist das unterschiedliche Verhalten des *systolischen Blutdrucks* bei den beiden Dissektionstypen mit Tendenz zur Hypotonie bei Typ A und zur Hypertonie bei Typ B. Diese Beobachtung wird von verschiedenen Autoren bestätigt (23,59,121). Dementsprechend sind bei Typ A auch Herzinsuffizienz und Schock wesentlich häufiger anzutreffen. An und für sich wäre es naheliegend, dies auf das Bestehen einer Aorteninsuffizienz zurückzuführen, was aber nur teilweise den Tatsachen entspricht.

Bei den Patienten mit Typ-A-Dissektion wiesen 51% eine neu aufgetretene und 14% eine vorbestehende Aorteninsuffizienz (AI) oder einen Status nach Aortenklappenersatz (AKE) auf. Bei den 17 Patienten im Schock (47% neue AI, 12% alte AI/AKE), den 11 Patienten mit Herzinsuffizienz (45% neue AI, 27% alte AI/AKE) und bei den 35 Patienten mit initialem systolischem Blutdruck von ≤125 mmHg (54% neue AI, 11% alte AI/AKE) war diese Relation nicht signifikant anders. Die Aortenklappeninsuffizienz dürfte also bei Typ A nicht die einzige Ursache für die Beeinträchtigung der Hämodynamik sein. Es ist denkbar, daß der oben erwähnte, durch das Wandhämatom bedingte Volumenverlust, der bei Typ A ins Gewicht zu fallen scheint, ein weiterer Grund ist.

Daß sich *Pulsdifferenzen* bei Typ A wesentlich häufiger finden als bei Typ B ist darauf zurückzuführen, daß die aus dem Aortenbogen abgehenden Äste bei Typ A in erster Linie betroffen sind, bei Typ B jedoch sehr selten. Bei den Beinpulsen hingegen waren Abschwächungen bei beiden Typen gleich häufig festzustellen. Diese Erfahrungen stimmen mit jenen von Slater (121,123) überein, während John Sutton (59) Pulsdifferenzen bei beiden Typen gleich häufig vorfand.

3.4 Technische Untersuchungen

3.4.1 Elektrokardiogramm

Bei fast drei Vierteln der Patienten war das Elektrokardiogramm (EKG) abnorm. Meist handelte es sich lediglich um unspezifische Veränderungen der Nachschwankung, ein Befund der auch in anderen Serien häufig anzutreffen war (59,121).

In einem relativ hohen Prozentsatz fanden sich Hinweise auf eine linksventrikuläre Hypertrophie. Sie waren bei Typ A häufiger, bei dem zwar eine anamnestische Hypertonie seltener anzutreffen ist als bei Typ B, bei dem aber vorbestehende Aortenklappenerkrankungen eine bedeutsame Rolle spielen (s. 1.6.2). In anderen Studien waren Hypertrophiezeichen im EKG noch häufiger (59,121).

Nur ein Patient wies im initialen EKG die Zeichen eines akuten Infarktes auf. In den ersten 4 Wochen starben dann allerdings 6 Patienten mit Typ A an einem in der Folge auftretenden Infarkt. Trotz ihrer Nachbarschaft zum Intimariß sind die Koronarien nur bei etwa 8% in die Dissektion einbezogen (67).

Auffallend oft fand sich eine - allerdings meist diskrete, jedoch mit einer Perikarditis zu vereinbarende - ST-Hebung, nämlich bei 12 Patienten mit Typ-A- und bei 4 Patienten mit Typ-B-Dissektion. Von den 12 Patienten starben 6 in der Frühphase an einer Perikardtamponade. Bei 2 weiteren fand sich bei der Operation Blut und bei einem massiv Fibrin im Perikardraum. Bei den 3 übrigen Patienten ergab sich keine eindeutige Erklärung für die ST-Hebung. Bei drei der 4 Patienten mit Typ-B-Dissektion war die ST-Hebung in den Ableitungen V1 bis V4 wahrscheinlich auf die linksventrikuläre Hypertrophie zurückzuführen. Beim vierten Patienten, der an einer rupturbedingten Blutung in den Pleuraraum starb, fand sich bei der Autopsie ein leicht hämorrhagischer Perikarderguß.

Es läßt sich also vermuten, dass solche ST-Hebungen zum Teil mit epi- bzw. perikardialen Veränderungen bei Sickerblutung in den Perikardraum zusammenhängen und somit prognostisch eher als ungünstig zu werten sind. Ein Hinweis in dieser Richtung ist auch die Beobachtung von Miller (86), daß bei der Operation auch ohne Ruptur häufig Blut im Perikardraum anzutreffen ist.

3.4.2 Thoraxröntgenbild

Das Thoraxbild allein ist selten von diagnostischer Bedeutung für eine Dissektion, die Aorta kann auch völlig normal erscheinen (61,124,139). In der Literatur werden verschiedene radiologische Zeichen beschrieben, die charakteristisch für eine Aortendissektion sind (Verbreiterung des Mediastinalschattens, Doppelkontur im Bogenbereich, unregelmäßige oder unscharfe Aortenkontur, Intimaverkalkung mit einem Abstand von >6 mm von äußerer Aortenbegrenzung, abnorme Herzsilhouette, Pleuraerguß vorwiegend links) (31,37,59,76,121,123,124,139). Sie sind bei der erwähnten Aufnahmetechnik bei Notfalluntersuchungen nur bedingt verwertbar. Dies gilt auch für die in dieser Studie häufigsten pathologischen Befunde: die Verbreiterung des Mediastinalschattens und der Herzsilhouette. Zudem kann eine Veränderung der Aortenkontur auch vorgetäuscht werden durch eine leichte Drehung des Patienten, was bei Aufnahmen am liegenden Schwerkranken viel leichter geschieht als bei Untersuchungen im Stehen.

3.4.3 Echokardiographie

Neuere Untersuchungen und eigene Erfahrungen seit 1981 bestätigen, dass die 2D-Echokardiographie bei der Aortendissektion eine sehr nützliche, rasche und den Patienten nicht belastende Untersuchungsmethode mit hoher diagnostischer Treffsicherheit darstellt, vor allem im Bereich der Aorta ascendens, aber auch des Bogens und der Aorta descendens (20,45,56,57,79,83,102,111). Nebst der Diagnosestellung können Zusatzinformationen über die Ausdehnung, die Aortenklappenfunktion sowie das der Aorta descendens (20,45,56,57,79,83,102,111). Nebst der Diagnosestellung können Zusatzinformationen über die Ausdehnung, die Aortenklappenfunktion sowie das Vorhandensein eines Perikardergusses gewonnen werden. Auch falsch positive und falsch negative Resultate werden beschrieben, letztere vor allem bei Dissektionen vom Typ B (45,83). Es ist deshalb eine hohe Qualität der Untersuchung erforderlich, wenn die Operation - wie dies neuerdings vereinzelt geschieht - allein aufgrund des echokardiographischen Befundes und ohne Angiographie vorgenommen wird. Bei Typ B kann allenfalls auch eine transösophageale Echokardiographie von Nutzen sein (13).

3.4.4 Aortale Angiographie

Trotz der Bedeutung der modernen Untersuchungsmethoden (Echokardiographie, Computertomographie, Kernspintomographie) steht die Aortographie in der Diagnostik der akuten Aortendissektion nach wie vor an erster Stelle. Sie erlaubt nicht nur in den weitaus meisten Fällen die Diagnosestellung - in erster Linie durch Darstellung des falschen Kanals oft mit Kompression des echten Lumens -, sondern sie gibt auch exakte Zusatzinformationen über Lokalisation des Intimarisses, Ausdehnung, Funktion der Aortenklappen, Gefäßabgänge sowie Flow im falschen Lumen (31,124).

Die Frage ob die Darstellung des falschen Kanals von prognostischer Bedeutung sei, wird unterschiedlich beantwortet. Während Dinsmore (28) sie bejaht, kann dies Earnest (31) nicht bestätigen, der darauf hinweist, dass das Dissektionslumen auch aus technischen Gründen nicht zur Darstellung kommen kann.

Meistens werden Großbildangiographien angefertigt, aber auch die Cineangiographie wird empfohlen. Als deren Nachteil werden die begrenzte Größe des Gesichtsfeldes und eine relativ schlechte Auflösung im Bereich des Mediastinums und des Abdomens erwähnt (124). Die Cineangiographie hat andererseits aber den Vorteil, daß die Bewegung der Intimamembran genau beobachtet werden können und sich auch die zeitlichen Verhältnisse im echten und falschen Lumen sehr gut beurteilen lassen (7,86).

3.4.5 Computertomographie

Die Computertomographie (CT) ist der Angiographie in verschiedener Hinsicht ebenbürtig und hat den Vorteil, weniger invasiv zu sein (33,43,44,51,92,102). Nachteilig ist allerdings, daß die Aortenklappen weniger gut beurteilbar sind und daß sich auch die Bogengefäße nicht so gut darstellen lassen (89). Sonst aber korrelieren die Resultate gut mit jenen der Angiographie, und in Einzelfällen kann die CT sogar überlegen sein (17). Ganz besonders geeignet ist die CT aber für Langzeitkontrollen bezüglich Ausdehnung und Entwicklung von sakkulären Aneurysmata sowie Beurteilung der Durchgängigkeit des falschen Kanals (65,86,92,102).

3.4.6 Kernspintomographie

Noch relativ wenig Erfahrung gibt es mit dieser neueren Untersuchungsmethode, die dem Computertomogramm in gewissen Belangen überlegen sein dürfte. Insbesondere sollen auch Aussagen über das Strömungsverhalten und die Strömungsgeschwindigkeit des Blutes in den verschiedenen Kanälen möglich sein, und es sollen Thromben abgegrenzt werden können (2,41). Nachteilig ist aber, daß die Untersuchung zeitraubend und die Kreislaufüberwachung während dieser Zeit problematisch ist und daß an den Patienten in der akuten Krankheitsphase bezüglich Kooperation und ruhigen Verhaltens erhebliche Anforderungen gestellt werden.

3.5 Charakteristika der Dissektion

3.5.1 Initialer Intimariß und Ausdehnung

Im Einklang mit anderen Studien befand sich der initiale Riß bei der überwiegenden Mehrheit an den beiden klassischen Orten distal der Aortenklappen und distal des Abgangs der linken A. subclavia. Bei Typ B war der Prozentsatz atypischer Lokalisation etwas größer als bei Typ A. Auch bezüglich der Ausdehnung ergaben sich im Vergleich mit anderen Serien wenig Besonderheiten (110). Erwähnenswert ist, daß die Dissektion nur bei 18% (Typ A) respektive 5% (Typ B) auf eines der 5 Aortensegmente beschränkt blieb, während sie andererseits bei 43% (A) bzw. 51% (B) bis über die Aortenbifurkation hinaus reichte. Eine retrograde Dissektion bestand bei allen 11 Patienten mit Typ A und atypischem Entry, wobei sie bei 7 nur wenige Zentimeter betrug. Bei Typ B dissezierten 5 sicher und 1 fraglich retrograd. Solche retrograde Dissektionen wurden von Cipriano (18) bei 6 Patienten mit Typ A beschrieben.

3.5.2 Aortenklappeninsuffizienz

Allgemein wird die Häufigkeit einer neu aufgetretenen Aortenklappeninsuffizienz bei Typ A mit über 50% angegeben (76). Für die Entstehung werden 3 Mechanismen angenommen:

1. Dilatation der Aortenwurzel und damit des Anulus,
2. Verschiebung des Niveaus eines Klappenteils durch den erhöhten Druck im Dissektionskanal und damit Klappeninsuffizienz durch Asymmetrie,
3. Zerstörung der Klappenverankerung (121,122).

Zweifellos ist die Aorteninsuffizienz teilweise dafür verantwortlich, daß Hypotonie, Linksherzinsuffizienz und Schock bei Typ A häufiger anzutreffen sind als bei Typ B und daß der initiale Verlauf bei Typ A oft stürmischer ist. Zudem hat das Vorhandensein einer Aorteninsuffizienz auch Einfluß auf die Therapie, sowohl im medizinischen als auch im chirurgischen Bereich.

3.6 Therapie

3.6.1 Wahl des Therapieverfahrens

Der Entscheid für eine konservativ-medikamentöse oder eine chirurgische Therapie basiert auf einer allgemeinen Beurteilung des Patienten (biologisches Alter, Allgemeinzustand, Operabilität, zusätzliche Erkrankungen) sowie auf einer exakten Diagnostik, die nicht nur das Vorhandensein einer Aortendissektion bestätigt, sondern auch über anatomische Details zu informieren vermag.

Wheat (135,139,141) hat auf die Bedeutung einer sofortigen Kreislaufstabilisierung hingewiesen, die unabhängig vom späteren Therapieverfahren und wenn möglich schon vor den diagnostischen Maßnahmen eingeleitet werden soll. Im Laufe der Jahre haben sich Therapieprinzipien herauskristallisiert, die in verschiedenen Zentren in großen Zügen sehr ähnlich angewandt werden; im Detail sind dann aber doch beträchtliche Unterschiede festzustellen.

Wegen der Häufigkeit der tödlichen Frühkomplikationen wird bei *Typ A* allgemein eine dringliche Operation empfohlen, die wenn möglich nach erfolgter oder doch mindestens versuchter Kreislaufstabilisierung durchgeführt werden soll.

Im Gegensatz dazu wird die *Typ-B*-Dissektion wegen ihres wesentlich günstigeren Frühverlaufs initial meist konservativ-medikamentös behandelt und eine allfällige Operation elektiv durchgeführt. Zur Frühoperation entschließt man sich hier beim Auftreten von Komplikationen.

Der Unterschied zwischen einzelnen Zentren besteht hauptsächlich darin, daß bei *Typ A* die Kontraindikationen gegen eine Operation in unterschiedlichem Ausmaß gewertet werden. Andererseits werden bei *Typ B* die Indikationen zur Operation verschieden weit gestellt.

Für Miller (86) gibt es in neuerer Zeit kaum absolute Kontraindikationen gegen eine Operation bei *Typ A*. Auch höheres Alter oder Komplikationen - selbst eine Paraplegie - sprechen für ihn nicht unbedingt gegen einen chirurgischen Eingriff; auf diesen verzichtet er aber allenfalls bei schweren chronischen Erkrankungen, bei irreversiblem Hirnschaden sowie bei Nieren- oder Mesenterialinfarkt.

Andernorts - so auch am USZ - werden Kontraindikationen bei *Typ A* stärker gewichtet. Dies ist auch aus der Tatsache ersichtlich, daß in Zürich nur 38% der Typ-A-Dissektion im akuten Stadium operiert wurden - trotz der Erkenntnis, daß nur eine Frühoperation die Prognose bei diesem Dissektionstyp verbessern kann. Für das konservative Prozedere bei 62% der Patienten waren verschiedene Gründe maßgebend: sehr komplexe Gefäßsituation (15mal), schwere, meist irreversible Organschäden (12-mal), zu kurze Überlebenszeit und/oder erst postmortal gestellte Diagnose (12mal), stark beeinträchtigter Vorzustand (8mal). 4 weitere Patienten lehnten die Operation ab, und bei 3 war sie an sich für einen späteren Zeitpunkt geplant; sie starben jedoch vorher.

Wheat, der 1965 auch bei *Typ A* ein konservativ-medikamentöses Prozedere vorgeschlagen hatte, empfiehlt in neuerer Zeit - unter dem Eindruck der weiteren Entwicklung mit verfeinerter Operationstechnik und besseren Resultaten - die Operation im Frühstadium nach Kreislaufstabilisierung (135,136,137,138,141).

Ein konservatives Vorgehen wird heute bei der akuten Dissektion von *Typ A* kaum mehr empfohlen, sondern es wird höchstens durch die Umstände diktiert. Doroghazi (30) weist allerdings als einer von wenigen darauf hin, daß mit konservativer Therapie auch recht gute Resultate erzielt werden können. Gelegentlich wird auch dann von einer Operation abgesehen, wenn der initiale Intimariß nicht genau identifizierbar ist (137,141). Es ist aber sehr umstritten, ob die Identifikation dieses Risses eine große Rolle spielt. In Stanford wurde bei 22% der Riß nicht reseziert, ohne daß dies den Verlauf negativ beeinflusste (50,86). Ebenso wurde die fehlende Darstellung des falschen Kanals in der Angiographie teilweise als Indikation für ein konservativ-medikamentöses Management angesehen (28,65,82,141). Sanderson (113) weist aber darauf hin, daß auch in diesen Fällen die Dissektion trotz adäquater medizinischer Therapie weiter fortschreiten kann.

Verschiedene Autoren schränken die Operationsindikation bei *Typ A* etwas ein, so John Sutton (59), der eine Operation in erster Linie in folgenden Situationen als notwendig erachtet:

- bei Verschluß eines Hauptastes,
- Perikarderguß,
- Hämatothorax,
- schwerer Aortenklappeninsuffizienz,
- fortdauernden oder rezidivierenden Schmerzen.

Auch Mills (88) handelt nach ähnlichen Kriterien.

Bei *Typ B* ist die Mehrzahl der Autoren der Meinung, daß nur bei speziellen Indikationen operiert werden soll, nämlich bei unkontrollierbaren Schmerzen, nicht einstellbarem Blutdruck, Zunahme der Dissektion, Entwicklung und Größenzunahme eines sakkulären Aneurysmas. In der vorliegenden Studie wurden insgesamt 13 Patienten (33%) im Frühstadium operiert, 9 wegen Dissektionskomplikationen und 4 wegen spezieller anatomischer Situation, z.B. einer starken Kompression des Originallumens der Aorta.

Miller (86,87) weist allerdings darauf hin, daß Patienten mit *Typ-B*-Dissektion, bei denen die medizinische Therapie versagt, eine ungünstige Prognose haben, auch dann, wenn sie notfallmäßig operiert werden. Bei bestehenden Komplikationen liegt die Operationsmortalität um ein Vielfaches höher (73% statt nur 11% ohne Komplikationen). Außerdem ist in Stanford die Operationsmortalität bei der akuten Typ-B-Dissektion (13%) im Gegensatz zu den anderen Orten nicht mehr signifikant höher als bei Typ A (8%). Miller empfiehlt deshalb auch bei Typ B die Operation im akuten Stadium, außer bei alten oder sonst beeinträchtigten Patienten sowie dann, wenn der falsche Kanal angiographisch nicht dargestellt ist.

3.6.2 Konservativ-medikamentöse Therapie

Das Behandlungsschema von Wheat (135,141) ist allgemein anerkannt für Patienten, bei denen man sich für eine konservativ-medikamentöse Behandlung entscheidet. Es wird in der präoperativen Phase aber auch bei normo- und hypertensiven chirurgischen Patienten angewandt.

Wheat, ein Chirurge, hatte bereits 1965 darauf hingewiesen, daß es entscheidend ist, nicht nur den absoluten arteriellen Druck, sondern auch die Druckanstiegsgeschwindigkeit möglichst weitgehend zu senken. Zur Blutdrucksenkung verwendete er zunächst Trimethaphan und in neuerer Zeit Natriumnitroprussid. Die Druckanstiegsgeschwindigkeit senkte er in den ersten Jahren mit Reserpin, in neuerer Zeit mit Propranolol (Tabelle 10). Diese Therapie ist auch experimentell gut untermauert und wurde von Wheat ausführlich beschrieben und begründet:

- Simpson (119) konnte zeigen, daß Truthähne, die nach Gabe von ß-Aminopropionitril häufig Aortendissektionen entwickeln, diese Komplikation viel seltener erleiden, wenn sie mit Reserpin oder Propranolol behandelt werden.
- Untersuchungen von Prokop (106) am Aortenmodell mit nicht pulsierendem bzw. pulsierendem Flow und verschiedenem dp/dt zeigten die Bedeutung des pulsierenden Flows und der Druckanstiegsgeschwindigkeit für die Entstehung einer Dissektion.
- In Hundeexperimenten konnte Carney (15) das Dissektionshämatom zum Stehen bringen durch eine kombinierte Senkung des Blutdrucks und der Druckanstiegsgeschwindigkeit. Die Reduktion der Druckanstiegsgeschwindigkeit allein genügte nicht.
- Auch Moran (90) bestätigte im Hundeexperiment, daß beide Komponenten reduziert werden müssen, damit eine Wirkung erzielt wird.

Pyeritz (108) wies nach, daß die Aortenwurzeldilatation beim Marfan-Syndrom durch Propranolol verzögert werden kann.

Eine gewisse Unsicherheit entstand um das häufig als Vasodilatator verwendete *Natriumnitroprussid,* weil es im Hundeversuch die maximale aortale Druckanstiegsgeschwindigkeit steigerte; ein Effekt, der nur durch sehr hohe Propranololdosen blokkiert werden konnte (99). Diese Wirkung kommt wahrscheinlich durch einen reflektorisch erhöhten Sympathikotonus zustande. Cohn (19) machte darauf aufmerksam, daß Natriumnitroprussid nur beim Hund, nicht aber beim Menschen eine Tachykardie bewirkt, und er empfahl weiterhin die Verwendung dieses Medikamentes bei der Aortendissektion, natürlich kombiniert mit ß-Rezeptoren-Blockern.

Auch *Hydralazin* hatte in den Tierexperimenten von Simpson (120) eine ungünstige Wirkung, indem es im oben erwähnten Truthahnmodell die Mortalität erhöhte und man in der Aortenmedia ultrastrukturelle degenerative Veränderungen fand. Wheat (141) rät von der Verwendung von Hydralazin, Diazoxid und Minoxidil auch deshalb ab, weil sie das Herzzeitvolumen erhöhen, und er empfiehlt *Methyldopa* für die Langzeittherapie.

Der Nachteil des Schemas von Wheat beruht darin, daß es bei den *Typ-A*-Dissektionen - vor allem wegen Hypotonie - relativ häufig nicht anwendbar ist. (Abb. 3a und Tabelle 7). Diese Erfahrung machten auch andere (63).

Bei *Typ B* hingegen können die weitaus meisten Patienten nach diesem Schema behandelt werden. Zusätzlich kam es bei 9 (69%) von 13 Patienten mit Typ-B-Dissektion, die in der Frühphase operiert wurden, präoperativ zur Anwendung.

3.6.3 Chirurgische Therapie

Das Ziel einer Operation besteht darin, die Haupttodesursache zu eliminieren durch Verhinderung von lokalen Komplikationen in Zusammenhang mit dem Intimariß. Dabei steht die Ruptur im Vordergrund und bei Typ A zusätzlich das Kreislaufversagen infolge Aortenklappeninsuffizienz.

Zu diesem Zweck wird das Aortenstück mit dem primären Intimariß reseziert, das falsche Lumen obliteriert und bei Aorteninsuffizienz die Klappe resuspendiert oder allenfalls ersetzt.

Bei 68% der Patienten mit neu aufgetretenen Aorteninsuffizienzen wurde die Klappe ersetzt. Dieser Prozentsatz liegt höher als in zahlreichen anderen Serien (6,14,27,30,50,84,86,97,144). Generell besteht die Tendenz, die Aortenklappe, wenn immer möglich, zu erhalten, und die Erfolge sind meist gut, indem nur selten später ein Aortenklappenersatz notwendig wird.

Haverich u. Miller (50,85,86) berichten, daß in Stanford bei 22% der Patienten der primäre Intimariß nicht reseziert wurde und daß dadurch der weitere Verlauf nicht signifikant negativ beeinflußt wurde.

Anläßlich einer angiographischen Nachkontrolle von 27 Patienten, die in Stanford wegen einer Aortendissektion operiert worden waren (22 Typ A, 5 Typ B), stellte Guthaner (48) bei 85% einen durchgängigen falschen Kanal fest, obwohl bei der Operation mindestens der Versuch zu dessen Obliteration unternommen worden war. Es wird angenommen, daß das Blut postoperativ durch ursprüngliche "reentries" ins falsche Lumen gelangt.

Auch Turley (130) stellte bei postoperativen computertomographischen Kontrollen einen persistierenden Flow im falschen Kanal trotz Obliterationsversuch fest, und er anastomosiert deshalb den Graft distal teilweise mit beiden Lumina.

3.7 Verlauf

3.7.1 Frühverlauf Typ A

Die Frühmortalität bei den 54 *konservativ-medikamentös oder nicht behandelten Patienten* war mit 89% extrem hoch. Mehr als die Hälfte all dieser Patienten überlebte nicht einmal die ersten 48 h. Die Überlebensrate war bei den nach dem Wheat-Schema behandelten Patienten nicht besser als bei jenen, die gar nicht oder mit anderen Medikamenten behandelt wurden. Diese Erfahrung machte auch Appelbaum (6).

Diese Gruppe stellte allerdings eine Selektion von Patienten mit Komplikationen dar, indem fast immer Kontraindikationen oder eine zu kurze Überlebenszeit den Ausschlag dafür gaben, daß nicht operiert wurde und nicht die Tatsache, daß der Zustand des Patienten stabil zu sein schien.

Auch in der Literatur werden bei konservativ-medikamentöser Therapie fast durchweg sehr hohe Mortalitätszahlen angegeben (58,59,104,131). Da die meisten Zentren diese Patienten heute grundsätzlich im Frühstadium operieren, sind gar nicht so viele Erfahrungen mit konservativer Therapie publiziert. In neuerer Zeit berichtet Doroghazi (30) über eine Serie von 9 Patienten, die medikamentös behandelt wurden, weil bei ihnen entweder der Intimariß nicht identifizierbar war oder weil Kontraindikationen gegen eine Operation bestanden. Der Verlauf war relativ günstig, indem 5 die Frühphase und 4 längerfristig überlebten.

Die in den ersten 4 Wochen Verstorbenen unterschieden sich von den Überlebenden bezüglich initialer Komplikationen nicht signifikant. Eine bemerkenswerte Ausnahme stellt die Tatsache dar, daß sich 4 der 6 Überlebenden initial in einem Schockzustand befanden - verhältnismäßig also signifikant mehr als bei den Gestorbenen.

Bei den in der Frühphase *operierten Patienten* waren die Kurzzeitresultate bedeutend besser, hauptsächlich aus zwei Gründen: Erstens wurde durch die Operation die Haupttodesursache - Ruptur mit Perikardtamponade - vollständig eliminiert und zweitens stellte diese Gruppe eine relativ günstige Selektion von Patienten ohne wesentliche Kontraindikationen dar. Nur 4 dieser 33 Patienten (12%) waren im Schock und nur 3 (9%) zeigten eine Herzinsuffizienz. Einen initialen systolischen Blutdruck unter 100 mmHg wiesen ebenfalls nur 3 (9%) auf. Diese Prozentzahlen liegen tiefer als bei den konservativ Behandelten; die Unterschiede erreichten aber nicht statistische Signifikanz.

Die Frühmortalität von 30% bei den operierten Patienten mit Typ-A-Dissektion entspricht ungefähr den Angaben in der neueren Literatur, die sich im wesentlichen zwischen 20% und 50% bewegen (1,3,6,14,23,25,27,30,59,84,85,93,105,117,126). Allerdings wird nicht immer genau zwischen akuten und chronischen Dissektionen unterschieden. Von verschiedenen Autoren wird eine wesentlich höhere Operationsmortalität für akute als für chronische Dissektionen angegeben (27,30,34,85,86). Nach Miller (86) liegt die durchschnittliche in der Literatur angegebene Operationsmortalität für akute Dissektionen vom Typ A bei 37%. In Stanford konnte sie in neuester Zeit auf 8% gesenkt werden, obwohl dort die Indikation sehr weit gestellt wird.

Bei den die Frühphase nicht überlebenden operierten Patienten wiesen initial signifikant mehr einen Schockzustand, eine Niereninsuffizienz oder neurologische Ausfälle auf als bei den Überlebenden. Kein signifikanter Unterschied bestand hingegen bezüglich Herzinsuffizienz, Aortenklappeninsuffizienz sowie Beeinträchtigung des Bewußtseinszustandes.

Miller (87) nennt folgende Hauptrisikofaktoren bezüglich Operationsmortalität: Nierendysfunktion, renale oder viszerale Ischämie und Lokalisation des Risses (Bogen > Aorta descendens > Aorta ascendens). Keinen signifikanten Einfluß hatten hingegen unter anderem neurologische Komplikationen, Myokardinfarkt und akute Aorteninsuffizienz.

Ungewöhnliche Komplikationen, wie sie in der Literatur vereinzelt beschrieben wurden, konnten in Zürich nicht beobachtet werden: Ruptur in einen der Vorhöfe, in die Pulmonalarterie, die V. cava, den Ösophagus oder den unteren Magen-Darm-Trakt (22,42,62,78,95,112,129).

3.7.2 Spätverlauf Typ A

4 der 6 *konservativ-medikamentös behandelten Patienten*, welche die Frühphase überlebten, mußten bereits im 2. Monat nach Krankheitsbeginn operiert werden, so

daß schließlich nur 2 Patienten mit Typ-A-Dissektion, die nie an der Aorta operiert worden waren, länger überlebten. 3 der 6 initial Überlebenden starben im weiteren Verlauf. Bei Studienende lebten also noch 6% aller anfänglich konservativ behandelten Patienten mit Typ-A-Dissektion.

In der Serie von John Sutton (59) lebten von den konservativ Behandelten nach 3 Jahren nur noch 13%, wogegen bei den Frühoperierten während der Beobachtungszeit keine Spättodesfälle mehr auftraten. Auch Mills (88) berichtete über eine tiefe Überlebensrate nach einem Jahr, vor allem für den Typ I nach DeBakey, uzw. unabhängig davon, ob konservativ oder chirurgisch behandelt wurde (8% gegenüber 19% für Typ I, 0% gegenüber 60% für Typ II, hier allerdings bei insgesamt nur je 5 Patienten). Über etwas bessere Resultate verfügt Doroghazi (30), indem von 9 konservativ Behandelten 5 den Krankenhausaufenthalt und 4 längerfristig überlebten.

Bei den 23 im USZ *Frühoperierten*, die die ersten 4 Wochen überlebten, war der weitere Verlauf bei einer durchschnittlichen Beobachtungszeit von 5 Jahren 9 Monaten relativ günstig. Außer den 2 Patienten, die noch in der Krankenhausphase zu Beginn des 2. Monats starben, erlebten alle bis auf einen das Ende der Studienperiode, und auch dieser starb erst nach 9 Jahren 6 Monaten.

Der Prozentsatz der bei Studienabschluß Lebenden in dieser Gruppe war recht hoch (61% des gesamten Kollektivs und 78% der Kurzzeitüberlebenden). Diese Erfahrung machten - mit Ausnahme von Mills (88) - auch verschiedene andere Autoren (14,59,86,126,131,132,144).

3.7.3 Frühverlauf Typ B

Bei den 26 *konservativ-medikamentös behandelten Patienten* ist die Kurzzeitüberlebensrate mit 73% ziemlich hoch. Diese Gruppe stellt aber eine relativ günstige Selektion dar, indem die Tendenz bestand, Patienten mit Komplikationen zu operieren. Fast alle Patienten in dieser Gruppe konnten denn auch nach dem Wheat-Schema behandelt werden. Die Frühmortalität von 27% in dieser Gruppe liegt ebenfalls im Bereich, der in der neueren Literatur angegeben wird (6,27,30,58,59,86,131).

Auch die hohe Frühmortalität von 54% bei den 9 *operierten Patienten* stimmt recht gut mit den Angaben in der Literatur überein, wo mehrheitlich eine höhere Mortalität für die operativ als für die medikamentös behandelten Patienten angegeben wird (6,27,30,59,85,109,131). Nach Miller (86) ist die durchschnittliche Operationsmortalität in der Literatur 38%. Er weist auch darauf hin, daß bei akuten Typ-B-Dissektionen die Operationsmortalität um ein Vielfaches erhöht ist, wenn Komplikationen bestehen (73% gegenüber 11% ohne Komplikationen). Auch bei diesem Dissektionstyp konnte in Stanford die Operationsmortalität in neuester Zeit sehr niedrig gehalten werden (13%).

Im Gegensatz zu konservativ behandelten Gruppen stellen die operierten Patienten i. allg. eine Selektion mit erhöhtem Risiko dar, sind bei ihnen doch meist Komplikationen aufgetreten. In der vorliegenden Studie war dies bei 9 von 13 Operierten der Fall, während bei den übrigen 4 ein spezieller angiographischer Befund für das chirurgische Vorgehen ausschlaggebend war. Das Auftreten von Komplikationen bedeutet in der Regel, daß die konservativ-medikamentöse Therapie ihr Ziel - eine Stabilisierung der Dissektion - nicht erreicht hat.

3.7.4 Spätverlauf Typ B

Von den 19 die Frühphase überlebenden, *konservativ-medikamentös behandelten Patienten* wurden 4 später operiert, 2 von ihnen notfallmäßig wegen Komplikationen, wie sie bei diesem Dissektionstyp im Langzeitverlauf nicht selten auftreten: Entwicklung eines sakkulären Aneurysmas im Dissektionsbereich bzw. Ausdehnung der Dissektion nach distal.

Bei den übrigen 15 auch in der Spätphase nicht Operierten fällt auf, daß von insgesamt 10 Gestorbenen 4 an einer thorakalen Aortenruptur starben und weitere 3 einen plötzlichen Tod erlitten, für den möglicherweise auch eine Ruptur verantwortlich war.

In dieser Gruppe mit initial konservativer Behandlung lebten nach einem Jahr noch 62% des gesamten Kollektivs bzw. 84% der Kurzzeitüberlebenden. Nach einer durchschnittlichen Beobachtungszeit von 4 Jahren 4 Monaten waren es bei Studienabschluss hingegen nur noch 31% bzw. 42%.

Die Langzeitresultate bei diesen Patienten waren also nicht so günstig, wie dies der Frühverlauf erhoffen ließ. Alarmierend ist vor allem die relativ große Zahl von *plötzlichen Todesfällen*, und es stellt sich die Frage, ob ein Teil von ihnen bei engerer Kontrolle hätte vermieden werden können; allfällige aneurysmatische Erweiterungen der Aorta wären dann möglicherweise erkannt und behandelt worden, bevor es zur Ruptur kam.

Besonders Wheat (139) weist darauf hin, daß mit rigoroser Langzeitbehandlung und engmaschigen Nachkontrollen sich anbahnende Komplikationen im voraus erkannt und unerwartete Rupturen vermieden werden können.

Solche Spätkomplikationen kommen allerdings auch bei im Frühstadium oder später *operierten Patienten* vor; einer von 6 die Frühphase überlebenden Patienten starb an der Ruptur eines sakkulären Aneurysmas im nichtoperierten Teil der Aorta. Der 2. Spättodesfall ist hingegen als Komplikation der initialen Operation anzusehen. Eine 3. Patientin starb 2 Jahre nach der Spätoperation plötzlich.

Insgesamt lebten in der Gruppe der operativ Behandelten nach einem Jahr noch 38% des gesamten Kollektivs und 83% der Kurzzeitüberlebenden. Nach einer durchschnittlichen Beobachtungszeit von 4 Jahren 9 Monaten waren es bei Abschluß der Studie noch 23% bzw. 50%

In der Literatur sind die Angaben über den Langzeitverlauf uneinheitlich. Während Appelbaum (6) und Mills (88) bessere Überlebensraten bei den initial Operierten aufweisen, ist bei Vecht (131), Doroghazi (30) und anderen (10,16,80) der Verlauf in der konservativen Gruppe günstiger. Bei John Sutton (59) ist der Langzeitverlauf bei beiden Therapieformen gleich. Er beobachtete aber, daß der Tod in der medikamentös behandelten Gruppe häufiger dissektionsbezogen war. Über ebenfalls relativ gute Resultate bei konservativer Therapie berichteten McFarland (82) und Stulz (127).

Diese Aussagen müssen aber etwas relativiert werden, weil sowohl die Unterschiede als auch die Patientenzahlen teilweise recht klein sind und weil die Kollektive infolge uneinheitlicher Indikationsstellung nur bedingt vergleichbar sind.

3.7.5 Überlebenskurven und -zeiten

Wenn sich die Überlebenskurven in den 4 Gruppen - mit Ausnahme der beiden Gruppen des Typs B - deutlich unterscheiden, dann liegt dies vor allem an der sehr unterschiedlichen Frühmortalität. Diese Unterschiede sind - mit Ausnahme von Typ A gegenüber Typ B bei chirurgischer Therapie - nicht mehr signifikant, wenn nur die Langzeitüberlebenden berücksichtigt werden. Allerdings wird die Beurteilung dadurch erschwert, daß die Patientenzahlen in den Gruppen A (medikamentös) und B (chirurgisch) sehr klein sind.

Es muss hier nochmals darauf hingewiesen werden, daß sich die Überlebenskurven nicht nur deshalb unterscheiden, weil in bestimmten Situationen eine Therapieform der anderen überlegen ist, sondern auch, weil die einzelnen Gruppen selektioniert sind.

3.8 Todesursachen

3.8.1 Typ A

Weit im Vordergrund steht hier die *Ruptur* am Ort des initialen Risses mit Perikardtamponade, die in der Mehrzahl der Fälle schon in den ersten 48 h eintrat. Bei 3 Patienten kam es zur Ruptur in den Pleuraraum, obwohl bei ihnen der initiale Riß an typischer Stelle in der Aorta ascendens lag. Daß solche Frührupturen durch eine *Operation* weitgehend verhindert werden können, ist allgemein anerkannt und zeigt sich auch daran, daß kein einziger der Frühoperierten einer Aortenruptur erlitt.

Leonard (72) berichtet über 125 Autopsien bei Aortendissektionen. Beim proximalen Typ fand sich bei 84% eine Aortenruptur, bei 74% handelte es sich um eine Perikardtamponade und bei 5% um eine Ruptur in die linke Pleurahöhle.

Mills (88) stellte eine ganz besondere Häufung von Perikardtamponaden bei Typ II nach DeBakey fest.

Auch alle anderen - viel selteneren - Frühtodesursachen standen in Zusammenhang mit der Dissektion. Im allgemeinen lag ihnen eine beeinträchtigte Perfusion einzelner Organe oder ein allgemeines Kreislaufversagen zugrunde. Vermutlich waren auch 4 der 6 Spättodesfälle direkt dissektionsbezogen, wenn man annimmt, daß die Ursache für den plötzlichen Tod bei 2 Patienten eine Aortenruptur und nicht eine Herzrhythmusstörung war.

3.8.2 Typ B

Die Ruptur stand auch hier im Vordergrund, und zwar im Gegensatz zu Typ A auch bei den Spättodesfällen. Dort handelte es sich bei den initial konservativ Behandelten auffallend häufig um einen plötzlichen Tod. Rupturen wurden bei diesem Dissektionstyp aber auch bei den Operierten beobachtet, sowohl in der Frühphase als auch im Langzeitverlauf.

In der Autopsieserie von Leonard (72) war es bei 70% zu einer Ruptur gekommen, bei 41% in die linke Pleurahöhle.

In der Literatur stehen bei den operierten Patienten meist andere Todesursachen als die Ruptur im Vordergrund (6,27,88). Haverich (50) stellte allerdings auch auffallend viele plötzliche Todesfälle fest, die 33% der Spättodesfälle bei Patienten mit operiertem Typ B ausmachten.

4 Schlußbemerkungen

Die akute Aortendissektion ist auch heute noch eine sehr schwere Erkrankung mit großer Komplikationsrate. Sie ist gekennzeichnet durch eine - vor allem bei Typ A - sehr hohe Frühmortalität, der in erster Linie die Aortenruptur zugrundeliegt.

Diese *Frühmortalität* kann heute ganz wesentlich *gesenkt* werden, vor allem durch Beachtung der folgenden 3 Faktoren:

1. Reduktion der zeitlichen Verzögerung bis zur Sicherung der Diagnose und bis zum Beginn einer effizienten Therapie,
2. Rasche Kreislaufstabilisierung bei allen Patienten, wenn möglich nach dem Schema von Wheat mit ß-Rezeptoren-Blockern und Vasodilatanzien,
3. Frühoperation bei Typ A und - wenn sich die Dissektion nicht stabilisieren läßt oder wenn Komplikationen auftreten - auch bei Typ B.

Bei der akuten Dissektion vom *Typ A* ist die Prognose bei konservativer Therapie so schlecht, daß man sich nur durch sehr gewichtige Kontraindikationen von einer *Operation* in der Frühphase abhalten lassen sollte. Wenn möglich sollte aber bei stabilisiertem Kreislauf operiert werden.

Bei stabiler, unkomplizierter *Typ-B*-Dissektion ist primär eine *konservativ-medikamentöse Therapie* indiziert, die sich hier auch besser durchführen läßt als bei Typ A, welcher häufiger von Hypotonie und Schock begleitet ist. Zu berücksichtigen ist aber, daß die Operationsmortalität bei Komplikationen beträchtlich erhöht ist, weshalb bei entsprechenden Anzeichen rasch operiert werden soll und nicht erst, wenn die Komplikationen voll ausgebildet sind.

In der *Diagnostik* spielt die aortale Angiographie auch heute noch die Hauptrolle, doch sind Echokardiographie und Computertomographie sehr wertvolle Ergänzungs- und bisweilen Ersatzuntersuchungen. Vor allem bei Typ-A-Dissektionen kann die Kreislaufbeeinträchtigung wegen schwerer Aortenklappeninsuffizienz oder Perikarderguß unter Umständen so ausgeprägt sein, daß auf dem Echobefund basierend operiert werden muß, weil die Angiographie eine zu große Verzögerung und damit Gefährdung bedeuten würde. Das Computertomogramm andererseits ist speziell zur Kontrolluntersuchung von Bedeutung.

Engmaschige *Nachkontrollen* sind wichtig, weil auch im Langzeitverlauf Komplikationen auftreten können. Im Vordergrund steht die Entwicklung sakkulärer Aneurysmata mit Rupturgefahr. Zweifellos lassen sich solche Rupturen durch die rechtzeitige Operation eines Aneurysmas teilweise verhüten.

Die Komplikationsgefahr ist dann erhöht, wenn der Flow im falschen Lumen auch postoperativ persistiert, was bei einer beträchtlichen Zahl von Patienten der Fall ist, obwohl der primäre Riß reseziert wurde.

Neben der Nachkontrolle ist aber auch eine *Langzeittherapie* von Bedeutung. Durch die Operation kann i. allg. ja nur ein kleiner Teil der erkrankten Aorta entfernt werden, weshalb es von großer Bedeutung ist, daß das Gefäß dauernd entlastet wird durch Senkung des arteriellen Drucks und der Druckanstiegsgeschwindigkeit.

Literatur

1. D'Allaines C, Blondeau P, Piwnica A et al. (1977) Surgery for aortic dissection: 53 operated cases with 32 in the acute phase. J Cardiovas Surg 18:261-266
2. Allgayer B, Rupp N, Reiser M, Lukas HP, Heller HJ, Dörrler J (1985) Das Aortenaneurysma im MR-Tomogramm. Dtsch Med Wochenschr 110:714-718
3. Althaus U, Marincek B (1984) Thorakale Aortenaneurysmen. Schweiz Med Wochenschr 114:1547-1559
4. Anagnostopoulos CE, Prabhakar MJS, Kittle CF (1972) Aortic dissections and dissecting aneurysms. Am J Cardiol 30:263-273
5. Anagnostopoulos CE (1975) Acute aortic dissections. University Park Press, Baltimore
6. Appelbaum A, Karp RB, Kirklin JW (1976) Ascending vs descending aortic dissections. Ann Surg 183:296-300
7. Arciniegas JG, Soto B, Little WC, Papapietro SE (1981) Cineangiography in the diagnosis of aortic dissection. Am J Cardiol 47:890-894
8. Bachet J, Mesnildrey P, Goudot B et al. (1984) Dissection de l'aorte ascendante après remplacement valvulaire aortique. Presse Méd 13:2253-2256
9. Berchtold W (1981) Klinische Studien: Berechnen und Vergleichen von Überlebenskurven. Schweiz Med Wochenschr 111:128-133
10. Bergholm U, Hallén A (1984) Dissecting aneurysm of the descending thoracic aorta. Surgical or medical treatment. Scand J Thor Cardiovasc Surg 18:45-47
11. Bickerstaff LK, Pairolero PC, Hollier LH et al. (1982) Thoracic aortic aneurysms: a population-based study. Surgery 92:1103-1108
12. Bircks W (1978) Das dissezierende Aortenaneurysma. Schweiz Med Wochenschr 108:1686-1695
13. Börner N, Erbel R, Braun B, Henkel B, Meyer J, Rumpelt J (1984) Diagnosis of aortic dissection by transesophageal echocardiography. Am J Cardiol 54:1157-1158
14. Cachera JP, Vouhé PR, Loisance DY et al. (1981) Surgical management of acute dissections involving the ascending aorta. J Thorac Cardiovasc Surg 82:576-584
15. Carney WI, Rheinlander HF, Cleveland RJ (1975) Control of acute aortic dissection. Surgery 78:114-120
16. Ceci V, Fiorella AT, Bordi L, La Selva MA (1980) Terapia dell' aneurisma dissecante dell'aorta. Analisi di 110 casi. G Ital Cardiol 10:578-583
17. Chaudhry A, Romero L, Pugatch RD, Gale E, Berger RL (1983) Diagnosis of aortic dissection by computed tomography. Ann Thorac Surg 35:322-325
18. Cipriano PR, Griepp RB (1979) Acute retrograde dissection of the ascending thoracic aorta. Am J Cardiol 43:520-528
19. Cohn JN (1976) Nitroprusside and dissecting aneurysm of aorta. (Letter to the editor). N Engl J Med 295:567
20. Come PC (1983) Improved cross-sectional echocardiographic technique for visualization of the retrocardiac descending aorta in its long axis. Normal findings and abnormalities in saccular and/or dissecting aneurysms. Am J Cardiol 51:1029-1032
21. Daily PO, Trueblood HW, Stinson EB, Wuerflein RD, Shumway NE (1970) Management of acute aortic dissections. Ann Thorac Surg 10:237-247

22. Dale HT, Thomson K, DeWeese JA, Popio KA (1978) Aortic rupture into the esophagus during angiography. JAMA 239:1880-1881
23. Dalen JE, Alpert JS, Cohn LH, Black H, Collins JJ (1974) Dissection of the thoracic aorta. Medical or surgical therapy? Am J Cardiol 34:803-808
24. DeBakey ME, Cooley DA, Creech O (1955) Surgical considerations of dissecting aneurysm of the aorta. Ann Surg 142:586-612
25. DeBakey ME, Henly WS, Cooley DA, Morris GC, Crawford ES, Beall AC (1964) Surgical management of dissecting aneurysm involving the ascending aorta. J Cardiovasc Surg 5:200-211
26. DeBakey ME, Henly WS, Cooley DA, Morris GC, Crawford ES, Beall AC (1965) Surgical management of dissecting aneurysms of the aorta. J Thorac Cardiovasc Surg 49:130-148
27. DeBakey ME, McCollum CH, Crawford ES, Morris GC, Howell J, Noon GP, Lawrie G (1982) Dissection and dissecting aneurysms of the aorta: Twenty-year follow-up of five hundred twenty-seven patients treated surgically. Surgery 92:1118-1134
28. Dinsmore RE, Willerson JT, Buckley MJ (1972) Dissecting aneurysm of the aorta. Aortographic features affecting prognosis. Radiology 105:567-572
29. Doroghazi RM (1983) Introduction. In Doroghazi RM, Slater EE (eds) Aortic dissection. McGraw-Hill, New York pp 1-12
30. Doroghazi RM, Slater EE, DeSanctis RW, Buckley MJ, Austen WG, Rosenthal S (1984) Long-term survival of patients with treated aortic dissection. JACC 3:1026-1034
31. Earnest F, Muhm JR, Sheedy PF (1979) Roentgenographic findings in thoracic dissection. Mayo Clin Proc 54:43-50
32. Edwards WD, Leaf DS, Edwards JE (1978) Dissecting aortic aneurysm associated with congential bicuspid aortic valve. Circulation 57:1022-1025
33. Egan TJ, Neiman HL, Herman RJ, Malave SR, Sanders JH (1980) Computed tomography in the diagnosis of aortic aneurysm dissection or traumatic injury. Radiology 136:141-146
34. Egloff L, Baumann PC, Studer M, Siclari F, Schneider K, Senning A, Turina M (1985) Die chirurgische Behandlung des dissezierenden Aortenaneurysmas Typ I und II. Schweiz Med Wochenschr 115:1295-1299
35. Erdheim J (1929) Medionecrosis aortae idiopathica. Virchows Arch (Pathol Anat) 273:453-479
36. Erdheim J (1930) Medionecrosis aortae idiopathica cystica. Virchows Arch (Pathol Anat) 276:187-229
37. Fleck E, Dirschinger J, Klein U, Rudolph W (1978) Dissezierendes Aortenaneurysma. Wertigkeit klinischer Symptome und Befunde für die frühzeitige Diagnose. Herz 3:261-269
38. Forfang K, Rostad H, Sorland S, Levorstad K (1979) Late sudden death after surgical correction of coarctation of the aorta. Importance of aneurysma of the ascending aorta. Acta Med Scand 206:375-379
39. Fukuda T, Tadavarthy SM, Edwards JE (1976) Dissecting aneurysm of aorta complicating aortic valvular stenosis. Circulation 53:169-175
40. Gallotti R, Ross DN (1980) The Marfan syndrome: surgical technique and follow-up in 50 patients. Ann Thorac Surg 29:428-433
41. Geisinger MA, Risius B, O'Donnell JA, Zelch MG, Moodie DS, Graor RA, George CR (1985) Thoracic aortic dissections: magnetic resonance imaging. Radiology 155:407-412
42. Glanz S, Gordon DH, Shah N, Jaffe B, Griep R (1982) Unusual manifestations of aortic dissection. Cardiovasc Intervent Radiol 5:292-295
43. Godwin JD, Herfkens RL, Skioldebrand CG, Federle MP, Lipton MJ (1980) Evaluation of dissections and aneurysms of the thoracic aorta by conventional and dynamic CT scanning. Radiology 136:125-133
44. Gomes MN, Hufnagel CA, Schellinger D, Kirschner LP (1983) Non-invasive evaluation of thoracic aneurysms. Computerized Radiol 7:267-277
45. Granato JE, Dee P, Gibson RS (1985) Utility of two-dimensional echocardiography in suspected ascending aortic dissection. Am J Cardiol 56:123-129
46. Gsell O (1928) Wandnekrosen der Aorta als selbstständige Erkrankung und ihre Beziehung zur Spontanruptur. Virchows Arch (Pathol Anat) 270:1-36
47. Gurin D, Bulmer JW, Derby R (1935) Dissecting aneurysm of the aorta. Diagnosis and operative relief of arterial obstruction due to this cause. New York State J Med 35:1200-1202

48. Guthaner DF, Miller DC, Silverman JF, Stinson EB, Wexler L (1979) Fate of the false lumen following surgical repair of aortic dissections: an angiographic study. Radiology 133:1-8
49. Hasleton PS, Leonard JC (1979) Dissecting aortic aneurysms: a clinico-pathological study. II. Histopathology of the aorta. Quart J Med 48:63-76
50. Haverich A, Miller DC, Scott WC, Mitchell RS, Oyer PE, Stinson EB, Shumway NE (1985) Acute and chronic aortic dissections - determinants of long-term outcome for operative survivors. Circulation 72 Suppl II:22-34
51. Heiberg E, Wolverson M, Sundaram M, Connors J, Susman N (1981) CT findings in thoracic aortic dissection. AJR 136:13-17
52. Hirst AE, Johns VJ, Kime W Jr. (1958) Dissecting aneurysms of the aorta: a review of 505 cases. Medicine 37:217-279
53. Hirst AE, Gore I (1976) Is cystic medionecrosis the cause of dissecting aortic aneurysm? Circulation 53:915-916
54. Hirst AE, Gore I (1983)The etiology and pathology of aortic dissection. In Doroghazi RM, Slater EE (eds) Aortic dissection. McGraw-Hill, New York, pp 13-53
55. Hurley JV (1959) Dissecting aneurysm of the aorta. Histologic appearance and a hypothesis of pathogenesis. Aust Ann Med 8:297-306
56. Iliceto S, Antonelli G, Biasco G, Rizzon P (1982) Two-dimensional echocardiographic evaluation of aneurysms of the descending thoracic aorta. Circulation 66:1045-1049
57. Iliceto S, Ettorre G, Francioso G, Antonelli G, Biasco G, Rizzon P (1984) Diagnosis of aneurysm of the thoracic aorta. Comparison between two non invasive techniques: two-dimensional echocardiography and computed tomography. Eur Heart J 5:545-555
58. Jamieson WRE, Munro AI, Miyagishima RT, Allen P, Tyers GFO, Gerein AN (1982) Aortic dissection: early diagnosis and surgical management are the keys to survival. Can J Surg 25:145-149
59. John Sutton MS, Oldershaw PJ, Miller GAH, Paneth M, Williams B, Braimbridge M (1981) Dissection of the thoracic aorta. A comparison between medical and surgical treatment. J Cardiovasc Surg 22:195-202
60. Kaplan EL, Meier P (1958) Nonparametric estimation from incomplete observations. J Amer statist Ass 53:457-481
61. Kaufman SL, White RI (1980) Aortic dissection with "normal" chest roentgenogram. Cardiovasc Intervent Radiol 3:103-106
62. Keenan DJ, Kieso HA, Johnson AM, Ross JK (1984) Acquired aorto-pulmonary fistula. Case report. Thorac Cardiovasc Surg 32:190-192
63. Kidd JN, Reul GJ, Cooley DA, Sandiford FM, Kyger ER, Wukasch DC (1976) Surgical treatment of aneurysms of the ascending aorta. Circulation 54 Suppl 3:118-122
64. Kleiger R, Connors J, Avioli V (1978) Management of dissecting aortic aneurysm. Arch Intern Med 138:983-986
65. Kolff J, Bates RJ, Balderman SC, Shenkoya K, Anagnostopoulos CE (1977) Acute aortic arch dissection: reevaluation of the indications for medical and surgical therapy. Am J Cardiol 39:727-733
66. Laennec RTH (1819) Traité de l'auscultation médiate, ou traité du diagnostic des maladies des poumons et du coeur, fondé principalement sur ce nouveau moyen d'exploration. JA Brosson et JS Chaudé, Paris 1819 (zit. bei [27,29,71])
67. Lantons G, Sos TA, Sniderman KW, Saddekni S, Hilton S (1980) Dissecting hematoma of the thoracic aorta extending into a coronary artery: angiographic demonstration. Radiology 135:329-330
68. Larson EW, Edwards WD (1984) Risk factors for aortic dissection: a necropsy study of 161 cases. Am J Cardiol 53:849-855
69. Lawson RA, Fenn A (1979) Dissection of an aneurysmal ascending aorta in association with coarctation of the aorta. Thorax 34:606-611
70. Lemon DK, White CW (1978) Anuloaortic ectasia: angiographic, hemodynamic and clinical comparison with aortic valve insufficiency. Am J Cardiol 41:482-486
71. Leonard JC (1979) Thomas Bevill Peacock and the early history of dissecting aneurysm. Br Med J 2:260-262
72. Leonard JC, Hasleton PS (1979) Dissecting aortic aneurysms: a clinicopathological study. I. Clinical and gross pathological findings. Quart J Med 48:55-63

73. Leu HJ (1981) Dissezierendes Aortenaneurysma (Zeitschriftenbesprechung). Schweiz Med Wochenschr 111:1293
74. Leu HJ, Jülke M (1984) Das thorakale Aortenaneurysma. Pathologisch-anatomische Analyse von 111 Fällen. Schweiz Med Wochenschr 114:1593-1595
75. Lindsay J, Hurst JW (1967) Clinical features and prognosis in dissecting aneurysm of the aorta. A reappraisal. Circulation 35:880-888
76. Lindsay J (1983) Aortic dissection. Cardiovasc Clin 13:103-119
77. Manley G (1964) Histology of the aortic media in dissecting aneurysms. J Clin Pathol 17:220-224
78. Martinot JB, Pedemonte O, Baele PL, Dautrebande J, Jaumin P, Goenen M (1985) Dissecting aneurysm of the ascending aorta with aorto-caval fistula. Fiberoptic oximetric findings and surgical management. Chest 88:476-479
79. Mathew T, Nanda NC (1984) Two-dimensional and Doppler echocardiographic evaluation of aortic aneurysm and dissection. Am J Cardiol 54:379-385
80. Mathieu P, Rollin B, Lassalle C, Helmer J (1979) Résultats immédiats et à long terme du traitement des dissections aigues de l'aorte thoracique descendante. Ann Chir 33:605-608
81. Maunoir JP (1802) Mémoires physiologiques et pratiques sur l'aneurisme et la ligature des artères. JJ Paschoud, Genève (zit. bei [27,29,71])
82. McFarland J, Willerson JT, Dinsmore RE, Austen WG, Buckley MJ, Sanders CA, DeSanctis RW (1972) The medical treatment of dissecting aortic aneurysms. N Engl J Med 286:115-119
83. McLeod AA, Monoghan MJ, Richardson PJ, Jackson G, Jewitt DE (1983) Diagnosis of acute aortic dissection by M-mode and cross-sectional echocardiography: a five-year experience. Eur Heart J 4:196-202
84. Meng RL, Najafi H, Javid H, Hunter JA, Goldin MD (1981) Acute ascending aortic dissection: surgical management. Circulation 64 (Suppl II):231-234
85. Miller DC, Stinson EB, Oyer PE, Rossiter SJ, Reitz BA, Griepp RB, Shumway NE (1979) Operative treatment of aortic dissections. Experience with 25 patients over a sixteen-year period. J Thorac Cardiovasc Surg 78:365-382
86. Miller DC (1983) Surgical management of aortic dissections: indications, perioperative management, and long-term results. In Doroghazi RM, Slater EE (eds) Aortic dissection. McGraw-Hill, New York, pp 193-243
87. Miller DC, Mitchell RS, Oyer PE, Stinson EB, Jamieson SW, Shumway NE (1984) Independent determinants of operative mortality for patients with aortic dissections. Circulation 70 (Suppl I):153-164
88. Mills SE, Teja K, Crosby IK, Sturgill BC (1979) Aortic dissection: surgical and nonsurgical treatments compared. An analysis of seventy-four cases at the University of Virginia. Am J Surg 137:240-243
89. Moncada R, Salinas M, Churchill R et al. (1981) Diagnosis of dissecting aortic aneurysm by computed tomography. Lancet 1:238-241
90. Moran JF, Derkac WM, Conkle DM (1978) Pharmacologic control of acute dissection in hypertensive dogs. Surg Forum 29:231-234
91. Morgagni GB (1761) De sedibus et causis morborum. Venedig (zit. bei [27,29,71])
92. Morin D, Schnyder P, Pfister L, Fischer A, Candardjis G, Sadeghi H (1982) Evaluation des dissections de l'aorte par tomographie transverse computérisée (CT-scan). Schweiz Med Wochenschr 112:751-757
93. Morin D, Berset M, Fischer A, Schnyder G, Grbic M, Sadeghi H (1982) Les dissections de l'aorte thoracique, traitement chirurgical - à propos de 33 cas opérés. Schweiz Rundschau Med (PRAXIS) 71:132-144
94. Morin D, Sadeghi H (1984) Dissection de l'aorte après chirurgie cardiaque. Schweiz Med Wochenschr 114:1530-1534
95. Morris AL, Barwinsky J (1978) Unusual vascular complications of dissecting thoracic aortic aneurysms. Cardiovasc Radiol 1:95-100
96. Murdoch JL, Walker BA, Halpern BL, Kuzma JW, McKusick VA (1972) Life expectancy and causes of death in the Marfan syndrome. N Engl J Med 286:804-808
97. Najafi H, Dye WS, Javid H, Hunter JA, Goldin MD, Julian OC (1972) Acute aortic regurgitation secondary to aortic dissection. Ann Thorac Surg 14:474-482

98. Nancarrow PA, Higgins CB (1984) Progressive thoracic aortic dilatation after aortic valve replacement. AJR 142:669-672
99. Palmer RF, Lasseter KC (1976) Nitroprusside and aortic dissecting aneurysm. Letter to the editor. N Engl J Med 294:1403-1404
100. Pate JW, Richardson RL, Eastridge CE (1976) Acute aortic dissections. Am Surg 42:395-404
101. Peacock TB (1843) Cases of dissecting aneurysm, or that form of aneurysmal affection in which the sac is situated between the coats of the vessel. Edinburgh Med Surg J 60:276 (zit. bei [29,71])
102. Pérez JE (1983) Noninvasive diagnosis: computed tomography and ultrasound. In Doroghazi RM, Slater EE (eds) Aortic dissection. McGraw-Hill, New York, pp 133-164
103. Pomerance A, Yacoub MH, Gula G (1977) The surgical pathology of thoracic aortic aneurysms. Histopathology 1:257-276
104. Pressler V, McNamara JJ (1980) Thoracic aortic aneurysm. Natural history and treatment. J Thorac Cardiovasc Surg 79:489-498
105. Pressler V, McNamara JJ (1985) Aneurysm of the thoracic aorta. Review of 260 cases. J Thorac Cardiovasc Surg 89:50-54
106. Prokop EK, Wheat MW, Palmer RF (1970) Hydrodynamic forces in dissecting aneurysms. Circ Res 27:121-127
107. Pyeritz RE; McKusick VA (1979) Current Concepts. The Marfan syndrome: diagnosis and management. N Engl J Med 300:772-777
108. Pyeritz RE (1983) Propranolol retards aortic root dilatation in the Marfan syndrome. Circulation 68 (Suppl III):365
109. Reul GJ, Cooley DA, Hallman GL, Reddy SB, Kyger ER, Wukasch DC (1975) Dissecting aneurysm of the descending aorta. Improved surgical results in 91 patients. Arch Surg 110:632-640
110. Roberts WC (1981) Aortic dissection: anatomy, consequences and causes. Am Heart J 101:195-214
111. Rückel A, Kasper W, Meinertz T, Bechtold H, Pop T, Günther R (1983) Diagnostik thorakaler Aortenaneurysmen mittels zweidimensionaler Echographie. Dtsch Med Wochenschr 108:976-981
112. Sabbagh AH, Chung GKT, Fritz JM, Fioretti GP (1983) Acute dissection of the ascending aorta. Initial presentation as acute lower GI bleeding. Chest 84:493-494
113. Sanderson CJ, Rich S, Beere PA, Anagnostopoulos CE, Levett JM, Lawrence JM (1981) Clotted false lumen: reappraisal of indications for medical management of acute aortic dissection. Thorax 36:194-199
114. Schlatmann TJM, Becker AE (1977) Histologic changes in the normal aging aorta: implications for dissecting aortic aneurysm. Am J Cardiol 39:13-20
115. Schlatmann TJM, Becker AE (1977)Pathogenesis of dissecting aneurysm of aorta. Am J Cardiol 39:21-26
116. Schmitt HE, Beck M (1977) Die spontane Aortendissektion. Diagnostische Erfahrungen bei 32 Patienten. ROFO 126:185-192
117. Seybold-Epting W, Meyer J, Hallman GL, Cooley DA (1977) Surgical treatment of acute dissecting aneurysm of the ascending aorta. J Cardiovasc Surg (Torino) 18: 43-48
118. Shah PM, Clauss RH (1983) Dissecting hematoma presents as acute lower limb ischemia: diagnostic patient profile and management. J Cardiovasc Surg (Torino) 24:649-653
119. Simpson CF, Kling JM, Palmer RF (1968) The use of propranolol for the protection of turkeys from the development of ß-aminopropionitrile induced aortic ruptures. Angiology 19:414-418
120. Simpson CF, Taylor WJ (1982) Effect of hydralazine on aortic rupture induced by ß-aminopropionitrile in turkeys. Circulation 65:704-708
121. Slater EE, DeSanctis RW (1976) The clinical recognition of dissecting aortic aneurysm. Am J Med 60:625-633
122. Slater EE, DeSanctis RW (1980) Aortic dissection. In: Braunwald E (ed) Heart disease.Saunders Philadelphia London Toronto, pp 1606-1614
123. Slater EE (1983) Aortic dissection: presentation and diagnosis. In Doroghazi RM, Slater EE (eds) Aortic dissection. McGraw-Hill, New York, pp 61-70
124. Smith DC, Jang GC (1983) Radiological diagnosis of aortic dissection. In Doroghazi RM, Slater EE (eds) Aortic dissection. McGraw-Hill, New York, pp 71-132
125. Sorenson HR, Olsen H (1964) Ruptured and dissecting aneurysms of the aorta. Incidence and prospects of surgery. Acta Chir Scan 128:644-650

126. Stephens DB, Killen DA, Reed WA (1982) Operative experience with 50 thoracic aortic dissections. Southern Medical Journal 1982; 75:1467-1470
127. Stulz P, Rais Ch, Ritz R, Hasse J, Grädel E (1984) Die Dissektion der distalen thorakalen Aorta (Typ III nach DeBakey) - Verlauf nach konservativer Therapie. Schweiz Med Wochenschr 114:1636-1637
128. Swaine K, Latham PM (1855, 1856) A case of dissecting aneurysm of the aorta. Trans Pathol Soc Lond 7:106 (zit. bei [29])
129. Timmis AD, Rosin MD, Ramtoola S (1985) Localized aortic dissection with rupture into the right atrium: diagnosis by computed tomography and cardiac catheterization. Am J Cardiol 56:204-205
130. Turley K, Ullyot DJ, Godwin JD, Wilson JM, Lipton M, Carlsson E, Ebert PA (1981) Repair of dissection of the thoracic aorta. Evaluation of false lumen utilizing computed tomography. J Thorac Cardiovasc Surg 81:61-68
131. Vecht RJ, Bromley LL, Besterman EMM, Eastcott HHG, Kenyon JR (1980) Acute dissection of the aorta: long-term review and management. Lancet 1:109-111
132. Viljanen T, Landtman M, Luosto R (1985) Late results of the surgical treatment for aortic dissections. Thorac Cardiovasc Surg 33:8-15
133. Villard J, Dureau G, Pillard D, George M, Deliry P, Gressier M, Estanove S, Marion P (1979) Dissections aigues de l'aorte thoracique. Les facteurs de risques. Les résultats à propos de 45 cas. Ann Chir 33:622-627
134. Warnes CA, Kirkman PM, Roberts WC (1985) Aortic dissection in more than one family member. Brief report. Am J Cardiol 55:236-238
135. Wheat MW, Palmer RF, Bartley TD, Seelman RC (1965) Treatment of dissecting aneurysms of the aorta without surgery. J Thorac Cardiovasc Surg 50:364-373
136. Wheat MW, Palmer RF (1968) Dissecting aneurysm of the aorta: present status of drug versus surgical therapy. Progr Cardiovasc Dis 11:198-210
137. Wheat MW Jr. (1973) Treatment of dissecting aneurysms of the aorta: current status. Prog Cardiovasc Dis 16:87-101
138. Wheat MW Jr. (1980) Acute dissecting aneurysms of the aorta: diagnosis and treatment - 1979. Am Heart J 99:373-387
139. Wheat MW Jr. (1981) Acute dissection of the aorta. Cardiovasc Clin 12:177-196
140. Wheat MW Jr. (1983) Pathogenesis of aortic dissection. In: Doroghazi RM, Slater EE (eds) Aortic dissection. McGraw-Hill, New York, pp 55-60
141. Wheat MW Jr. (1983) Intensive drug therapy. In: Doroghazi RM, Slater EE (eds) Aortic dissection. McGraw-Hill, New York, pp 165-191
142. White TJ, Pinstein ML, Scott RL, Gold RE (1980) Aortic dissection manifested as leg ischemia. AJR 135:353-356
143. Wolfe WG, Moran JF (1977) The evolution of medical and surgical management of acute aortic dissection. Editorial. Circulation 56:503-505
144. Wolfe WG, Oldham HN, Rankin JS, Moran JF (1983) Surgical treatment of acute ascending aortic dissection. Ann Surg 197:738-742

Das Mitralklappenprolapssyndrom

P. SCHANZENBÄCHER[1]

Key words: *Mitralklappenprolaps - Bakterielle Endokarditis - Herzrythmusstörungen - Transitorisch ischämische Attacken - Angina pectoris - Mitralinsuffizienz*

[1] Medizinische Universitätsklink, Joseph-Schneider-Str. 2, 8700 Würzburg, FRG

Ergebnisse der Inneren Medizin und
Kinderheilkunde, Bd. 59

1 Historischer Überblick

Die Erstbeschreibung eines mesosystolischen Klicks, heute als auskultatorischer Ausdruck des Mitralklappenprolapses anerkannt, erfolgte im Jahre 1887 durch Cuffer u. Barbillon (48). Gallavardin (67) erklärte das Auftreten mesosystolischer Klicks durch extrakardiale Ursachen, da er bei 4 Patienten mit Klick und variablem systolischen Geräusch autoptisch ausgedehnte Pleuroperikardadhäsionen vorfand.Im Jahre 1961 beschrieb Reid (154) Phonokardiogramme von 8 Patienten mit mesosystolischen Klicks mit und ohne Herzgeräusch und vertrat die Auffassung, daß diese durch den Mitralklappenapparat verursacht wurden. Er vermutete, daß eine Anspannungsbewegung der Sehnenfäden die Geräuschphänomene auslöste ("chordal snap"). Barlow et al. (12) gelang 1963 angiographisch der Nachweis, daß eine Mitralinsuffizienz die Ursache für spätsystolische Geräusche darstellte. In der Folgezeit bestätigen zahlreiche andere Arbeitsgruppen, daß Klicks und spätsystolische Geräusche keine akzidentellen Herzgeräusche waren, sondern durch Bewegungsstörungen des Mitralklappenapparats ausgelöst wurden (47,111,160). Criley et al. (47) konnten angiographisch eine Vorwölbung der Mitralsegel in den linken Vorhof dokumentieren, wobei Klick, Geräusch und Mitralinsuffizienz etwa zum Zeitpunkt des maximalen Prolapses auftraten.

Es war der Verdienst von Barlow et al. die Beziehung zwischen Mitralklappenprolaps und einem umschriebenen klinischen Syndrom erkannt zu haben (13). 1968 berichteten sie über 90 Patienten mit systolischem Geräusch und mesosystolischen Klicks, die 1. supraventrikuläre und ventrikuläre Rhythmusstörungen aufwiesen, 2. häufig unter Thoraxschmerzen litten, die teilweise nicht von typischer Angina pectoris zu unterscheiden waren, 3. ein erhöhtes Risiko einer bakteriellen Endokarditis hatten. Zudem zeigte 4. ein Teil der Patienten eine erhöhte Inzidenz eines plötzlichen Herztodes.

Mit der Einführung der Echokardiographie setzte dann ein breites Interesse am Mitralklappenprolapssyndrom ein. 1970 berichteten Shah u. Gramiak über 2 charakteristische M-mode-echokardiographische Bewegungsmuster der Mitralklappe bei Patienten mit der klinischen Diagnose eines Mitralklappenprolapses (172). Dieses veränderte systolische Bewegungsmuster der Mitralklappe wurde kurz darauf von Dillon und Kerber sowie ihren Mitarbeitern bestätigt (57,99). Als Folge hiervon sind die wissenschaftlichen Berichte über den Mitralklappenprolaps sprungartig angestiegen. 1973 fanden sich im Index Medicus bereits 38 englischsprachige Arbeiten zum Mitralklappenprolapssyndrom. 1980 wurden 120 Berichte aufgeführt., und heute ist die diesbezügliche Literatur nahezu unüberschaubar.

Eine gewisse Verwirrung ist dadurch eingetreten, daß insbesondere in der angloamerikanischen Literatur während der 70er Jahre eine Reihe von synonymen Begriffen für das Mitralklappenprolapssyndrom verwendet wurden:

- click syndrome
- click murmur syndrome
- systolic click-late systolic murmur syndrome
- billowing leaflet syndrome
- ballooning mitral valve
- barlow's syndrome

- overshooting mitral leaflet
- floppy mitral valve

Ein weiteres Problem stellt die echokardiographisch zu häufig gestellte Diagnose eines Mitralklappenprolapses dar. Es ergab sich deshalb die Frage, ob nicht durch die Echokardiographie eine Krankheit erst geschaffen wurde (113). Denn es entspricht der klinischen Erfahrung, daß bei Patienten mit nicht eindeutig zu klärenden thorakalen Beschwerden aufgrund eines zweifelhaften echokardiographischen Befundes die Diagnose Mitralklappenprolaps gestellt wird. Hierdurch versucht der Arzt eine organische Ursache für bei den Patienten häufig psychovegetativ bedingte Beschwerden zu finden. Daneben gibt es viele Patienten mit echokardiographisch nachweisbarem Mitralklappenprolaps, die im Laufe ihres Lebens vollkommen asymptomatisch bleiben. Bei diesen Patienten finden sich keine objektiven Beweise dafür, daß der Mitralklappenprolaps nichts anderes als eine "normale" Bewegungsvariante der Mitralklappe darstellt. Es wurde deshalb vorgeschlagen, von einem normalen und einem pathologischen Mitralklappenprolaps zu sprechen (141).

2 Definition

Mitralklappenprolaps ist ein deskriptiver Begriff, der für unterschiedliche physiologische und pathologische Situationen angewandt wird, bei denen sich die Mitralsegel während der Systole in den linken Vorhof vorwölben. Anamnese und klinisches Bild können deshalb entsprechend der unterschiedlichen Ätiologie sehr variabel sein.

Perloff u. Child (142) haben kürzlich die Unterscheidung in einen *primären* und *sekundären* Mitralklappenprolaps vorgeschlagen. Der *primäre* Mitralklappenprolaps wird definiert als eine abnorme systolische Vorwölbung der Mitralklappe in den linken Vorhof, ohne daß eine systemische Bindegewebserkrankung oder eine Herzerkrankung vorliegt, die zu einer Reduktion des linksventrikulären Kavums führt. Pathologische Veränderungen sind hierbei ausschließlich auf den Mitralklappenapparat begrenzt. Der *sekundäre* Mitralklappenprolaps ist Folge einer generalisierten Bindegewebserkrankung, wie Marfan-Syndrom, Ehlers-Danlos-Syndrom, Pseudoxanthoma elasticum, Osteogenesis imperfecta oder Hurler-Syndrom. Hierbei handelt es sich um eine Mitbeteiligung der Mitralsegel, der Chordae tendineae und des Mitralklappenrings an der Grunderkrankung.

Perloff u. Child (142) sprechen auch dann von einem *sekundären* Mitralklappenprolaps, wenn eine Abnahme des Füllungszustands der linken Herzkammer eine systolische Posteriorbewegung der Mitralklappe in Richtung des linken Vorhofs hervorruft. Die Mitralklappe selbst ist hierbei histologisch und makroskopisch normal strukturiert. Crawford u. O'Rourke (43) sprechen dann allerdings von einem *funktionellen* Mitralklappenprolaps. Dies besagt, daß, wenn es zu einer stärkeren Abnahme des linksventrikulären Volumens kommt, eine normal angelegte Mitralklappe im Vergleich hierzu disproportional zu groß ist und dadurch ein systolischer Prolaps in den linken Vorhof begünstigt wird. Dies ist der Fall bei der hypertrophisch obstruktiven Kardiomyopathie und bei hyperdynamen Kontraktionszuständen wie bei Hyperthyreose und Anorexia nervosa. Ein Mitralklappenprolaps läßt sich auch bei gesunden Normalpersonen durch einen Vasodilatator wie etwa Amylnitrit provozieren (43).

Shah (171) hat die Untergliederung in eine klinische, funktionelle und anatomische Definition vorgeschlagen. Die klinische Definition basiert auf dem charakteristischen Auskultationsbefund (systolische Klicks; spät-, meso- oder holosystolische Geräusche). Betont wird das variable Auftreten des Klicks im Abstand zum 1. Herzton entsprechend unterschiedlichen Füllungszuständen der linken Herzkammer. Die funktionelle Definition entspricht der von Crawford u. O'Rourke (43). Ein Mitralklappenprolaps kann mit jeder bildgebenden Methode erfaßt werden, mit der es gelingt, die Beziehung zwischen Mitralsegel und Mitralklappenring darzustellen. Die anatomische Definition beinhaltet Vergrößerungen der Mitralsegel, Elongation der Chordae tendineae und Dilatation des Mitralklappenrings. Diese Definitionen verdeutlichen das Problem, das sich dem Arzt stellt, der einen symptomatischen oder asymptomatischen Patienten mit den Zeichen eines Mitralklappenprolapses zu betreuen hat.

Barlow u. Pocock haben kürzlich basierend auf den Empfehlungen des französischen Chirurgen Alain Carpentier die Diskussion um die Nomenklatur des Mitralklappenprolapses neu entfacht (10). Es wurde vorgeschlagen, von einem Prolaps nur dann zu sprechen, wenn die Apposition der Mitralklappenränder gestört ist, was stets zu einer Mitralklappeninsuffizienz führt. Der Ausdruck "billowing" wird angewandt, wenn eine Vorwölbung der Mitralsegel in den linken Vorhof stattfindet, der normale Klappenschluß allerdings erhalten bleibt. Entsprechend dieser Definition bedeutet Mitralklappenprolaps stets eine funktionelle Behinderung des Mitralklappenschlusses mit hämodynamisch unterschiedlicher Mitralklappeninsuffizienz.

3 Anatomie und Ätiologie

Fernex u. Fernex (93) haben erstmals pathologisch-anatomische Veränderungen beim Mitralklappenprolaps beschrieben. Dabei wurden folgende Befunde hervorgehoben:

- eine voluminöse Vergrößerung und Verdickung der Mitralklappensegel,
- Dilatation des Mitralklappenrings,
- myxomatöse Transformation des Mitralklappengewebes,
- keine entzündlichen Veränderungen im Bereich der Mitralklappe,
- kein Hinweis für das Vorliegen einer Mikroangiopathie.

Hierbei ist zu bedenken, daß aufgrund des überwiegend benignen Verlaufs des Mitralklappenprolaps makro- und histopathologische Untersuchungen ausschließlich von Klappen vorliegen, die aufgrund einer schweren Mitralinsuffizienz chirurgisch ersetzt wurden oder zur Autopsie kamen. Es handelte sich also um fortgeschrittene Erkrankungsfälle. In seiner Monographie zum Mitralklappenprolaps kommt Jeresaty (93) zu der Feststellung, daß keine pathologisch-anatomischen Informationen zu den Veränderungen beim sog. "stummen" Mitralklappenprolaps vorliegen.

Die normale Mitralklappe ist histologisch aus 3 Schichten aufgebaut. Die dem linken Vorhof zugewandte Seite *(Atrialis)* besteht aus einer dünnen Kollagenschicht mit elastischen Fasern. Die mittlere Schicht *(Spongiosa)* wird von myxomatösem Bindegewebe gebildet, und die dem linken Ventrikel zugewandte Seite *(Fibrosa)* ist aus dichtem Kollagengewebe aufgebaut, aus dem die Chordae tendineae entspringen (174). Beim Mitralklappenprolaps ist die Spongiosa durch einen vermehrten Gehalt an sauren Mukopolysacchariden stark verdickt. Dies hat zu dem Begriff der "myxomatösen Degeneration" geführt. Dieser Ausdruck ist wohl falsch, da es sich nicht um einen Degenerationsprozeß im Bereich der Klappe handelt. Es ist deshalb sinnvoller, von myxomatöser Proliferation oder Transformation zu sprechen (43). Die myxomatöse Veränderung führt zur Aufspaltung des Kollagengewebes und zur Auflockerung der Klappenstruktur mit Erweichung und verstärkter Überdehnbarkeit bei Druckbelastungen.

Durch die Zugwirkung und systolische Anspannung kommt es zur Elongation und Verdünnung der Sehnenfäden (194). In seltenen Fällen findet sich eine Sehnenfadenverdickung. Dies ist eine Reaktion auf die Reibewirkung mit dem Endokard, was zur Fusion und Verschmelzung der Sehnenfäden führt (77). Die Adhäsion der Chordae tendineae mit dem muralen Endokard kann auch zu einer Verkürzung der initial elongierten Chordae führen.

In früheren Studien war die alleinige Beteiligung des posterioren Mitralklappensegels beim Mitralklappenprolaps betont worden (9,77). In einer Übersichtsarbeit aus dem Jahre 1973 hat Jeresaty die bis dahin berichteten Fälle aus der pathologisch-anatomischen Literatur zusammengefaßt (92). Unter insgesamt 46 Patienten fand sich eine ausschließliche Veränderung im Bereich des posterioren Mitralsegels bei 15 Patienten. Bei 4 Patienten war nur das anteriore Mitralsegel verändert, und bei 27 Patienten fand sich eine Beteiligung beider Mitralklappensegel. Bei Patienten mit Prolaps des anterioren Mitralsegels oder Prolaps beider Mitralsegel bestand fast immer eine schwere Mitralinsuffizienz. Jeresaty kam daher zu der Schlußfolgerung, daß bei nur mäßiggradig symptomatischen Patienten mit Klicks ohne oder nur geringgradiger Mitralinsuffizienz sich ein überwiegender Prolaps des posterioren Mitralsegels findet.

Bulkley u. Roberts (28) berichteten über eine im Vergleich zur Vergrößerung des linken Ventrikels disproportionale Dilatation des Mitralklappenrings bei Patienten mit Mitralklappenprolaps. Normalerweise liegt der Umfang des Mitralklappenrings zwischen 9 und 11 cm. Im Gegensatz hierzu fand sich bei Patienten mit Mitralklappenprolaps im Mittel ein Wert von 16 cm.

Perloff u. Child (142) haben kürzlich die Theorien zur Entstehung des Mitralklappenprolaps zusammengefaßt. Die erste Theorie besagt, daß es sich um eine primäre Entwicklungsstörung des Bindegewebes im Bereich des Mitralklappenapparats handelt, wobei die Bindegewebsstörung ausschließlich auf den Mitralklappenapparat beschränkt ist. Dies stellt gewissermaßen eine "forme fruste" einer systemischen Bindegewebserkrankung dar. Die zweite Theorie basiert mehr auf einer Response-to injury-Hypothese. Untersuchungen des Kollagengewebes bei normalen und myxomatös veränderten Mitralklappen zeigten, daß beim Mitralklappenprolaps die Fibroblasten zusätzliches Kollagengewebe (besonders Typ III) produzieren, das in seinem Aufbau Regenerationsgewebe entspricht (40). Regeneration beinhaltet eine vorausgehende Verletzung. Traumatische Schädigungen führen zur Schwächung des zentralen Kollagengewebes, was zur Expansion der Klappensegel, Elongation der Chordae und Ringdilatation führt. Die Response-to-injury-Hypothese postuliert, daß minimale kongenitale Veränderungen in der Architektur der Chordae tendineae und Mitralsegel überwiegend im Bereich der posteromedialen Kommissur vorliegen. Die systolische Druckwirkung macht diese Bezirke besonders anfällig für Aufsplitterung des primär normal entwickelten Kollagengewebes. Der hieran anschließende Reparationsprozeß wird unterbrochen durch erneute Kollagenruptur, so daß schließlich eine Schwächung, Überdehnung und Expansion der Mitralsegel und der Chordae tendineae resultiert.

Ein Mitralklappenprolaps kommt, wie bereits erwähnt, gehäuft bei Patienten mit Bindegewebserkrankungen vor. DeLeon u. Ronan (52) fanden bei 29 Patienten mit auskultatorischem Mitralklappenprolaps Veränderungen des knöchernen Thorax in 78%. Salomon et al. (163) fanden bei 75% ihrer Patienten mit der klinischen und echokardiographischen Diagnose eines Mitralklappenprolapses eine Trichterbrust, eine extreme Streckhaltung der Brustwirbelsäule ("straight back") oder eine ausgeprägte Skoliose. Sie vermuteten, daß die Verbindung von Mitralklappenprolaps mit Skelettveränderungen eine "forme fruste" des Marfan-Syndroms darstellt. Tatsächlich findet sich beim Marfan-Syndrom in über 50% der Fälle ein Mitralklappenprolaps (25,252,276). Andere Bindegewebserkrankungen, bei denen ein Mitralklappenprolaps gehäuft vorkommen, sind das Ehlers-Danlos-Syndrom, v. Willebrand-Syndrom und Pseudoxanthoma elasticum (91,145,108).

Eine familiäre Häufung des Mitralklappenprolapses ist ebenfalls beschrieben. Hierbei scheint es sich um eine autosomal-dominant vererbbare Veränderung zu handeln, die durch Alter und Geschlecht beeinflußt wird (56). Die Inzidenz des Mitralklappenprolapses steigt ab einem Alter von 15 Jahren an, er findet sich häufiger bei Frauen als bei Männern.

Ein Mitralklappenprolaps tritt gehäuft bei kongenitalen Herzerkrankungen auf (Tabelle 1). Bei Patienten mit Vorhofseptumdefekt vom Sekundumtyp wurde in bis zu 30% der Fälle ein begleitender Mitralklappenprolaps beschrieben (19). Auch bei der Ebstein-Anomalie der Trikuspidalklappe (159), der korrigierten Transposition der großen Gefäße (42) und dem Wolff-Parkinson-White-Syndrom (66) findet sich vermehrt ein Mitralklappenprolaps. Dies erlaubt allerdings keine ätiologischen Rückschlüsse, da es sich um eine rein zufällige Assoziation handeln kann.

Goldhaber et al. (70) haben kardiovaskuläre Befunde bei 131 Patienten mit Down-Syndrom mitgeteilt. Zusätzlich zu Vorhofseptumdefekt und Ventrikelseptumdefekt fand sich bei 6% der Patienten eine Aorteninsuffizienz, bei 14% ein Mitralklappen-

Tabelle 1. Kardiovaskuläre Erkrankungen mit gehäuftem Mitralklappenprolaps

Vorhofseptumdefekt vom Sekundumtyp
Ebsteinanomalie der Trikuspidalklappe
Korrigierte Transposition der großen Gefäße
Wolff-Parkinson-White-Syndrom
Hypertrophische Kardiomyopathise
Aneurysmen des Vorhofseptums
Marfan-Syndrom
Medianekrose Erdheim-Gsell
Ehlers-Danlos-Syndrom

prolaps. Ursächlich wurden Veränderungen im Kollagengewebe diskutiert, da sich bei Personen mit Down-Syndrom häufig eine Überdehnbarkeit der Gelenke und Neigung zu Subluxationen und Gelenkdislokationen findet.

Kürzlich wurden auch 8 Fälle mitgeteilt, bei denen sich die Kombination eines Aneurysmas des Vorhofseptums mit Mitralklappenprolaps fand (87,157). Hierbei handelt es sich allerdings um eine extrem seltene Erkrankung. Aneurysmen des Vorhofseptums bilden sich fast stets im Bereich der Fossa ovalis und sind überwiegend Folge einer starken Druckdifferenz zwischen den beiden Vorhöfen (sekundäre Aneurysmen). So bewegt sich die Fossa ovalis während der Exspiration in den rechten Vorhof und während der Inspiration in den linken Vorhof (157). Der Auskultationsbefund bei isolierten Aneurysmen des Vorhofseptums entspricht dem des Mitralklappenprolapses. Sie sind die wichtigste Differentialdiagnose sog. Nichtejektionsklicks (33).

Neuerdings wird auch eine rheumatische Genese des Mitralklappenprolapses diskutiert. Tomaru et al. (185) untersuchten die Mitralklappen von 27 Patienten mit Mitralklappenprolaps, die wegen schwerer Mitralinsuffizienz chirurgisch ersetzt werden mußten. 48% der exzidierten Mitralklappen zeigten mikroskopisch die klassischen Befunde der myxomatösen Proliferation. Im Gegensatz hierzu fand sich bei 52% der chirurgisch entfernten Mitralklappen eine Fibrose mit einer verstärkten Vaskularisation und fleckigen Rundzellinfiltraten, bestehend aus Lymphozyten und Plasmazellen ohne myxomatöse Proliferation der Spongiosa. Tomara et al. postulierten, daß diese histologischen Veränderungen im Sinne eines chronisch-entzündlichen Prozesses zu interpretieren seien. Anamnetisch lag ein rheumatisches Fieber nur bei den Patienten vor, die den sog. "inflammatorischen" Typ des Mitralklappenprolapses zeigten. Keiner der Patienten mit myxomatösem Typ hatte anamnestisch Hinweise auf ein rheumatisches Fieber.

Erst kürzlich berichteten Marcus et al. (120) über 63 Patienten mit aktiver rheumatischer Karditis, die wegen schwerer Mitralinsuffizienz operiert werden mußten. 93% der Patienten hatten einen ausgeprägten Prolaps des anterioren Mitralsegels bei der echokardiographischen Untersuchung, der intraoperativ bestätigt wurde. Bei 95% der Patienten fand sich eine Anulusdilatation, eine Elongation der Chordae tendineae lag bei 88% der Fälle vor und eine Ruptur der Chordae tendineae bei 17% der Patienten. Die Autoren kamen zu der Schlußfolgerung, daß ein Prolaps des anterioren Mitralsegels die häufigste valvuläre Veränderung bei Patienten mit schwerer Mitralinsuffizienz darstellt, die durch eine aktive rheumatische Karditis verursacht wird. Dies steht in Übereinstimmung mit den Befunden von Chauvaud et al. (33) bei Kindern im Mittelmeerraum und in Nordafrika, wo das rheumatische Fieber immer noch gehäuft vorkommt.

Lembo et al. (109) untersuchten 30 Patienten mit einem systolischen Geräusch über der Herzspitze und anamnestisch gut dokumentiertem rheumatischem Fieber. Bei 84% der Patienten ließ sich dopplerechokardiographisch eine Mitralinsuffizienz nachweisen. Die echokardiographische Untersuchung zeigte einen Mitralklappenprolaps in 80% der Fälle. Bei nur einem Patienten fand sich das echokardiographische Bild einer Mitralklappenstenose. Lembo et al. (109) kamen zu der Feststellung, daß durch rheumatisches Fieber ausgelöste postinflammatorische Veränderungen im Mitralklappengewebe zu einem Mitralklappenprolaps führen können. Die Studie hat allerdings eine Reihe von Schwachpunkten. Hämodynamische und angiographische Untersuchungen wurden nicht durchgeführt, da alle Patienten asymptomatisch waren. 23 der 30 Patienten waren Frauen, bei denen bekanntlich ein Mitralklappenprolaps gehäuft vorkommt. Verständlicherweise liegt keine histologische Bestätigung der postulierten postinflammatorischen Veränderung der Mitralklappen vor. Es ist zudem durchaus möglich, daß ein Mitralklappenprolaps bereits vor dem akuten Schub des rheumatischen Fiebers vorlag.

4 Häufigkeit

Davis et al. (49) haben die Häufigkeit des Mitralklappenprolapses mit 4% bei Männern und 5% bei Frauen angegeben. Die Zahlen wurden während 1984 konsekutiven Autopsien bei einem nicht selektionierten Krankengut erhoben. Ähnliche Zahlen wurden von anderen Autopsiestudien mitgeteilt (147,148).

Procacci et al. (150) gaben die Häufigkeit des Mitralklappenprolapses bei gesunden Frauen mit 6,3% an. Während der sog. "women's health week" bei der Air Force untersuchten sie insgesamt 1169 Frauen. Die Diagnose wurde überwiegend aufgrund des Vorliegens eines systolischen Klicks gestellt. Bei nur 80% wurde die auskultatorische Diagnose durch Echokardiographie gesichert. Phonokardiogramme wurden nicht routinemäßig angefertigt. Lediglich 8% der Frauen mit der Diagnose eines Mitralklappenprolapses hatten ein spätsystolisches Geräusch.

Markiewicz et al. (121) diagnostizierten bei 100 gesunden Frauen echokardiographisch einen Mitralklappenprolaps in 21% der Fälle. Diagnostische Kriterien waren eine mehr als 2 mm betragende Posteriorbewegung der Mitralsegel hinter die C- und D-Punkte im Echokardiogramm (Schluß- und Öffnungspunkt). Kritik an den Ergebnissen von Markiewicz (121) wurde insofern geäußert, als die zu untersuchenden Normalpersonen über Zeitungsannoncen rekrutiert wurden. Dies könnte zu einer gewissen Selektion geführt haben, da sich möglicherweise bevorzugt Personen mit psychovegetativen Beschwerden zu der angebotenen Untersuchung zur Verfügung stellten.

Brown et al. haben echokardiographische Untersuchungen bei 520 Frauen und 180 Männern durchgeführt (26). Ein Mitralklappenprolaps wurde bei 6% der Frauen und nur 0,5% der Männer diagnostiziert.

Savage et al. (167) berichteten kürzlich über die Häufigkeit des Mitralklappenprolaps im Rahmen der Framingham-Studie. Es wurden insgesamt 4967 Personen echokardiographisch untersucht. Das Kollektiv bestand aus den ursprünglich in der Framingham-Studie erfaßten 2036 Personen im mittleren Alter von etwa 70 Jahren sowie deren Nachkommen, die ein mittleres Alter von etwa 44 Jahren hatten. Echokardiographisch fand sich ein Mitralklappenprolaps bei 264 (5%) Personen des Gesamtkollektivs. Im einzelnen hatten 56 (3%) der älteren Patienten und 208 (7%) der jüngeren Personen einen Mitralklappenprolaps. Interessanterweise nahm die Häufigkeit des Mitralklappenprolapses bei den Frauen altersabhängig ab. Bei 20jährigen Frauen wurde ein Prolaps in 17% der Fälle und bei den über 80jährigen Frauen in nur 1% der Fälle diagnostiziert. Dies steht im deutlichen Gegensatz zu der Häufigkeit bei den

Tabelle 2. Häufigkeit des Mitralklappenprolapses

Autor	Jahr	n	[%]
Rizzon	1973	1009	0,4
Brown	1975 (26)	520	1,4
Markiewicz	1976 (121)	100	21
Procacci	1976 (150)	1169	6,3
Barlow	1976	17	
Bloch	1977 (21)	136	4,4
Longo	1977	900	1,5
Savage	1983 (166)	2036	5
Bryhn	1984 (27)	201	7

Männern, die in allen Altersgruppen zwischen 2 und 4% lag. Es bestand eine disproportionale Korrelation zur Adipositas. Dies läßt Zweifel an der Gültigkeit der angewandten echokardiographischen Kriterien aufkommen, da die Ableitungsbedingungen bei Adipositas bekanntlich deutlich eingeschränkt sind.

Bryhn u. Person (27) haben in Schweden 100 asymptomatische Frauen und 101 asymptomatische Männer mittels M-mode-Echokardiographie untersucht. Ein Mitralklappenprolaps wurde bei 8% der Frauen und 7% der Männer diagnostiziert.

Warth et al. (192) konnten eine systolische Vorwölbung in den linken Vorhof bei Kindern und Jugendlichen im Alter zwischen 10 und 18 Jahren in 35% der Fälle nachweisen. Perloff u. Child (142) kommen zu der Feststellung, daß die bei jungen Frauen häufige echokardiographische Diagnose eines Mitralklappenprolapses nichts anderes als eine normale, altersabhängige Bewegungsvariante der Mitralklappen darstellt. Der Befund, daß sich ein Mitralklappenprolaps bei Frauen etwa doppelt so häufig nachweisen läßt wie bei Männern, kann aber auch durch das kleinere linksventrikuläre Kavum erklärt werden. Dies begünstigt eine systolische Posteriorbewegung. Die gleiche Erklärung dürfte auch auf die Befunde von Warth et al. (192) zutreffen.

Eine zusammenfassende Übersicht über die veröffentlichten Häufigkeitsangaben gibt Tabelle 2.

5 Symptome

Als subjektive Beschwerden von Patienten mit Mitralklappenprolaps treten auf:

- Ermüdbarkeit,
- Antriebsarmut,
- Schwindelgefühle,
- Palpitationen,
- retrosternale Schmerzen,
- Angstgefühle.

Die Kombination dieser Beschwerden mit dem auskultatorischen und/oder echokardiographischen Befund haben zu dem Begriff des Mitralklappenprolapssyndroms geführt (13). Hiervon sollte allerdings eine zahlenmäßig kleine Patientengruppe mit Mitralklappenprolaps abgegrenzt werden, bei der die Symptome der hämodynamisch wirksamen Mitralklappeninsuffizienz ganz im Vordergrund stehen.

Am häufigsten klagen symptomatische Patienten mit Mitralklappenprolaps über eine allgemeine *Antriebsarmut*, rasche *Ermüdbarkeit* sowie ein *Schwächegefühl*. Diese Beschwerden werden verstärkt durch physische und psychische Belastungen. Im Gegensatz zu Patienten mit organischen Erkrankungen sind das Müdigkeitsgefühl und die Antriebsarmut stets vorhanden. Körperliche Ruhe und ausreichender Schlaf führen zu keiner Minderung der Beschwerden. Auch nach ausreichender Nachtruhe fühlt sich der Patient müde und erschöpft (96).

Atemnot und rasche Ermüdbarkeit sind Beschwerden, die im Widerspruch zu dem körperlichen Untersuchungsbefund stehen. Die Atemnot kann durch körperliche Aktivität verstärkt werden, so daß sie anamnestisch nicht von der bei chronischen Lungen- und Herzerkrankungen bestehenden Dyspnoe zu unterscheiden ist. Bei genauerem Befragen gaben die Patienten allerdings häufig an, daß ein Gefühl des Lufthungers besteht. Sie berichten, nicht ausreichend durchatmen zu können. Häufig zeigt sich eine in Ruhe verstärkte Atemtätigkeit und die Neigung zur Hyperventilation (96). Detaillierte Lungenfunktionsprüfungen zeigen oft keine Beziehung zu dem Schweregrad der von den Patienten berichteten Atemnot (198). Gooch et al. (71) fanden ebenfalls keine Korrelation zu der im Arbeitstest nachweisbaren Belastungstoleranz der Patienten. Bei der überwiegenden Mehrzahl der Patienten mit Mitralklappenprolaps, die über Atemnot klagen, liegt keine Mitralklappeninsuffizienz vor (93).

Bei manchen Patienten stehen *Schwindelgefühle* im Vordergrund des Beschwerdebildes. Neigung zu orthostatischer Hypotension wurde hierbei als auslösender Faktor diskutiert (165). Man könnte auch annehmen, daß die zerebralen Symptome durch Rhythmusstörungen ausgelöst werden. Winkle et al. (195) fanden allerdings einen normalen Blutdruck und einen normofrequenten Sinusrhythmus zu dem Zeitpunkt, zu dem die Patienten über Schwindelgefühle und Ohnmachtsneigung klagten. Dem gegenüber konnten Wigle et al. (194) bei 7 Patienten mit Mitralklappenprolaps Kammerflimmern als auslösende Ursache einer Synkope dokumentieren. Bei 3 von 4 Patienten mit rezidivierenden Synkopen wurde eine spontane Konversion von Kammerflimmern in einen Sinusrhythmus beobachtet. Dies unterstreicht die Notwendigkeit der Durchführung eines Langzeit-EKGs bei Patienten, die anamnestisch Synkopen angeben.

Palpitationen sind sehr häufig und werden überwiegend auf das Vorliegen von Rhythmusstörungen zurückgeführt (51,92). 46% der von Jeresaty untersuchten Patienten mit Mitralklappenprolaps klagten über Palpitationen (51). Überraschenderweise fand sich allerdings keine Korrelation zwischen Palpitation und Rhythmusstörungen im Langzeit-EKG (195).

Patienten mit Mitralklappenprolaps klagen häufig über *retrosternale Schmerzen* (13). Bei manchen Patienten sind die retrosternalen Beschwerden kaum von der durch eine Myokardischämie ausgelösten Angina pectoris zu unterscheiden. Die Beschwerden können belastungsabhängig auftreten und das klassische retrosternale Verteilungsmuster mit Ausstrahlung in Hals und Arm aufweisen. Die Beschwerden sprechen manchmal gut auf Nitroglyzerin an und bessern sich rasch unter Ruhebedingungen (96,107).

Bei 85% der Patienten sind die retrosternalen Schmerzen allerdings belastungsunabhängig (92). Oft können die Schmerzsensationen von den Patienten nicht eindeutig beschrieben werden (93). Häufig werden die Schmerzen als stechend an einem bestimmten Punkt im Bereich der Thoraxwand, meist der Herzspitze empfunden. Die Beschwerden können Stunden, manchmal Tage und sogar über Wochen anhalten (119). Levine (112) hat beobachtet, daß bei einem Teil der Patienten mit Mitralklappenprolaps die Schmerzen im Liegen verschwinden und beim Aufstehen wiederkommen. Dies entspricht allerdings nicht unseren eigenen Erfahrungen.

Die Pathogenese der retrosternalen Schmerzen ist bisher ungeklärt. Es wurde postuliert, daß sie durch Zugwirkung und starker Anspannungsbewegung der Papillarmuskeln hervorgerufen werden, was zu einer lokalen Myokardischämie führt (93,135). Koronarspasmen wurden ebenfalls ätiologisch diskutiert (93). Von Barlow selbst (13) wurde eine Kompression des Ramus circumflexus durch das prolabierende Mitralsegel postuliert. Dies konnte allerdings koronarangiographisch nicht bestätigt werden.

Veränderungen der Myokardstruktur im Sinne einer Kardiomyopathie als Erklärungsmöglichkeit für die retrosternalen Schmerzen wurden aufgrund der Ergebnisse von Myokardbiopsien postuliert (118,124). Mason et al. (107) fand in rechtsventrikulären Myokardbiopsien bei 8 von 14 Patienten mit angiographisch nachgewiesenem Mitralklappenprolaps lichtmikroskopisch eine endokardiale und interstitielle Fibrose. Bei 11 Patienten zeigte sich elektronenmikroskopisch eine Degeneration der Mitochondrien. Diese Veränderungen waren deutlich gehäuft im Vergleich zu einem Kontrollkollektiv mit Rhythmusstörungen ohne Mitralklappenprolaps. Man muß allerdings bedenken, daß diese Patienten alle eine schwere Mitralinsuffizienz aufwiesen und somit ein selektioniertes Patientengut mit fortgeschrittenem Erkrankungsstadium darstellten. Sie sind somit nicht repräsentativ für die Mehrzahl der Patienten mit dieser Erkrankung.

Die Myokardszintigraphie mit Thallium 201 konnte ebenfalls nicht zur pathophysiologischen Klärung beitragen, sondern hat eher Verwirrung gestiftet. Massie (125) und Klein (100) sowie ihre Mitarbeiter fanden eine normale Thalliumdistribution bei Patienten mit Mitralklappenprolaps und normalen Koronararterien. Dem gegenüber berichteten Butman et al. (29) über eine gestörte Thalliumdistribution bei 7 von 14 Patienten mit Mitralklappenprolaps und unauffälligem Koronararteriogramm. Obwohl die Befunde diskrepant sind, darf man doch davon ausgehen, daß mit hoher Wahrscheinlichkeit die retrosternalen Schmerzen nicht durch eine echte Myokardischämie ausgelöst werden (96).

Diskutiert wurde auch eine metabolische Störung des Myokardgewebes als auslösende Ursache der retrosternalen Schmerzen. Natarajan et al. (129) führten bei 23 Patienten mit Mitralklappenprolaps eine schnelle Vorhofstimulation zum Zeitpunkt der Herzkatheteruntersuchung durch. Bei 7 Patienten kam es zur Laktatproduktion oder Abnahme der Laktatextraktion unter 10%. Nur 5 Patienten klagten über Angina pectoris während der Vorhofstimulation. Bei nur 2 Patienten waren ST-Senkungen nachweisbar. Da bei keinem der Patienten eine Stenose im Bereich der epikardialen Leitungsgefäße vorlag, wurde die Ischämie als metabolische Störung des Myokardgewebes erklärt. Allerdings bestand keine Beziehung zwischen Laktatproduktion und Beschwerdesymptomatik. Zudem gab es in der Studie kein Kontrollkollektiv. Nutter et al. (135) fanden im Gegensatz hierzu keine Veränderung im Laktatmetabolismus bei 26 Patienten mit Mitralklappenprolaps während schneller Vorhofstimulation.

Patienten mit Mitralklappenprolaps neigen häufig zu *Angstgefühlen* und Panikreaktionen sowie anderen psychopathologischen Veränderungen. Schon 1966 berichteten Hancock und Cohn (82), daß bei 15 der von ihnen untersuchten 40 Patienten mit mesosystolischen Klicks und spätsystolischen Geräuschen psychische Veränderungen vorlagen. 4 Patienten litten unter einer manifesten Psychose, 7 Patienten hatten neurotische Veränderungen und 4 Patienten neigten zu Hyperventilation. Jeresaty (92) diagnostizierte bei 15 von 100 konsekutiven Patienten mit Mitralklappenprolaps psychische Veränderungen. Barlow u. Pocock (11) beobachteten ebenfalls bei ihren Patienten eine gehäufte Neigung zu pathologischen Angstzuständen.

Wooley (196,197) hat wiederholt darauf hingewiesen, daß Patienten mit Mitralklappenprolaps ähnliche Symptome aufweisen, wie die von Da Costa bereits 1871 beschriebenen psychischen Veränderungen bei Soldaten. Diese Veränderungen sind auch unter dem Begriff des Da-Costa-Syndroms, "soldier's heart" sowie Effort-Syndrom in der Literatur bekannt geworden. Neurovegetative Störungen wurden auch von James Mackenzie während des 1. Weltkriegs gehäuft bei britischen Soldaten beobachtet (197). Neben Angstzuständen waren die Hauptbeschwerden retrosternale Schmerzen, Palpitationen und Schwindelgefühle.

Venkatesh et al. (186) fanden einen Mitralklappenprolaps signifikant häufiger bei Patienten mit der primären Diagnose neurotischer Angstzustände im Vergleich zu einer alters- und geschlechtsmäßig vergleichbaren Kontrollgruppe. Hartman et al. (85) haben diesen Befund bestätigt. Liberthson et al. (114) diagnostizierten bei 44 von 131 Patienten mit Angstneurosen oder Agoraphobie (34%) einen Mitralklappenprolaps und kamen zu der Schlußfolgerung, daß eine Beziehung zwischen dem Mitralklappenprolaps und den Angstzuständen besteht. Diese Befunde konnten allerdings von anderen Arbeitsgruppen nicht bestätigt werden. Shear et al. (173) sowie Mazza et al. (126) fanden bei ihren Patienten mit Angstneurosen ("panic disorders") kein gehäuftes Vorkommen eines Mitralklappenprolapses. Diese diskrepanten Befunde erklären sich einmal daraus, daß es oft sehr schwer ist zu unterscheiden, ob die von den Patienten angegebenen Angstgefühle durch physiologische Veränderungen (etwa Arrhytmien, orthostatische Hypotension) ausgelöst werden oder primärer Ausdruck einer neurotischen Störung sind. Gorman et al. (73) haben zudem darauf hingewiesen, daß die Diagnose eines Mitralklappenprolapses wesentlich davon abhängt, welche echokardiographischen Kriterien angewandt werden, und sich hieraus eine Variabilität ergeben kann. Echokardiogramme von 15 Patienten mit Angstneurosen wurden 2 erfahrenen Echokardiographen vorgelegt. Während der erste Untersucher einen Mitralklappenprolaps bei 9 der 15 Patienten diagnostizierte, befundete der zweite Untersucher alle 15 Echokardiogramme als unauffällig ohne Anhalt für das Vorliegen eines Mitralklappenprolapses.

6 Autonomes Nervensystem und Beschwerdesymptomatik

Da ein Großteil der von Patienten mit Mitralklappenprolaps geklagten Beschwerden einen psychovegetativen Charakter zeigt, lag die Vermutung nahe, daß sie durch eine Dysfunktion des autonomen Nervensystems verursacht werden. Verschiedene Arbeitsgruppen haben deshalb Katecholaminspiegel und die Reaktion auf eine adrenerge Stimulation untersucht.

Bei Patienten mit Mitralklappenprolaps findet man eine gesteigerte und prolongierte Bradykardie während der Erholungsphase nach einem Valsalvamanöver, eine von der Normalreaktion abweichende Variation der Herzfrequenz in der stehenden Position und eine verlängerte bradykarde Phase beim Übergang von einer stehenden in die liegende Position (37). Dieses veränderte Reaktionsmuster wurde als abnorme Modulation des Barorezeptorenreflexes interpretiert.

Boudoulas et al. (22) fanden eine signifikant erhöhte Katecholaminausscheidung im Urin bei 20 symptomatischen Patienten mit Mitralklappenprolaps. Die für die Herzfrequenz korrigierte elektromechanische Systole war mit 529 ms im Mittel deutlich niedriger als bei Kontrollpersonen (548 ms). Diese Befunde wurden im Sinne eines erhöhten adrenergen Tonus interpretiert. 14 Patienten hatten häufige ventrikuläre Extrasystolen mit Couplets und Triplets. Es fand sich eine Korrelation zwischen Katecholaminausscheidung und der Häufigkeit der ventrikulären Extrasystolen. Der Anstieg der Plasmakatecholaminkonzentration während einer Belastung war bei den Patienten, bei denen die Zahl der ventrikulären Extrasystolen um mehr als 10/min anstieg, stärker als bei Patienten, bei denen die Zahl der Extrasystolen relativ konstant blieb. Die Zahl der ventrikulären Extrasystolen und die Katecholaminausscheidung im Urin nahm während der Nacht deutlich ab. Die Autoren kamen zu der Schlußfolgerung, daß ein erhöhter Sympathikotonus überwiegend für die von den Patienten geklagten Beschwerden sowie die Rhythmusstörungen verantwortlich sei. Diese Befunde wurden von Pasternac et al. (139) bestätigt, die erhöhte Plasmakatecholaminwerte im Liegen wie auch im Stehen bei symptomatischen Patienten mit Mitralklappenprolaps fanden.

Die Hypothese, daß bei symptomatischen Patienten mit Mitralklappenprolaps ein erhöhter Sympathikotonus vorliegt, wird auch durch eine kürzlich publizierte Studie unterstützt, die neben erhöhten Plasmakatecholaminwerten und einer erhöhten Adrenalin- und Noradrenalinausscheidung im Urin eine Hypersensitivität während Isoproterenolinfusion nachweisen konnte (23). Bei 14 der 16 untersuchten Patienten kam es während der Isoproterenolinfusion dosisabhängig zu einem Auftreten typischer Beschwerden (retrosternale Schmerzen, unregelmäßiger Herzschlag, Schwindelgefühle, Dyspnoe). Zugleich war der Anstieg der Herzfrequenz bei den symptomatischen Patienten mit Mitralklappenprolaps signifikant stärker ausgeprägt als in dem Kontrollkollektiv. Die Befunde wurden im Sinne einer Verstärkung der Betarezeptorenaktivität als Folge einer inappropriaten Katecholaminfreisetzung interpretiert. Im Gegensatz hierzu fanden allerdings Nesse (131) sowie Lenders (110) und ihre Mitarbeiter keine signifikanten Erhöhungen der Adrenalin- und Noradrenalinwerte bei Patienten mit Mitralklappenprolaps im Vergleich zu gesunden Kontrollpersonen.

7 Diagnostik

Die mit dem Mitralklappenprolaps einhergehenden Veränderungen lassen sich am besten mit dem Begriff der valvuloventrikulären Dysproportion beschreiben (46). Dies bedeutet, daß entweder die Mitralklappe für den Ventrikel zu groß oder aber der Ventrikel für die Klappe zu klein angelegt ist. Dies ist natürlich eine extreme Vereinfachung, ermöglicht aber eine einleuchtende Erklärung der Reaktionen auf verschiedene pharmakologische Interventionen und Lageänderungen des Patienten, die zu den unterschiedlichen klinischen Manifestationen des Mitralklappenprolapses führen.

So zeigt sich eine enge Beziehung zwischen der Ventrikelgröße und dem Zeitpunkt des Auftretens des Klappenprolapses. Eine Intervention, die zu einer Abnahme des enddiastolischen Volumens führt, läßt den Prolaps früher in der Systole auftreten. Die Ventrikeldimension, bei der ein Prolaps auftritt, kann als "Prolapsschwelle" bezeichnet werden. Wenn dieser Schwellenwert während der Systole erreicht ist, kann ein Klappensegel nicht mehr in der subanularen Position innerhalb des Ventrikels gehalten werden. Es kommt dann zu einer starken und extensiven Anspannungsbewegung mit einer Dorsalbewegung in den linken Vorhof. Diese valvuloventrikuläre Dysproportion erklärt die anscheinend paradoxe Reaktion auf unterschiedliche Interventionen im Vergleich zu einer konventinellen (rheumatischen) Mitralinsuffizienz. Bei der rheumatischen Mitralinsuffizienz nimmt der Insuffizienzgrad mit Senkung der Vor- und Nachlast ab. Das Geräusch wird somit nach einem Valsalvamanöver leiser. Beim Mitralklappenprolaps wird es im Gegensatz hierzu deutlich lauter.

Der körperliche Untersuchungsbefund ist bei der Mehrzahl der Patienten mit Mitralklappenprolaps unauffällig. Jedoch finden sich etwas gehäuft ein asthenischer Habitus sowie geringradige Veränderungen im Bereich des knöchernen Thorax (Streckhaltung der Wirbelsäule, Trichterbrust, leichte Skoliose). Gelegentlich findet sich eine Überdehnbarkeit der Gelenke.

7.1 Auskultation

Der Auskultationsbefund beim Mitralklappenprolaps ist charakterisiert durch eine bemerkenswerte Variabilität von Klicks und Geräuschen bei unterschiedlichen Patienten sowie eine starke Variabilität des Auskultationsbefundes zu unterschiedlichen Zeitpunkten bei ein und demselben Patienten *(dynamischer Auskultationsbefund)*. Die möglichen Auskultationsbefunde sind in Tabelle 3 zusammengefaßt.

7.1.1 Klicks

Am häufigsten findet man auskultatorisch bei Patienten mit Mitralklappenprolaps meso- bis spätsystolische Klicks, die in seltenen Fällen auch frühsystolisch oder gar multiple auftreten können. Die Klicks sind hochfrequent und haben meist eine große Amplitude. Sie sind deshalb am besten mit der Membran des Stethoskops hörbar. Vom Ungeübten können sie leicht mit einer Kratzbewegung des Stethoskops auf der

Tabelle 3. Auskultatorische und phonokardiographische Befunde bei 350 Patienten mit Mitralklappenprolaps. (Nach Jeresaty (93))

	[%]
Isolierter meso- bis spätsystolischer Klick	54
Früher Klick	1
Mesosystolischer Klick mit spätsystolischem Geräusch	17
Isoliertes spätsystolisches Geräusch	2
Holosystolisches Geräusch	9
"Stummer" Prolaps	17

Haut, oder an den Brusthaaren verwechselt werden (46). Ein Klick ist am deutlichsten über der Herzspitze oder am linken Sternalrand auskultierbar. Häufig ist er in Rückenlage nicht sehr deutlich zu hören, so daß es wichtig ist, den Patienten in Linksseitenlage, im Sitzen und im Stehen zu auskultieren (63). Liegt ein spätsystolischer Klick vor, so ist er oft nicht von einem Öffnungston zu unterscheiden (179). Bei 24 der ersten 100 von Jereasaty untersuchten Patienten waren multiple Klicks hörbar (92). Dieser Auskultationsbefund kann dann gelegentlich mit Perikardreiben verwechselt werden.

Wie bereits erwähnt, sind Klicks nicht immer konstant nachweisbar. Sie können von Schlag zu Schlag variieren und sind unabhängig von der Atemtätigkeit bezüglich ihres Auftretens, der zeitlichen Zuordnung zum 2. Herzton sowie der Assoziation mit einem Geräusch (13,55,137). Bei manchen Patienten kann ein Klick gelegentlich nach Lageänderungen und pharmakologischen Interventionen nicht nachweisbar sein, während er an einem anderen Tag spontan und deutlich zu hören ist (46). Zusammen mit dem noch näher zu beschreibenden unterschiedlichen Auftreten des Klicks in Relation zum 2. Herzton in Abhängigkeit von unterschiedlichen Füllungszuständen der linken Herzkammer kann dieses Phänomen am besten mit dem Begriff des dynamischen Auskultationsbefunds umschrieben werden.

Interventionen, die zu einer Abnahme des Füllungszustands der linken Herzkammer führen, lassen einen Prolaps früher in der Systole auftreten. Valsalvamanöver. Inhalation von Amylnitrit und rasches Aufstehen führen zu einer Verminderung des venösen Rückstroms und somit zu einer Abnahme des enddiastolischen Füllungszustands der linken Herzkammer. Der Klick nähert sich dann dem 1. Herzton und rückt weiter vom 2. Herzton ab (96). Hochheben der Beine vermehrt den venösen Rückstrom und führt zu einer Zunahme des Durchmessers der linken Herzkammer, so daß der Klick näher an den 2. herzton heranrückt. Ebenso läßt eine isometrische Anspannung ("handgrip") den Klick näher an den 2. Herzton heranrücken (92). Die Hockstellung führt zu einer Zunahme der Vorlast mit Vergrößerung des enddiastolischen Volumens und einem gleichzeitigen Anstieg des arteriellen Blutdrucks. Der Klick rückt somit sehr eng an den 2. Herzton heran (46). In Tabelle 4 ist der Einfluß unterschiedlicher Interventionen sowie Provokationsmanöver auf das zeitliche Auftreten des Klicks zusammengefaßt.

Tabelle 4. Einfluß unterschiedlicher Interventionen auf das zeitliche Auftreten des Klicks

	S_1[a] → S_2[a]
Inspiration	←
Aufstehen	←
Valsalva	←
Amylnitrit	←
Extrasystole	←
Hockstellung	→
Handgrip	→
Betablocker	→
Beine hochheben	→

[a] S_1 1. Herzton, S_2 2. Herzton. Der Pfeil zeigt an, wohin sich der Klick durch die entsprechende Intervention bewegt.

Beim Mitralklappenprolaps wird die Intensität des 1. Herztons vom zeitlichen Auftreten des Klicks beeinflußt. Tei et al. (183) haben die Intensität des 1. Herztons bei 52 Patienten untersucht. 16 Patienten hatten einen frühsystolischen Mitralklappenprolaps, 21 einen meso- bis spätsystolischen Prolaps und 15 Patienten ein sog. "flail mitral leaflet" mit Aufhebung des normalen Klappenschlusses an den freien Rändern. Die Intensität des 1. Herztons, phonokardiographisch gemessen, wurde als Verhältnis der Amplitude von S1 zur Amplitude der Aortenschlußkomponente des 2. Herztons ausgedrückt. Dieses Verhältnis war größer bei Patienten mit frühem Prolaps (6,2 ± 3,1) als bei normalen Kontrollpersonen (1,4 ± 0,7). Das Verhältnis war stark reduziert bei Patienten mit "fail leaflet" (0,3 ± 0,5) und unterschied sich nicht von dem Normalkollektiv bei Patienten mit meso- bis spätsystolischem Prolaps (1,3 ± 0,6). Die Autoren kamen folglich zu der Schlußfolgerung, daß die Intensität des 1. Herztons schon auskultatorisch Rückschlüsse auf die Art und das zeitliche Auftreten des Mitralklappenprolapses zuläßt.

Systolische Nichtejektionsklicks können auch bei anderen, allerdings seltenen Herzerkrankungen auftreten. Beschrieben wurden sie bei kleinem Ventrikelseptumdefekt in Verbindung mit einer Aneurysmabildung im Bereich des membranösen Anteils des Septum interventriculare (144,146). Alexander et al. (3) haben über einen mesosystolischen Klick berichtet, der durch ein Aneurysma des Vorhofseptums ausgelöst wurde. Ein systolischer Extraton wurde bei einem kalzifizierten Vorhofmyxom beschrieben (123). Schließlich haben Schatz u. Fischer (170) einen sehr seltenen Fall einer paradoxen Embolie durch ein offenes Foramen ovale beschrieben, der zu dem Auftreten eines mesosystolischen Klicks führte: Ein Thrombus hatte sich durch das Foramen ovale in den linken Vorhof und über die Mitralklappe in den linken Ventrikel gebildet. Der Klick war durch die Bewegung des Thrombus vom linken Ventrikel in den linken Vorhof während der Systole verursacht worden. In seltenen Fällen kann ein Klick durch die systolische Anteriorbewegung der Mitralklappe bei der hypertrophen Kardiomyopathie ausgelöst werden (182). Bereits 1968 haben Barlow et al. (13) systolische Klicks bei Patienten mit Mitralstenose nach Kommissurotomie beschrieben. Hierzu finden sich allerdings in späteren Jahren keine weiteren Mitteilungen.

Schließlich muß auch daran gedacht werden, daß ein Prolaps der Trikuspidalklappe einen mesosystolischen Klick auslösen kann.

7.1.2 Mesosystolischer Klick und spätsystolisches Geräusch

Dies ist eine häufige Kombination und wurde bei 60 von 350 konsekutiven Patienten mit Mitralklappenprolaps durch Jeresaty dokumentiert (92). Barlow et al. (13) beschrieben das Geräusch als Crescendo-Decrescendo. Das Geräusch erstreckt sich meist bis zur Aortenschlußkomponente des 2. Herztons. Andere Autoren haben die Geräuschkonfiguration als ausschließlich vom Crescendocharakter beschrieben (137). Das spätsystolische Geräusch kann am besten über der Herzspitze auskultiert werden und zeigt gelegentlich eine Fortleitung in die Axilla (46). Die Geräuschintensität nimmt in Linksseitenlage deutlich zu (13). Bei manchen Patienten, bei denen in Rückenlage ausschließlich ein Klick zu auskultieren ist, tritt ein spätsystolisches Geräusch im Sitzen oder im Stehen auf (63).

Ein isoliertes spätsystolisches Geräusch ohne vorausgehenden Klick ist gelegentlich beschrieben worden (13). Es ist jedoch ein unspezifisches Zeichen und darf nicht unbedingt im Sinne eines Mitralklappenprolapses interpretiert werden (93). Spätsystolische Geräusche sind immer Ausdruck einer geringgradigen Mitralklappeninsuffizienz.

7.1.3 Holosystolische Geräusche

Holosystolische Geräusche sind im allgemeinen Ausdruck eines fortgeschrittenen Stadiums des Mitralklappenprolapses mit hämodynamisch wirksamer Mitralklappeninsuffizienz (20,158,164). Die Mitralinsuffizienz beginnt in der frühen Systole, so daß ein Klick durch das sehr laute holosystolische Geräusch überdeckt wird oder mit dem 1. Herzton zusammenfällt (92). Das fortgeschrittenen Stadium des Mitralklappenprolaps ("floppy mitral valve") ist heute viel häufiger die Ursache einer hämodynamisch fortgeschrittenen Mitralinsuffizienz als rheumatische Klappenerkrankungen. Salomon et al. (164) berichteten 1976 über 135 Patienten, die sich während eines Behandlungszeitraums von 9 1/2 Jahren wegen einer isolierten Mitralinsuffizienz einem Mitralklappenersatz unterziehen mußten. 49% dieser Patienten zeigten eine myxomatöse Proliferation der Mitralklappe mit ausgeprägtem Mitralklappenprolaps. 81% der von McKay u. Yacoub wegen einer reinen Mitralklappeninsuffizienz operierten Patienten hatten eine Teilruptur der Chordae tendineae auf dem Boden eines Mitralklappenprolapses (127). Bei der überwiegenden Mehrzahl der Patienten mit holosystolischem Geräusch und fortgeschrittenem Mitralklappenprolaps handelt es sich um Männer.

Der Einfluß unterschiedlicher Interventionen auf die Intensität und den Beginn des systolischen Geräuschs bei Mitralklappenprolaps ist in Tabelle 5 zusammengefaßt. Die Hockstellung zum Beispiel würde wegen eines Anstiegs des arteriellen Blutdrucks eine Verstärkung des Geräuschs erwarten lassen. Tatsächlich hört man aber eine Abschwächung der Geräuschintensität, da dieses Manöver den venösen Rückstrom verstärkt, zu einer relativen Bradykardie führt und dadurch das linksventriku

Tabelle 5. Einfluß unterschiedlicher Interventionen auf systolische Geräusche beim Mitralklappenprolaps

Inspiration	Früher Beginn Zunahme der Lautstärke
Stehen	Früher Beginn Zunahme der Lautstärke
Hockstellung	Abnahme der Lautstärke
Beine hochheben	Später Beginn Geräusch wird leiser
Valsalva-Manöver	Früher Beginn Intensität variabel
Amylnitrit	Früher Beginn Initial leiser, dann deutlich lauter
Betablocker	Später Beginn Leiser oder nicht mehr auskultierbar

läre Volumen vergrößert. Die Inhalation von Amylnitrit führt zu einem initialen Abfall des Blutdrucks, so daß es primär zu einer Abschwächung des systolischen Geräuschs während der ersten 30 s kommt. Da sich der Mitralklappenprolaps dann allerdings infolge einer Abnahme des enddiastolischen Volumens stärker ausbilden kann, nimmt das Geräusch in den folgenden 60 s deutlich an Intensität zu (93). Die Lautstärke des Geräuschs nimmt auch im Stehen trotz eines Blutdruckabfalls deutlich zu. Dies ist Folge einer Abnahme des linksventrikulären enddiastolischen und endsystolischen Volumens, wodurch sich der Prolaps stärker ausbilden kann.

Es sei noch einmal betont, daß sich die Inhalation von Amylnitrit und der Übergang in die Hockposition am besten eignen, um das durch einen Mitralklappenprolaps oder durch eine rheumatische Mitralinsuffizienz bedingte Geräusch differenzieren zu können: Beim Mitralklappenprolaps nimmt die Lautstärke des Geräuschs nach Amylnitritinhalation zu, während es bei der rheumatischen Mitralinsuffizienz deutlich leiser wird. In der Hockposition wird das durch die rheumatische Mitralinsuffizienz bedingte Geräusch deutlich lauter, während es beim Mitralklappenprolaps an Intensität abnimmt.

7.2 Elektrokardiogramm

Die typischen elektrokardiographischen Veränderungen bei Mitralklappenprolaps wurden bereits 1966 beschrieben (129). Sie bestehen in T-Welleninversionen in den Ableitungen II, III, aVF sowie V5 bis V6 (13,82). Diese Veränderungen lagen bei 42% der von Jeresaty untersuchten Patienten vor (92). 16 von 26 Patienten mit T-Wellennegativierung hatten ein normales Koronarangiogramm. 37% der 144 von Barlow u. Procock (11) untersuchten Patienten hatten EKG-Veränderungen. Lardani et al. (106) fanden ebenfalls EKG-Veränderungen bei 37% der von ihnen untersuchten 25 Patienten mit angiographisch gesichertem Mitralklappenprolaps. Sie fanden

keine Korrelation zwischen dem Schweregrad des Mitralklappenprolapses und den EKG-Veränderungen.

Die Häufigkeit von ST-Strecken- und T-Wellenveränderungen bei Patienten mit Mitralklappenprolaps dürfte allerdings etwas niedriger liegen als in den eben genannten Studien, da hier bereits eine gewisse Patientenselektion vorlag. Procacci et al. (150) geben 15% und Markiewicz et al. (121) geben 18% an. Zusammenfassend kann allerdings festgestellt werden, daß T-Wellennegativierung mit und ohne ST-Streckenveränderung bei ungefähr einem Drittel der Patienten mit Mitralklappenprolaps vorliegen, die von einem Kardiologen zur Untersuchung zugewiesen werden (93).

Die Ätiologie der Endstreckenveränderungen bei Mitralklappenprolaps ist ungeklärt. Gelegentlich wird eine Zugwirkung an den Papillarmuskeln und eine hierdurch induzierte Ischämie diskutiert. Die T-Wellenveränderungen treten meist stärker im Stehen hervor als im Liegen (96).

Bei Patienten mit normalem Ruhe-EKG lassen sich die eben beschriebenen Endstreckenveränderungen gelegentlich durch Hyperventilation provozieren (90). Auch nach Amylnitritgabe lassen sich diese Veränderungen beobachten (92). Auch zeigt sich eine gewisse Spontanvariabilität der ST-Streckenveränderungen. Hierbei wurde eine Abhängigkeit von der Herzfrequenz beschrieben. So berichtet Jeresaty (93), daß bei einem Teil seiner Patienten mit unauffälligem Ruhe-EKG T-Welleninversionen auftraten, wenn die Herzfrequenz über 100 Schläge pro Minute lag.

Hancock u. Cohn (82) berichteten über eine Verlängerung der QT-Zeit bei Patienten mit Mitralklappenprolaps. Dies konnte allerdings von anderen Arbeitsgruppen nicht generell bestätigt werden (11). Puddu et al. (151) fanden eine Korrelation zwischen Plasmakatecholaminen und QT-Invervallverlängerung. Bei Patienten mit den höchsten Katecholaminspiegeln fand sich die ausgeprägteste QT-Verlängerung. Jeresaty (93) berichtete, daß bei der überwiegenden Mehrzahl seiner Patienten eine normale QT-Zeit vorlag.

Bei etwa 30% der Patienten mit Mitralklappenprolaps lassen sich Veränderungen im Belastungs-EKG nachweisen (59). Im Gegensatz zu Patienten mit koronarer Herzerkrankung zeigt sich allerdings ein anderes Verhalten der ST-Streckenveränderung während der Belastung. Beim Mitralklappenprolaps treten die ST-Streckensenkungen relativ früh am Anfang der Belastung auf und zeigen dann eine Normalisierung während der maximalen Belastungsstufe (2,59). Abinader u. Shahar (2) fanden eine Normalisierung des Belastungs-EKGs, wenn dieses unter vorausgehender Betarezeptorenblockade wiederholt wurde. Dies schien allerdings nicht auf einen verminderten Frequenzanstieg nach der Betarezeptorenblockade zurückzuführen zu sein. So wurden im Ausgangs-EKG ST-Streckenveränderungen bei einer Frequenz beobachtet, die deutlich unter der maximalen Frequenz nach Betarezeptorenblockade lag.

7.3 Echokardiographie

Shah u. Gramiak (172), Dillon et al. (57) sowie Kerber et al. (99) waren die ersten, die zwischen 1970 und 1971 die echokardiographischen Befunde beim Mitralklappenprolaps beschrieben haben und auf die Bedeutung der Echokardiographie für die Diagnose des Mitralklappenprolapses hinwiesen. Seit der Erstbeschreibung ist die

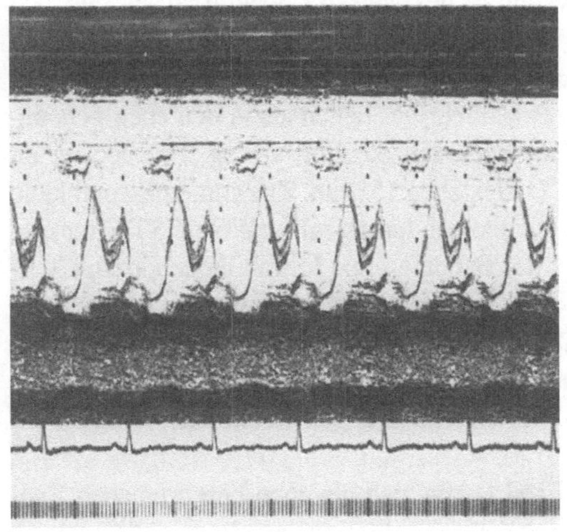

Abb. 1. M-mode-Registrierung eines mesosystolischen Mitralklappenprolapses

echokardiographische Literatur zum Mitralklappenprolaps explosionsartig angestiegen. Bereits Shah u. Gramiak haben die beiden charakteristischen M-mode-echokardiographischen Bewegungsmuster beim Mitralklappenprolaps beschrieben: 1. eine abrupte spätsystolische Posteriorbewegung, die im M-mode-Bild einem liegenden Fragezeichen ähnelt, 2. eine schon frühsystolisch beginnende, hängemattenartige Posteriorbewegung ("hammoking"). Diese beiden Bewegungsmuster entsprechen einem spätsystolischen bzw. pansystolischen Mitralklappenprolaps (Abb. 1 und 2). De Maria et al. (54) berichteten, daß 66% ihrer Patienten mit auskultatorischem Mitralklappenprolaps eine mesosystolische Posteriorbewegung zeigten und 34% ein pansystolisches Hängemattenphänomen.

Schon frühzeitig wurde auf die technischen Voraussetzungen und Fehlermöglichkeiten hingewiesen, die für die exakte Diagnose eines Mitralklappenprolaps beachtet werden müssen. Der Schallkopf muß senkrecht auf die Brustwand aufgesetzt sein oder eine leichte kraniale Angulation aufweisen. Wird der Schallkopf zu hoch, etwa

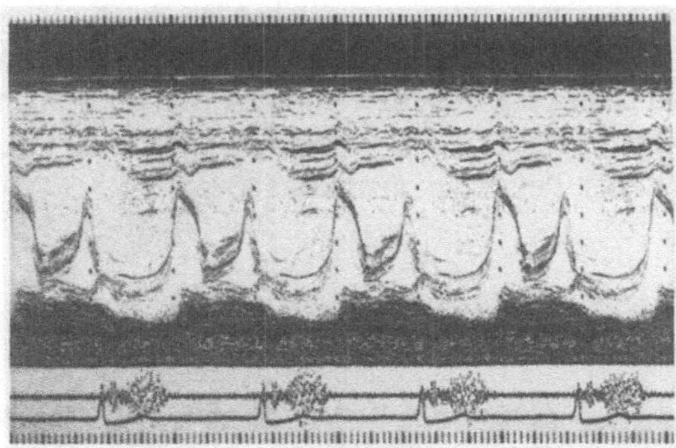

Abb. 2. M-mode-Registrierung eines pansystolischen Mitralklappenprolapses (Hängemattenphänomen)

dem 2. Interkostalraum angesetzt mit gleichzeitiger kaudaler Angulation, so werden beide Mitralsegel und der linke Vorhof registriert, und eine holosystolische Posteriorbewegung der Mitralsegel erscheint in einem hohen Prozentsatz bei Normalpersonen. Hieraus resultiert dann eine falsch-positive Diagnose. Der Öffnungspunkt der Mitralklappe (D-Punkt) liegt dann hinter dem Schlußpunkt (C-Punkt). Der 3. Interkostalraum ist wohl am geeignetsten, um ein repräsentatives Echokardiogramm aufzuzeichnen. Der Einfluß der Schallkopfposition kann dadurch erklärt werden, daß sich die Herzbasis während der Systole leicht nach anterior und kaudalwärts bewegt (121). Kommt der Schallstrahl somit von einem hohen Interkostalraum und zeigt nach kaudal, bewegen sich der Mitralklappenring und die Segel in einem hohen Prozentsatz vom Schallkopf weg, so daß fälschlich eine Posteriorverlagerung registriert wird.

Um einen Mitralklappenprolaps im M-mode-Echokardiogramm technisch einwandfrei nachweisen zu können, sollten beide Mitralsegel vor dem linken Vorhof registriert werden (54,149). Popp et al. (149) haben auf die dazu notwendigen technischen Voraussetzungen hingewiesen und hervorgehoben, daß der Schallstrahl durch beide Mitralsegel in den linken Vorhof gerichtet sein sollte. Sie betonten, daß es sehr schwierig sein kann, einen Mitralklappenprolaps zu diagnostizieren, wenn im Echokardiogramm die posteriore Wand des linken Ventrikels mitregistriert wird. In dieser Situation sollte der Schallkopf dann einen Interkostalraum tiefer angesetzt werden, damit gewährleistet wird, daß "der Schallstrahl nach kranial durch die Strukturen der Mitralklappe in den linken Vorhof zeigt" (149).

Eine weitere Fehlermöglichkeit besteht darin, daß eine unmittelbar nach dem Mitralklappenschluß (C-Punkt) beginnende frühsystolische Posteriorbewegung ("early systolic dipping") fälschlich als Prolaps diagnostiziert wird. Hierbei handelt es sich um eine als normal zu bezeichnende Bewegungsvariante, da die Mitralklappe anschließend eine strenge Anteriorbewegung zeigt (54). Beim pansystolischen Mitralklappenprolaps (Hängemattenphänomen) wird die stärkste Posteriorbewegung während der Mesosystole erreicht.

Um die Spezifität der echokardiographischen Diagnose des Mitralklappenprolapses zu erhärten, wurde gefordert, daß eine Dorsalexkursion von mindestens 2 mm posterior einer zwischen dem Öffnungs- und Schlußpunkt gelegenen Linie vorliegt (C-Punkt und D-Punkt, [49]). Dies liegt allerdings im Grenzbereich des Auflösungsvermögens der M-mode-Echokardiographie. Jeresaty (93) argumentierte, daß eine solche Definition die Anzahl falsch-positiver Echokardiogramme erhöht. Von Bloch et al. (21) wurde deshalb eine Dorsalverlagerung von mindestens 5 mm gefordert. Dies führt zwar zur Erhöhung der Spezifität, beeinträchtigt dann allerdings die Sensitivität. Man hat sich heute übereinstimmend auf einen Wert von 3 mm geeinigt (142).

Eine Reihe weiterer M-mode-echokardiographischer Befunde, die zwar selten, aber spezifisch für den Mitralklappenprolaps sind, wurden beschrieben. Hierzu gehörten das Auftreten von mesosystolischen Echos im linken Vorhof (54), multiple kaskadenartige Echos posterior des vorderen Mitralsegels während der Systole (6,115) und eine pseudosystolische Anteriorbewegung des vorderen Mitralsegels während der ersten Hälfte der Systole (69).

Andere M-mode-echokardiographische Zeichen, die ursprünglich als Hinweis auf das Vorliegen eines Mitralklappenprolapses angesehen wurden, haben sich als

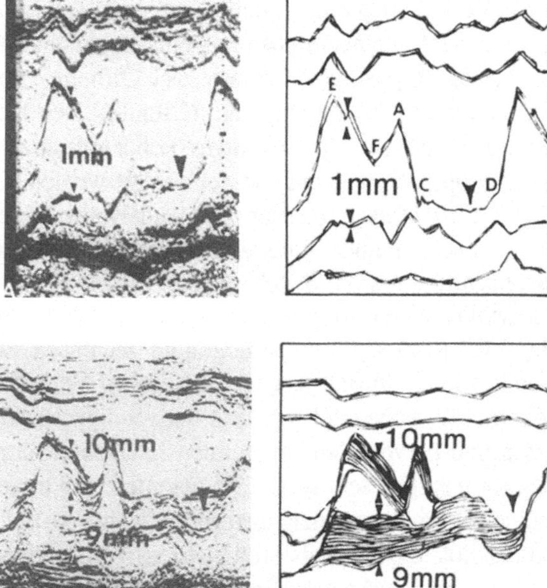

Abb. 3 A, B. M-mode-Registrierung und schematische Darstellung der Mitralklappe. Die *grossen Pfeile* zeigen den systolischen Prolaps. Die *kleinen Pfeile* zeigen die Dickenmessung. Die Messung erfolgt in der Mitter der EF-Slope. Die Dicke wird bestimmt durch multiple parallele Echos, die sich in die gleiche Richtung wie das anteriore oder posteriore Mitralsegel bewegen. A nicht verdickte Mitralklappe, B deutlich verdickte Mitralklappe

unspezifisch erwiesen. Hierzu gehören eine DE-Amplitude von mehr als 25 mm und eine Berührung des E-Punkts mit dem interventrikulären Septum (80).

Bereits frühzeitig wurde darauf hingewiesen, daß bestimmte Patienten mit Mitralklappenprolaps eine abnorme Verdickung der Mitralsegel im Echokardiogramm aufweisen (31,190). Abbildung 3 zeigt repräsentative Beispiele von Dickenmessungen während der Diastole. Kürzlich haben Chandraratna et al. (32) die Dicke der Mitralsegel bei 86 konsekutiven Patienten mit Mitralklappenprolaps vermessen und diese Werte mit denen von 25 Kontrollpersonen verglichen. Die Dicke des anterior oder posterior Mitralsegels wurde im 2D-Echokardiogramm am dicksten Punkt während der Diastole im parasternalen Längsachsenschnitt bestimmt. Die technischen Schwierigkeiten hierbei wurden genau erläutert. Um den relativen Einfluß der Schallintensität möglichst zu eliminieren, wurde zusätzlich zu den absoluten Meßwerten das Verhältnis von der Mitralklappendicke zur Dicke der Hinterwand der Aorta bestimmt. Es wurde betont, daß die Absolutwerte die echte Gewebsdicke wohl nicht exakt wiedergeben. Mögliche Fehlerquellen wurden deshalb durch die Verhältniswerte eliminiert.

Bei den Kontrollpersonen lagen die absoluten Werte für die Mitralsegeldicke bei 3,5 ± 0,8 mm. Bei 56 Patienten mit Mitralklappenprolaps lagen die Mitralklappendikken in diesem Bereich (3,6 ± 1,2 mm). 30 Patienten hatten deutlich verdickte Mitralsegel (8,8 ± 2 mm). Die Segel waren hierbei am dicksten im Übergangsbereich in die Chordae tendineae, so daß sie im 2D-Echo ein keulenförmiges Bild zeigten. Bei 60% dieser Patienten lagen zusätzliche kardiovaskuläre Veränderungen vor: Ausgeprägte Mitralinsuffizienz (23%), Trikuspidalklappenprolaps (13%), Aortendissektion (10%), aneurysmatische Erweiterung der Aorta ascendens (17%). Die Autoren kamen zu der Schlußfolgerung, daß die Verdickung der Mitralklappe im Sinne einer ausgeprägten myxomatösen Proliferation zu interpretieren sei und somit ein wichtiges differentialdiagnostisches Kriterium darstelle zur Abgrenzung eines *pathologischen* Mitralklappenprolapses, wie er von Perloff (141) definiert wurde, von einem *funktionellen* Prolaps.

Aufgrund der durch beide Mitralsegel hervorgerufenen multiplen Echos ist es oftmals schwierig, genau festzulegen, welches der beiden Mitralsegel einen Prolaps aufweist. In den ursprünglichen Arbeiten wurde stets der Prolaps des posterioren Mitralsegels betont. Spätere Arbeiten konnten nachweisen, daß in der überwiegenden Mehrzahl der Fälle eine Posteriorbewegung beider Mitralsegel vorliegt. De Maria (53) fanden bei 23 von 27 Patienten mit Mitralklappenprolaps eine Protrusion beider Mitralsegel (85%). Ähnliche Ergebnisse wurden von Cohen mitgeteilt (38).

Ein sog. Pseudoprolaps wird beim Vorliegen von Perikardergüssen beobachtet (138). Die verstärkte Schwingbewegung des Herzens in der Perikardflüssigkeit täuscht eine systolische Posteriorbewegung der Mitralsegel vor. Nach erfolgreicher Perikardpunktion findet sich ein normales Bewegungsmuster der Mitralklappe. Auch bei Patienten mit Mitralstenose sieht man gelegentlich eine pansystolische Posteriorbewegung. Nicol et al. (133) erklärten dies durch eine Störung des Segelschlusses, der durch die Wirkung der Mitralstenose auf den Klappenapparat hervorgerufen wird.

Im Gegensatz zur M-mode-Echokardiographie erlaubt die 2D-Echokardiographie eine räumliche Orientierung und Analyse der Mitralklappenbewegung in Relation zu den umliegenden Strukturen. Wie bereits erwähnt, führt die M-mode-Echokardiographie in Abhängigkeit von der Schallkopfposition zu falsch-positiven und falsch-negativen Diagnosen. Von manchen Autoren wird deshalb die 2D-Echokardiographie als geeignetere Methode zum Nachweis eines Mitralklappenprolaps angesehen (193).

Neben der Darstellung des Mitralklappenapparats in verschiedenen Schnittebenen ist für die Diagnose die Auswertung im EKG-getriggerten Standbild und in der Zeitlupenbetrachtung wichtig.

Alpert et al. haben unterschiedliche 2D-Befunde beim Mitralklappenprolaps untersucht (4). Abbildung 4 zeigt eine schematische Darstellung der verschiedenen Kriterien. Das Zeichen mit der höchsten Spezifität war die posteriore und superiore Vornalen Längsachsenschnitt. Der prolabierende Anteil der Mitralsegel muß hierbei deutlich hinter einer durch den Mitralklappenring gedachten Ebene liegen. Im apikalen wölbung eines oder beider Mitralsegel ("arching") während der Systole im parasterVierkammerblick läßt sich ein Mitralklappenprolaps mit etwa gleichhoher Spezifität nachweisen. Hierbei zeigen ein oder beide Mitralsegel eine posteriore bogenförmige Anspannung ("bowing"). Ein weiteres 2D-Zeichen für das Vorliegen eines Mitralklappenprolapses ist der deutlich nach posterior verlagerte Klappenschluß (Koaptionspunkt). Im parasternalen Kurzachsenschnitt sieht man gelegentlich eine Domstellung im Sinne einer helmartigen Verformung des anterioren Mitralsegels während der Diastole. Ebenso wie die Schaukelbewegung beider Mitralsegel (konvexe Biegung während der Systole und konkave Biegung während der Diastole) sind diese Zeichen nur bei einer ausgeprägten Elongation der Mitralsegel vorhanden (104). Ein weiterer 2D-Befund beim Mitralklappenprolaps ist die gesteigerte Bewegung des posterioren Anteils des Mitralklappenrings. Alpert et al. haben die Sensitivität und Spezifität dieser 2D-Kriterien bei 70 Patienten mit gesichertem Mitralklappenprolaps untersucht und mit den Befunden von 100 Kontrollpersonen verglichen (4). Die

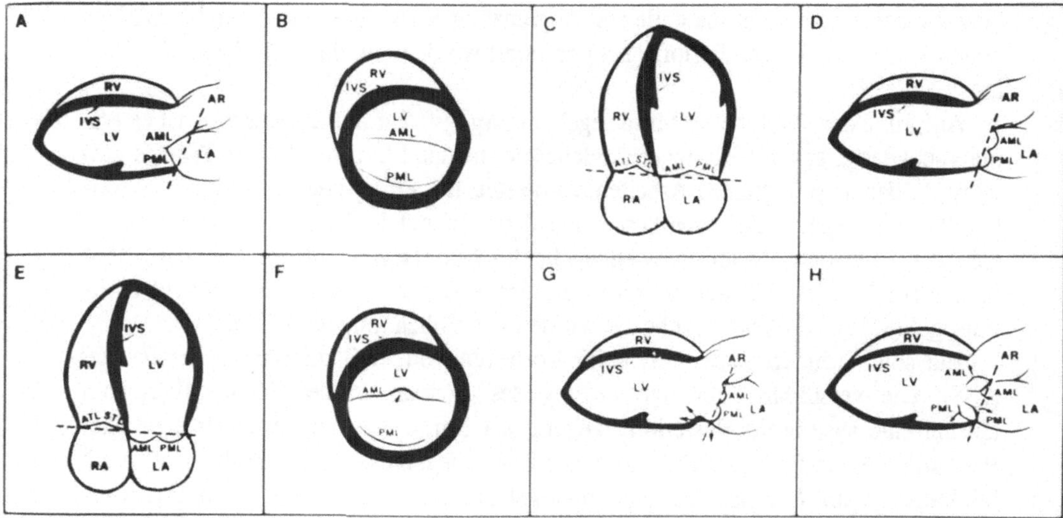

Abb. 4 A - H. Zweidimensionale echokardiographische Zeichen bei Mitralklappenprolaps. Die *gestrichelte Linie* entspricht der Mitralklappen- und Trikuspidalklappenringebene. **A** Normaler parasternaler Längsachsenschnitt. **B** Normaler parasternaler Kurzachsenschnitt durch die Mitralklappe. **C** Normaler apikaler Vierkammerblick. **D** Systolische Posteriorbewegung beider Mitralsegel und deutliche Verlagerung des Kaoptionspunkts hinter die Mitralklappenebene ("arching") im parasternalen Längsachsenschnitt. **E** Posteriore Anspannung beider Mitralsegel und Verlagerung des Klappenschlußpunkts in den linken Vorhof im apikalen Vierkammerblick ("bowing"). **F** Diastolische Domstellung (*großer Pfeil*) des anterioren Mitralsegels (*AML*). **G** Gesteigerte Bewegung des posterioren Mitralklappenrings. **H** Schaukelbewegung des anterioren und posterioren Mitralsegels (*PML*) in der Systole und Diastole (*Pfeil*). *AR* Aortenwurzel, *ATL* anteriores Trikuspidalsegel, *IVS* Septum interventriculare, *LA* linker Vorhof, *RA* rechter Vorhof, *RV* rechter Ventrikel, *STL* septales Trikuspidalsegel

Spezifität einzelner individueller Zeichen war hoch und lag zwischen 88 und fast 100%. Die Sensitivität war allerdings nur sehr gering und lag bei 1% für die Schaukelbewegung und bei 70% für die Posteriorverlagerung des Koaptionspunkts der Mitralsegel hinter die Klappenringebene im Vierkammerblick. Eine hohe Sensitivität (87%) wurde dann erreicht, wenn eine Kombination unterschiedlicher Kriterien für die Diagnosestellung herangezogen wurde. Die Autoren kamen zu der Schlußfolgerung, daß die individuellen 2D-Kriterien für das Vorliegen eines Mitralklappenprolapses zwar eine hohe Spezifität, aber nur geringe Sensitivität besitzen.

Um die Variabilität der Interpretation eines 2D-Befundes möglichst gering zu halten, haben Perloff et al. eine quantitative Beurteilung der Mitralklappenbewegung im apikalen Vierkammerblick vorgeschlagen (143). Von einem geringgradigen Mitralklappenprolaps (1+) wird gesprochen, wenn sich das anteriore oder posteriore Mitralsegel leicht nach superior bewegt, der Schlußpunkt aber noch eindeutig innerhalb des linksventrikulären Kavums liegt. Ein mittelgradiger Prolaps (2+) liegt vor, wenn beide Segel sich während der Systole nach superior bewegen und der Schlußpunkt sich noch auf die Ringebene projiziert. Beim ausgeprägten Mitralklappenprolaps (3+) sind beide Mitralsegel und der Klappenschlußpunkt eindeutig superior hinter die Ringebene in den linken Vorhof verlagert. Diese Einteilung hat allerdings noch keine allgemeine Anerkennung gefunden.

Wann et al. haben 2D- und M-mode-echokardiographische Befunde von 27 Patienten mit Mitralklappenprolaps 3 verschiedenen, in der Echokardiographie erfahrenen Untersuchern zu unterschiedlichen Zeitpunkten wiederholt zur Beurteilung vorgelegt und die Reproduzierbarkeit der Diagnose bei den einzelnen Untersuchern sowie untereinander verglichen (191). Die Variabilität zwischen den einzelnen Untersuchern lag für die M-mode-Echokardiographie zwischen 64 und 80% und für die 2D Echokardiographie zwischen 52 und 70%. Für die einzelnen Untersucher schwankte die Übereinstimmung in der Diagnose zu unterschiedlichen Zeitpunkten zwischen 80 und 98% sowohl für die M-mode- als auch für die 2D-Echokardiographie. Eine ähnliche Untersuchung wurde von Alpert et al. an einem größeren Patientenkollektiv durchgeführt (5). Eine Übereinstimmung zwischen der ersten und zweiten Beurteilung der Echokardiogramme wurde in 81 und 78% für die M-mode-Echokardiographie und in 69 und 72% für die 2D-Echokardiographie erzielt. Die Reproduzierbarkeit der Befunde für die einzelnen Untersucher lag zwischen 89 und 96% für die M-mode-Echokardiogramme und zwischen 77 und 86% für die 2D-Echokardiogramme. Diese Ergebnisse beinhalten zwei bemerkenswerte Aspekte: Auch wenn Echokardiogramme von erfahrenen Untersuchern interpretiert werden, ist mit einer starken Variabilität bei der Diagnose eines Mitralklappenprolapses zu rechnen. Obwohl die 2D-Echokardiographie oft als die ideale Untersuchungstechnik zum Nachweis eines Mitralklappenprolapses propagiert wurde, ist die diagnostische Sicherheit der M-mode-Echokardiographie der 2D-Echokardiographie deutlich überlegen.

Die Dopplerechokardiographie einschließlich des Farbdopplers ermöglicht den nichtinvasiven Nachweis einer begleitenden Mitralklappeninsuffizienz (1). Die bisherigen Erfahrungen zeigen allerdings, daß die Dopplerechokardiographie nur einen untergeordneten Stellenwert bei der Diagnose des Mitralklappenprolapses besitzt und gegenüber der konventionellen M-mode- und 2D-Echokardiographie keine grundlegenden Vorteile aufweist.

7.4 Cineangiographie

Bei der Mehrzahl der Patienten mit Mitralklappenprolaps ist eine invasive Diagnostik nicht erforderlich. Liegt keine hämodynamisch wirksame Mitralinsuffizienz vor, so liegen die Druckwerte im großen und kleinen Kreislauf im Normbereich (44). Eine Indikation zur Herzkatheteruntersuchung mit selektiver Koronarangiographie ergibt sich nur, wenn der Patient über eine typische Angina pectoris klagt, sie sich unter medikamentöser Therapie nicht bessert und EKG-Veränderungen sowie ein pathologisches Myokardszintigramm vorliegen. Eine Katheteruntersuchung ist natürlich auch indiziert, wenn es zu einer progredienten Dysfunktion des Mitralklappenapparats mit Ausbildung einer hämodynamisch wirksamen Mitralinsuffizienz kommt.

Beim typischen Mitralklappenprolaps zeigt die linksventrikuläre Angiographie eine Protrusion des Mitralklappenapparats hinter die durch den atrioventrikularen Anulus gelegene Ebene. Diese in der RAO-Position am besten als daumenartige Vorstülpung charakterisierte Protrusion kann während der gesamten Herzaktion nachweisbar sein, entwickelt sich allerdings ausgeprägter meist während der Systole ("hump sign"). Abbildung 5 zeigt ein repräsentatives angiographisches Beispiel. Ob-

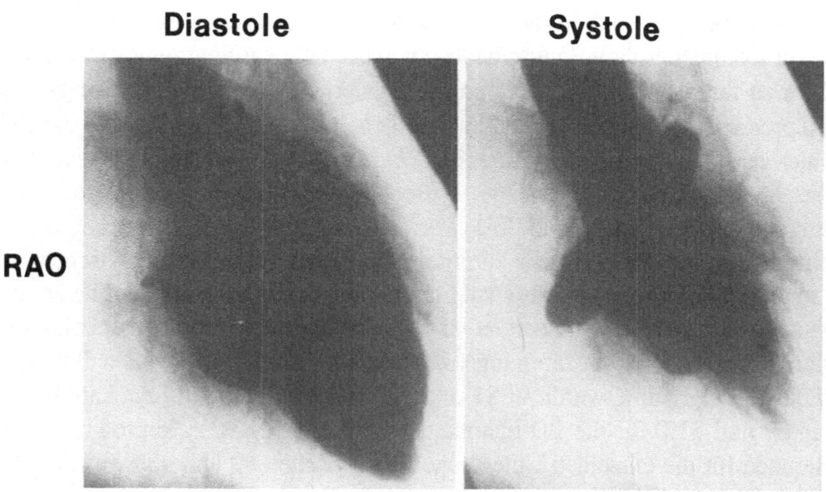

Abb. 5. Linksventrikuläres Angiogramm bei Mitralklappenprolaps in der RAO-Projektion. Die retrograde Kontrastmittelfüllung des linken Ventrikels zeigt eine normale diastolische Kontur. In der Systole kommt es zur aneurysmatischen Vorwölbung der Mitralklappe in den linken Vorhof. Keine Mitralinsuffizienz

wohl mittels der linksventrikulären Angiographie erstmals die Ätiologie des mesosystolischen Klicks aufgeklärt wurde und die Angiographie lange Zeit als die Referenzmethode ("golden standard") für die Diagnose des Mitralklappenprolapses angesehen wurde, gibt es heute keine allgemein akzeptierte angiographische Definition. Smith et al. (178) diagnostizierten angiographisch bei 34% von 336 konsekutiven Patienten mit unterschiedlichen Herzerkrankungen (Koronarsklerose, Kardiomyopathie, rheumatische Klappenerkrankungen, kongenitale Herzerkrankung) einen Mitralklappenprolaps. Cohen et al. (39) postulierten, daß die Aussagefähigkeit der linksventrikulären Angiographie durch eine genaue Identifizierung des Ansatzpunkts der Mitralsegel am Anulus in der RAO-Projektion (Fulcrum) verbessert wird. Kennett et al. (98) fanden eine ausgeprägte inter- und intraindividuelle Variabilität bei der Interpretation von linksventrikulären Angiogrammen, wenn sie unterschiedlichen Untersuchern zu verschiedenen Zeitpunkten wiederholt zur Beurteilung vorgelegt wurden. Eine interindividuelle Übereinstimmung wurde nur bei 60% und eine intraindividuelle Übereinstimmung bei 80% gefunden. Dies unterstreicht, daß keine allgemein anerkannten Kriterien vorliegen, was noch als normale angiographische Anspannungsbewegung des Mitralklappenapparats anzusehen und was als Mitralklappenprolaps zu bezeichnen ist. Es ist außerdem sehr schwierig, im Angiogramm das anteriore vom posterioren Mitralsegel zu unterscheiden (45).

Das posteriore Mitralsegel nimmt etwa zwei Drittel der Zirkumferenz des Mitralklappenapparats ein. Es können drei Anteile ("scallops") unterschieden werden. Wenn im Angiogramm eine Ausstülpung anterior der Aortenklappe in der RAO-Projektion sichtbar ist, so wird dies häufiger als Prolaps des anterioren Mitralsegels gedeutet, obwohl es sich in der Mehrzahl der Fälle um den anterioren Anteil des posterioren Mitralsegels handelt (45). Abbildung 6 gibt schematisch die Topographie der Mitralsegel wieder, wie sie sich im linksventrikulären Angiogramm darstellen.

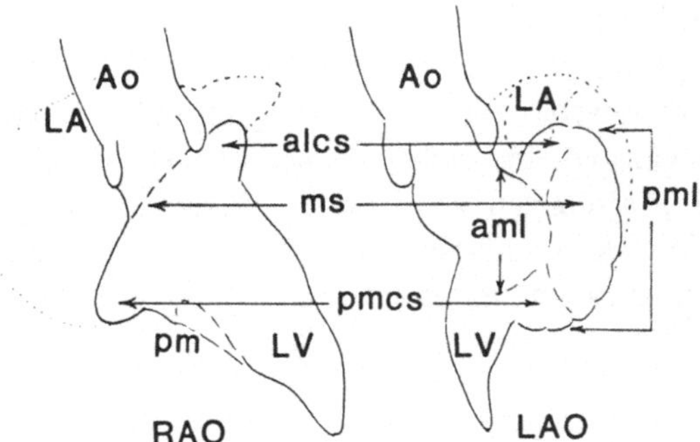

Abb. 6. Schematische Darstellung der anatomischen Strukturen während der Systole bei Mitralklappenprolaps in der RAO- und LAO-Projektion. Die aneurysmatische Vorwölbung entsteht ausschließlich durch die Protrusion des posterioren Mitralsegels (*pml*). In der LAo-Projektion wird verdeutlicht, daß das anteriore Mitralsegel (*aml*) fast vollständig von dem angespannten posterioren Mitralsegel umgeben wird. *pm* posteriorer Papillarmuskel; *alcs* anterolateraler Anteil, *ms* medialer Anteil, *pmcs* posteriomedialer Anteil des hinteren Mitralsegels; *Ao* Aorta; *LA* linker Vorhof; *LV* linker Ventrikel

Bei Patienten mit Mitralklappenprolaps wurden eine Reihe unterschiedlicher Kontraktionsstörungen des linken Ventrikels beschrieben. Diese reichen von segmentaler Hyperkontraktilität bis zu Hypokinesien. Nutter et al. (135) fanden eine Hyperkontraktilität besonders im mediobasalen Wandabschnitt. Gulotta et al. (168) beobachteten eine Hypokinesie im posterioren Wandabschnitt und etwas seltener anteromediale oder mehr diffus. Gleichzeitig wurde eine frühdiastolische Relaxation im Bereich der Vorderwand beschrieben (168). Der linke Ventrikel kann balettschuhartig deformiert erscheinen ("ballerina foot sign"). Das am häufigsten zu beobachtende veränderte Kontraktionsmuster stellt die Kombination einer inferioren Hyperkontraktilität in Kombination mit einer frühdiastolischen Relaxation im Bereich der Vorderwand dar (43).

Die Interpretation dieser heterogenen Kontraktionsstörungen bei Mitralklappenprolaps ist schwierig und kontrovers. Die unterschiedlichen Hypothesen und Erklärungsmöglichkeiten umfassen:

- Linksventrikuläre Funktionsstörungen infolge einer Mitralinsuffizienz,
- Kardiomyopathie,
- abnorme Zugwirkung an den Papillarmuskeln mit gesteigerter Myokardkontraktion und passiver Deformierung des linken Ventrikels,
- frühe Nachlastsenkung infolge des Prolapses,
- autonome Dysfunktion mit Katecholaminerhöhung.

Crawford u. O'Rourke (43) haben die wohl einleuchtendste Erklärung formuliert. Entsprechend ihrer Theorie führt der Prolaps des Mitralsegels zu einer exzessiven Zugwirkung an den Chordae tendineae, die zu einer erhöhten Anspannung der Papillarmuskeln führt. Dies bewirkt eine Hyperkontraktion der Papillarmuskeln mit konsekutiver Veränderung des Kontraktionsmusters des linken Ventrikels im Angiogramm. Infolge der gesteigerten Papillarmuskelkontraktion können andere Myokardabschnitte hypokontraktil erscheinen oder zu einer frühen Relaxation von anderen Wandabschnitten führen. Ein partieller Prolaps des posterioren Mitralsegels führt zu Mitralinsuffizienz und ausschließlicher Deformierung der basalen Wandabschnitte. Ein Prolaps des gesamten posterioren Segels führt zu einer zusätzlichen Deformierung der Vorderwand. Die Nachlastsenkung infolge der prolapsbedingten Mitralinsuffizienz begünstigt eine globale Hyperkontraktilität. Unterstützt wird diese Theorie durch die Beobachtungen von Cobbs u. King (36), die eine Normalisierung des veränderten Kontraktionsmusters des linken Ventrikels nach erfolgreichem Mitralklappenersatz im Angiogramm fanden.

8 Komplikationen

Bei der Mehrzahl der Patienten mit Mitralklappenprolaps zeigt sich eine ausgesprochen benigne Verlaufsform und somit eine günstige Prognose. Bei nur wenigen Patienten entwickeln sich Komplikationen, auf die im folgenden noch eingegangen wird. Verständlicherweise liegen nur wenige Untersuchungen zur natürlichen Verlaufsform des Mitralklappenprolaps vor. Rose et al. (161) haben 62 Patienten über 9 - 22 Jahre beobachtet. Hierbei entwickelte sich bei 5 Patienten eine bakterielle Endokarditis, bei einem Patienten kam es zur Ruptur der Chordae tendineae und ein Patient starb im Alter von 75 Jahren infolge einer schweren Mitralinsuffizienz.

Nishimura et al. (134) berichteten kürzlich über die Langzeitprognose von asymptomatischen oder geringgradig symptomatischen Patienten mit echokardiographisch nachgewiesenem Mitralklappenprolaps. Der mittlere Beobachtungszeitraum lag bei 6 Jahren (Bereich 1 - 10 Jahre). Ein linksventrikulärer enddiastolischer Diameter von mehr als 60 mm im Echokardiogramm war der beste Determinator für einen notwendig werdenden Mitralklappenersatz (17 Patienten). Ein erhöhtes Risiko fand sich nur bei Patienten mit echokardiographisch eindeutig verdickten Klappen ("redundant valves"). Eine verdickte Klappe wurde definiert als ein mehr als 5 mm betragender diastolischer Durchmesser. Bei 10 von 97 Patienten mit eindeutig verdickten Segeln entwickelte sich eine bakterielle Endokarditis, eine transsitorische ischämische Attacke oder ein plötzlicher Herztod (10,3%). Im Gegensatz dazu trat eine solche Komplikation nur bei einem von 140 Patienten mit normaler Klappendicke auf (0,7%). Die Autoren kamen zu der Schlußfolgerung, daß bei den meisten Patienten mit echokardiographisch nachweisbarem Mitralklappenprolaps eine günstige Prognose vorliegt und eine Untergruppe mit erhöhtem Risiko echokardiographisch definiert werden kann.

8.1 Bakterielle Endokarditis

Im Jahre 1964 wurde erstmals von Facquet et al. (60) über das Auftreten einer bakteriellen Endokarditis beim Mitralklappenprolaps berichtet. Bis zum Jahre 1979 finden sich in der Literatur in 32 Berichten etwa 110 Fälle von bakterieller Endokarditis (93). Jeresaty hat im eigenen Krankengut eine bakterielle Endokarditis bei 5 von 350 Patienten mit Mitralklappenprolaps beobachtet (93). Gemessen an der Häufigkeit des

Mitralklappenprolapses in der Normalbevölkerung handelt es sich somit um eine seltene Komplikation.

Pathologisch-anatomisch entwickelt sich eine bakterielle Endokarditis auf dem Boden einer endokardialen Läsion, die durch die verstärkte Anspannung der Mitralklappe entsteht (148). Kuhn u. Weber (105) haben über einen Fall berichtet, bei dem sich die bakterielle Endokarditis nicht an der Mitralklappe selbst, sondern am muralen Endokard des linken Ventrikels manifestierte. Die Endokardläsion entstand hierbei wahrscheinlich durch eine Reibewirkung der Chordae tendineae des prolabierenden Segels am muralen Endokard.

Obwohl die bakterielle Endokarditis eine relativ seltene Komplikation des Mitralklappenprolapses darstellt, findet sich bei Patienten mit gesicherter Endokarditis häufig ein Mitralklappenprolaps als die zugrundeliegende Ursache. Bei 87 konsekutiven Patienten mit bakterieller Endokarditis an der Stanford Universität hatten 10 (11%) einen Mitralklappenprolaps, 28 hatten eine Mitralinsuffizienz, so daß also bei über einem Drittel der Patienten mit Mitralklappenendokarditis ein Prolaps vorlag (41). Clemens et al. (35) fanden bei 25% von insgesamt 51 Patienten mit Endokarditis einen Mitralklappenprolaps. Bei der überwiegenden Mehrzahl der Fälle handelte es sich um Männer (33,161).

Hickey et al. (86) haben in einer fallkontrollierten Studie die Beziehung zwischen Mitralklappenprolaps und bakterieller Endokarditis untersucht. Hierbei hatten 11 von 56 Patienten mit gesicherter bakterieller Endokarditis (20%) einen Mitralklappenprolaps, während in einem bezüglich Alter und Geschlecht vergleichbaren Kontrollkollektiv nur 4% einen Mitralklappenprolaps aufwiesen. 8 der 11 Patienten mit bakterieller Endokarditis und Mitralklappenprolaps waren Männer, so daß sich auch in dieser Studie bestätigte, daß das männliche Geschlecht einen zusätzlichen Risikofaktor darstellt. Als weiterer Risikofaktor fand sich das Vorhandensein eines systolisches Geräuschs (9 von 11 Patienten). Gemäß dem Bayes-Theorem wurde die Wahrscheinlichkeit berechnet, mit der sich eine bakterielle Endokarditis bei vorbestehendem Mitralklappenprolaps innerhalb eines Jahres entwickelt. Die statistischen Berechnungen ergaben, daß 14 von 100 00 erwachsenen Personen mit Mitralklappenprolaps innerhalb eines Jahres eine bakterielle Endokarditis entwickeln. Im Gegensatz hierzu liegt das Risiko für eine bakterielle Endokarditis in der Normalbevölkerung bei 3 von 100 000. Somit ist das Risiko beim Vorliegen eines Mitralklappenprolapses etwa 5mal höher als bei gesunden Normalpersonen. Absolut gesehen bleibt das Risiko allerdings dennoch gering.

In einem Editorial wies Retchin (156) darauf hin, daß statistische Berechnungen im allgemeinen das Risiko einer bakteriellen Endokarditis überschätzen. Dies liegt einmal an der variablen und teilweise etwas willkürlichen Definition des Mitralklappenprolapses, so daß die Häufigkeitsannahme von falschen Voraussetzungen ausgeht. Andererseits stammen die Zahlenangaben über die Häufigkeit der Endokarditis von großen kardiologischen Zentren, was eine Patientenselektion beinhaltet.

Marks et al. (117) haben kürzlich den klinischen Verlauf von 456 Patienten mit der Diagnose Mitralklappenprolaps analysiert. Zwei Gruppen wurden unterschieden: Solche mit "klassischem" Prolaps (Dicke der Mitralsegel über 5 mm) und solche mit "nicht klassischem" Prolaps (Mitralsegeldicke unter 5 mm). 12% der Patienten mit klassischem Prolaps hatten eine hämodynamisch wirksame Mitralinsuffizienz. 19 von

319 Patienten mit klassischem Prolaps entwickelten eine Endokarditis (6%). Bei den 137 Patienten ohne Verdickung der Mitralsegel trat im Beobachtungszeitraum (im Mittel 12,4 Monate) keine Endokarditis auf.

Eine signifikante Beziehung zwischen bakterieller Endokarditis und Mitralklappenprolaps findet sich nur beim Vorliegen eines systolischen Geräuschs, aber nicht beim auskultatorisch stummen Prolaps (86). Neuere Daten aus der Framingham-Studie zeigen, daß nur 9% der Personen mit Mitralklappenprolaps ein systolisches Geräusch aufweisen (166). Eine Antibiotikaprophylaxe bei potentiellen Bakteriämien wird deshalb nur für Patienten mit Mitralklappenprolaps und Mitralinsuffizienzgeräusch empfohlen (86).

Zu ähnlichen Ergebnissen kommen Mac Mahon et al. (117) ebenfalls auf dem Boden von statistischen Berechnungen. Das Risiko, bei vorbestehendem Mitralklappenprolaps eine bakterielle Endokarditis zu entwickeln, ist bei Männern etwa 3mal höher als bei Frauen. Ab einem Alter von 45 Jahren erhöht sich das Risiko um das etwa 4fache. Von den Autoren wird betont, daß das absolute Risiko bezüglich einer bakteriellen Endokarditis bei Personen mit stummen Mitralklappenprolaps sich nicht von einem Normalkollektiv unterscheidet. Eine Antibiotikaprophylaxe scheint deshalb nur gerechtfertigt bei Patienten mit auskultatorischem Hinweis auf eine Mitralinsuffizienz (holo- oder spätsystolische Geräusche).

Perloff u. Child (142) betonen, daß keine ausreichenden Daten vorliegen, die eine generelle Antibiotikaprophylaxe bei Patienten mit isoliertem meso- bis spätsystolischem Klick rechtfertigen. Angesichts des variablen Auskultationsbefunds bei dieser Patientengruppe wird von Joyner u. Cornman (96) auch hier eine Antibiotikaprophylaxe empfohlen. Jeresaty (93) zieht bei dieser Befundkonstellation eine Prophylaxe nur in Erwägung, wenn sich unter verschiedenen Provokationsmethoden (insbesondere in der Hockstellung) ein systolisches Geräusch provozieren läßt.

8.2 Mitralringverkalkung

Fulkerson et al. (64) fanden bei 14% von 80 konsekutiven Patienten mit radiologisch nachgewiesener Mitralklappenringverkalkung einen Mitralklappenprolaps. Mitralringverkalkungen können nicht generell als benigner degenerativer Prozeß angesehen werden, da sie zu einer Reihe von klinisch relevanten Problemen führen: Reizleitungsstörungen, Vorhofflimmern, Mitralinsuffizienz, funktioneller Mitralstenose infolge von ausgedehnten basisnahen Verkalkungen der Mitralklappe, thromboembolische Komplikationen und bakterielle Endokarditis (132).

8.3 Hämodynamische Mitralinsuffizienz

Eine hämodynamisch wirksame Mitralinsuffizienz kann sich beim Mitralklappenprolaps aufgrund dreier verschiedener Mechanismen entwickeln:

1. Progrediente Dilatation des Mitralklappenrings und zunehmende Elongation der Sehnenfäden,

2. Ruptur der Chordae tendineae,
3. Destruktion des Mitralklappenapparats infolge einer bakteriellen Endokarditis.

Waller et al. (188) haben die morphologischen Veränderungen an der Mitralklappe bei 65 konsekutiven Patienten untersucht, bei denen die Mitralklappe wegen einer isolierten, reinen Mitralinsuffizienz operativ ersetzt werden mußte. Bei 48 Patienten fand sich ein Mitralklappenprolaps. 17 Patienten hatten hierfür keine typischen morphologischen Veränderungen. Bei 10 Patienten (15%) lag eine Mitralinsuffizienz auf dem Boden einer Papillarmuskeldysfunktion bei koronarer Herzerkrankung vor. 6 Patienten (9%) hatten eine bakterielle Endokarditis, die sich auf einer morphologisch normal strukturierten Mitralklappe entwickelte. Bei allen 6 Patienten mit Endokarditis fand sich eine Ruptur der Chordae tendineae sowie eine Perforation der Mitralsegel. Nur ein Patient hatte eine rheumatische Mitralinsuffizienz. Der Mitralklappenprolaps stellt somit gemäß dieser Untersuchung die häufigste Ursache der isolierten, schweren Mitralinsuffizienz dar.

Es ist seit langem bekannt, daß es beim Mitralklappenprolaps zu einer Spontanruptur der Chordae tendineae kommen kann (72,78,175). Jeresaty et al. (95) berichteten kürzlich über 25 Patienten mit chirurgisch bestätigtem Sehnenfadenabriß. Es handelte sich hierbei um 16 Männer und 9 Frauen im Alter von 28 - 84 Jahren. Bei 22 Patienten (88%) fand sich als alleinige Ursache der Ruptur ein ausgeprägter Mitralklappenprolaps ohne Anhalt für Endokarditis. Ein Patient (4%) hatte einen Mitralklappenprolaps mit aktiver bakterieller Endokarditis. Ein weiterer Patient hatte eine bakterielle Endokarditis ohne morphologischen Hinweis auf das Vorliegen eines Mitralklappenprolapses. Bei 13 Patienten (52%) war ein Sehnenfaden des posterioren Mitralsegels rupturiert und bei 10 Patienten (40%) einer des anterioren Mitralsegels. Bei 2 Patienten (8%) fand sich eine Ruptur der Chordae beider Mitralsegel. Im Unterschied zu den Befunden von Waller et al. (187) fand sich bei der überwiegenden Mehrzahl der Patienten eine ausgeprägte Dilatation des Mitralklappenrings (15 von 23 Patienten). Als Ursache der Ruptur wurde eine verstärkte Spannung an den Chordae tendineae infolge einer Vergrößerung der Mitralklappenfläche bei gleichzeitiger Degeneration des Kollagens im Inneren der Chordae tendineae diskutiert.

Geht man von einer Häufigkeit des Mitralklappenprolapses in der Gesamtbevölkerung von 5 - 6% aus, so ist das Risiko einer Ruptur der Chordae tendineae extrem gering. Grenadier et al. (72) haben 134 konsekutive Patienten mit Mitralklappenprolaps echokardiographisch untersucht. Bei 15 Patienten (11,2%) fanden sich Hinweise für das Vorliegen einer Sehnenfadenruptur. Nur 4 Patienten mußten wegen einer schweren Mitralinsuffizienz operiert werden. 11 Patienten mit Ruptur der Chordae tendineae waren entweder asymptomatisch oder hatten nur geringe Symptome. Die Autoren kamen zu der Schlußfolgerung, daß eine Ruptur der Chordae tendineae bei Mitralklappenprolaps nicht immer zu einer hämodynamisch schweren Mitralinsuffizienz führt und daß diese Komplikation teilweise unbemerkt ablaufen kann, wenn nicht routinemäßig echokardiographische Kontrolluntersuchungen durchgeführt werden. Die Variabilität des klinischen Spektrums, das vom vollständigen Fehlen von Symptomen bis hin zum nicht beherrschbaren Lungenödem reichen kann, erklärt sich durch die Lokalisation der Ruptur. Die primären Chordae, die aus dem Papillarmuskel entspringen, teilen sich in sekundäre und tertiäre Chordae. Eine schwere Mitralinsuffizienz entsteht dann, wenn ein oder zwei der primären Chordae rupturieren, während ein Abriß eines tertiären Sehnenfadens nicht zu klinischen Symptomen führt (81).

Ren et al. (155) haben ebenfalls darauf hingewiesen, daß eine Sehnenfadenruptur ("flail mitral valve syndrom") nicht immer zu dem Bild einer akuten und schweren Mitralinsuffizienz führt. Sie untersuchten 93 symptomatische Patienten mit Mitralinsuffizienz invasiv und echokardiographisch. Eine Sehnenfadenruptur fand sich intraoperativ bei 23 Patienten, während 16 Patienten intakte Chordae tendineae hatten (chronische Mitralinsuffizienz). Die Größe des linken Vorhofs wurde mittels 2D-Echokardiographie im apikalen Vierkammer- und Zweikammerblick berechnet. Bei 10 Patienten mit einem systolischen linksatrialen Volumen unter 100 ml und Sehnenfadenabriß fand sich bei der hämodynamischen Untersuchung ein höherer Pulmonalkapillarmitteldruck im Vergleich zu den übrigen 13 Patienten mit einer Erhöhung des linksatrialen Volumens auf über 100 ml. Patienten mit kleinem linksatrialem Volumen hatten klinisch und hämodynamisch eine akute Mitralinsuffizienz. Im Vergleich hierzu zeigten die Patienten mit Sehnenfadenruptur und Vergrößerung des linksatrialen Volumens keinen Unterschied zu den Patienten mit chronischer Mitralinsuffizienz. Ein kleiner und nicht dehnbarer linker Vorhof ist somit die Ursache für die linksatriale Drucksteigerung und die hieraus resultierende klinische Symptomatik.

Kolibash et al. (102) haben den klinischen Verlauf von 86 Patienten mit Mitralinsuffizienz auf dem Boden eines Mitralklappenprolapses analysiert. Das Durchschnittsalter lag beim Auftreten von kardialen Symptomen bei 60 Jahren. Ein systolisches Geräusch war bei diesen Patienten bereits im durchschnittlichen Alter von 34 Jahren festgestellt worden. Im Schnitt waren die Patienten somit nach der Entdeckung eines Herzgeräuschs für 26 Jahre asymptomatisch. Traten jedoch Symptome auf, so mußte innerhalb eines Jahres bei 67 der 76 operierten Patienten ein Mitralklappenersatz durchgeführt werden. Als Ursache der raschen Verschlechterung fand sich das Auftreten von Vorhofflimmern bei 56% und die Ruptur von Sehnenfäden bei 51% der Patienten.

Augenblicklich gibt es leider kein verläßliches Kriterium, das eine Vorhersage erlaubt, ob ein Patient mit Mitralklappenprolaps und geringgradiger Mitralinsuffizienz hämodynamisch stabil bleibt oder ob sich eine progrediente schwere Mitralinsuffizienz entwickelt. Auch ist augenblicklich nicht gesichert, ob die Gabe eines Betarezeptorenblockers durch eine Zunahme des enddiastolischen Volumens mit Verlagerung des Prolapses in die späte Systole bei gleichzeitiger Herabsetzung der Kontraktion des linken Ventrikels die Entwicklung einer progredienten Mitralinsuffizienz verzögern kann.

8.4 Transitorische ischämische Attacken

Barnett et al. (14,16) haben erstmals über das Auftreten von transitorischen ischämischen Attacken beim Mitralklappenprolaps berichtet. Bereits in einer 1966 publizierten Arbeit von Barlow u. Bosman (9) findet sich der Hinweis auf eine flüchtige linksseitige Hemiparese bei einer Patientin mit Mitralklappenprolaps im Alter von 23 Jahren. Die von Barnett et al. (16) erstmals dokumentierte Beziehung zwischen Mitralklappenprolaps und transitorisch ischämischer Attacke war Folge strenger Suche nach begleitenden kardialen Veränderungen bei Patienten mit neurologischen Störungen. 1980 berichteten sie über 60 Patienten im Alter unter 45 Jahren mit transitorisch ischämischen Attacken, von denen 40% echokardiographisch einen Mitralklappenprolaps zeigten (17). Bei nur 6 Patienten fand sich eine andere Ursache für die neurologische Symptomatik. Die Häufigkeit des Mitralklappenprolapses betrug in einer bezüglich Alter und Geschlecht vergleichbaren Kontrollgruppe 6,8%. Scharf et al. (169) fanden ebenfalls ein erhöhtes Vorkommen des Mitralklappenprolapses bei jungen Patienten mit unklaren transitorischen ischämischen Attacken im vergleich zu asymptomatischen Kontrollpersonen. Egeblad u. Sorensen (58) konnten diese Beziehung in einer europäischen Studie nicht bestätigen. Es ist unklar, ob dies durch Unterschiede im Patientenkollektiv oder Unterschiede in den angewandten diagnostischen Kriterien für den Mitralklappenprolaps bedingt ist.

Tabelle 6 gibt einen Überblick über die bisher publizierten Studien zur Häufigkeit des Mitralklappenprolapses bei transitorisch ischämischen Attacken (18,50,61,65,74, 103,184). Die Häufigkeitsangaben bei jungen Patienten liegen zwischen 13 und 35%. Diese unkontrollierten Studien sind allerdings mit Vorsicht zu interpretieren, da mit Sicherheit eine Patientenselektion vorlag.

Barletta et al. (8) haben kürzlich echokardiographische Befunde bei 39 Patienten mit Mitralklappenprolaps und zerebralen Ereignissen (29 transitorisch ischämische Attacken, 10 apoplektische Insulte) mit denen einer Kontrollgruppe von 11 Patienten mit Mitralklappenprolaps ohne neurologische Komplikationen verglichen. Bezüglich Alter und Geschlecht bestand kein Unterschied zwischen den beiden Kollektiven. Bei den Patienten mit Mitralklappenprolaps und neurologischen Komplikationen fand

Tabelle 6. Mitralklappenprolaps (MKP) und transitorische ischämische Attacken

Autor	n	Alter (Jahre)	Patienten mit MKP [%]	Kontrollpersonen mit MKP [%]
Barnett 1980 (17)	60	6-45	40	6,8 ($p < 0.001$)
Barnett 1980 (17)	141	49-87	5,7	7,1
Scharf 1982 (169)	47	45	28	8,5 ($p < 0.01$)
Egeblad und Sorensen 1984 (58)	30	24-39	10	0 ($p < 0.05$)
DeBono und Warlow 1981 (50)	117	25-80	11,1	3,8 ($p < 0.05$)
Bensaid 1980 (18)	20	28-40	20	o
Bensaid 1980 (18)	116	40-70	5,2	o
Fieschi 1983 (61)	14	45	21,5	o
Fieschi 1983 (61)	106	45	2,9	o
Konvaras und Baroulas 1985 (103)	66	50	34,8	o
Tharakan 1982 (184)	38	40	13	o
Greenland 1981 (74)	100	70	1	o
Gagliardi 1985 (65)	88	14-68	23,9	o

sich häufiger ein zusätzlicher Prolaps der Aortenklappe sowie eine diffuse Klappenverdickung (54% vs. 23%). In einem kritischen Kommentar weisen Boughner u. Barnett (24) auf einige Schwachpunkte dieser Studie hin. Prinzipiell erscheint die Hypothese sehr attraktiv, daß die Anzahl der prolabierenden Klappen und der Grad der Klappenverdickung ein erhöhtes Risiko bezüglich eines Schlaganfalls beim Mitralklappenprolaps darstellt. Der das Echokardiogramm auswertende Untersucher kannte allerdings die neurologische Diagnose, und seine Interpretation des echokardiographischen Befundes kann deshalb subjektiv beeinflußt sein. Zudem war die Zahlenangabe eines Aortenklappenprolapses unvertretbar hoch. Das gleiche gilt für die Anzahl der verdickten Klappen. Zwei Drittel der Patienten mit Mitralklappenprolaps und Schlaganfall hatten eine verdickte Mitralklappe. 46% der Patienten im Kontrollkollektiv zeigten die gleichen Veränderungen.

Pathophysiologisch werden Embolien von Fibrin- und Plättchenablagerungen auf den myxomatös veränderten Mitralklappen diskutiert. Chesler et al. (34) berichteten über 5 Patienten, bei denen autoptisch thombotische Ablagerungen am Übergang der posterioren Mitralsegels in den linken Vorhof nachweisbar waren. Pomerance (33) hatte bereits 1969 Fissuren und Thrombusbildungen auf myxomatös veränderten Mitralklappen beobachtet. In verschiedenen Studien wurde eine gesteigerte Plättchenaggregation bei Patienten mit Mitralklappenprolaps mit und ohne neurologische Symptome nachgewiesen (62,180,189).

Das Risiko für junge Patienten mit Mitralklappenprolaps, eine transitorische ischämische Attacke zu erleiden, ist gering und wurde von Hart u. Easton auf 1/6000 pro Jahr geschätzt (84). Augenblicklich gibt es noch keinen sicheren Indikator, der die Vorhersage erlaubt, welcher Patient mit Mitralklappenprolaps einem erhöhten Risiko unterliegt, einen Schlaganfall zu erleiden. Auch Boughner u. Barnett (24) kommen zu der Feststellung, daß das Gesamtrisiko sehr gering sei. Sie weisen darauf hin, daß die initial berichteten hohen Prozentzahlen teilweise durch eine Patientenselektion und eine Unschärfe in der echokardiographischen Diagnose bedingt sind. Allerdings hatten 40% der jungen Patienten mit zerebralen Ischämien wiederholte Ereignisse nach der Diagnose einer mit dem Mitralklappenprolaps assoziierten transitorischen ischämischen Attacke (89). Empirisch wird eine Therapie mit Thrombozytenaggregationshemmern vorgeschlagen (15).

Litman u. Friedman (116) berichteten über ein gehäuftes Vorkommen von Migräne bei Mitralklappenprolaps. 28% der 230 von ihnen untersuchten Patienten mit Mitralklappenprolaps hatten eine typische Migräne. Ansat et al. (7) fanden einen Mitralklappenprolaps bei 20% ihrer Patienten mit vaskulär bedingten Kopfschmerzen. Gamberini et al. (68) diagnostizierten einen Mitralklappenprolaps bei ebenfalls 20% ihrer Migränepatienten und die Symptome einer Migräne bei 51% ihrer Patienten mit Mitralklappenprolaps. In diesen Studien fehlen allerdings Kontrollkollektive, so daß die Zahlen mit Vorsicht zu interpretieren sind.

Jackson (88) berichtete über 5 Patienten mit Mitralklappenprolaps und intrakraniellen Aneurysmen. 3 dieser Patienten hatten rezidivierende zerebrale Ereignisse. Es ist durchaus möglich, daß es sich um ein rein zufälliges gleichzeitiges Vorkommen dieser beiden Veränderungen handelt. Veränderungen des Kollagengewebes sind sowohl beim Mitralklappenprolaps als auch bei rupturierten zerebralen Aneurysmen beschrieben worden (130).

Über das Auftreten von generalisierten zerebralorganischen Anfällen bei Patienten mit Mitralklappenprolaps wurde ebenfalls berichtet (83,117). Hadjimiltiades et al. (79) beobachteten eine Familie, deren 6 Kinder unter Epilepsie litten und die alle echokardiographisch einen Mitralklappenprolaps zeigten. Die Eltern der Kinder waren gesund. Bei 5 der 6 Kinder fanden sich Veränderungen im EEG. Die Hypothese, daß die zerebralen Krampfanfälle durch von der Mitralklappe ausgehende Mikroembolien ausgelöst wurden, ist zwar attraktiv, aber nicht bewiesen. Aufgrund der geringen Fallzahl gibt es augenblicklich keinen sicheren Hinweis dafür, daß eine signifikante Beziehung zwischen beiden Erkrankungen besteht.

8.5 Rhythmusstörungen

Beim Mitralklappenprolaps wurden eine ausgesprochene Vielzahl von Rhythmusstörungen beschrieben: Supraventrikuläre und ventrikuläre Extrasystolen, Vorhofflimmern, Vorhofflattern, ventrikuläre Tachykardien und Kammerflimmern. Ventrikuläre Extrasystolen sind die häufigste Rhythmusstörung und kommen bei etwa 45% der Patienten mit Mitralklappenprolaps und dokumentierten Arrhythmien vor (181). Winkle et al. (195) haben 24 Patienten mit Mitralklappenprolaps mittels Ruhe-EKG, Belastungs-EKG und 24 h-Langzeit-EKG untersucht. Komplexe Rhythmusstörungen wurden nur bei Patienten mit gehäuften ventrikulären Extrasystolen (mehr als 425/24 h) beobachtet. Es fand sich allerdings keine signifikante Korrelation zwischen den Symptomen und dem Auftreten von Rhythmusstörungen. Das Langzeit-EKG erwies sich als sensitiver für den Nachweis von Rhythmusstörungen als das Belastungs-EKG. Kavey et al. (97) haben ähnliche Befunde bei 26 Patienten im Alter zwischen 7 und 18 Jahren erhoben. Bei 23% der Patienten wurden die dokumentierten Rhythmusstörungen in Langzeit-EKG als ernsthaft betrachtet. Auch in dieser Studie fand sich keine Korrelation zwischen Rhythmusstörungen und Beschwerden.

Kligfield et al. (101) sind der Frage nachgegangen, ob Rhythmusstörungen beim Mitralklappenprolaps auf den Prolaps selbst oder überwiegend auf eine begleitende Mitralinsuffizienz zurückzuführen sind. Hierzu wurden Langzeit-EKGs von 31 Patienten mit Mitralinsuffizienz ohne koronare Herzerkrankung sowie 63 Patienten mit Mitralklappenprolaps ohne Hinweis auf Mitralinsuffizienz untersucht. Von den 31 Patienten mit Mitralinsuffizienz hatten 17 Patienten einen Mitralklappenprolaps, bei 14 Patienten lag eine Mitralinsuffizienz anderer Ätiologie vor. Komplexe ventrikuläre Rhythmusstörungen fanden sich in gleicher Häufigkeit bei Patienten mit Mitralinsuffizienz unabhängig von dem Vorliegen eines Mitralklappenprolapses. Polytope ventrikuläre Extrasystolen fanden sich bei 77%, Couplets bei 61% und ventrikuläre Salven oder ventrikuläre Tachykardien bei 35% der Patienten mit Mitralinsuffizienz. Komplexe Rhythmusstörungen waren bei Patienten mit Mitralklappenprolaps und begleitender Mitralinsuffizienz weitaus häufiger als bei Patienten mit Mitralklappenprolaps ohne Mitralinsuffizienz: polytope ventrikuläre Extrasystolen (88% vs. 43%), Couplets (65% vs. 6%), ventrikuläre Salven oder ventrikuläre Tachykardien (35% vs. 5%). Die Autoren kamen zu der Schlußfolgerung, daß komplexe Rhythmusstörungen bei Patienten mit Mitralklappenprolaps mehr auf eine hämodynamisch wirksame Mitralinsuffizienz als auf den Prolaps selbst zurückzuführen sind. Pathogenetisch scheint somit die Volumenbelastung des linksventrikulären Myokards wichtiger zu sein als spezifische strukturelle Veränderungen.

Morady et al. (128) haben die Rolle der ventrikulären Stimulation bei 36 Patienten mit Mitralklappenprolaps untersucht. Bei 11 asymptomatischen Patienten ließ sich keine ventrikuläre Tachykardie oder Kammerflimmern durch die programmierte Stimulation auslösen. Dies war ebenfalls der Fall bei Patienten mit wiederholten unklaren Synkopen, bei denen im Langzeit-EKG keine ventrikulären Rhythmusstörungen nachweisbar waren. Unter 20 Patienten mit Synkopen und im Langzeit-EKG dokumentierten sich selbst terminierende ventrikulären Tachykardien oder ventrikuläre Extrasystolen ließ sich bei 8 Patienten eine polymorphe, sich selbst terminierende ventrikuläre Tachykardie auslösen, eine anhaltende monomorphe ventrikuläre Tachykardie bei 2 und Kammerflimmern bei 3 Patienten. Die Untersuchung zeigte, daß nur symptomatische Patienten mit dokumentierten ventrikulären Tachykardien oder ventrikulären Extrasystolen in 65% der Fälle induzierbare, maligne ventrikuläre Rhythmusstörungen zeigen. Zu einem ähnlichen Untersuchungsergebnis kamen Rosenthal et al. (162). Sie fanden induzierbare ventrikuläre Tachyarrhythmien während programmierter ventrikulärer Stimulation nur bei Patienten mit zuvor dokumentierten komplexen ventrikulären Rhythmusstörungen. Die Patienten wurden durchschnittlich 20 Monate nach der elektrophysiologischen Untersuchung nachuntersucht. Hierbei fand sich keine Beziehung zwischen dem Ergebnis der ventrikulären Stimulation und dem anschließenden klinischen Verlauf. Rosenthal et al. kamen deshalb zu der Schlußfolgerung, daß die programmierte ventrikuläre Stimulation bei Patienten mit Mitralklappenprolaps nur von untergeordnetem klinischen Stellenwert ist, da sich keine Korrelation zum Spontanverlauf zeigte und eine prognostische Aussage somit nicht möglich ist.

Die Ätiologie der Rhythmusstörungen wird kontrovers diskutiert. Folgende Hypothesen wurden formuliert: Verstärkter adrenerger Tonus mit erhöhten Plasmakatecholaminkonzentrationen, Ischämie des Papillarmuskels durch verstärkte Zugwirkung, mechanische Irritation der Klappen und Sehnenfäden während der Systole und abnorme Muskelfasern im Mitralklappenapparat (96). Eine allgemein anerkannte Hypothese gibt es augenblicklich allerdings nicht.

8.6 Plötzlicher Herztod

Bis zum Jahre 1979 hat Jeresaty 25 mitgeteilte Fälle gesammelt, bei denen ein plötzlicher Herztod mit hoher Wahrscheinlichkeit auf einen Mitralklappenprolaps zurückzuführen war (93). Bei der Analyse dieser 25 Fälle kam er zu folgendem Risikoprofil: Alter 40 Jahre, weibliches Geschlecht, anamnestisch Hinweise auf Synkopen, auskultatorisch Klick mit spätsystolischem Geräusch, ST-Streckensenkungen in den Ableitungen II, III und aVF sowie multiple ventrikuläre Extrasystolen.

Chesler et al. (34) konnte in einer Literaturübersicht 39 Fälle von plötzlichem Herztod bei Mitralklappenprolaps identifizieren, Bei 14 dieser 39 Fälle wurde eine Autopsie durchgeführt, und es fand sich eine myxomatöse Proliferation der Mitralklappe als die im Vordergrund stehende pathologische Veränderung. Hierbei handelte es sich um 11 Frauen und 3 Männer. Bei keinem der Patienten war ein QT-Verlängerung nachweisbar. Nur 2 Patienten hatten ST-Streckenveränderungen. Bei 5 Patienten fand sich ein Fibrin- und Plättchenaggregat am Übergangsbereich des posterioren Mitralsegels in die Wand des linken Vorhofs. Es wurde die Hypothese ausgesprochen, daß möglicherweise Koronarembolien von diesen Ablagerungen zu fokalen Myokardischämien führten, die die Rhythmusstörungen auslösten. Unabhängig von der Ätiologie besteht im allgemeinen Übereinstimmung dahingehend, daß maligne ventrikuläre Rhythmusstörungen die Ursache für den plötzlichen Herztod beim Mitralklappenprolaps darstellen (94). Der plötzliche Herztod stellt die bei weitem seltenste Komplikation des Mitralklappenprolapses dar und sollte nach Meinung von Jeresaty den Patienten und den Angehörigen gegenüber nicht erwähnt werden (94).

9 Therapie

9.1 Medikamentös

Die Behandlung des Patienten mit Mitralklappenprolaps stellt den Arzt vor eine Reihe von Problemen und wirft teilweise mehr unbeantwortete Fragen auf, als es gesicherte Therapieempfehlungen gibt. Das erste Problem ist der asymptomatische Patient, bei dem ein Mitralklappenprolaps bei einer routinemäßigen Untersuchung festgestellt wird. Soll er über den Befund aufgeklärt werden und soll man ihm die möglichen Komplikationen mitteilen? Dies führt unter Umständen zu einer Verunsicherung und Verängstigung des Patienten.

Bei Patienten mit eindeutigem Auskultationsbefund sollte man den Patienten darauf aufmerksam machen, daß veränderte Herztöne vorliegen.Es ist wichtig, die ausgesprochen benigne Verlaufsform und das häufige Vorkommen des Mitralklappenprolapses in der Gesamtbevölkerung zu betonen. Die Aufklärung des Patienten mit Mitralinsuffizienzgeräusch ist deshalb wichtig, da man eine Antibiotikaprophylaxe bei potentiellen Bakteriämien (insbesondere zahnärztliche Eingriffe) empfehlen muß. Es ist hierbei dem Geschick des Arztes überlassen, unnötige Angstgefühle zu vermeiden.

Der symptomatische Patient stellt ebenfalls eine therapeutische Herausforderung dar. Stehen retrosternale Schmerzen und psychovegetative Beschwerden im Vordergrund, so ist es wichtig, im aufklärenden Gespräch dem Patienten zu erklären, daß er zwar "sein Herz spürt", daß dies aber nicht Ausdruck einer organischen Mangeldurchblutung ist. Auch sollte die ausgesprochen günstige und gutartige Verlaufsform der Erkrankung betont werden. Betarezeptorenblocker (Propranolol 40 - 160 mg/Tag) können sich günstig auswirken (45). Criley u. Hege (45) berichten, daß manche Patienten, die keine symptomatische Besserung unter Propranolol verspüren, gelegentlich auf Metoprolol ansprechen. Man muß sich allerdings darüber im klaren sein, daß es keine größeren Therapiestudien mit Betarezeptorenblockern beim Mitralklappenprolaps gibt.

Liegen Rhythmusstörungen vor, die subjektiv als unangenehm empfunden werden, so sollte primär ebenfalls ein Betablocker eingesetzt werden. Von Criley u. Hege wird hier Propranolol in einer Dosierung zwischen 80 und 400 mg/Tag empfohlen. Sie weisen darauf hin, daß bei manchen Patienten bis zu 1000 mg gegeben werden muß. Butrous et al. (30) haben über die günstige Wirkung des Alpha- und Betarezeptorenblockers Labetalol berichtet. Bei 10 Patienten mit echokardiographisch nachgewiesenem Mitralklappenprolaps führte Labetalol über 7 Tage in einer Dosierung von 4mal 100 mg gegeben, zu einer stärkeren Abnahme der ventrikulären Extrasystole als Propranolol (4 mal 40 mg).

Es bestehen keine klaren Richtlinien und keine generelle Übereinstimmung, wie aggressive Patienten mit polytopen ventrikulären Extrasystolen behandelt werden sollten. Criley u. Hege (45) empfehlen eine konsequente antiarrhythmische Therapie nicht nur bei dokumentierten ventrikulären Tachykardien, sondern auch bei polytopen ventrikulären Extrasystolen. Es liegen allerdings augenblicklich keine Studien zur Effektivität unterschiedlicher Antiarrhythmika beim Mitralklappenprolaps vor.

Bei transsitorischen ischämischen Attacken werden Thrombozytenaggregationshemmer teilweise in sehr niedriger Dosierung empfohlen (75 mg/Tag, [1]). Joyner u. Cornman (96) empfehlen, die Therapie auf 3 Monate zu begrenzen, da anschließend das Risiko einer erneuten transsitorischen ischämischen Attacke sehr gering sei. Eine prophylaktische Behandlung mit Thrombozytenaggregationshemmern nach der Diagnosestellung kann nicht empfohlen werden, da die Inzidenz neurologischer Komplikationen gering ist (15,24,84).

9.2 Chirurgisch

Für den Mitralklappenersatz oder einen rekonstruktiven Eingriff ergeben sich 3 Indikationen (96):

1. hämodynamisch wirksame Mitralinsuffizienz,
2. lebensbedrohliche Rhythmusstörungen, die nicht auf eine antiarrhythmische Therapie ansprechen,
3. medikamentös nicht kontrollierbare retrosternale Schmerzen.

Old et al. (136) haben über ihre Erfahrungen mit Mitralklappenersatz bei 33 Patienten mit Mitralklappenprolaps berichtet. Die Operationen wurden zwischen 1975 und 1982 durchgeführt, das mittlere Alter der Patienten lag bei 62 Jahren. Bei allen Patienten standen Symptome der Mitralinsuffizienz im Vordergrund. 38% der Patienten hatten zusätzlich eine koronare Herzerkrankung, die eine aortokoronare Bypassoperation notwendig machte. Die Operationsletalität lag bei 3%. Der mittlere Nachbeobachtungszeitraum betrug 33 Monate, und 88% der Patienten waren nahezu asymptomatisch. Die Autoren vertraten den Standpunkt, daß insbesondere bei älteren Patienten mit Mitralinsuffizienz auf dem Boden eines Mitralklappenprolapses dem Mitralklappenersatz gegenüber einem rekonstruktiven Eingriff der Vorzug zu geben ist, da das Risiko einer Reoperation aufgrund einer verbleibenden Mitralinsuffizienz wesentlich geringer zu sein scheint.

Penkoske et al. (140) haben über ihre Ergebnisse nach Mitralklappenrekonstruktion bei Mitralklappenprolaps berichtet. Bei allen 31 operierten Patienten war die Indikation zur Operation eine hämodynamisch wirksame Mitralinsuffizienz. Die operative Letalität lag bei 3%, und es gab 6 späte Todesfälle (19%). Bei 5 Patienten trat erneut eine schwere Mitralinsuffizienz auf ein Patient erlitt eine zerebrale Embolie.

Zwischen 1974 und 1983 wurde am Texas Heart Institut bei 37 symptomatischen Patienten mit Mitralklappenprolaps eine Mitralklappenrekonstruktion durchgeführt (153). 11 Patienten (30%) hatten hierbei keine hämodynamisch wirksame Mitralinsuffizienz. Die häufigsten Beschwerden waren retrosternale Schmerzen (86%) und Rhythmusstörungen (54%). Es gab keine perioperative oder späte, auf die Herzerkrankung zurückzuführende Todesfälle. Der mittlere Nachbeobachtungszeitraum lag bei 4,7 Jahren. 62% der Patienten mit Prolaps ohne Insuffizienz und 91% der Patienten mit begleitender Mitralinsuffizienz waren um mindestens eine New-York-Heart-Association-Klasse gebessert. Reece et al. (153) kommen zu der Feststellung, daß die Mitralklappenrekonstruktion bei bestimmten Patienten zu einer symptomatischen Verbesserung führt, daß aber die besten funktionellen Ergebnisse beim Vorliegen einer Mitralinsuffizienz erzielt werden.

Chobbs u. King (36) haben über einen erfolgreichen Mitralklappenersatz wegen lebensbedrohlicher Rhythmusstörungen bei 2 Patienten berichtet. Ein weiterer Fall wird von Joyner u. Cornman (96) mitgeteilt. Nach der Operation war die Patientin frei von ventrikulären Rhythmusstörungen bei gleichzeitiger Einnahme von geringen Dosen Propranolol.

10 Zusammenfassung

Die Vorwölbung eines Teils oder beider Mitralsegel während der Systole in den linken Vorhof ist relativ häufig. In der Mehrzahl der Fälle handelt es sich hierbei sicherlich um eine Bewegungsvariante ohne pathologische Bedeutung. Der Mitralklappenprolaps kann allerdings mit psychovegetativen Beschwerden einhergehen oder Ausdruck einer Multisystemerkrankung sein. Entwicklungsstörungen des Skeletts gehen häufig mit einer myxomatösen Proliferation der Mitralklappe einher. Bei symptomatischen Patienten mit Mitralklappenprolapssyndrom stehen häufig die Symptome einer psychovegetativen Instabilität im Vordergrund. Der echokardiographische oder angiographische Nachweis eines Mitralklappenprolapses beinhaltet allerdings noch keinen Krankheitswert. Die Behandlung multipler Symptome und seltener Komplikationen, die beim Mitralklappenprolapssyndrom auftreten können, sind teilweise zeitaufwendig und stellen eine Herausforderung für den behandelnden Arzt dar.

Danksagung: Frau Christa Wolff sei für die sorgfältige Fertigstellung des Manuskripts gedankt.

Literatur

1. Abbasi AS, De Cristofaro D, Anabtawi J, Irwin L (1983) Mitral valve prolapse: comparative value of M-mode, two-dimensional and Doppler echocardiography. J AM Coll Cardiol 2:1219-1223
2. Abinader EG, Shahar J (1982) Exercise testing in mitral valve prolapse before and after beta blockade. Br Heart J 48:130-135

3. Alexander MD, Bloom KR, Hart P, D'Silva F, Murgo JP (1981) Atrial septal aneurysm: a cause of midsystolic click. Circulation 63:1186-1188
4. Alpert MA, Carney FJ, Flaker GC, Sanfelippo JF, Webel RR, Kelly DL (1984) Sensitivity and specifity of two-dimensinaol echocardiographic signs of mitral valve prolapse. Am J Cardiol 54:792-796
5. Alpert MA, Carney RJ, Munuswamy K, Ruder MA, Kapoor AS, Webel RR, Sanfelippo FJ, Haikal M, Perkins SK, Kelly DL (1986) Observer variation in the echocardiographic diagnosis of mitral valve prolapse. Am Heart J 111:1123-1129
6. Alvarez H, Sasse L (1979) Pseudo-tumor mitral valve prolapse sign. Am Heart J 98:627-629
7. Ansat G, Louis PJ, Loisy C (1982) Migraine and mitral valve prolapse syndrome. Adv Neurol 33:27-29
8. Barletta GA, Gagliardi R, Benvenuti L, Fantini F (1985) Cerebral ischemic attacks as a complication of aortic and mitral valve prolapse, Stroke 16:219-223
9. Barlow JB, Bosman CK (1966) Aneurysmal protrusin of the posterior leaflet of the mitral valve. Am Heart J 71:166-178
10. Barlow JB, Pocock MA (1985) Billowing, floppy, prolapsed or flail mitral valves? Am J Cardiol 55:501-501
11. Barlow JB, Pocock WA (1975) The problem of nonejection systolic clicks and associated mitral systolic murmurs: Emphasis on the billowing mitral leaflet syndrome. Am Heart J 90:636-655
12. Barlow JB, Pocock WA, Marchand P (1963) The significance of late systolic murmurs. Am Heart J 66:443-452
13. Barlow JB, Bosman CK, Pocock WA (1968) Late systolic murmurs and nonejection systolic clicks: An analysis of 90 patients. Br Heart J 30:203-218
14. Barnett HJM (1974) Transient cerebral ischemia, pathogenesis, prognosis and management. Ann R Coll Physicians and Surg Can 7:153-173
15. Barnett HJM (1982) Embolism in mitral valve prolapse. Annu Rev Med 33:489-507
16. Barnett HJM, Jones MW, Boughner DR, Kostuk WJ (1976) Cerebral ischemic events associated with prolapsing mitral valve. Arch Neurol 33:777-782
17. Barnett HJM, Boughner DR, Taylor DW, Cooper PE, Kostuk WJ, Nichol PM (1980) Further evidence relating mitral valve prolapse to cerebral ischemic events. New Engl J Med 302:139-144
18. Bensaid J, Cuisinier K, Renandin D (1980) Accidents vasculaires cerebraux ischemiques. Nouv Press Med 9:1716
19. Beatrice A, Wigle E, Felderhof CH (1975) Accidents of the posterioe leaflet of the mitral valve associated with secundum atrial septal defect. Am J Cardiol 35:363-369
20. Bittar N, Sosa JA (1968) The billowing mitral leaflet: Report on 14 patients. Circulation 38:763-770
21. Bloch A, Vignola PA, Walker H, Kaplan AD, Chiotellis PN, Lees RS, Myers GS (1977) Echocardiographic spectrum of posterior systolic motion of the mitral valve in the general population. JCU 5:243-247
22. Boudoulas H, Reynolds JC, Mazzaferri E, Wooley CF (1980) Metabolic studies in mitral valve prolapse syndrome. A neuroendocrine-cardiovascular process. Circulation 61:1200-1205
23. Boudoulas H, Reynolds JC, Mazzaferri E, Wooley CF (1983) Mitral valve prolapse syndrome: The effect of adrenergic stimulation. J AM Coll Cardiol 2:638-644
24. Boughner DR, Barnett HJM (1985) The enigma of the risk of stroke in mitral valve prolapse. Stroke 16:175-177
25. Brown OR, DeMots H, Kloster FE (1975) Aortic root dilatation and mitral valve prolapse in Marfan's syndrome. Circulation 52:651-657
26. Brown OR, Kloster FE, De Mots H (1975) Incidence of mitral valve prolapse in the asymptomatic normal. Circulation (Suppl. II) 52:77
27. Bryhn M, Persson S (1984) The prevalence of mitral valve prolapse in healthy men and women in Sweden. An echocardiographic study. Acta Med Scan 215:157-160

28. Bulkey BH, Roberts WC (1975) Dilatation of the mitral anulus: A rare cause of mitral regurgitation. Am J Med 59:457-463
29. Butman S, Chandraratna P, Milne N (1982) Stress myocardial imaging in patients with mitral valve prolapse: Evidence of a perfusion abnormallity. Cath Cardiovasc Diag 8:243-247
30. Butrous GS, Maltz MB, O'Kufe J, Banin SO, Camm J (1986) Management of ventricular arrhytmias associated with mitral valve prolapse by combined alpha and beta blockade. Postgraduate Medical Journal 62:259-263
31. Chandraratna PAN, Langevine E (1977) Limitation of the echocardiogram in diagnosing valvular vegetations in patients with mitral valve prolapse. Circulation 56:436-438
32. Chandraratna PAN, Nimalasuriya A, Kawanishi D, Duncan P, Rosin B, Rahimotoola SH (1984) Identification of the increased frequency of cardiovascular abnormalities associated with mitral valve prolapse by two-dimensional echocardiography. AM J Cardiol 54:1283-1285
33. Chauvaud S, Perier P, Touati G, Relland J, Kara SM, Benomar M, Carpentier A (1986) Long term results of valve repair in children with aquired mitral valve incompetance. Circulation 74 (suppl. I):104-
34. Chesler E, King RA, Edwards JE (1983) The myxomatous mitral valve and sudden death. Circulation 67:632-639
35. Clemens JD, Horowitz RI, Jaffe CC, Feinstein AR, Stanton BF (1982) A controlled evalualtion of the risk of bacterial endocarditis in persons with mitral valve prolapse. N Engl J Med 307:776-781
36. Cobbs BW Jr, King SB III (1977) Ventricular buckling: A factor in the abnormal ventriculogram and peculiar hemodynamics associated with mitral valve prolapse. Am Heart J 93:791-858
37. Coghlan HC, Phares P, Cowley M (1979) Dysautonomia and mitral valve prolapse. AM J Med 67:256-264
38. Cohen MV (1976) Double mitral leaflet prolapse. AM Heart J 91:168-177
39. Cohen MV, Shah PK, Spindola-Franco HC (1979) Angiographic-echocardiographic correlation in mitral valve prolapse. Am Heart J 97:43-48
40. Cole WG, Chan D, Hickey DJ, Wilcken EL (1984) Collagen composition of normal and myxomatous human mitral heart valves. Biochem J 219:451-460
41. Corrigal D, Bolen J, Hancock E, Popp RL (1977) Mitral valve prolapse and infective endocarditis. Am J Med 63:215-222
42. Cowley MJ, Coghlan HC, Mantle JA (1977) Chest pain and bilateral atrioventricular valve prolapse with normal coronary arteries in isolated corrected tranposition of the great vessels. Am J Cardiol 40:458
43. Crawford MH, O'Rourke RA (1984) Mitral valve prolapse: a cardiomyopathic state? Progr Cardiovasc Dis 27:133-139
44. Criley JM, Heger J (1979) Prolapsed mitral leaflet syndrome. In. Roberts W (ed) Congenital Heart Disease in Adults. Cardiovascular clinics, F.A. Davis Company, Philadelphia 213-233
45. Criley JM, Heger J (1987) Mitral valve prolapse In: Roberts WC (ed) Adult congenital heart disease. F.A. Davis Company, Philadelphia pp 331-356
46. Criley JM, Kissel GL (1975) Prolapse of the mitral valve. Prog Cardiol 4:23-36
47. Criley JM, Lewis JV, Humphris JO (1966) Prolapse of the mitral valve: Clinical and cine-angiocardiographic findings. Br Heart J 28:488-496
48. Cuffer M, Barbillon M (1987) Nouvelles recherches sur les bruit de galop cardiaque. Arch Gen Med 19:129-149
49. Davies MJ, Moore BP, Braimbridge MV (1978) The floppy mitral valve: study of incidence, pathology and complications in surgical necropsy and forensic material. Br Heart J 40:468-481
50. De Bono DP, Warlow CP (1981) Potential sources of emboli in patients with presumed transient cerebral or retinal ischemia. Lancet 1:343-345
51. DeLeon AC (1980) Mitral valve prolapse. Etiology diagnosis, and management. Postgrad Med 67:66-78

52. DeLeon AC, Ronan JA (1971) Thoracic bone abnormalities with the click and the late opical systolic murmur. Circulation 44 (Suppl. II):157
53. De Maria AN, King JF, Bogren HG (1974) The variable spectrum of echocardiographic manifestations of the mitral valve prolapse syndrome. Circulation 50:33-41
54. De Maria AN, Neumann A, Lee G (1977) Echocardiographic identification of the mitral valve prolapse syndrome. Am J Med 62:819-829
55. Devereux RB, Perloff JK, Reichek N (1976) Mitral valve prolapse. Circulation 54:3-14
56. Devereux RB, Brown TW, Kramer-Fox R (1982) Inheritance of mitral valve prolapse: Effect of age and sex on gene expression. Ann Intern Med 97:826
57. Dillon JC, Haine CL, Chang S (1971) Use of echocardiography in patients with prolapsed mitral valve. Circulation 43:503-507
58. Egebald H, Sorensen PS (1984) Prevalence of mitral valve prolapse in younger patients with cerebral ischemic attacks. Acta Med Sand 216: 385-391
59. Engel PJ, Alpert BL, Hickman JR (1979) The nature and prevalence of the abnormal exercise test in mitral valve prolapse. Am Heart J 98:716-721
60. Facquet J, Alhomme P, Raharison S (1964) Sur la significantion du souffle frequemment associe an claquement telesstolique. Acta Cardiol 19:417-422
61. Fieschi C, Francia A, Allori L (1983) Mitral valve prolapse as a risk factor for TIA. Eur Neurol 22:233-239
62. Fisher M, Weiner B, Ocken I (1983) Platelet activation and mitral valve prolapse. Neurology 33:343-349
63. Fontana ME, Pence HL, Leighton RF, Wooley CF (1970) The varying clinical spectrum of the systolic click - late systolic murmur syndrome. Circulation 41:807-816
64. Fulkerson P, Beaver B, Auseon J (1979) Calcification of the mitral anulua: Etiology, clinical association, complications and therapy. Am J Med 66: 967-971
65. Gagliardi R, Benvenuti L, Frosini F (1985) Frequency of echocardiographic abnormalities in patients with ischemia of the carotid territory. Stroke 16:118-120
66. Gallagker JJ, Gilbert M, Svenson RH (1975) Wolff-Parkinson-White syndrom Circulation 51:767
67. Gallavardin L (1913) Pseudo de doublement du densieme bruit de coeur simulant le deboublement mitral par bruit extracardiaque telesystolique surajoute. Lyon Med 121:409
68. Gamberini G, D'Alessandro R, Labriola E (1984) Further evidence on the association of mitral valve prolapse and migraine. Headache 24:39-40
69. Gardin JM, Talano JV, Stephanides MS, Fizzano BS, Lesch MD (1981) Systolic anterior motion in the absence of asymmetric septal hypertrophy. Circulation 63:181-186
70. Goldhaber SZ, Rubin IL, Brown W, Robertson N (1986) Valvular heart disease (aortic regurgitation and mitral valve prolapse) among institutionalized adults with Down's syndrome. Am J Cardiol 57:278-281
71. Gooch As, Vicencio F, Maranhrao V (1972) Arrhythmias and left ventricular asynergy in the prolapsing mitral leaflet syndrome. AM J Cardiol 92:611-615
72. Goodman D, Kimbiris D, Linhart J (1974) Chordae tendineae rupture complicating the systolic click-late systolic murmur syndrome. Am J Cardiol 33:681-684
73. Gorman JM, Shear MK, Devereaux RB, King DL, Klein DF (1986) Prevalence of mitral valve prolapse in panic disorder: effect of echocardiographic criteria. Psychosom Med 48:167-171
74. Greenland P, Knopman DS, Mikell FL (1981) Echocardiography in diagnostic assessment of stroke. Ann Intern Med 95:51-53
75. Grenadier E, Alpan G, Keidar S, Palant A (1983) The prevalence of ruptured chordae tendineae in the mitral valve prolapse syndrom. Am Heart J 105:603-610
76. Gulotta SJ, Gulco L, Padmanabhan V (1974) The syndrome of systolic click, murmur, and mitral valve prolapse - a cardiomyopathy? Circulation 49:717-728
77. Guthrie RB, Edwards JE (1976) Pathology of the myxomatous mitral valve. Minn Med 59:637-647

78. Guy FC, MacDonald RPR, Fraser DB, Smith ET (1980) Mitral valve prolapse as a cause of hemodynamically important mitral regurgitation. Can J Surg 23:166-170
79. Hadjimiltiades S, Panidis IP, Feldman MH, McAllister M, Mintz GS (1986) Mitral valve prolapse and seizures in a family. Am J Cardiol 58:171-172
80. Haikal M, Alpert MA, Whiting RB, Ahmad M, Kelley D (1982) Sensitivity and specificity of M-mode echocardiographic signs of mitral valve prolapse. Am J Cardiol 50:185-194
81. Haller JA, Morrow AG (1955) Experimental mitral insufficiency: An operative method with chronic survival. Ann Surg 142:37-41
82. Hancock EW, Cohn K (1966) The syndrome associated with midsystolic click and late systolic murmur. AM J Med 41:183-196
83. Hanson MR, Conomy JP, Hodgman JR (1980) Brain events associated with mitral valve prolapse. Stroke 11:499-506
84. Hart FG, Easton JD (1982) Mitral valve prolapse and cerebral infarction. Stroke 13:429-430
85. Hartman N, Kramer R, Brown T (1982) Panic disorders in patients with mitral valve prolapse. AM J Psychiatry 139:669-678
86. Hickey AJ, MacMahon SW, Wilcken DE (1985) Mitral valve prolapse and bacterial endocarditis: When is antibiotic prophylaxis necessary? AM Heart J 108:431-435
87. Iliceto S, Papa A, Sorino M, Rizzon P (1984) Combined arterial septal aneurysm and mitral valve prolapse: detection by two-dimensional echocardiography. Am J Cardiol 54:1151-1153
88. Jackson AC (1987) Association of mitral valve prolapse and intracranial aneurysms. South Med J 76:712-713
89. Jackson AC, Boughner DR, Barnett HJM (1984) Mitral valve prolapse and cerebral ischemic events in young patients. Neurology 34:784-787
90. Jacobs WF, Battle WEW, Ronan JA (1974)False-positive ST-T-wave changes secondary to hyperventilation and exercise. Ann Intern Med 81:479-482
91. Jaffe AS, Gultrian EM, Rodey GE (1981) Mitral valve prolapse: A consistant manifestation of type IV Ehlers-Danlos syndrome. Circulation 69:121-125
92. Jeresaty RM (1973) Mitral valve prolapse-click syndrome. Progr Cardiovasc Dis 15:623-652
93. Jeresaty RM (1979) Mitral valve prolaps. Raven Press, New York
94. Jeresaty RM (1985) Mitral valve prolapse. An update. JAM 254:793-795
95. Jeresaty RM, Edwards JE, Chawla SK (1985) Mitral valve prolapse and ruptured chordae tendineae. Am J Cardiol 55:138-142
96. Joyner CR, Cornman CR (1986) The mitral valve prolapse syndrome: Clinical features and management. Cardiovasc Clin 16:233-256
97. Kavey RW, Sondheimer HM, Blackman MS (1980) Detection of dysrhythmias in pediatric patients with mitral valve prolapse. Circulation 62:582-587
98. Kennett JD, Rust PF, Martin RH (1981) Observer variation in the angiographic diagnosis of mitral valve prolapse. Chest 79:146-151
99. Kerber RE, Isoeff DM, Hancock EW (1971) Echocardiographic patterns in patients with the syndrome of systolic click and late systolic murmur. N Engl J Med 284:691-693
100. Klein GJ, Kostuk WJ, Boughner DR (1978) Stress myocardial imaging in mitral leaflet prolapse syndrome. Am J Cardiol 42:746-752
101. Klingfield P, Hochreiter C, Kramer H, Devereux RB, Niles N, Kramer-Fox R, Borer JS (1985) Complex arrhythmias in mitral regurgitation with and without mitral valve prolapse: contrast to arrhythmias in mitral valve prolapse without mitral regurgitation. Am J Cardiol 55:1545-1549
102. Kolibash AJ, Kilman JM, Bush CA, Ryan JM, Fontana ME, Wooley CF (1986) Evidence for progression from mild to severe mitral regurgitation in mitral valve prolapse. Am J Cardiol 58:762-767
103. Konvaras G, Bacoulas G (1985) Association of mitral valve prolapse with cerebral ischemic events. Q J Med 55:387-392

104. Kounis NG (1980) Mitral valve prolapse: whip-like motion of the posterior mitral leaflet detected by two dimensional echocardiography. Angiology 31:198-209
105. Kuhn C, Weber N (1973) Mural bacterial endocarditis of a ventricular friction lesion. Arch Pathol 95:92-93
106. Lardani H, Moreyra A, Manubens S (1976) Elektrocardiographic findings in 125 patients with idiopathic prolapse of the mitral valve studied by angiography. Cleveland Clin Q 43:181-194
107. Leatherman LL, Armbrust CA, Hall RL (1973) Chest pain and abnormal postexercise ECG's with normal coronary arteriograms in patients with click-late systolic murmur syndrome. Tex Med 69:44-48
108. Lebwohl MG, Distefano D, Prioleau PG (1982) Pseudoxanthoma elasticum and mitral valve prolapse. N Engl J Med 307:228-231
109. Lembo NJ, Dell'Italia LJ, Crawford MH, Miller JF, Richards KL, O'Rourke RA (1988) Mitral valve prolapse in patients with prior rheumatic fever. Circulation 77:830-836
110. Lenders JM, Fast JH, Blankers J, de Boo T, Lemmens WA, Thien T (1986) Normal sympathetic neural activity in patients with mitral valve prolapse. Clin Cardiol 9:177-182
111. Leon DF, Leonard JJ, Koetz F (1966) Late systoilc murmurs, clicks and whoops arising from the mitral valve: A transseptal intracardiac phonocardiographic analysis. Am Heart J 72:325-336
112. Levine HJ (1980) Difficult problems in the diagnosis of chest pain. Am Heart J 100:108-112
113. Levine RA, Weyman AE (1984) Mitral valve prolapse: A disease in search of, or created by, its definition. Echocardiography 1:3
114. Lieberxthson R, Sheehan DV, King ME, Weyman AE (1986) The prevalence of mitral valve prolapse in patients with panic disorders. Am J Psychiatry 143:511-515
115. Liedtke J, Babbs D, Joseph R (1979) Mitral valve echos in patients with mitral valve prolapse syndrome. Am Heart J 97:286-292
116. Litman GI, Friedman HM (1978) Migraine and mitral valve prolapse syndrome. Am Heart J 96:610-614
117. MacMahon SW, Roberts DK, Kramer-Fox R, Zucker DM, Roberts RB, Devereux RB (1987) Mitral valve prolapse and infective endocarditis. Am Heart J 113:1291-1298
118. Malcolm AD (1980) Myocardial mysteries surrounding mitral valve prolapse. Am Heart J 100:265-269
119. Malcolm AD, Bonghaner DR, Kostuk WJ (1976) Clinical features and investigative findings in presence of mitral leaflet prolapse. Study of 85 consecutive patients. Br Heart J 38:244-256
120. Marcus R, Sareli P, Antunes M, Magalhaes M, Meyer T, Grieve T, Barlow J (1986) Functional pathology of mitral regurgitation in active rheumatic carditis - surgical and echocardiographic observation. J Am Coll Cardiol 7:8A
121. Markiewicz W, Stoner J, London E (1976) Mitral valve prolapse in one hundred presumably healthy young females, Circulation 53:464-473
122. Marks AR, Choong CY, Weyman AE (1988) Leaflet thickening increases the risk of endocarditis in patients with mitral valve prolapse. J Am Coll Cardiol 11 (2):126A
123. Martin CE, Hufnagel CA, DeLeon AC (1969) Calcified atria myxoma: Diagnostic significance of the "systolic tumor sound". Am Heart J 78:245-250
124. Mason JW, Koch FH, Billingham ME (1978) Cardiac biopsy evidence for a cardomyopathy associated with symptomatic mitral valve prolapse. Am J Cardiol 42:557-562
125. Massie B, Botvinick EH, Shames D (1978) Myocardial perfusion szintigraphy in patients with mitral valve prolapse. Circulation 57:19-26
126. Mazza DL, Martin D, Spacavento L, Jacobsen J, Gibbs H (1986) Prevalence of anxietly disorders in patients with mitral valve prolapse. Am J Psychiatry 143:349-352
127. McKay R, Yacoub NH (1973) Clinical and pathological findings in patients with "floppy" valves treated surgically. Circulation 47 (Suppl. III):63-73

128. Morady F, Shen E, Bhandari A, Schwartz A, Scheinman MM (1984) Programmed ventricular stimulation in mitral valve prolapse: analysis of 36 patients. Am J Cardiol 53:135-138
129. Natarajan G, Nakhjavan FK, Kahn D (1975) Myocardial metabolic studies in prolapsing mitral leaflet syndrome. Circulation 52:1105-1110
130. Neil-Dwyer G, Barlett JR, Nicholls AC (1983) Collagen defiency and ruptured cerebral aneurysms. J Neurosurg 59:16-20
131. Nesse RM, Cameron OG, Buda AJ, McCann DS, Curtis GC, Huber-Smith MJ (1985) Urinary catecholamines and mitral valve prolapse in panic-anxietly patients. Psychiatry Res 14:67-75
132. Nestico P, Depace N, Morganroth J (1984) Mitral anular calcification: Clinical, pathophysiology and echocardiographic review. Am Heart J 107:989-994
133. Nichol PM, Gilbert BW, Kisslo JA (1977) Two-dimensional echocardiographic assessment of mitral stenosis. Circulation 55:120-128
134. Nishimura RA, McGoon MD, Shub C, Miller FA, Ilstrup DM, Tajik AJ (1985) Echocardiographycally documented mitral valve prolapse. Long-term follow up of 237 patients. N Engl J Med 313:1305-1309
135. Nutter DO, Wickliffe C, Gilbert CA (1975) The pathophysiology of idiopathic mitral valve prolapse. Circulation 52:295-305
136. Old WL, Hammon JW, Henry CW, Prager RL, Bender HW (1985) The results of valve replacement for mitral valve prolapse. Ann Thorac Surg 40:31-34
137. O'Rourke RA, Crawford MH (1976) The systolic click murmur syndrome. Curr Prob Cardiol I:1-60
138. Owens JS, Kotler MN, Segal BL (1976) Pseudiprolaps of the mitral valve in a patient with pericordial effusion. Chest 69:214-215
139. Pasternac A, Tubau JF, Puddu PE (1982) Increased plasma catecholamine levels in patients with symptomatic mitral valve prolapse. Am J Med 73:783-789
140. Penkoske PA, Ellis FH, Alexander S, Watkins E (1985) Results of valve reconstruction for mitral regurgitation secondary to mitral valve prolapse. Am J Cardiol 55:735-738
141. Perloff JK (1982) Evolving concepts of mitral valve prolapse. N Engl J Med 307:369-370
142. Perloff JK, Child JS (1987) Clinical and epidemiologic issues in mitral valve prolapse: Overview and perspectives. Am Heart J 113:1324-1332
143. Perloff JK, Child JS, Edwards JE (1986) New guidelines for the clinical diagnosis of mitral valve prolapse. Am J Cardiol 57:1124-1129
144. Pickering D, Keith JD (1971) Systolic clicks with ventricular septal defects. A sign of aneurysm of ventricular septums? Br Heart J 33:538-539
145. Pickering NJ, Brody JI, Barrett MS (1981) Von Willebrand syndromes and mitral valve prolapse. N Engl J Med 305:131-
146. Pieroni DR, Bell BB, Krovetz LJ (1971) Auscultatory recognition of aneurysm of the membranous septum associated with small ventricular defect. Circulation44:733-739
147. Pomerance A (1968) Cardiac pathology and systolic murmurs in the elderly. Br Heart J 30:687-689
148. Pomerance A (1969) Ballooning deformity of atrioventricular valves. Br Heart J 31:343-351
149. Popp RL, Brown OR, Silvermann JF (1974) Echocardiographic abnormalities in the mitral valve prolapse syndrome. Circulation 49:428-433
150. Procacci PM, Savaron SV, Schreiter Sl (1976) Prevalence of clinical mitral valve prolapse in 1169 young women. N Engl J Med 294:1086-1088
151. Puddu PE, Pasternac A, Tubau JF (1983) QT interval prolongation and increased plasma catecholamine levels in patients with mitral valve prolapse. Am Heart J 105:422-428
152. Pyeritz RE, Wappel MA (1983) Mitral valve dysfunction in Marfan's syndrome. AM J Med 79:797
153. Reece IJ, Cooley DA, Painvin GA, Okercke ONJ, Powers PL, Pechacek LW, Frazier OH (1985) Surgical treatment of mitral systolic click syndrome: results in 37 patients. Ann Thorax Surg 39:155-158
154. Reid JV (1961) Mid-systolic clicks. S Afr Med J 35:353-355

155. Ren JF, Panidis TP, Kotler MN, Mintz GS, Goel I, Ross J (1985) Flail mitral valve syndrome: comparison with chronic mitral regurgitation of other etiologies. Am Heart J 109:435-442
156. Retchin SM (1984) Endokarditis and mitral valve prolapse: what is the risk. Int J Cardiol 5:653-659
157. Roberts WC (1984) Aneurysm (redundancy) of the atrial septum (fossa ovale membrane) and prolapse (redundancy) of the mitral valve. AM J Cardiol 54:1153-1154
158. Roberts WC, Dangel JC, Bulkley BH (1973) Nonrheumatic valvular cardiac disease. Cardiovasc Clin 5:334-446
159. Roberts WC, Glancy DL, Seningen RP (1976) Prolapse of the mitral valve (floppy valve) associated with Ebstein anomaly of the tricuspid valve. Am J Cardiol 38:377-379
160. Ronan JA, Perloff JK, Harvey WJ (1965) Systolic clicks and the late systolic murmur: intracardiac phonocardiographic evidence of their mitral origin. Am Heart J 70:319-325
161. Rose JD, Mills P, Hollingsworth BA (1977) Long term prognosis of mitral valve prolapse. Am J Cardiol 39:272-279
162. Rosenthal ME, Hamer A, Gang ES, Oseran DS, Mandel MJ, Peter T (1985) The yield of programmed ventricular stimulation in mitral valve prolapse patients with ventricular arrhythmias. Am Heart J 110:970-976
163. Salomon J, Shah PM, Heinle RA (1975) Thoracic skeletal abnormalities in idiopathic mitral valve prolapse. Am J Cardiol 36:32-36
164. Salomon NW, Stinson EB, Griepp RB (1976) Surgical treatment of degenerative mitral regurgitation. AM J Cardiol 38:463-468
165. Santos AD, Mathew PK, Hilal A (1981) Orthostatic hypotension. A commonly unrecognized couse of symptoms in mitral valve prolapse. Am J Med 71:746-751
166. Savage DD, Devereux RB, Garrison RJ, Castelli WP, Anderson SJ, Levy D, Thomas HE, Kannel WB, Feinleib M (1983) Mitral valve prolapse in the general population. 2. Clinical features: the Framingham Study. Am Heart J 106:557-581
167. Savage DD, Garrison RJ, Devereux RB, Castelli WP, Anderson SJ, Levy D, McNamara PM, Stokes J, Kannel WB, Feinleib M (1983) Mitral valve prolapse in the general population. 1. Epidemiologic features: the Framingham Study. AM Heart J 106:571-576
168. Scampardonis G, Yang SS, Maranhao V (1973) Left ventricular abnormalities in prolapsed mitral leaflet syndrome: Review of 87 cases. Circulation 48:287-297
169. Scharf RE, Hennerici M, Bluschke V (1982) Cerebral ischemia in young patients: is it associated with mitral valve prolapse and abnormal platelet activity in vivo. Stroke 13:454-458
170. Schatz JW, Fischer JA (1974) Paradoxic coronary embolism in a patients with mid-systolic click. Chest 66:587-590
171. Shah PM (1984) Update of mitral valve prolapse syndrome: When is echo prolapse a pathological prolapse. Echocardiography 1:87
172. Shah PM, Gramiak R (1970) Echocardiographic recognition of mitral valve prolaps. Circulation 42 (Suppl. III):45
173. Shear MK, Devereux RB, Kramer-Fox R, Mann JJ, Frances A (1984) Low prevalence of mitral valve prolapse in patients with panic disorder. Am J Psychiatry 141:302-303
174. Shrivastara S, Guthrie RB, Edwards JE (1977) Prolapse of the mitral valve. Med Concepts Cardiovasc Dis 46:57
175. Singh R, Schrank JP, Nolan SP, Mc Guire LB (1972) Spontaneous rupture of mitral chordae tendineae. JAMA 219:189-193
176. Sisk HE, Zahka KH, Pyeritz RE (1983) The Marfan syndrome in early childhood. Am J Cardiol 52:353-358
177. Smirnoitopoulos T, Sheppard G (1984) Mitral valve prolapse presenting with seizures: case report. VA Med J 3:699-700
178. Smith ER, Fraser DB, Purdy JW, Anderson RN (1977) Angiographic diagnosis of mitral valve prolapse: Correlation with echocardiography. Am J Cardiol 40:165-170

179. Staplecton JF, Harvey WP (1976) Systolic sounds. Am Heart J 91:383-393
180. Steel P, Weily H, Rainwater J, Vogel R (1979) Platelet survival time and thromboembolism in patients with mitral valve prolapse. Circulation 60:43-45
181. Swartz MH, Teichholz LE, Donoso E (1977) Mitral valve prolapse. A review of associated arrhythmias. Am J Med 62:377-382
182. Sze KC, Shah PM (1976) Pseudoejection sound in hypertrophic subaortic stenosis. Circulation 54:504-509
183. Tei C, Shah PM, Cherian G, Wong M, Ormiston JA (1982) The correlates of an abnormal first heart sound in mitral valve prolapse syndromes. N Engl J Med 307:334-339
184. Tharakan J, Ahuja GK, Manchandra SC (1982) Mitral valve prolapse and cerebrovascular accidents in the young. Acta Neurol Scand 66:295-302
185. Tomaru T, Uchida Y, Mohri N, Mori W, Furuse A, Asano K (1987) Postinflammatory mitral and aortic valve prolapse: a clinical and pathological study. Circulation 76:68-
186. Venkatesh A, Pauls DL, Crow ER (1980) Mitral valve prolapse in anxiety neurosis. Am Heart J 100:302-308
187. Waller BF, Morrow AC, Maron BJ, Del Negro AA, Kent KM, Mc Grath FJ, Wallace RB, Mc Intosh CL, Roberts WC (1982) Etiology of clinically isolated, severe chronic, pure mitral regurgitation: analysis of 97 patients over 30 years of age having mitral valve replacement. AM Heart J 164:276-288
188. Waller BF, Maron BJ, Del Negro AA, Gottdiener JS, Roberts MC (1984) Frequency and significance of M-mode echocardiographic evidence of mitral valve prolapse in clinically isolated pure mitral regurgitation: analysis of 65 patients having mitral valve replacement. AM J Cardiol 53:139-147
189. Walsh PN, Kansu TA, Corbett J, Savino PJ, Goldburgh WP, Schatz NJ (1981) Platelets, thromboembolism and mitral valve prolapse. Circulation 63:552-559
190. Wann LS, Dillon JC, Weyman AE, Feigenbaum H (1976) Echocardiography in bacterial endocarditis. N Engl J Med 295:135-139
191. Wann LS, Gross CM, Makefield RJ, Kalbfleisch JH (1985) Diagnostic precision of echocardiography in mitral valve prolapse. Am Heart J 109:803-808
192. Warth DC, King ME, Cohen JM, Tesoriero VL, Marcus E, Weyman AE (1985) Prevalence of mitral valve prolapse in normal children. J Am Coll Cardiol 5:1173-1177
193. Weyman AE (1982) Cross-sectional echocardiography. Philadelphia, Lea and Febiger pp 139-149, 169-175, 498
194. Wigle EG, Radowski H, Ranganathan N (1976) Mitral valve prolapse. Ann Rev Med 27:165-180
195. Winkle RA, Lopes MG, Fitzgerald JW (1975) Arrhythmias in patients with mitral valve prolapse. Circulation 52:73-81
196. Wooley CF (1985) From irritable heart to mitral valve prolapse: British Army medical reports, 1860 to 1870. Am J Cardiol 55:1107-1109
197. Wooley CF (1986) From irritable heart to mitral valve prolapse: World War I, the British experience and James Mackenzie. Am J Cardiol 57:463-466
198. ZuWallack R, Sinatra S, Lahiri B (1979) Pulmonary function studies in patients with prolapse of the mitral valve. Chest 76:17-22

Aerosoltherapie bei obstruktiven Atemwegserkrankungen: Deposition, Applikationsarten, Inhalationstechniken, Inhalationshilfen

B. NIGGEMANN[1]

Key words: *Aerosol - Deposition - Inhalationstherapie - Vernebler - Dosieraerosol - Inhalationshilfe*

1 Aerosole

Inhalationstherapie bedeutet heute die Behandlung des Atemwegstraktes mit einem Aerosol. Unter einem Aerosol versteht man ein 2-Phasen-System, welches aus einem Gas einerseits und Partikeln andererseits besteht, wobei die Partikel entweder fest (Suspensionsaerosol) oder flüssig (Lösungsaerosol) sein können (Newman u. Pavia 1985; Swift 1985).

Die Partikelgröße eines Aerosols stellt einen entscheidenden Parameter z.B. in bezug auf die Deposition eines Aerosols dar. Über die ideale Partikelgröße besteht keine vollständige Klarheit (Newman u. Clarke 1985; Pedersen 1987); am ehesten liegt sie zwischen 2 und 5 µm (Newman u. Clarke 1985; Pedersen 1987):

- Partikel, die kleiner als 1 µm (Pedersen 1987) bzw. 0,5 µm (Newman 1983) sind, werden nach der Inhalation wieder exhaliert. Der Anteil der exhalierten Partikel betrug für Dosieraerosol in einer Studie bei Verwendung eines Beta-2-Mimetikums und eines topischen Steroids jeweils 1% (Moren u. Andersson 1980).

1 Kinderklinik, Universitäts-Krankenhaus Eppendorf, Martinistr. 52, 2000 Hamburg-Eppendorf, FRG

Ergebnisse der Inneren Medizin und
Kinderheilkunde, Bd. 59

- Partikel deren Durchmesser größer als 5 μm ist, werden nicht weit genug in den Atemwegstrakt transportiert (Simonsson 1982), da sie in den oberen bzw. zentralen Atemwegen abgefangen werden (Russi 1985).
- Partikel von mehr als 10 μm (Newman u. Clark 1985) bzw. 12 μm Größe (Heyder 1981), werden prinzipiell im Oropharynx deponiert (Newman 1985).

Die Inhalation von Partikeln mit einem durchschnittlichen Durchmesser von 1,4 bzw. 5,5 μm erbrachte in einer Studie eine gleich gute periphere Deposition bei Asthmatikern (Mitchell et al. 1987). Die meisten Autoren fordern daher für therapeutische Aerosole eine Partikelgröße kleiner 5 μm (Newman u. Clark 1985).

Je kleiner Partikel sind, desto tiefer gelangen sie einerseits in die Atemwege und desto mehr Aerosol kann in den unteren Atemwegen deponiert werden, auf der anderen Seite werden aber auch vermehrt Partikel wieder exhaliert (Clay u. Clarke 1987; Newman et al. 1988). Je größer Partikel sind, desto mehr Volumen (also auch mehr Wirksubstanz) führen sie mit sich, desto eher werden sie aber zentral deponiert (Clay u. Clarke 1987). Partikel zwischen 2 und 5 μm bieten bei ausreichendem Volumen für die Praxis die beste Deposition (Pedersen 1987; Rees et al. 1982).

Kleinere Partikel scheinen (zumindest bei unter einer obstruktiven Atemwegserkrankung leidenden Patienten) mehr Wirkung in den peripheren Atemwegen, größere Partikel mehr in den zentralen Anteilen der Atemwege zu zeigen (Rees et al. 1982). Es ist jedoch noch nicht hinreichend bekannt, an welcher Lokalisation im Bronchialbaum welches Medikament optimalerweise deponiert werden sollte (Newman et al. 1988; Pedersen 1987).

Die Partikelgröße der einzelnen Inhalationssysteme liegt zwischen 1,2 und 10,5 μm (Tabelle 1).

Therapeutische Aerosole sind in der Regel polydispers, d.h. sie weisen (auch innerhalb eines Verneblersystems) eine gewisse Streuung in der Verteilung der Partikelgröße auf, welche sich an der geometrischen Standarddeviation (GSD) der logarithmischen Normalverteilung (GSD >1,22) ablesen läßt (Bouchikhi et al. 1988; Newhouse u. Ruffin 1978; Newman u. Pavia 1985).

Tabelle 1. Durchschnittliche Partikelgröße der Inhalationssysteme

Inhalationssysteme	Partikelgrösse [μm]	Literatur
Kompressorvernebler	1,2 - 6,9	Newman u. Pavia 1985
	6,0	Newman 1987b
	0,8 - 5,2	Ryan et al. 1981
Ultraschallvernebler	3,7 - 10,5	Newman u. Pavia 1985
	5,4	Newman 1987b
Dosieraerosole	2,3 - 8,3	Bouchikhi et al. 1988
	2,8 - 4,3	Hiller et al. 1978
	2,4 - 5,5	Kim et al. 1985
	3,2	Newman 1983
	2,8 - 4,3	Newman u. Pavia 1985
	4,9 - 5,5	Newman u. Pavia 1985
	3,0	Pedersen 1987
Pulverinhalationen	2,6	Newman u. Pavia 1985
	2,3	Newman u. Pavia 1985

Die Größe von Aerosolpartikeln ist eine dynamische Variable, die sich auf dem Weg von dem entsprechendem Verneblersystem bis in die Lunge verändert (Byron 1977; Newman u. Pavia 1985). Folgende Faktoren beeinflußen die Partikelgröße auf seinem Weg in die Lunge (Brain u. Valberg 1979; Brain et al. 1985; Byron 1977; Hiller et al. 1981; Moren 1985; Newhouse 1984; Newman 1983):

- hygroskopische Eigenschaften der Partikel,
- Luftfeuchtigkeit,
- Temperatur,
- Verdampfung,
- Entfernung,
- Agglomeration.

Faktoren, die Aerosolpartikel verkleinern, sind eine schnelle Verdampfung und ein hoher Kanisterdruck (beides z.B. durch die Treibgaswahl beeinflußbar), eine hohe Temperatur, eine große Entfernung vom Vernebler bis in die Lunge, eine kleine Auslaßöffnung beim Dosieraerosol und eine niedrige Luftfeuchtigkeit (Kim et al. 1985; Moren 1984; Polli et al. 1969). Eine Verkleinerung von Aerosolpartikeln wurde selbst in gesättigter Umgebung beobachtet (Brain et al. 1985). Eine Aerosolpartikelgröße, die der Größe des Wirkstoffpartikels entspricht, kann beim Dosieraerosol nur mit einem Treibgas mit einem hohen Verdampfungsdruck erreicht werden (Polli et al. 1969), ist aber in der Praxis nicht machbar.

Umgekehrt haben sehr hygroskopische Partikel die Möglichkeit, sich ausgeprägt zu vergrößern (Bell 1981; Brain u. Valberg 1979; Brain et al. 1985; Ferron 1977; Kim et al. 1985; Pritchard 1987, Smith et al. 1980). Dies betrifft besonders Feststoffpartikel (Kim et al. 1985; Köhler et al. 1986). Durch eine Beimischung von Glyzerin kann das hygroskopische Wachstum verlangsamt werden (Bell u. Ho 1981). Die Fähigkeit zur Agglomeration trägt ebenfalls zu einer möglichen Vergrößerung der Partikel bei (Brain et al. 1985).

Schließlich ist die Partikelgröße auch von der Wirksubstanz abhängig (Hiller et al. 1978). Bisher wurde die Partikelgröße nur außerhalb des Menschen gemessen (Byron 1977), da eine Bestimmung der Größe der Aerosolpartikel im Atemwegstrakt, also am Ort der Wirkung, noch nicht möglich ist; gerade diese Information wäre aber wichtig.

In einem therapeutischen Aerosol sind, je nach Verneblersystem und Hersteller, dem Wirkstoff verschiedene Substanzen hinzugefügt (Moren 1985, Ryrfeldt 1987). Mögliche Inhaltsstoffe von Aerosolen sind:

- Wirksubstanz(en),
- Treibgase,
- Lösungsmittel,
- Carrier,
- Surfactant,
- Emulgatoren,
- Puffer,
- Antioxidanzien,
- Konservierungsstoffe,
- "Schmierstoffe" für das Ventilsystem,
- Geschmackskorrigenzien.

Zusätze in der Inhalationslösung können bronchokonstriktorische Eigenschaften aufweisen, wie für das Benzalkoniumchlorid und EDTA gezeigt werden konnte (Beasley et al. 1987a). Auf die Treibgase wird im Kapitel "Dosieraerosole" näher eingegangen (s. Kap. 6).

Der pH-Wert einer Inhalationslösung sollte weitgehend neutral sein. Ein Wert von 3 sollte in keinem Fall unterschritten werden (Moren 1985), besser ist ein pH-Wert größer 5 (Beasley et al. 1988). Inhalationslösungen mit einem pH-Wert von 2,6, aber auch mit 10 können Husten erzeugen (Lowry et al. 1988). Da sich der pH-Wert einer Lösung beim Eintreffen im Respirationstrakt ändern kann (Moren 1985), wird häufig ein Puffer beigefügt (Moren 1985). Das pH-Optimum ist je nach Wirksubstanz verschieden (Moren 1985).

Die Isotonizität einer Inhalationslösung sollte gewahrt bleiben (Beasley et al. 1988; Moren 1985). Sowohl hypotone (Eschenbacher et al. 1984) als auch hypertone Inhalationslösungen (Eschenbacher et al. 1984; Lowry et al. 1988) können Husten und Bronchokonstriktion auslösen. Möglicherweise kann die Antwort einer Bronchokonstriktion von der des Hustens allein getrennt werden, da bei einer anionenfreien Lösung nur Husten, nicht aber eine Bronchokonstriktion auftrat, während die Inhalation einer Lösung mit Anionen eine Bronchokonstriktion hervorrief (Eschenbacher et al. 1984; Sheppard et al. 1983). Durch den Zusatz von Ipratropiumbromid konnte Einfluß auf die Bronchokonstriktion, nicht aber auf den Husten genommen werden, während umgekehrt Lidocain den Husten unterband, aber die Bronchokonstriktion unbeeinflußt ließ (Sheppard et al. 1983).

2 Deposition

Unter Deposition versteht man den Teil eines Aerosols, der sich im Bronchialbaum niederschlägt und nicht wieder exhaliert wird (Brain et al. 1985). Eine Deposition im Respirationstrakt ist die Voraussetzung dafür, daß ein Aerosol seine Wirkung entfalten kann (Dolovich 1984).

Die Deposition, für die die Partikelgröße den wichtigsten Parameter darstellt (Newman 1983), geschieht in erster Linie durch 3 Mechanismen (Brain u. Valberg 1979; Brain et al. 1985; Clarke 1988; Heyder 1981, Köhler et al. 1986; Moren 1985; Morrow u. Hu 1985; Newhouse u. Dolovich 1986a,c, 1987a,e; Newman 1983; Reiser u. Warner 1986) (Tabelle 2).

Weitere weniger wichtige Mechanismen sind die elektrischen Kräfte (Brain u. Valberg 1979; Brain et al. 1985) und die Thermophorese (Newman 1983).

Tabelle 2. Mechanismen der Deposition

Mechanismus	Partikelgrösse (µm)
Schwerkraft ("sedimentation")	0,5 - 2,0
Trägheit ("inertial impaction")	>3 - 4
Brown-Molekularbewegung ("diffusion")	<0,5

Tabelle 3. Faktoren, die die Deposition beeinflussen

Abhängig vom Aerosol/Verneblersystem	+	Partikelgröße
	+	Aerosolgewicht/Aerosolvolumen
	+	Eigenschaften des Verneblersystems
	+	Treibgaseigenschaften (Verdampfungsdruck)
	+	Inhalationshilfen
Anhängig vom Patienten	+	Anatomie des Patienten, z.B. Durchmesser und Winkel im Respirationstrakt
	+	Inspirationsflow
	+	Atemfrequenz
	+	Atemzugvolumen
	+	Luftanhalten nach Inspiration
	+	Lungenvolumen bei Auslösen eines Hubes
	+	Lage der Zunge
	+	Weite der Stimmritze
Abhängig von der Krankheit	+	Ausmaß der Bronchokonstriktion
	+	Ausmaß der Entzündungsreaktion
	+	Ausmaß der Sekretproduktion

Größere Partikel (>3 oder 4 µm, insbesondere bei hohen Geschwindigkeiten) können oft dem Luftstrom in den Atemwegen bei Richtungswechsel schlecht folgen und prallen aufgrund der Trägheit an die Wände v.a. der großen Atemwege, wo sie dann abgelagert werden (Gerrity et al. 1981; Newman u. Clarke 1985). Kleinere Partikel (0,5 - 2 µm) gelangen weiter in die Peripherie und werden primär durch die Schwerkraft deponiert (Gerrity et al. 1981). Die Brown-Molekularbewegung spielt erst bei sehr kleinen Partikeln (<0,5 µm, die in den üblichen therapeutischen Aerosolen meist nicht enthalten sind) eine Rolle, wobei ein Teil der Partikel dieser Größe wieder exhaliert wird (Canny u. Levinson 1988; Moren u. Andersson 1980). Bei Ruheatmung ist der exhalierte Anteil kleiner als bei Anstrengung (Fairchild u. Stampfer 1987). Die beste Deposition wird durch eine Partikelgröße zwischen 2 und 5 µm erreicht (Newhouse u. Dolovich 1986a, Rees et al. 1982).

Faktoren, die diese Mechanismen der Deposition beeinflussen, sind zahlreich (Brain u. Valberg 1979; Brain et al. 1985; Moren 1978, Moren 1878b; Newhouse u. Ruffin 1978; Newman 1983; Simonsson 1982) (Tabelle 3).

Faktoren, die die Deposition verhindern, sind v.a. die Filterfunktion der oberen Atemwege (wobei der Nase eine besondere Rolle zukommt) und die Clearance. Deposition ist gleich Retention minus Clearance (Brain et al. 1985). An der Clearance sind der mukoziliare Transport, Husten und Niesen des Patienten sowie die alveolären Makrophagen beteiligt (Brain et al. 1985). Die mukoziliare Clearance ihrerseits wird bei Patienten mit hyperreagiblem Bronchialsystem durch verschiedene inhalierte Wirkstoffe positiv beeinflußt, wie z.B. Beta-2-Sympathomimetika (Pavia et al. 1984; Sackner et al. 1976), während Treibgase die mukoziliare Clearance nicht verändern (Sackner et al. 1976). Auch die Inhalation einer leicht hypertonen NaCl-Lösung (1,21 molar) kann die Clearance fördern und die abgehustete Sputummenge bei Patienten mit einer chronischen Bronchitis erhöhen (Pavia et al. 1978). Der nasale Inhalationsweg filtriert weit mehr als der orale (Morrow u. Yu 1985). Darüber hinaus bestehen erhebliche interindividuelle Unterschiede in der Deposition (Brain et al. 1985; Chung et al. 1988; Yu et al. 1979), die möglicherweise auf die Unterschiede der Atemwegsdimensionen zurückzuführen sind (Yu et al. 1979). Vom Atemwegskaliber hängt jedoch nur das Depositionsverteilungsmuster, nicht aber die Gesamtmenge des deponierten Aerosols ab (Chung et al. 1988).

Bei Vorliegen einer obstruktiven Ventilationsstörung wird weniger Aerosol in der Lunge deponiert (Dolovich et al. 1981b), das Depositionsmuster ist eher zentral (Chung et al. 1988; Itoh et al. 1981; Köhler et al. 1986; Newhouse u. Dolovich 1986c; Newman u. Pavia 1985). Möglicherweise kann aber bei erheblicher Obstruktion durch die Flußlimitierung die Depositionsmenge auch gesteigert sein (Brain et al. 1985).

Eine vermehrte Deposition in den *großen* Atemwegen wird beobachtet bei Bronchoobstruktion, Verwendung von großen Partikeln (5 bis 15 µm) und schneller, flacher Atmung (Brain et al. 1985; Emmett et al. 1982; Newman 1983).

Eine vermehrte Deposition in den *kleinen* Atemwegen wird gefördert durch die Verwendung von kleinen Partikeln (0,1 bis 2 µm), eine langsame und tiefe Atmung bei niedrigen Flußraten und eine Atempause nach der Inspiration (Brain et al. 1985, Newman 1983).

3 Inhalationsroute

Die Behandlung der obstruktiven Atemwegserkrankungen per Inhalationsroute hat gegenüber der systemischen Applikation von Medikamenten einige entscheidende Vorteile (Brain u. Valberg 1979; Editorial 1981; Hill 1988; Newhouse u. Dolovich 1986a, U. 1987; Rivlin et al. 1983):

- nur das erkrankte Organ wird behandelt,
- eine weit geringere Dosis ist notwendig,
- eine hohe lokale Konzentration ist möglich,
- schneller Wirkungseintritt,
- geringe systemische Nebenwirkungen,
- einige Medikamente sind nur inhalativ wirksam (z.B. DNCG).

Obwohl Beta-2-Sympathomimetika inhalativ besser wirken als systemisch, verursachen sie inhalativ weniger Nebenwirkungen (Newhouse u. Dolovich 1986). Die Vorteile der Inhalationsroute sind unbestreitbar, Nachteile hat sie potentiell, und diese sind meist umstritten (Hausen 1986; Newman u. Clarke 1985):

- kurze Wirkdauer, nächtliche Pausen;
- bei starker Obstruktion gelangen Medikamente möglicherweise zu wenig weit peripher in die Atemwege (systemische Applikation zu bevorzugen?);
- eine starke Sekretproduktion stellt möglicherweise eine Barriere dar;
- nicht nur die Atemwege werden dilatiert, sondern auch die Gefäße, wodurch möglicherweise das Ventilations-Perfusions-Verhältnis gestört wird.

Die Lunge stellt die größte Oberfläche zwischen dem Menschen und seiner Umgebung dar (Simonsson 1982).

Der Anteil der Dosis eines Aerosols (von der Gesamtdosis), der in den unteren Atemwegen seine Wirksamkeit entfaltet, ist verhältnismäßig gering und setzt sich aus verschiedenen Einflüssen zusammen (Abb. 1).

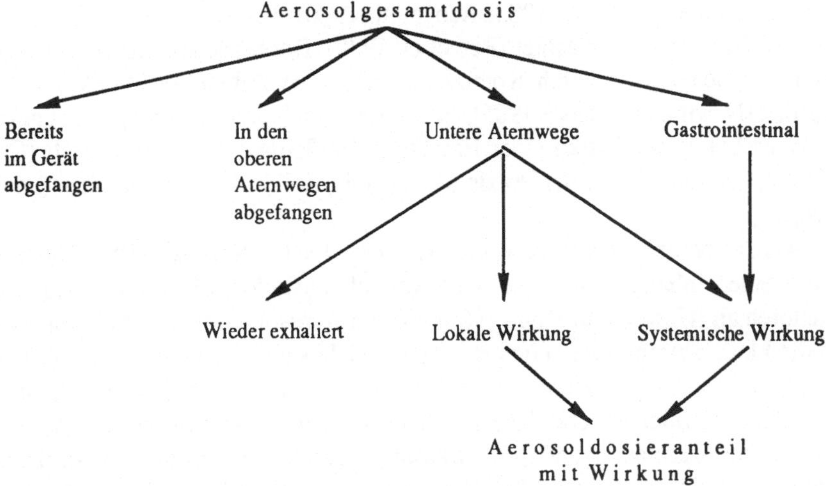

Abb. 1. "Schicksal" der Gesamtdosis eines Aerosols während einer Inhalation

Der Anteil der Wirkung eines Medikamentes in Aerosolform, der über die systemische Route zustande kommt, darf als gering angesehen werden (Newman u. Clarke 1985), obwohl ein großer Teil der applizierten Dosis eines Aerosols geschluckt wird. Der größte Teil von geschluckten Aerosolsubstanzen wird aber meist schon in der Darmwand oder in der Leber schnell inaktiviert (Davies 1982; Newman 1983).

Der wirksame Anteil setzt sich daher - cum grano salis - aus der Gesamtdosis minus des exhalierten Anteils minus der Abfilterung in den oberen Atemwegen zusammen.

Für die lokale Wirkung der Inhalationstherapie von Bronchodilatoren spricht die gute bronchospasmolytische Wirkung trotz vernachlässigbarer Plasmakonzentration (Newman 1983; Newman u. Clarke 1985). Das impliziert, daß eine ausreichende Menge des Wirkstoffs in die Lunge gelangen muß.

Der Atemwegstrakt besteht aus 23 Atemwegsgenerationen. Zu den oberen Atemwegen werden die Nase, der Mund, der Rachenraum, der Larynx und die Sinus gerechnet, die unteren Atemwege teilen sich in extrapulmonale (Trachea) und intrapulmonale Atemwege auf, wobei bei letzteren wiederum große (Bronchen, Bronchiolen) und kleine Atemwege (<2 mm Durchmesser) unterschieden werden.

Das gesamte Atemwegsystem, v.a. aber die Nase, stellt einen sehr effektiven Aerosolfilter dar (Heyder 1981, 1982; Newhouse u. Ruffin 1978; Simonsson 1982). Der Nasenatemwiderstand macht bei Ruheatmung 50% des Gesamtatemwiderstandes aus (Simonsson 1982). Bei Nasenatmung wird der größte Teil eines Aerosols mit Partikeln im Größenbereich von 5 - 10 μm in der Nase deponiert (Newhouse u. Ruffin 1978). Selbst Partikel von 0,5 μm Größe passieren nicht ohne Verlust die Nase (Heyder 1981).

Die bei der Therapie von obstruktiven Atemwegserkrankungen üblicherweise eingesetzten Medikamente in Aerosolform sind die Beta-2-Sympathomimetika, Anticholinergika, topische Steroide, Dinatriumcromoglycinsäure (DNCG) und NaCl-Lösung 0,9%. Vernebeltes N-Azetylzystein sollte nicht eingesetzt werden, da es bei Patienten mit einem hyperreagiblen Bronchialsystem bronchokonstriktorisch wirken kann (Newman u. Clarke 1985; Rao et al. 1970). Bei gesunden Probanden wurden diese Effekte nicht beobachtet (Rao et al. 1970). Der bronchokonstriktorische Einfluß kann möglicherweise durch Kombination mit einem Beta-2-Mimetikum vermieden werden (Newman u. Clarke 1985). Inhalierte Anticholinergika bergen bei einer Langzeitverneblung das Risiko einer Erhöhung der Sputumviskosität in sich (Crompton 1982b), obwohl dies in der Praxis keine große Rolle zu spielen scheint (Pavia et al. 1982).

Außer von der Deposition (Dolovich et al. 1981b; Newman 1983) hängt die Wirkung einer Inhalationstherapie auch von pharmakologischen und physiologischen Faktoren ab (Newman u. Pavia 1985). Ob ein Aerosol wirklich notwendigerweise bis in die kleinen Atemwege gelangen muß, ist nicht sicher (Dolovich et al. 1981b; Stiksa 1982). Die mehr periphere Deposition eines Beta-2-Sympathomimetikums scheint aber eine deutlichere und länger anhaltende Bronchodilatation zu ergeben (Klein 1984). Die pharmakodynamisch wirksamen Partikel müssen die entsprechenden Rezeptoren erreichen (Barnes 1987; Pedersen 1987). Eine Studie konnte zeigen,daß im Rahmen von bronchialen Provokationen die Eigenschaft der Hyperreagibilität vom Depositionsort unabhängig ist, das Ausmaß der Hyperreagibilität jedoch vom Depositionsort beeinflußt wird (Klein et al. 1988). Eine zentrale Deposition scheint dabei gegenüber einer mehr peripheren Deposition bei der Provokationstestung eine stärkere obstruktive Antwort zu bewirken (Klein et al. 1988; Ruffin et al. 1978c). Die allergenbedingte Bronchokonstriktion ist möglicherweise aber auch im Kehlkopfbereich auslösbar (Reflexreaktion?) (Ulmer et al. 1982).

Beta-2-Sympathomimetika in den Mund gesprüht und in der Folge geschluckt (ohne Inhalation) haben wenig therapeutischen Effekt (Moren 1985, Newman u. Pavia 1985; Newman u. Clarke 1985; Ruffin et al. 1978a). Ebenso ist das Gurgeln mit einer Beta-2-Mimetikum-Lösung therapeutisch nicht effektiv (Newman 1985a, Newman 1985). Hingegen zeigte sich nach intranasaler Applikation ohne Inspiration eine bronchodilatatorische Wirkung (Dirksen et al. 1983). Auch nach bukkaler Applikation per Dosieraerosol zeigte sich ein bronchodilatatorischer Effekt sowohl bei Kindern (Berdel u. Berg 1986; Shore et al. 1976) als auch bei Erwachsenen (Rodenstein u. Stanesen 1982). Diese therapeutische Wirkung fiel geringer aus als nach inhalativer Gabe und entsprach in etwa der Wirkung einer oralen Dosis, zeigte allerdings einen rascheren Wirkungsantritt (Löllgen et al. 1978). Unter den Bedingungen der Bronchoobstruktion wurden bei bukkaler Applikation trotz guter bronchospasmolytischer Wirkung keine systemischen Wirkungen beobachtet (Löllgen et al. 1978), während bei Gesunden nach bukkaler Applikation systemische Nebenwirkungen auftraten (Rodenstein u. Stanesen 1982).

Inhalierte Beta-2-Sympathomimetika zeigen eine rasche Resorption mit einem kleinen Plasmapeak nach ungefähr 30 min, gefolgt von einem weiteren Peak nach ca. 1 - 6 h, der dem gastrointestinal resorbierten Anteil des Medikamentes entsprechen dürfte (Nilsson et al. 1975; Pauwels 1985; Ryrfeldt 1987; Walker et al. 1972).

Inhalierte Medikamente in Aerosolform zeigen eine doppelt so rasche Resorption wie eine intratracheal instillierte Lösung des Medikamentes (Brown u. Schanker 1983; Pauwels 1985) und weisen eine gleichmäßigere Verteilung in der Lunge auf (Schanker 1978).

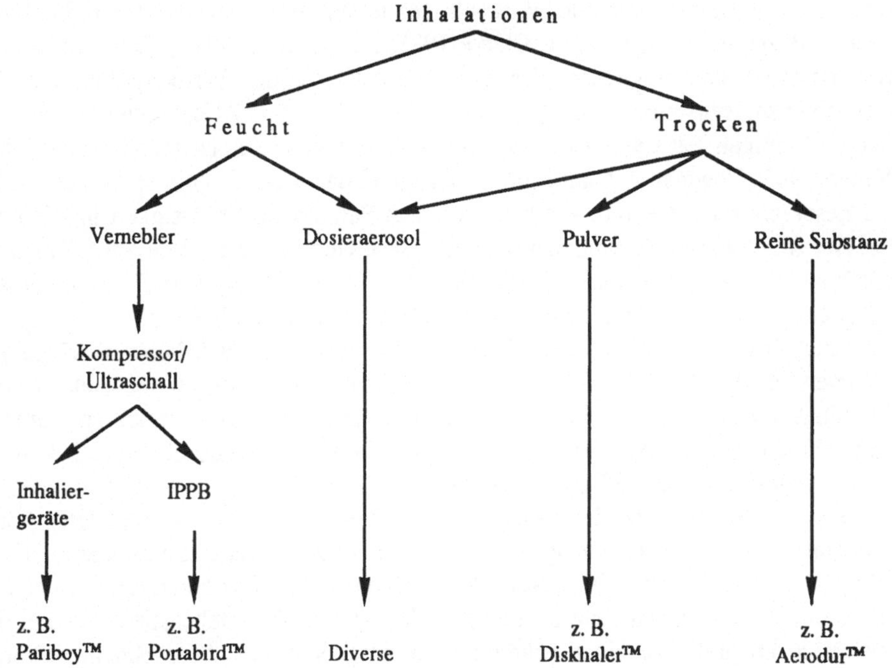

Abb. 2. Inhalationssysteme

Inhalationssysteme lassen sich in solche zur Feucht- und Trockeninhalation unterscheiden (Abb. 2).

Im folgenden werden die einzelnen Inhalationssysteme näher erläutert.

4 Verneblerinhalationen

Auf die handelsüblichen Solezerstäuber, die aufgrund ihres hohen Anteils an relativ großen Partikeln nur zur Behandlung der oberen Atemwege geeignet sind, soll hier nicht näher eingegangen werden, da sie in der Therapie obstruktiver Atemwegserkrankungen durch die Systeme zur Feuchtinhalation mit einem kleineren Teilchenspektrum verdrängt wurden.

Bei den Verneblersystemen werden Kompressor- und Ultraschallvernebler unterschieden (Köhler 1988; Reiser u. Warner 1986).

Bei einem Kompressorvernebler (z.B. Pari-boy) wird Luft komprimiert und der erzeugte Luftstrom durch einen Schlauch in die Verneblerkammer geleitet, wo per Düse die zu vernebelnde Flüssigkeit durch den "Venturi-Effekt" in verschiedene große Tröpfchen zerfällt (Köhler 1988; Moren 1985). Durch zwischengeschaltete Tropfenfänger wird dafür gesorgt, daß zu große Aerosolpartikel abgefangen werden und zurück ins Reservoir gelangen. Während einer kontinuierlichen Verdampfung kommt es über Energieentzug (in Form von Wärme) einerseits zu einer Abkühlung des entstehenden Aerosols um ungefähr 8 - 12°C (Clay et al. 1982, 1983), andererseits zu einer Konzentration der Wirksubstanz in dem Reservoir (Moren 1985; Newman u. Pavia 1985, Newman u. Clarke 1985, Ferron et al. 1976). Der Einfluß der Konzentration hat möglicherweise eine Veränderung der Partikelgröße und des Depositionsmusters zur Folge (Newman u. Pavia 1985). Die Abkühlung des Aerosols mag bei einigen Patienten zu einer Bronchokonstriktion führen (Lindemann 1983; Moren 1985; Newman u. Clarke 1985). Dadurch, daß viele Tröpfchen immer wieder ins Reservoir zurückkehren, verbleibt in jedem Fall ein Rest Flüssigkeit im Vernebler. Der Anteil dieses Totvolumens macht je nach Gerät ca. 0,5 - 2 ml aus (Clay et al. 1982; Milner 1986; Newman u. Pavia 1985) und ist unabhängig vom Flow der Geräte (Clay et al. 1982), scheint aber bei Ultraschallverneblern eher höher als bei Kompressorverneblern zu sein (Newman et al. 1987b). Das Einsetzen eines höheren Ausgangsvolumen hat den Nachteil einer längeren Inhalationsdauer: mit zunehmender Dauer der Inhalation und zunehmender Abkühlung reduziert sich der Ausstoß an Aerosolpartikeln (Clay et al. 1983). Deshalb ist es sinnvoll, als Ausgangsvolumen ca. 3 - 4 ml einzusetzen (Clay et al. 1982, 1983; Newman u. Clarke 1985).

Durch hohe Flußraten des Kompressors (8 l/min) wird die ausgeworfene Aerosolmenge erhöht, die Teilchengröße verkleinert und die Inhalationsdauer verkürzt (Clay et al. 1982; Moren 1985; Newman u. Clarke 1985). Das Hinzufügen eines Lösungsmittels zum Inhalat kann über eine Änderung der Oberflächenspannung und der Viskosität ebenfalls zu einer Erhöhung der ausgeworfenen Aerosolmenge führen (Davis 1978; Moren 1985).

Bei einem Ultraschallvernebler wird durch den fokussierten Hochfrequenzschallstrahl beim Aufprall auf das Inhalat eine Fontäne erzeugt, von der verschieden große Tröpfchen entspringen. Da nicht alle Energie zur Bildung von Aerosolpartikeln genutzt werden kann und ein Teil in Wärme umgewandelt wird, ist die Temperatur des Inhalates im Gegensatz zum Kompressorvernebler eher höher als die Umgebungstemperatur (Moren 1985). Auch beim Ultraschallvernebler ist ein Konzentrationseffekt gegeben, wenn auch nicht so deutlich wie bei einem Kompressorvernebler (Moren 1985; Newman et al. 1987b). Ultraschallvernebler erzeugen keine Tröpfchen unter 2 µm, was sie für die Inhalationsbehandlung der peripheren Atemwege weniger geeignet erscheinen läßt (Newman et al. 1987b).

Eine Studie, die 16 Verneblergeräte in Bezug auf das Aerosolverteilungsmuster im Körper verglich, zeigte, daß nur wenige Geräte eine ausreichende Aerosoldeposition in der Lunge erreichten. Es handelte sich dabei (bis auf eine Ausnahme) um Kompressorvernebler (Köhler et al. 1983; Matthys u. Köhler 1985). Eine andere Vergleichsuntersuchung verschiedener Verneblergeräte zeigte, daß einige Kompressorvernebler, wie z.B. das Pari-boy-Inhaliergerät, in Bezug auf das Preis-Leistungs-Verhältnis einen guten Kompromiß bieten (Stiftung Warentest 1983). Eine gute Übersicht über alle Verneblersysteme findet sich bei Köhler 1988.

Die Inhaltsstoffe und Eigenschaften der gebräuchlichsten Inhalationslösungen sind in den Tabellen 4 und 5 aufgeführt.

Die Vorteile der Verneblerinhalation sind:
- Koordination nicht notwendig,
- deshalb für alle Altersklassen einsetzbar,
- individuelle Dosierbarkeit besser gegeben,

Tabelle 4. Wirkstoffe und Konzentration der gebräuchlichsten Inhalationslösung nach Angaben der Hersteller

Name	Wirkstoff	Konzentration [mg/ml]	Form
Atrovent	Ipratropiumbromid	0,25	Lösung
Berodual	Ipratropiumbromid + Fenoterol	0,25 0,5	Lösung
Berotec	Fenoterol	0,05	Lösung
Bricanyl	Terbutalin	10	Lösung
Broncho-Inhalat	Salbutamol	5	Lösung
DNCG-TBS	DNCG	10	Glasampulle
Intal	DNCG	10	Glasampulle
Sultanol	Salbutamol	5	Lösung
Sultanol-Fertiginhalat	Salbutamol	0,5 1,0	Plastikampulle

Tabelle 5. Konservierungsmittel und Eigenschaften der gebräuchlichsten Inhalationslösungen (die fehlenden Angaben, insbesondere die Mengenangaben, wurden von den Firmen nicht freigegeben)

Name	Konservierungsmittel	pH-Wert	Osmolalität
Atrovent	Benzalkoniumchlorid + Äthylendiamintetraessigsäure + NaCl + Salzsäure 1 n	3,4 3,5[a]	"isoton" 290 mOsmol/l[a]
Berodual	Benzalkoniumchlorid + Äthylendiamintetraessigsäure + Na-Disulfit 0,05 mg(ml + Salzsäure 1 n	3,3 3,4[a]	"hypoton" 10 mOsmol/l[a]
Berotec	Benzalkoniumchlorid + Äthylendiamintetraessigsäure + Na-Disulfit 0,05 mg/ml + Salzsäure 1 n	3,2 3,3[a]	"hypoton" 12 mOsmol/l
Bricanyl	Chlorobutanol 5,0 mg/ml + NaCl 0,9% 5,8 mg/ml (Stabilisator) + Äthylendiamintetraessigsäure 0,1 mg/ml (Komplexbildner) + Salzsäure 2 n (pH-Einstellung)	3,0	300 mOsmol/l
Broncho-Inhalat	Benzalkoniumchlorid 0,1 mg/ml	3,0 - 5,0 3,8[a]	32 mOsmol/l 30 mOsmol/l[a]
DNCG-TBS	Keines	6,0 - 7,0 6,0 - 7,0 6,3[a]	42 mOsmol/l 42 mOsmol/l 45 mOsmol/l[a]
Intal	keines	5,75[a]	45 mOsmol/l[a]
Sultanol	Benzalkoniumchlorid 0,1 mg/ml	3,5 3,8[a]	32 mOsmol/l 30 mOsmol/l[a]
Sultanol-Fertiginhalat	Benzalkoniumchlorid 0,1 mg/ml	3,5	307 mOsmol/l

[a] Eigene Messungen.

- am ehesten beim Status asthmaticus wirksam,
- gleichzeitige Befeuchtung der Atemwege.

Ihre Nachteile sind:

- Umständliches und zeitaufwendiges Verfahren,
- stromabhängiges, schlecht transportables System,
- Kontamination des Verneblers,
- Osmolalitätsschwankungen im Verlauf der Verneblung,
- relativ lautes Verfahren (Kompressor mehr als Ultraschall).

Der wohl wichtigste Vorteil liegt in der Unabhängigkeit von der Mitarbeit des Patienten, so daß das Verfahren auch bei schreienden Säuglingen (Canny u. Levinson 1988) und Kleinkindern (Pedersen 1987) angewandt werden kann.

Ein weiterer wichtiger Vorteil besteht darin, daß Vernebler am ehesten auch bei ausgeprägter Obstruktion eingesetzt werden können, da die Dosis nicht als Bolus appliziert wird, sondern eine kontinuierliche Therapie erfolgt und dadurch möglicherweise die Atemwege zunehmend dilatiert werden können.

Ob durch die Verneblerinhalation eine zur Sekretolyse therapeutisch nutzbare Menge Flüssigkeit in die Lunge gelangt, wird unterschiedlich beurteilt (Moren 1985; Newman u. Clarke 1985). Es scheint eher eine kritische Beurteilung angebracht zu sein (Asmundsson et al. 1973).

Ein Nachteil der Verneblersysteme ist die mögliche Kontamination der Geräte (Botman u. deKrieger 1987; Exner et al. 1983; Higgs et al. 1987; Jones et al. 1985; Pierce et al. 1970; Warachit 1988). Die Prozentzahlen der bei den zuhause betriebenen Verneblern nachgewiesenen Keimen schwankt zwischen 35% (Botman u. deKrieger 1987), 50% (Barnes et al. 1987), 58% (Exner et al. 1983) und 61% (Jones et al. 1985). Bei den meisten Keimen handelt es sich um gramnegative Bakterien (Botman u. deKrieger 1987). Obwohl für die meisten Autoren Beweise, daß die gefundenen Keime für klinische Infektionen verantwortlich gemacht werden können, fehlen (Hausen 1984; Higgs et al. 1987), wird allgemein empfohlen, die Geräte regelmäßig zu reinigen (Barnes et al. 1987; Beasley et al. 1988; Botman u. deKrieger 1987; Dale 1987; Eedy et al. 1988; Hausen 1984, 1986; Higgs et al. 1987; Jones et al. 1985; Lindemann 1983, Moren 1985, Newman u. Clarke 1985). Nur 36% der Patienten reinigten ihre Geräte unmittelbar nach Gebrauch (Exner et al. 1983). Die Reinigung sollte das Auswaschen der Verneblerteile mit Leitungswasser nach jeder Inhalation, die 1- bis 2tägige Reinigung in einer Spülmittellösung und die ca. wöchentliche Reinigung mit einem Desinfektionsmittel umfassen. Zusätzliches Durchblasen der Verneblerteile mit dem Kompressor nach dem Reinigungsvorgang zum Trocknen der Teile ist wünschenswert (Higgs et al. 1987; Jones et al. 1985). Eine ältere Studie zeigte eine signifikante Reduktion nekrotisierender Pneumonien durch die tägliche Reinigung des Verneblers (Pierce et al. 1970).

Bei der Feuchtverneblung sollten in Einzeldosen abgepackte sterile Lösungen verwendet werden (Beasley et al. 1988; Jones et al. 1985; Moren 1985). Größere Volumina beinhalten eine Kontaminationsgefahr. Ebenso sind Plastikampullen - im Gegensatz zu Glasbrechampullen - nicht steril, sie benötigen daher als Zusatz Konservierungsstoffe. Darüberhinaus bergen Plastikampullen die Gefahr eines Gewichtsverlustes durch Verdampfung (v.a. bei höheren Temperaturen) in sich (Moren 1985). Leider gibt es z.Z. noch keine steril abgepackten Einzeldosen für NaCl 0,9% als praktische Glasbrechampullen.

Ein weiterer Nachteil der Benutzung von Verneblern liegt in der zunehmenden Osmolalität mit der Dauer der Verneblung (Schöni u. Bruderes 1988). Eine Studie mit Kompressorverneblern hatte für verschiedene Substanzen - u.a. für Beta-2-Sympathomimetika und NaCl 0,9% - Osmolalitätssteigerungen bis knapp 460 mmol/kg ergeben, während z.B. DNCG sich nicht wesentlich veränderte. Es hatte sich dabei kein Unterschied zwischen der Messung der Flüssigkeit im Reservoir und des Aerosols im Luftstrom am Mundstück ergeben. Ein höheres Ausgangsvolumen des Inhalates kann die Osmolalitätsschwankungen vermindern (Schöni u. Bruders 1988). Möglicherweise ist eine zu niedrige Osmolalität oder Azidität der Lösung die Ursache einer paradoxen (bronchokonstriktorischen) Reaktion der Verneblung von Salbutamol bei einigen Säuglingen mit obstruktiver Bronchitis (O'Callaghan u. Milner 1986, 1987). Die paradoxe Reaktion einiger Säuglinge auf Inhalation von Salbutamol konnte auch per Lungenfunktionsprüfung gezeigt werden (Prendiville et al. 1987). Andere Autoren schreiben diese paradoxe Reaktion den Konservierungsstoffen (Beasley et al. 1987b, 1988; Editorial 1988), der Azidität oder einer bakteriellen Kontamination der Inhalationslösung zu (Beasley et al. 1988). Es scheint, daß die schnelle (mit einem Maximum bei 5 min auftretende) bronchokonstriktorische Antwort ungefähr 15 min nach Inhalationsbeginn von der eigentlichen bronchodilatatorischen Wirkung des Beta-2-Mimetikums gefolgt wird (O'Callaghan u. Milner 1986, 1987).

Feuchtinhalationen per Vernebler können entweder per Maske oder per Mundstück durchgeführt werden. Bei Maskenatmung ist der Verlust an Aerosol höher als bei Mundstückatmung, da ein großer Teil im Mundstück selbst haften bleibt, obwohl bei beiden Verfahren nur ein relativ geringer Anteil im Oropharynx deponiert wird (Newman u. Pavia 1985). Bei Nasenatmung durch die Maske wird ein großer Teil des Aerosols in der Nase abgefangen und nicht im Gerät oder der Maske, eine Mundatmung ist daher zu bevorzugen. Ein Fallbericht erwähnt das Auftreten einer irritativen Kontaktdermatitis durch die Verneblertherapie per Maske (Eedy et al. 1988). Es sollte - wenn möglich - das Mundstück statt der Maske benutzt werden (Matthys u. Köhler 1988). Eine Studie bei 15 Erwachsenen jedoch konnte keinen Unterschied der beiden Applikationssysteme nachweisen (Steventon u. Wilson 1981), bei erheblicher Atemnot präferierten die Patienten sogar die Inhalation per Maske (Steventon u. Wilson 1981).

Ein neuer Kompressorvernebler (Fa. Wenger), der durch eine Erwärmung des Medikamentenreservoirs und der zuführenden Luft einer kältebedingten Bronchoobstruktion vorbeugen kann, birgt möglicherweise den Nachteil einer erhöhten Kontaminationsrate durch Erreger in sich und ist vergleichsweise teuer.

Für den Fall, daß ein Inhalat aus mehreren Komponenten zusammengesetzt wird, sollte es vor der Inhalation vorsichtig geschüttelt werden, um eine gute Durchmischung zu erreichen und nicht das Depositionsverhalten bei ungemischtem Inhalat ungünstig zu beeinflußen. Welche Komponenten in einem Inhalat miteinander mischbar sind ohne auszufallen, zeigen einige Merkblätter der pharmazeutischen Industrie.

Viele Firmen empfehlen für die Verneblerinhalation eine wesentlich (d.h. meist 10fach) höhere Dosierung als für die Inhalation per Dosieraerosol (Tabelle 6).

Tabelle 6. Vergleich der Dosierungen bei der Feuchtinhalation und dem Dosieraerosol

Wirksubstanz	Feuchtinhalation	Dosieraerosol	Trockeninhalation
DNCG	1 Ampulle = 20 mg	2 Hübe = 2 mg	1 Kapsel = 20 mg
Salbutamol	10 Tropfen = 2,5 mg	2 Hübe = 0,2 mg	1 Kapsel = 0,4 mg

Die Gründe für eine höhere Dosierung bei der Verneblerinhalation mögen folgende sein:

1. Bei der Feuchtvemeblung verbleibt immer ein Rest im Verneblersystem, der nicht inhaliert werden kann und der zusätzlich noch während der Inhalation eine Konzentration erfährt.
2. Der Vernebler wird nicht genau inspirationssynchron ausgelöst, damit wird ein großer Anteil in die Umgebungsluft abgegeben (Nieminen et al. 1987).
3. Die Patienten, die feuchtinhalieren, sind oft die schwerer Kranken, und bedürfen höherer Wirkstoffdosen (Moren 1985).
4. Bei Maskenatmung oder unkonzentrierter Inhalation geht Aerosol verloren.
5. Man kommt bei der Verneblerinhalation möglicherweise mit einer kleineren Dosis als der üblicherweise benutzten aus (Editorial 1984; Moren 1985). Bei der Inhalation mit Bronchodilatatoren kommt es zu einem Wirkplateau, bei dem höhere Dosen keine weitere therapeutische Verbesserung mehr bringen (Clay u. Clarke 1987). Ein Autor warnt daher auch vor einer zu breiten Verwendung von Heimverneblern wegen des möglichen Mißbrauches bzw. einer verschleppten weitergefassten Therapie durch die vermeintliche Sicherheit des Verneblers zuhause (Weinberg u. Klein 1988).

Studien über den Vergleich von Terbutalin per Dosieraerosol (in 2 Studien in Verbindung mit einer Inhalationshilfe) und per Vernebler zeigten, daß äquipotente Dosen bei einem Verhältnis von 1 : 2 (Blackhall u. O'Donnell 1987), 1 : 4 (Birk Madsen et al. 1982) und sogar 1 : 6 - 8 (Weber et al. 1979) vorlagen.

Bei der Feuchtinhalation per Vernebler liegt die Deposition des Aerosols in den unteren Atemwegen bei ungefähr 10% (Lewis u. Fleming 1985; Newman u. Pavia 1985). Der größte Teil des Aerosols geht bereits im Verneblersystem selbst verloren (Thomas et al. 1988), ein weiterer Anteil wird exhaliert und nur ein relativ geringer Anteil wird im Oropharynx abgelagert (Lewis u. Fleming 1985; Newman u. Pavia 1985).

Die Feuchtinhalation wird üblicherweise bei Ruheatmung durchgeführt (Clay u. Clarke 1987; Newman u. Clarke 1985). Eine Studie bei Kindern konnte zeigen, daß eine Inhalation von 5 tiefen Atemzügen der unverdünnten adrenergen Wirksubstanz die gleiche therapeutische Wirkung erbrachte wie die allgemein übliche über einen Zeitraum von ungefähr 10 min dauernden Inhalation einer verdünnten Lösung (Durrani et al. 1988). Der Vorteil mag in einer kurzen Applikationsdauer liegen; fraglich erscheint jedoch, ob der bronchodilatatorische Effekt genauso lange anhält wie bei der bisherigen Standardmethode.

5 IPPB - Inhalationen

Die Inhalationsbehandlung per Feuchtinhalation kann bei entsprechender Indikation auch mit einem positivem Druck ("intermittent positive pressure breathing" *IPPB*) in die Atemwege gebracht werden. Vorteile der IPPB-Inhalation liegen in einer (meist subjektiv?) besseren Wirkung (Stiksa 1982) sowie einer theoretisch besseren Verteilung der Wirksubstanz auch in die Peripherie (Andersen u. Klausen 1982). Demgegenüber kommen viele Studien zu dem Ergebnis, daß die Inhalationstherapie per IPPB gegenüber einer Lege artis durchgeführten Feuchtinhalation per Vernebler keine bessere therapeutische Wirkung erbringt (Kjellman 1982; Loren et al. 1977; Moren 1985; Newman u. Pavia 1985; Newman u. Clarke 1985; Stiksa 1982; Weber et al. 1979).

Nachteile der IPPB-Inhalation sind die Gefahr eines Pneumothorax durch den erhöhten Druck, weiterhin, daß sie ein für Laien schwieriges und umständliches Verfahren darstellt, welches einen verantwortungsvollen Umgang erfordert, ferner, daß die psychologische Abhängigkeit von einem Gerät (zumal von einem Beatmungsgerät) entstehen kann, schließlich der hohe Preis dieses Inhalationsverfahrens.

Auch bei der IPPB-Inhalation können nur maximal 10% der Ausgangsdosis in der Lunge deponiert werden (Ruffin et al. 1978b).

Insgesamt scheint die Bedeutung der IPPB-Inhalationsbehandlung bisher überschätzt worden zu sein (Johansen 1982). Sie kommt nur für eine Minorität der Patienten in Frage (Johansen 1982; Newhouse u. Dolovich 1986c). Eine Indikation zur Inhalationstherapie mit einem positivem Druck mag bei Patienten gegeben sein, die nicht tief genug einatmen können (Stiksa 1982) oder dann, wenn eine Verneblerbehandlung nicht den gewünschten Erfolg zeigt, aber eine Intensivierung der Inhalationsbehandlung notwendig erscheint (ATS 1980; Stiksa 1982).

6 Dosieraerosole

Die Inhalation per Dosieraerosol ist die am weitesten verbreitete Applikationsart der Therapie von obstruktiven Atemwegserkrankungen (Crompton 1988; Epstein u. Duncan 1984; Moren 1985). Dosieraerosolinhalation bedeutet im Gegensatz zur kontinuierlichen Verneblerinhalation die Inhalation von kleinen Boli (Newman u. Pavia 1985). Das Inhalat befindet sich in einem Aluminiumkanister unter einem Druck von ungefähr 400 kPa (Newman 1983; Newman u. Clarke 1985). Bei jedem Hub wird eine Aerosolmenge von 25 bis 100 µl freigesetzt (Moren 1985; Ahmad 1984). Praktisch alle Dosieraerosole enthalten heute Suspensionsaerosole, d.h. die Wirksubstanz in mikronisierter Form (Köhler et al. 1988). Viele Dosieraerosole enthalten außer der Wirksubstanz und einem Treibgasgemisch verschiedene andere Bestandteile wie Surfactant, Emulgator oder Lösungsmittel. Das Treibgas stammt aus der Reihe der Chlorofluorokarbone (Freone), meist eine Mischung aus zwei oder mehreren Substanzen der Freonkomponenten FC 11, FC 12, FC 113, FC 114 (Ahmad 1984; Moren 1985). Der individuelle Verdampfungsdruck eines Treibgases beeinflußt die Partikelgröße (Newhouse 1984). Der Surfactant dient dazu, der hohen Oberflächenspannung der kleinen Teilchen entgegenzuwirken, die allzu leicht zur Agglomeration neigen (Köhler et al. 1988; Moren 1985; Pedersen 1987). Die Wahl eines Surfactants hat weiterhin Einfluß auf den Geschmack des Aerosols aus dem Dosieraerosol (Moren 1985), soweit nicht ohnehin Geschmackkorrigentien hinzugefügt werden (meist wegen des bitteren Geschmacks einer Wirkstoffkomponente). Der Emulgator dient einer Schmierung des Ventilmechanismus. Der Zusatz eines Lösungsmittels, wie z.B. Äthanol, führt zu einer besseren Löslichkeit des Wirkstoffs im Treibgas (Moren 1985).

In den Tabellen 7 - 9 sind die Inhaltsstoffe und Eigenschaften der gebräuchlichsten Dosieraerosole aufgeführt.

Die erhebliche Differenz der Hübe bei den einzelnen Präparaten mag ihren Grund nicht nur in dem unterschiedlichen Volumen der verschiedenen Wirksubstanzen, sondern auch in marktpolitischen Motiven haben.

Das Wissen um die Anzahl der Hübe kann helfen, die Compliance der Patienten in Bezug auf die Häufigkeit der Applikation der Dosieraerosole zu überprüfen.

Die austretenden Aerosolpartikel haben anfangs mit 30 - 50 m/s eine sehr hohe Geschwindigkeit, werden jedoch durch den Luftwiderstand mit zunehmender Entfernung vom Dosieraerosol schnell erheblich abgebremst (Tabelle 10).

Tabelle 7. Inhaltsstoffe der gebräuchlichsten Dosieraerosole nach Angaben der Hersteller (die fehlenden Angaben, insbesondere Mengenangaben, wurden von den Firmen nicht freigegeben)

Präparat		Wirkstoff	Menge pro Hub [mg]	Druck [kPa]	Anzahl Hübe
Aarane		DNCG	1		112
	+	Reproterol	0,5		
Allergospasmin		DNCG	1	380-450	112
	+	Reproterol	0,5		
Atrovent		Ipratropiumbromid	0,02		300
Berodual		Ipratropiumbromid	0,02		300
	+	Fenoterol	0,05		
Berotec		Fenoterol	0,2		300
Bricanyl		Terbutalin	0,25	340	400
Bronchospasmin		Reproterol	10	280-350	400
Bronchospray		Salbutamol	0,1	400-430	200
DNCG-TBS		DNCG	1	380-450	200
DNCG-comp TBS		DNCG	1	380-450	200
	+	Reproterol	0,5		
Ditec		DNCG	1		100/200
	+	Fenoterol	0,05		
Pulmicort		Budenosid	0,2	340	100/200
Sanasthmax		BDP	0,25	400	200
Sanasthmyl		BDP	0,025	400	200
Sultanol		Salbutamol	0,1	400	200
Trilade		Nedocromil	2,0		80

Tabelle 8. Eigenschaften der gebräuchlichsten Dosieraerosole

Präparat	Partikelgröße [μm]	Volumen pro Hub [μl]	Gewicht pro Hub [mg]	Treibgas pro Hub [mg]
Aarane	50% 2-6 90% <10	50	69,35	FC 12[a] 40,19 FC 114[b] 26,79
Allergospasmin	50% 2-6 90% <10	50	69,35	FC 12 37,50 FC 114 26,80
Atrovent		50	70,0	
Berodual		50	70,0	
Berotec	90% <5	50	70,0	FC 11[c] 17,85 FC 12 35,35 FC 114 15,05
Bricanyl	50% <5	25	35	FC 11 8,60 FC 12 17,20 CF[d] 8,60
Bronchospasmin	50% 2-6 90% <10	50	70	FC 11 17,70 FC 12 33,70 FC 114 16,70
Bronchospray	97% 0-5 3% 5-10 0,1% 10-20 0% >20	50	69,2	FC 11 20,70 FC 12 48,30
Ditec		50	70,0	
DNCG-TBS	50% <6 90% <10 0% <20	50	69,35	FC 12 40,59 CF 27,06
DNCG-comp TBS	50% <6 90% <10 0% <20	50	69,35	FC 12 40,19 CF 26,79
Intal	50% 2-6 90% <10		69,35	FC 12 40,59 FC 114 27,06
Pulmicort	50% <5	50	70	FC 11 17,89 FC 12 34,37 CF 17,19
Sanasthmax	2-5		85	FC 11 23,41 FC 12 61,33
Sanasthmyl	2-5		85	FC 11 23,41 FC 12 61,33
Sultanol	2-5		85	FC 11 21,41 FC 12 61,33
Trilade			138,7	FC 12 81,60 CF 54,40

[a] *FC12* Trichlormonofluormethan. [b] *FC114* Dichlortetrafluoräthan. [c] *FC 11* Trichlormonofluormethan. [d] *CF* Kryofluoran.

Tabelle 9. Zusatzstoffe der gebräuchlichsten Dosieraerosole (Sorbitantreolat entspricht SPAN 85)

Präparat	Emulgator pro Hub [mg]	Konservierungs-mittel	Diverse Zusatzstoffe pro Hub [mg]
Aarane	Sorbitantreoleat 0,42	0	Dentomint 0,4 Saccharin-Na DABP 0,05
Allergospasmin	Sorbitantreoleat 0,42	0	Dentomint 0,4 Saccharin-Na
Atrovent	Sojalezithin	0	0
Berodual	Sorbitantreoleat	0	0
Berotec	Sorbitantreoleat	0	0
Bricanyl	Sorbitantreoleat 0,33	0	0
Bronchospasmin	Sorbitantreoleat	0	Dentomint Saccharin-Na
Bronchospray	Sorbitantreoleat 0,022-0,025 Sojalezithin 0,030-0,035	0	0
Ditec	Sorbitantreolat	0	0
DNCG-TBS	Sorbitantreoleat 0,69	0	0
DNCG-comp-TBS	Sorbitantreoleat 0,41	0	Dentomint 0,4 Saccharin-Na 0,05
Intal	Sorbitantreoleat 0,7		
Pulmicort	Sorbitantreoleat 0,34	0	0
Sanasthmax	0	0	0
Sanasthmyl	0	0	0
Sultanol	0	0	0
Tilade			

Tabelle 10. Änderung von Größe und Geschwindigkeit der Aerosolpartikel in Abhängigkeit von der Entfernung vom Dosieraerosol

Entfernung [cm]	Partikeldurchmesser [µm]	Geschwindigkeit [m/s]	Literatur
0	43	>30	Newman 1983
0	40	50	Pedersen 1987
6	25		Newman 1983
10	14		Newman 1983
10	12	12	Pedersen 1987

Die Verkleinerung der Partikel kommt durch das Verdampfen des Treibgases zustande (Newhouse 1984; Pedersen 1987), wobei es nach Auslösen eines Hubes zu einer sofortigen Verdunstung von ca. 20% des Treibgases kommt, gefolgt von einer Phase langsamerer Verdunstung (Newman 1983). Durch die rasche Verdunstung kommt es zu einer starken Abkühlung des Aerosols (Clarke u. Newman 1981). Nach Verdunstung des Treibgases und Ankunft im Atemwegstrakt wachsen die Teilchen möglicherweise wieder, da sie Feuchtigkeit aufnehmen (Moren 1982). Dies Wachstum ist aber nicht vorhersehbar (Bell u. Ho 1981; Moren 1982, 1985) und entzieht sich heutigen Meßmethoden. Möglicherweise verdunstet aber nicht alles Treibgas in der sehr kurzen Zeit bis in den Respirationstrakt, so daß eine inhomogene Größenverteilung der Tröpfchen resultieren könnte (Newman 1983). Aber auch über keine große Veränderung der Teilchengröße der heutigen Dosieraerosole durch Schwankungen der Luftfeuchtigkeit wird berichtet (Hiller et al. 1981).

Die Partikelgröße hängt auch von der Größe der Öffnung des Auslösers ab (Moren 1985; Newhouse 1984). Der Durchmesser der Partikelgröße sollte - wie oben erwähnt - weniger als 5 µm betragen (Moren 1982, 1985; Rees et al. 1982). Der MMAD ("mass median aerodynamic diameter") liegt bei 3 µm (Pedersen 1987) bzw. 3,2 µm (Newman 1983).

Neben den bekannten Auswirkungen des Treibgases auf die Ozonschicht der Atmosphäre (Editorial 1978; McLean 1977; Molina u. Rowland 1974; Moren 1985; Newhouse 1984) wurden Nebenwirkungen der Chlorofluorokarbone bei Mißbrauch auch in Form von Herzrhythmusstörungen (Editorial 1975, 1978; McLean 1977; Newhouse 1984; Newman 1983; Svedmyr et al. 1982; Thiessen u. Pedersen 1980), Herzklopfen (Speizer et al. 1975) und Bronchokonstriktion beobachtet (Ahmad 1984; Maddern et al. 1978; Nolte et al. 1979; Yarbrough et al. 1985). Die Bronchokonstriktion ist entweder den Freonen selbst (Ahmad 1984; McLean 1977; Yarbrough et al. 1985) oder der kältebedingten vagalen Stimulation (Nolte et al. 1979) zuzuschreiben. Für die Kältebronchokonstriktion könnte die Tatsache sprechen, daß die Bronchokonstriktion in gleicher Stärke auslösbar ist, wenn das Dosieraerosol in die Nase und nicht in den Mund gesprayt wird (Nolte et al. 1979). Eine andere Möglichkeit ist, daß die bronchokonstriktorische Potenz von Dosieraerosolinhaltsstoffen nicht direkt den Treibgasen zuzuschreiben ist, sondern auf Bestandteile des Kanisters bzw. Auslösemechanismus (Bryant u. Pepys 1976) oder auf andere Zusätze des Aerosols (Yarbrough et al. 1985) zurückzuführen ist. Die mukoziliare Clearance wird durch Treibgase nicht beeinflußt (Pavia et al. 1984).

Vorteile der Inhalation per Dosieraerosol sind:

- handlich im Format, gut transportabel,
- schnelle Bedienung, rascher Wirkungseintritt,
- billigstes Inhalationsverfahren.

Ihre Nachteile sind:

- sehr kooperationsabhängiges Inhalationsverfahren,
- deshalb nicht für alle Altersklassen geeignet,
- bei sehr ausgeprägter Obstruktion oft nicht wirksam,
- Möglichkeit des Mißbrauches,

- Treibgas,
- häufiger lokale und systemische Nebenwirkungen.

Je stärker bronchoobstruktiv ein Patient ist, desto schlechter wirkt eine Inhalation aus dem Dosieraerosol, da das Aerosol nicht weit genug in die Atemwege gelangen kann, obwohl eine schnelle Hilfe bei schwerer Obstruktion gerade am nötigsten ist (Johansen 1982).

Wegen der schnellen und vermeintlich unkomplizierten Applikation birgt die Benutzung von Dosieraerosol die Gefahr eines Mißbrauches in sich (Brennan 1983; O'Callaghan u. Milner 1988; Pratt 1982; Thompson et al. 1983; Wickramasinghe u. Liebeschnetz 1983), vor allem bei erheblicher Obstruktion. Möglicherweise wird diese Tendenz durch den Zusatz von Geschmackskorrigentien verstärkt.

Lokale (und potentielle systemische) Nebenwirkungen der Inhalation mit topischen Steroiden können außer durch den Einsatz von Inhalationshilfen (s. Kap. 8) durch Spülen des Mundes mit anschließendem Ausspucken verringert werden.

Das wichtigste Problem beim Umgang mit dem Dosieraerosol ist eine suffiziente Inhalationstechnik. Über eine deutlich reduzierte bronchodilatatorische Wirkung bei unzureichender Inhalationstechnik wird berichtet (Lindgren et al. 1987; Oherek et al. 1976). Eine Fülle von Fehlermöglichkeiten sind gegeben:

- Verschlußkappe wird vor Gebrauch nicht entfernt,
- Düse verstopft, dadurch kein Aerosol freigesetzt,
- Dosieraerosol vorher nicht geschüttelt,
- Dosieraerosol falschherum gehalten (Kanister nach unten),
- Dosieraerosol nach hinten gekippt gehalten,
- Kopfhaltung falsch, z.B. Kinn gesenkt und Kopf nicht leicht rekliniert,
- Abstand zum Mund zu groß,
- Zunge verschließt das Dosieraerosol,
- nicht stark genug ausgelöst, so daß keine oder nur eine partielle Freisetzung stattfindet,
- nicht oder nicht genug eingeatmet,
- zu hektisch eingeatmet (Turbulenzen),
- vor der Einatmung nicht ausgeatmet,
- Auslösung des Hubes während der Ausatmung,
- Auslösung des Hubes vor der Einatmung,
- Auslösung des Hubes nach der Einatmung,
- durch die Nase eingeatmet statt durch den Mund,
- sofort nach der Einatmung wieder schnell und kräftig ausgeatmet,
- mehrere Hübe während einer Einatmung ausgelöst,
- Cold-Freon-Effekt, d.h. sofortiger Stop der Einatmung aufgrund des Schrecks der Kälte des Aerosols,
- Dosieraerosol zu kalt gelagert.

Von den erwachsenen Patienten hatten 14% trotz wiederholten Trainings eine unzureichende Inhalationstechnik (Svedmyr et al. 1982). In einer anderen Studie wiesen nur 11% der Patienten eine perfekte Inhalationstechnik auf, 25% beherrschten die Hälfte der geforderten Handhabungsparameter richtig, wobei regelmäßige Benutzer erwartungsgemäß eine bessere Technik zeigten als seltene Benutzer (Epstein et al. 1979; Newman u. Clarke 1985). Jüngere Erwachsene zeigten eine bessere Technik als ältere Erwachsene (Earis u. Bernstein 1978; Kornstadt u. Boye 1983). Eine andere Studie ergab mit 68% korrekt inhalierenden Patienten ein besseres Ergebnis (Coady 1976b). Nicht in den Umgang eingewiesene Patienten, die nur die Bedienungsanleitung des Herstellers gelesen hatten, schnitten erwartungsgemäß schlechter ab, bei 51% wurden Koordinationsschwierigkeiten beobachtet (Crompton 1982a). Ein ähnlich besseres Ergebnis bei "trainierten" Patienten wurde auch in einer anderen Studie beobachtet (Moren et al. 1984). Eine Studie mit Kindern, die seit mindestens 6 Monaten ein Dosieraerosol benutzten, zeigte bei 43% eine fehlerhafte Inhalationstechnik, wobei Hauptfehler in einer fehlenden Inspiration bei Auslösung bestand (Lee 1983). Weitere häufige Fehler bei Kindern sind das Fehlen des Schüttelns vor Gebrauch, eine zu schnelle Einatmung und eine fehlende Exspiration vor der Inspiration (Pedersen et al. 1986). 50% der Patienten, die nach Einweisung in den richtigen Umgang mit dem Dosieraerosol eine gute Inhalationstechnik gezeigt hatten, wiesen zu einem späteren Zeitpunkt bei einer Kontrolluntersuchung erneut die alten Fehler auf (Shim u. Williams 1980). 95% der Patienten, die in einer Studie nicht korrekt mit dem Dosieraerosol umgehen konnten, hatten jedoch mit der Trockeninhalation keine Probleme (Paterson u. Crompton 1976; Crompton 1982c). Bei einer Patientenbefragung über die Vorlieben für entweder das Dosieraerosol oder die Pulverinhalation gaben 55% an, das Dosieraerosol zu bevorzugen, während 26% die Pulverinhalation vorzogen; 8% nannten keine Präferenz (Kornstadt u. Boye 1983).

Tabelle 11 faßt Studien über Fehler beim Umgang mit dem Dosieraerosol zusammen.

Bei nicht koordiniert ausgelöster Inhalation (d.h. zu früher oder zu später Auslösung des Hubes) ist jedoch die bronchodilatatorische Antwort wesentlich geringer oder sogar ganz fehlend (Newman u. Clarke 1985).

Tabelle 11. Studien über Fehler bei der Bedienung eines Dosieraerosols

Autor	Patienten	Korrekt [%]	Fehlerhaft [%]	Keine Einatmung [%]	Keine Synchronisation [%]	Diverse [%]
Coady 1976b	103	68	32	14	10	8
Crompton 1982a	1173	88	12	3	7	2
Earis u. Bernstein 1978	53	75	25		15	10
Epstein et al. 1979	130	11	25			
Horsley u. Bailie 1988	86	31	69			
Kornstad u. Boye 1983	76	80	20			
Lee 1983	42	57	43		26	17
Paterson u. Crompton 1976	321	86	14			
Pedersen et al. 1986b	256	46	54			
Saunders 1965	46	46	54			
Shim u. Williams 1980	30	53	47			

Das mehrmalige Auslösen eines Hubes während einer Inhalation kann zu einer verstärkten Nebenwirkungsrate systemisch bei den Beta-2-Mimetika oder lokal bei den topischen Steroiden führen (Crompton 1982a).

Inspirationsgetriggerte Dosieraerosole, die das Problem der Synchronisation lösen sollten (Coady et al. 1976a; Corr et al. 1982; Crompton 1971, 1988), sind aufgrund einiger Nachteile (z.B. kräftiger Flow notwendig, lautes Klickgeräusch) nicht auf den deutschen Markt gelangt (Newman u. Clarke 1985; Reiser u. Warner 1986a).

Kinder unter einem Alter von 5 - 6 Jahren sind nicht in der Lage, ein Dosieraerosol richtig einzusetzen (Newhouse u. Dolovich 1986), andere Autoren berichten nur über eine erhöhte Fehlerrate der Kinder im Vergleich zu Erwachsenen beim Umgang mit dem Dosieraerosol (Pedersen et al. 1986).

Leider ist häufig nicht einmal das medizinische Personal mit dem richtigen Umgang mit dem Dosieraerosol vertraut (Burton 1984; Canny u. Levison 1988).

Eine optimale Inhalationstechnik ist bei der Inhalation per Dosieraerosol wichtig (Lahdensuo Muittari 1986; Marion et al. 1983; Oherek et al. 1979). Eine empfehlenswerte Bedienungsanleitung wäre:

- Schutzkappe entfernen,
- Dosieraerosol schütteln,
- tief ausatmen,
- Dosieraerosol senkrecht halten,
- Dosieraerosol in den Mund nehmen,
- den Kopf leicht zurückneigen,
- gleichzeitig auslösen und *langsam* inhalieren (über ca. 5 s),
- so tief wie möglich einatmen,
- 10 s Luft anhalten (oder so lange wie möglich),
- durch die Nase ausatmen,
- vor einem erneutem Hub (eines Beta-2-Mimetikums) mindestens 1 min warten.

Lediglich eine Studie zeigte (bei 22 Kindern), daß eine vereinfachte Anleitung ohne vorherige Ausatmung, ohne endinspiratorische Atempause, und ohne durch die Nase auszuatmen gleich gute Ergebnisse bringt (Pedersen u. Steffensen 1986a), eine andere Studie, daß eine kurze Verzögerung zwischen Auslösung und Inhalation das bronchodilatatorische Ergebnis nicht wesentlich beeinflußt (Rivlin et al. 1983).

Einen Vergleich der Bedienungsanleitungen für Patienten von den verschiedenen Herstellern ist in Tabelle 12 aufgeführt.

Während einige Autoren (Editorial 1981; Newman 1983) große Unterschiede der Bedienungsanleitungen feststellten, kann dieses hier nicht bestätigt werden. Die wichtige endinspiratorische Pause von 10 s und die Erwähnung, daß der inspiratorische Flow niedrig sein sollte, wird aber nur bei einem Hersteller explizit aufgeführt.

Das sorgfältige Schütteln des Dosieraerosols vor der Inhalation dient dazu, die mikrokristalline Wirksubstanz gut mit dem Treibgas zu suspendieren (Newman 1983).

Dosieraerosole sollten warm gelagert werden, da durch Kälte (spätestens bei 0°C der Verdampfungsdruck zu niedrig ist, um eine ausreichend große freigesetzte Dosis und eine genügend kleine Partikelgröße zu gewährleisten (Hampson u. Mueller 1989; Kitzman 1988; Moren 1984). Dies Problem tritt besonders bei schon teilweise geleerten Dosieraerosolen auf (Kitzman 1988). Besonders wichtig ist die warme Lagerung

Tabelle 12. Vergleich der Dosieraerosolbedienungsanleitungen (+ aufgeführt, - nicht aufgeführt)

Präparat	1	2	3	4	5	6	7	8	9	10	11
Aarane	+	+	+	+	(+)	+	(+)	(+)	+	(+)	+
Allergospasmin	+	+	+	+	(+)	+	(+)	(+)	+	(+)	+
Atrovent	+	+	+	+	(*)	+	(+)	(+)	-	-	+
Berodual	+	+	+	+	(*)	+	(+)	(+)	-	-	+
Berotec	+	+	+	+	(*)	+	(+)	(+)	-	-	+
Bricanyl	+	+	+	+	(+)	+	(+)	(+)	-	-	+
Bronchospasmin	+	+	+	+	(+)	-	(+)	(+)	-	-	+
Bronchospray	+	-	+	+	(+)	+	(#)	(*)	-	-	-
Ditec	+	+	+	+	(+)	+	(+)	(+)	-	-	+
DNCG-TBS	+	+	+	+	(+)	+	(+)	(+)	+	-	+
DNCG-comp TBS	+	+	+	+	(+)	+	(+)	(+)	+	-	+
Intal	+	+	+	+	(+)	+	(+)	(+)	+	(+)	+
Pulmicort	+	+	+	+	(+)	+	(+)	(+)	-	-	+
Sanasthmax	+	+	+	+	(*)	+	(*)	(*)	+	-	+
Sanasthmyl	+	+	+	+	(*)	+	(*)	(*)	+	-	+
Sultanol	+	+	+	+	(*)	+	(*)	(*)	+	-	+
Tilade	+	+	+	+	(+)	+	(+)	+	(+)	(+)	+

1 Schutzkappe entfernen.
2 Dosieraerosol richtigherum halten (Behälter nach oben).
3 Gut schütteln.
4 Tief ausatmen
5 Senkrecht halten, Kopf gerade oder leicht zurückgeneigt; *(+)* im Text nicht erwähnt, aber eine Abbildung zeigt es richtig; *(*)* im Text wird die Inhalation wie in der Abbildung richtig gezeigt empfohlen.
6 Gleichzeitig Hub auslösen und langsam inhalieren.
7 So tief wie möglich, *(+)* tief einatmen, *(*)* tief und kräftig einatmen, *(#)* einatmen wie ausgeatmet.
8 10 s endinspiratorische Pause, *(+)* einige Sekunden, *(*)* so lange wie möglich Luft anhalten.
9 Durch die Nase ausatmen, *(+)* langsam ausatmen.
10 3 - 5 min zwischen 2 Hüben warten, *(+)* 1 min warten.
11 Reinigung erwähnt.

bei Patienten mit ausgeprägter kälte- bzw. anstrengungsausgelöster Bronchokonstriktion (Kitzman 1988).

Die beiden wichtigsten Parameter zur Optimierung der Deposition sind ein langsamer inspiratorischer Flow und ein langes Luftanhalten (d.h. 10 s) nach Inspiration. Für eine gegebene bronchodilatatorische Substanz ist die Wirkung nach langsamer Inspiration (ca. 25 - 30 l/min) besser als nach schneller Inspiration (80 bis 90 l/min) (Clarke et al. 1982; Dolovich et al. 1981a; Newman et al. 1980, 1981b, 1982; Newman u. Clarke 1985; Pavia et al. 1977; Pedersen 1985b, Pedersen 1987). Ein schneller inspiratorischer Flow ist deshalb weniger effektiv, da mehr Aerosolpartikel in den oberen Atemwegen deponiert werden (Lawford u. McKenzie 1983; Newman et al. 1980; Newman u. Clarke 1985). Eine langsame Inhalation bedeutet beim Erwachsenen eine ungefähr 5 s dauernde Inspirationszeit (Shim 1987).

Während eine Studie bei Kindern keine verbesserte bronchodilatatorische Wirkung durch die endinspiratorische Pause fand (Pedersen 1985b), belegen mehrere andere Studien, daß eine Pause am Ende der Inspiration den Anteil der deponierten Aerosolpartikel beträchtlich erhöht und den bronchodilatatorischen Erfolg der Inhalation verbessert (Clarke et al. 1982; Pavia et al. 1977). Eine 10 s dauernde Pause scheint am geeignetsten zu sein (Clarke et al. 1982; Newman et al. 1980, 1982; Newman u. Clarke 1985). Eine Pause von 2 oder 4 s bringt deutlich weniger therapeutischen Effekt, wohl durch Erhöhung des exhalierten Anteils des Aerosols (Clarke et al. 1982; Newman et al. 1981b, 1982; Newman u. Clarke 1985) und dadurch, daß die in den Atemwegen deponierte Aerosolmenge ein mehr zentrales Depositionsmuster bewirkt (Ryan et al. 1981). Der Vergleich einer Pause von 10 s mit einer Pause von 20 s zeigte gleich gute klinische Ergebnisse (Clarke et al. 1982; Newman u. Clarke 1985). Die Anweisung, den Atem so lange wie möglich anzuhalten ist deshalb nicht sinnvoll, zumal sie bei akuter Obstruktion kaum möglich ist und zu Hypoxie führen könnte (Seifert u. Hamilton 1988).

Uneinigkeit herrscht darüber, ob die Atemwege bei Auslösung des Hubes das Ausmaß der Deposition wesentlich beeinflußt (Newman u. Clarke 1985). Eine Auslösung bei 20% der Vitalkapazität (VK) ergab die gleiche Deposition wie bei 80% VK (Newman u. Clarke 1985). Keine Abhängigkeit vom Lungenvolumen, bzw. gleichgute Ergebnisse bei Einatmung von der Funktionellen Residualkapazität (FRC) oder vom Residualvolumen (RV) bei Auslösung fanden auch andere Studien (Clarke et al. 1982; Dolovich et al. 1981a; Lawford u. McKenzie 1981, 1983; Pedersen 1985b). Eine Studie zeigte jedoch eine verbesserte Disposition der unteren Atemwege bei Inhalation von 20% VK, im Vergleich zur Inspiration von 50% oder 80% VK (Newman et al. 1981a). Umgekehrt zeigten 2 andere Studien bei 80% VK eine bessere Wirkung als bei 20% VK (Riley et al. 1976, 1979), wobei dieser Standpunkt dadurch begründet wird, daß bei einer Auslösung während einer Atemlage nahe der totalen Lungenkapazität die Atemwege besser dilatiert sind und somit eine mehr periphere Deposition ermöglicht werden könne (Riley et al. 1976). Es scheint die Folgerung erlaubt, daß der langsame Inspirationsfluß und die Atempause eine weit wichtigere Rolle als die Atemausgangslage spielen (Clarke et al. 1982; Newman u. Clarke 1985; Pedersen 1987).

Der Zeitpunkt der Auslösung eines Hubes sollte am besten gleichzeitig mit der Inspiration erfolgen (Newman et al. 1981a). Eine Auslösung während der Inspiration ist aber besser als eine Auslösung nach Beendigung der Inspiration (Clarke et al. 1982).

Eine Pause zwischen 2 Hüben eines Dosieraerosols bringt theoretisch den Vorteil, daß bei dem ersten Hub ein Teil der Atemwege geöffnet wird und das Aerosol des 2. Hubes dadurch weiter peripher in die Atemwege gelangen kann, als es bei 2 direkt aufeinander folgenden Hüben der Fall wäre (Newman u. Clarke 1985). Generell wurde bisher (auch von der pharmazeutischen Industrie) eine Pause von 1 - 2 min empfohlen (Newman u. Clarke 1985). Im täglichen Management zeigte sich kein signifikanter Unterschied zwischen den direkt aufeinander folgenden Inhalationen und einer Pause von 1, 3 oder 10 min zwischen 2 Hüben (Pedersen 1986b; Lawford u. McKenzie 1983). Bei Vorliegen einer akuten Obstruktion jedoch konnte durch eine 3minütige Pause eine signifikant bessere Bronchodilatation erreicht werden (Pedersen

1986b). Eine Verlängerung der Pause auf 10 min erhöhte den Effekt nicht weiter (Pedersen 1986b).

Einige Autoren empfehlen, statt eines um den Dosieraerosol geschlossenen Mundes während der Inspiration den Mund weit zu öffnen, um die Mundhöhle zu vergrößern (Dolovich et al. 1981a; Newman u. Clarke 1985; Newman u. Pavia 1985); ein wesentlicher Unterschied der beiden Techniken scheint nicht zu bestehen (Unzeitig et al. 1983).

Zur weiteren Optimierung der Inhalationstechnik wurde der Vorschlag gemacht, das Dosieraerosol ca. 4 cm vom Mund entfernt auszulösen (Connolly 1975; Dolovich et al. 1981a; Newman u. Clarke 1985; Newman u. Pavia 1985a). Letzteres birgt aber die Gefahr in sich, den Atemstrom nicht korrekt in die Atemwege zu leiten (Russi 1983).

Unklar ist, ob ein deutlich zurückgelehnter Kopf die Deposition verbessern kann (Newman u. Clarke 1985, Pedersen 1987). Theoretisch folgt das Aerosol dann einem geraden Weg in die unteren Atemwege, welches eine verminderte Deposition in den oberen Atemwegen zur Folge hätte (Newman u. Clarke 1985). Eine Studie wies eine verbesserte bronchodilatatorische Wirkung nach, wenn während der 10sekündigen Atempause abwechselnd ungefähr 10mal die linke Schulter an das linke Ohr und die rechte Schulter an das rechte Ohr gezogen wird (Laursen 1986).

Wie schon erwähnt, ist aber die größte Verbesserung der Deposition durch eine langsame Inspiration in Kombination mit einer endinspiratorischen Pause zu erreichen. Die Inhalationstechnik mit dem Dosieraerosol muß nicht nur in jedem Fall bei Erstverordnung, sondern auch bei jedem weiteren Arztbesuch immer wieder überprüft und ggf. korrigiert und (mit Hilfe eines Placebosprays) neu geübt werden. Bei einigen Patienten ist es in der Praxis hilfreich, zum Üben eine Nasenklemme aufsetzen zu lassen, um ein ungewolltes Einatmen durch die Nase zu verhindern. Auch das Inhalieren vor einem Spiegel (mindestens 1mal täglich) mag die Inhalationstechnik verbessern (Barron 1988). Eine Studie berichtet über gute Erfolge mit einer selbstgebauten Vorrichtung zum schnelleren Erlernen einer richtigen Inhalationstechnik mit dem Dosieraerosol (Lee u. Evans 1987b).

Den Patienten sollte jedoch nicht nur intensiv gezeigt werden, *wie* sie richtig mit dem Dosieraerosol umgehen (Moren 1984), sondern es ist ähnlich wichtig, die Patienten zu instruieren, *wann* sie mit dem Dosieraerosol inhalieren sollen. So ergab eine Studie über die Compliance, daß mehr als 50% das Dosieraerosol in einer unregelmäßigen und nur den Symptomen angepaßten Weise benutzten (MacFarlane u. Lane 1980).

Studien über das Depositionsverhalten der Dosieraerosolinhalation haben gezeigt, daß etwa 80% des Aerosols aus dem Dosieraerosol im Oropharynxbereich abgefangen wird und nur ungefähr 10% der Dosis - und damit ähnlichem Depositionsanteil wie bei der Verneblerinhalation (Newman u. Pavia 1985) - die unteren Atemwege erreicht (Davies 1975, 1982; Moren 1985; Newman et al. 1982; Newman u. Clarke 1985; Newman u. Pavia 1985; Pedersen 1987); 10% der Dosis fanden sich im Dosieraerosol selbst, 40% konnten per Mundspülung wiedergefunden werden (Newman u. Pavia 1985). Der exhalierte Anteil liegt bei der Dosieraerosolinhalation, selbst ohne endinspiratorische Atempause, mit ca. 0,6 - 1% recht niedrig (Newman et al. 1982; Newman u. Pavia 1985). Durch diese relativ zur eingesetzten Dosis niedrige

Deposition von ungefähr 10% wird aber, wie bei den anderen Applikationsarten, der therapeutische Effekt erreicht (Davies 1975; Köhler et al. 1985; Ruffin et al. 1978a).

Eine ähnlich gute Deposition (Lewis u. Fleming 1985) und ein ähnlich guter bronchodilatatorischer Effekt des Dosieraerosols wie der bei der Verneblerinhalation wurde in einigen Studien für verschiedene Wirksubstanzen nachgewiesen (Cissik et al. 1986; Cushley et al. 1983; Gomm et al. 1983; Jenkins et al. 1987; Newhouse u. Dolovich 1987a; Rivlin et al. 1984; Weber et al. 1979).

7 Pulverinhalation

Pulverinhalation bedeutet die Inhalation der Wirksubstanz als trockenes Pulver, meist gekoppelt an einen Carrier, der aus Laktose- oder Glukosemolekülen besteht (Svedmyr et al. 1982). Verpackt wird dieses Gemisch als Einzeldosis in Gelatinekapseln oder zu 8 Dosen in den Vertiefungen einer Plastikscheibe. Die Größe der Partikel beträgt in der Kapsel 30 - 60 µm (Moren 1985; Newman u. Pavia 1985; Pedersen 1987), der Kapselinhalt wiegt zwischen 5 und 25 mg. Durch den turbulenten Luftstrom bei Inhalation werden die Partikel aufgebrochen und der Durchmesser verkleinert (Moren 1985; Pedersen 1987). Die Deposition des Aerosols ist also von der Stärke der Inspiration abhängig (Moren 1985; Newman u. Clarke 1985). Der Durchmesser der Wirksubstanz allein liegt bei weniger 5 µm (Svedmyr et al. 1982; Newman u. Pavia 1985) - diese Partikelgröße wird auch bei der Trockeninhalation für eine ausreichen weite Penetration des Aerosols benötigt (Moren 1985).

Die Inhaltsstoffe und Eigenschaften der gebräuchlichsten Pulverinhalationsmedikamente sind in Tabelle 13 aufgelistet.

Zum Entleeren des Kapselinhaltes, aber auch zum Aufbrechen der anfangs großen Partikel, ist ein hoher inspiratorischer Fluß nötig, der aber von Gerät zu Gerät verschieden ist (Pedersen 1987). Durch differierende Widerstände der Geräte ist, z.B. für die Inhalation per Rotahaler, ein niedriger Flow ausreichend als für den Inhalator-Ingelheim (Pedersen 1987) oder den Spinhaler (Moren 1985). Der Rotahaler benötigt zur Entleerung einen Flow von 30 l/min (Svedmyr et al. 1982, der Spinaler einen Flow von 35 l/min (Moren 1985). Ein hoher inspiratorischer Flow (mehr als 60 l/min) bringt daneben aber auch klinisch bessere bronchodilatatorischen Erfolge (Pedersen et al. 1986; Pedersen u. Steffensen 1986b, Pedersen 1987); 45 l/min und 60 l/min brachten ähnlich gute Depositionsergebnisse (Svedmyr et al. 1982). Eine weitere Studie zeigte ebenfalls, daß ein Fluß von 60 l/min eine bessere Entleerung der Kapsel brachte als ein Flow von 30 l/min (Dolovich et al. 1988; Newman u. Clarke 1985). Ein zu großer Flow wiederum erhöht möglicherweise die oropharyngeale Deposition (Newman u. Clarke 1985; Pedersen 1987), ein zu niedriger Flow ist nicht in der Lage, die Kapsel zu entleeren (Pedersen 1987). Eine Studie konnte eine deutliche Korrelation einer verbesserten protektiven Wirkung des DNCG gegenüber einer inhalativen Provokation mit AMP bei steigendem inspiratorischem Flow zeigen (Richards et al. 1988). Meist reicht für die Leerung der Kapsel (auch bei Kindern) ein Atemzug (Kjellman 1981).

Tabelle 13. Inhaltsstoffe und Eigenschaften der gebräuchlichsten Trockeninhalationsmedikamente nach Angaben der Hersteller (die fehlenden Angaben wurden von den Firmen nicht freigegeben)

Name	Wirkstoff	Menge [mg]	Gewicht [mg]	Carrier	Grösse [µm]
Atrovent	Ipratropium-bromid	0,2	5	Glukose	
Berotec	Fenoterol	0,2	5	Glukose	
Intal	DNCG	20	20	0	50% 2-6 90% <10
Intal-comp	DNCG +Isoprenalin	20 +0,1	20,1	0	50% 2-6 90% <10
Sanasthmyl-Rotadisk	BDP	0,2	25	Laktose	70-80% <5 0% <10
Sultanol-Rotadisk	Salbutamol	0,2 0,4	25 25	Laktose	70-80% <5 0% <10
Ventilat	Oxitropium-bromid	0,1	5		

Das Aufstecken einer kleinen Pfeife auf den Spinhaler, die in Abhängigkeit von der Atemstromstärke den Ton verändert, scheint bereits bei Kleinkindern die Motivation für eine ausreichende Inspirationsstärke möglich zu machen, um die Kapsel zu leeren (Houlsby u. Bannister 1987).

Bei der Pulverinhalation wird mit 85% der applizierten Dosis ein sehr großer Teil bereits im Halsbereich deponiert (Svedmyr et al. 1982). Nur ca. 2% gelangen in die kleinen Atemwege (Svedmyr et al. 1982). Insgesamt erreicht nur ca. 5% der Dosis die Lunge; dieser Anteil macht aber die therapeutische Wirkung aus (Davies 1982; Newman u. Pavia 1985).

Bei der Pulverinhalation mit DNCG wurden deutliche interindividuelle Unterschiede der Plasmakonzentration nachgewiesen, die auf ein interindividuell verschiedenes Depositionsmuster zurückgeführt wurden (Auty et al. 1987). Eine ungleiche Inhalationstechnik dürfte den Hauptgrund für diese Beobachtung darstellen (Auty et al. 1987).

Eine endinspiratorische Atempause oder die Kopfhaltung scheinen bei der Trockeninhalation keine klinisch meßbare Bedeutung zu haben (Pedersen et al. 1986, Pedersen u. Steffensen 1986b; Pedersen 1987). Lediglich ein Autor empfiehlt eine 10 s dauernde endinspiratorische Pause wie bei der Inhalation mit einem Dosieraerosol (Auty et al. 1987).

Auch das Inhalationssystem der Pulverinhalation weist Vor- und Nachteile auf.

Vorteile:

- Einfacher in der Bedienung als Dosieraerosol,
- schon für jüngere Altersklassen möglich als das Dosieraerosol,
- kein Treibgas,
- kein Konservierungsstoff,
- einfache Dosierung (1 Kapsel = 1 Dosis).

Die Nachteile sind:

- Großer Anteil an oropharyngealer Deposition,
- relativ hohe inspiratorische Flüsse notwendig,
- Carrier evtl. kariesfördernd,
- feuchtigkeitsempfindliches System,
- Dosierung nicht variabel,
- keine Kombination mit DNCG und einem "selektiven" Beta-2-Mimetikum auf dem Markt,
- Hustenreiz durch das Pulver,
- im Vergleich zum Dosieraerosol teure Applikationsart.

Nebenwirkungen der Pulverinhalation treten in Form von Husten, Irritationen oder sogar Bronchokonstriktion auf (Moren 1985; Newman u. Clarke 1985).

Ein weiterer Nachteil liegt in der Empfindlichkeit der Kapseln gegenüber Feuchtigkeit, die zu einer Agglomeration der Partikel und damit zu einer schlechteren bzw. mehr zentralen und ungleichmäßigen Deposition führen kann (Moren 1985). Bei den Rotadisk dürfte dieses Problem weniger ausgeprägt sein.

Ein Vorteil liegt darin, daß einige Kinder schon ab ca. 2 - 3 Jahren mit dem Pulverinhalationssystem umgehen können (Pedersen u. Steffensen 1986b; Svedmyr et al. 1982). Es empfiehlt sich, gelegentlich zu überprüfen, ob der Kapselinhalt wirklich geleert wurde.

Es muß bedacht werden, daß Patienten (v.a. Kinder) mit einer ausgeprägten Bronchoobstruktion häufig nicht den notwendigen inspiratorischen Flow aufbringen, während dies im symptomarmen Intervall gut möglich ist (Pedersen 1985a, 1986a, 1987).

Aber auch die Pulverinhalation birgt eine Reihe von Fehlermöglichkeiten in der Handhabung in sich:

- Die Kapsel wird nicht richtig geladen,
- die Kapsel wird nicht oder nicht richtig perforiert,
- es wird kein genügender inspiratorischer Flow aufgebaut und damit der Kapselinhalt nicht oder nicht vollständig geleert,
- es wird in das Gerät exhaliert, so daß Feuchtigkeit hineinkommt, die eine Verklumpung des Inhalts zur Folge hat

Eine Anleitung zum Umgang mit dem Trockeninhalationssystem wäre:

- Kapsel (oder Ähnliches) laden,
- Gerät waagrecht halten,
- tief ausatmen,
- Gerät in den Mund stecken,
- so schnell wie möglich einatmen.

Die klinische Wirksamkeit der Pulverinhalation ist bei DNCG, Salbutamol und Fenoterol ähnlich gut wie beim Dosieraerosol (Boye u. Kornstad 1983; Dirksen u. Groth 1983; Duncan et al. 1977; Hetzel u. Clark 1977; Kjellmann 1981; Latimer et al. 1982; Lahdensuo u. Muittari 1986; Newman u. Clarke 1985; Pedersen 1987, Pover et al. 1988, Salorinne u. Siren 1983). Lediglich eine Studie kam bei 13 Kindern mit

Asthma bronchiale zu dem Schluß, daß die Pulverinhalation von Fenoterol sogar eine gegenüber dem Dosieraerosol überlegene Wirkung zeigt (Chambers et al. 1980). Auch die Nebenwirkungen sind vergleichbar (Dirksen u. Groth 1983). In der subjektiven Beurteilung zogen 9 von 20 Patienten das Dosieraerosol, 6 von 20 Patienten die Pulverinhalation vor (Boye u. Kornstad 1983). Bei einer unzureichenden Inhalationstechnik mit dem Dosieraerosol ist jedoch der bronchodilatatorische Effekt der Pulverinhalation signifikant größer als der mit dem Dosieraerosol (Lahdensuo u. Muittari 1986). Über ähnlich gute Ergebnisse wird auch bei der Verwendung gleicher Dosen eines topischen Steroids per Pulver bzw. Dosieraerosol berichtet (Morrison-Smith u. Gwynn 1978).

Der Indikationsbereich für die bisherigen Pulverinhalationssysteme ist eher schmal und gegeben bei:

- Personen, die aufgrund mangelnder Kooperationsfähigkeit nicht mit dem Dosieraerosol umgehen können (Canny u. Levison 1988; Hetzel u. Clark 1977; Lahdensuo u. Muittari 1986; Newman u. Clarke 1985) (aber auch keine Feuchtinhalation benötigen), z.B. jüngere Kinder und behinderte Personen,
- Patienten die Nebenwirkungen durch das Treibgas entwickeln (Newman u. Clarke 1985).

Die beiden z.Z. in der Bundesrepublik Deutschland gebräuchlichsten Systeme zur Trockeninhalation sind der Spinhaler (Fisons) und der Diskhaler (Glaxo); daneben gibt es den "Inhalator-Ingelheim" (Boehringer Ingelheim).

In Zukunft kann ein Trockeninhalationssystem Bedeutung gewinnen, welches in der BRD auf seine Zulassung wartet und die Wirksubstanz pur in mikronisierter Form ohne Treibgas und ohne Carrier enthält (Aerodur, Fa. Astra) (Crompton 1988; Wetterlin 1988). Das System besitzt 200 Einzeldosen à 0,5 mg Terbutalin. Das Depositionsmuster des Turbuhaler scheint ähnlich dem der Dosieraerosole zu sein (Newman et al. 1987a; Newman et al. 1989). Auch die bronchodilatatorische Wirkung und die Nebenwirkungsrate sind mit der des Dosieraerosols vergleichbar (Engel et al. 1989; Johnsen u. Weecke 1988; Persson et al. 1988). Mit Applikationsformen wie dieser sollte sich die Ära der Treibgasinhalationsgeräte zu Ende neigen (Crompton 1988).

8 Inhalationshilfen

Inhalationshilfen sind dem Dosieraerosol vorgeschaltete Behältnisse, die entwickelt wurden, um die Deposition zu verbessern, potentielle Nebenwirkungen zu vermeiden und die Abhängigkeit von der Kooperationsfähigkeit des Patienten zu verringern.

Die in der BRD z.Z. erhältlichen Inhalationshilfen sind in Tabelle 14 aufgeführt.

Die beiden großvolumigen Inhalationshilfen Nebulator und Volumatic sowie die neue Inhalationshilfe Rondo sind mit Ventilen ausgestattet, um die Exhalation in das Gerät hinein zu verhindern, ohne daß das Gerät bei der Exhalation aus dem Mund genommen zu werden braucht. Die Ventile reagieren auch schon bei den geringen kindlichen Atemstromstärken zuverlässig (Rothe et al. 1988).

Tabelle 14. In der Bundesrepublick Deutschland erhältliche Inhalationshilfen

Name	Firma	Volumen [ml]	Ventil
Nebulator	Astra	ca. 750	Ja
Volumatic	Glaxo	ca. 750	Ja
Spaur	Boehringer	ca. 300 ml	Nein
Rondo	Klinge	ca. 270	Ja
Inhalierhilfe	ASTA	ca. 70	Nein
Inhalationshilfe	Boehringer	ca. 40	Nein
Inhalationshilfe	Klinge	ca. 40	Nein
Inhalationshilfe	Fisons	offen	Nein

Leider sind die Inhalationshilfen vornehmlich nur mit den Dosieraerosolen desselben Herstellers kompatibel. Für die beiden großvolumigen Inhalationshilfen Nebulator und Volumatic schafft ein kleiner Adapter der Firma ASTA die Möglichkeit, auch Dosieraerosole anderer Firmen zu benutzen (Tabelle 15).

Inhalationshilfen bieten eine Anzahl von Vorteilen, aber auch einige wenige Nachteile.

Tabelle 15. Kompatibilität der gebräuchlichsten Dosieraerosole mit den großvolumigen Inhalationshilfen (+ kompatibel, (+) eingeschränkt verwendbar, - nicht geeignet)

Präparat	Nebulator ohne Adapter	Nebulator mit Adapter	Volumatic ohne Adapter	Volumatic mit Adapter
Aarane	-	+	-	+
Allergospasmin	-	+	-	+
Atrovent	(+)	-	(+)	-
Berodual	(+)	-	(+)	-
Berotec	(+)	-	(+)	-
Bricanyl	+	-	-	-
Bronchospasmin	-	-	(+)	-
Bronchospray	(+)	(+)	(+)	(+)
Ditec	(+)	-	(+)	-
DNCG-TBS	(+)	-	(+)	-
DNCG-comp TBS	(+)	-	(+)	-
Intal	-	+	-	+
Pulmicort	+	(+)	-	(+)
Sanasthmax	(+)	-	+	-
Sanasthmyl	(+)	-	+	-
Sultanol	(+)	-	+	-
Tilade	-	+	-	+

Als Vorteile ergeben sich:

- Von der Kooperationsfähigkeit weniger abhängiges Inhalationssystem,
- Aerosolpartikel werden abgebremst,
- die Größe der Aerosolpartikel wird durch die weitgehende Verdunstung von Treibgas verkleinert,
- Filterung von größeren Partikeln, die sonst evtl. im Oropharynx abgelagert würden, kleinere können passieren,
- Aerosol weniger kalt (ein geringer Cold-Freon-Effekt?),
- Applikation von mehreren Hüben gleichzeitig möglich,
- Mischbarkeit von Medikamenten gegeben,
- Verminderung lokaler Nebenwirkungen durch Verringerung der oropharyngealen Deposition,
- Verringerung systemischer Nebenwirkungen (adrenokortikale Suppression),
- im Vergleich zum Vernebler nur kurze Inhalationszeit (bei ähnlich guter Wirkung).

Nachteile:

- Unpraktisch, schlecht transportabel,
- Verlust von Aerosol durch Anhaften an den Wandflächen,
- Kontamination durch wiederholten Gebrauch möglich,
- teuer (gilt für die großvolumigen Inhalationshilfen).

Fehlermöglichkeiten in der Handhabung durch den Patienten ergeben sich z.B. durch zu langes Warten zwischen Auslösen des Hubes und Inspiration, da ein vermehrter Anteil des Wirkstoffes an den Wänden abgelagert wird bzw. absedimentiert. Darüber hinaus besteht auch bei den Inhalationshilfen die Möglichkeit der unzureichenden Inspiration, damit einer unzureichenden Leerung des Behälters und in der Folge einer ungenügenden Wirkstoffapplikation in den unteren Atemwegen, obwohl auch bei Benutzung der Inhalationshilfen nur ein niedriger Flow notwendig und in Analogie zu den Dosieraerosolen sogar sinnvoll ist.

Keine signifikanten Unterschiede zwischen der Inhalation per Dosieraerosol allein und mit Inhalationshilfe wurden nur in 2 Studien bei Kindern beobachtet (Rachelefsky et al. 1986; Reiser et al. 1986), während eine gute klinisch therapeutische Wirksamkeit verschiedener Inhalationshilfen in einer großen Anzahl von Studien sowohl bei Erwachsenen (Bloomfield u. Crompton 1979; Crimi et al. 1987; Cushley et al. 1983; Dolovich et al. 1983; Fairshter 1987; Fuller 1986; Gervais u. Begin 1987; Godden u. Crompton 1981; Hidinger u. Perk 1981; Kim et al. 1987; König 1985; Lindgren et al. 1980; Matthys et al. 1988; Morgan et al. 1982; Newman et al. 1981c, 1984a,b; Newman 1983; Newman u. Clarke 1985; Pauwels et al. 1984; Rivlin et al. 1984; Sackner 1981; Stauder u. Hidinger 1983; Toogood 1986; Vidgren et al. 1987; Weeke 1982) als auch bei Kindern (Berman u. Noris 1988; Blackhall u. O'Donnell 1987; Ellul-Micallef et al. 1980; Gleeson u. Price 1988; Gurwitz et al. 1983; Hodges et al. 1981; Kjellman u. Hidinger 1981; König et al. 1988; Lee u. Evans 1984, 1987a; Levison et al. 1985; Pedersen 1983, 1985a; Pool et al. 1988; Russell u. Frame 1986; Teo et al. 1988) gezeigt werden konnte. Zwei Studien konnten eine gute bronchodilatatorische Wirkung sogar bei Säuglingen zeigen (Mallol et al. 1987; McCarthy 1989).

Die Deposition in den unteren Atemwegen insgesamt kann durch eine (großvolumige) Inhalationshilfe verbessert werden (Newman et al. 1981c). Ein Autor berichtet auch über eine verbesserte alveoläre Deposition im Vergleich zum Dosieraerosol allein (Vidgren et al. 1987), während andere Studien die alveoläre Deposition im Vergleich mit dem Dosieraerosol (Ohne Hilfe) nicht signifikant verändert fanden (Newman et al. 1981c; Newman 1983; Dolovich et al. 1983). Die (unerwünschte) Deposition in den oberen Atemwegen wird durch den Einsatz von Inhalationshilfen erheblich (bis zum 14fachen) verringert (Dolovich et al. 1983; Kim et al. 1987; Matthys et al. 1988; Moren 1978a; Newman et al. 1981c, 1984; Newman 1983).

Die Synchronisation der Auslösung eines Hubes mit der Inspiration ist bei großvolumigen Inhalationshilfen nicht notwendig (Weeke 1982). Eine Pause von mehr als 30 sec ist aber zu vermeiden.

Einen ähnlich guten bronchodilatatorischen Effekt des Dosieraerosols per großvolumiger Inhalationshilfe verglichen mit der Feuchtverneblung ergaben eine Studie mit asthmakranken Kindern (Freelander u. Van Asperen 1984) und vergleichbare Studien bei Erwachsenen (Birk Madsen et al. 1982; Gervais u. Begin 1987; Morgan et al. 1982; Stauder u. Hidinger 1983). Eine weitere Studie, ebenfalls mit asthmakranken Kindern durchgeführt, konnte gegenüber dem Vernebler sogar eine verbesserte Bronchodilatation bei geringeren lokalen Nebenwirkungen und naturgemäß kürzerer Applikationszeit zeigen (Fuglsang u. Pedersen 1986). Eine Studie jedoch zeigte einen der Feuchtverneblung unterlegenen Effekt der Inhalationshilfe bei akuter schwerer Obstruktion, was auf den verminderten Flow bei akuter Obstruktion und auf die höhere Dosierung der Verneblerlösung zurückgeführt wurde (Beasley u. O'Donnell 1985). Auch bei der Applikation von topischen Steroiden kann eine deutliche Verminderung der Nebenwirkung einer Kandidiasis durch das Vorschalten einer Inhalationshilfe erreicht werden (Salzman u. Pryszczynski 1988; Toogood et al. 1984). Möglicherweise kann neben diesen lokalen Nebenwirkungen auch die Systemische (Neben-) Wirkung hoher Dosen topischer Steroide durch die Vorschaltung einer großvolumigen Inhalationshilfe im Vergleich zum Dosieraerosol allein vermindert werden (Prahl u. Jensen 1987).

Im Vergleich zur Dosieraerosolinhalation ohne Inhalationshilfe, bei der 8,7% in der Lunge und 80,9% im Oropharynx deponiert wurden, konnte in einer Studie bei Applikation von je 1 Hub mit einer großvolumigen Inhalationshilfe der pulmonale Anteil auf 20,9% erhöht, der oropharyngeale Anteil aber auf 16,5% gesenkt werden; 55,8% verbleiben in der Inhalationshilfe (Newman et al. 1984). Bei Applikation von je 4 Hüben erreichten noch 15,2% die Lungen, 11,4% wurden oropharyngeal deponiert und 67,5% verblieben in der Inhalationshilfe (Newman et al. 1984a,b). Die rechnerische Differenz in der Aerosolmenge entsteht wohl einerseits durch eine Deposition in der Inhalationshilfe selbst, andererseits an den Lippen und im Gesicht (Dolovich et al. 1983) bzw. durch Exhalation von Partikeln (Newman et al. 1984b). Über eine insgesamt deutlich höhere Deposition in der Lunge mit Hilfe eines markierten Beta2-Sympathomimetikums berichtet eine andere Studie, nach der sich der in der Lunge deponierte Anteil von 25,9% ohne auf 34% mit Inhalationshilfe erhöhte, der Anteil des in den oberen Atemwegen deponierten Aerosols dagegen von 63,9% auf 9,5% verringerte. 52% des Aerosols verblieben in der Inhalationshilfe, die gastrointestinal verschluckte Dosis verringerte sich von 10,2% auf 4,4% (Matthys et al. 1988).

Zusammengefaßt scheint eine überlegene therapeutische Wirkung der Inhalationshilfen gegenüber der richtigen Inhalation per Dosieraerosol dann gegeben zu sein, wenn die Inhalationstechnik des Dosieraerosols nicht richtig durchgeführt werden kann (Godden u. Crompton 1981; Newman u. Clarke 1985; Week 1982), sei es akut bei ausgeprägter Obstruktion oder dauerhaft aufgrund einer fehlenden Kooperativität. Bei optimaler Benutzung des Dosieraerosols aber ist der Unterschied nicht signifikant (Becker et al. 1985; Crimi et al. 1987; Crompton 1982c; Epstein et al. 1983; Fuller 1986; Gurwitz et al. 1983; König 1985; Lee u. Evans 1987a; Newman u. Clarke 1985; Shim 1987; Week 1982).

Großvolumige Inhalationshilfen (ab ca. 750 ml Fassungsvermögen) scheinen gegenüber den kleinvolumigen eine bessere Deposition zu erreichen (Canny u. Levison 1988; Crompton 1988; Levison et al. 1985; Lindgren et al. 1980). Möglicherweise ist das schlechtere Abschneiden der kleinvolumigen Inhalationshilfen durch den großen Verlust der Wirksubstanz im Behälter zurückzuführen (Toogood 1986). Die in der BRD nicht erhältliche Inhalationshilfe Aerochamber mit einem Volumen von 130 ml dagegen scheint ähnlich gute Ergebnisse wie die großvolumigen Hilfen zu bringen (Newhouse u. Dolovich 1986b). Über die neuen Inhalationshilfen Rondo mit 200 ml Inhalt und dem "Spaur" mit 300 ml Inhalt liegen noch nicht genügend Vergleichsstudien vor.

Eine großvolumige Inhalationshilfe kann notfalls mit guter Wirkung auch aus einer 1-l-Plastikgetränkeflasche selbst gebaut werden (Teo et al. 1988). Ein weiterer Autor beschreibt eine selbst zu bauende Inhalationshilfe für Kinder aus einer Einwegtasse (Henry et al. 1983).

Die Indikation zum Einsatz von großvolumigen Inhalationshilfen ist gegeben bei:

- Patienten mit unzureichender Inhalationstechnik des Dosieraerosols (Kleine Kinder, alte Menschen, Behinderte) (Crimi et al.1987; Gurwitz et al. 1983; Hidinger u. Perk 1981; Hodges et al. 1981; Toogood et al. 1984),
- Auftreten von Nebenwirkungen der topischen Steroide oder gleich prophylaktisch bei dieser Substanzgruppe (Toogood et al. 1984),
- starker Obstruktion mit vorübergehender Schwierigkeit des Patienten richtig mit dem Dosieraerosol umzugehen (Newman u. Clarke 1985).

Literatur

Ahmad D (1984) Effects of aerosol propellants on airways function. In: Epstein SW (ed) Metered dose inhalers. Astra Pharmaceuticals Canada Ltd. pp 22-26

American Thoracic Society (1980) Guidelines for the use of intermittent positive pressure breathing (IPPB). Resp Care 25:365-370

Andersen JB, Klausen NO (1982) A new mode of administration of nebulized bronchodilator in severe bronchospasm. Eur J Respir Dis (Suppl) 119:97-100

Asmundsson T, Johnson RF, Kilburn KH, Goodrich JK (1973) Efficiency of nebulizers for depositing saline in human lung. Am Rev Respir Dis 108:506-512

Auty RM, Brown K, Neale MG, Snashall PD (1987) Respiratory tract deposition of sodium cromoglycate is highly dependent upon technique of inhalation using the spinhaler. Br J Dis Chest 81:371-380

Barnes KL, Clifford R, Holgate ST, Murphy D, Comber P, Bell E (1987) Bacterial contamination of home nebulisers. Br Med J 295:812

Barnes PJ (1987) Pharmacology of the lower airways. In: Newman SP, Moren F, Crompton GK (eds) A new concept in inhalation therapy. Medicom pp 25-48

Barron EN (1988) Proper technique for using inhalers in asthma. N Engl J Med 316 (15):951-952

Beasley CRW, O'Donnell TV (1985) Pear shaped spacer nebuhaler compared with nebulised solution for terbutaline administration in acute severe asthma. N Z Med J 98:845-855

Beasley CRW, Rafferty P, Holgate ST (1987a) Bronchoconstrictor properties of preservatives in ipratropium bromide (Atrovent) nebuliser solution. Br Med J 294:1197-1198

Beasley CRW, Rafferty P, Holgate ST (1987b) (Correspondence) Paradoxical response to nebulised salbutamol in wheezy infants. Thorax 42:702-703

Beasley CRW, Rafferty P, Holgate ST (1988) Adverse reactions to the non-drug constituents of nebuliser solutions. Br J Clin Pharmacol 25:283-287

Becker AB, Simons FER, Benoit TC, Gillespie CA (1985) Terbutaline by metered-dose inhaler: conventional inhaler versus tube spacer for children with asthma. Ann Allergy 55:724-728

Bell KA, Ho AT (1981) Growth rate measurements of hygroscopic aerosols under conditions simulating the respiratory tract. J Aerosol Sci 12 (3):247-254

Berdel D, v Berg A (1986) Bronchospasmolytische Wirkung von Fenoterol und Ipratropiumbromid als Einzelsubstanz sowie in der fixen Kombination nach bukkaler Anwendung mittels Dosier-Aerosol bei Kindern. Atemw Lungenkrkh 12 (6):262-265

Berman DA, Noris R (1988) Inhaled bronchodilators in young pediatric asthmatic: a method of delivery. Am J Emerg Med 6 (2):206

Birk Madsen E, Bundgaard A, Hidinger KG (1982) Cumulative dose-response study comparing terbutaline pressurized aerosol administered via a pearshaped spacer and terbutaline in a nebulized solution. Eur J Clin Pharmacol 23:27-30

Blackhall MI, O'Donnell SR (1987) A dose-response study of inhaled terbutaline administered via Nebuhaler or nebuliser to asthmatic children. Eur J Respir Dis 71:96-101

Bloomfield P, Crompton GK (1979) A tube spacer to improve inhalation of drugs from pressurized aerosols. Br Med J 12/8:1479

Botman MJ, de Krieger RA (1987) Contamination of small-volume medication nebulizers and its association with oropharyngeal colonization. J Hosp Infect 10:204-208

Bouchikhi A, Becquemin MH, Bignon J, Roy M, Teillac A (1988) Particle size study of nine metered dose inhalers, and their deposition probabilities in the airways. Eur Respir J 1:547-552

Boye NP. Kornstad S (1983) A comparison of fenoterol powder capsules and fenoterol metered dose spray in bronchial asthma. Eur J Respir Dis 64 (Suppl 130):9-11

Brain JD, Valberg PA (1979) Deposition of arerosol in the respiratory tract. Am Rev Respir Dis 120:1325-1373

Brain JD, Valberg PA, Sneddon S (1985) Mechanisms of aerosol deposition and clearance. In: Moren F, Newhouse MT, Dolovich MB (eds) Aerosols in medicine. Principle, diagnosis and therapy. Elsevier Sc (Biomed Divi), Amsterdam, 123-147

Brennan PO (1983) (Correspondence) - Addiction to aerosol treatment. Br Med J 287:1877

Brown A Jr, Schanker LS (1983) Absorption of aerolized drugs from the rat lung. Drug Metab Dispos 11 (4):355-360

Bryant DH, Pepys J (1976) Bronchial reactions to aerosol inhalant vehicles. Br Med J May 29:1319-1320

Burton AJ (1984) Asthma inhalation devices: what do we know? Br Med J 288:1650-1651

Byron PR, Davis SS; Bubb MD, Cooper P (1977) Pharmaceutical implications of particle growth at high relative humidities. Pestic Sci 8:521-526

Canny GJ, Levison H (1988) Aerosols - therapeutic use and delivery in childhood asthma. Ann Allergy 60:11-19

Chambers S, Dunbar J, Taylor B (1980) Inhaled powder compared with aerosol administration of fenoterol in asthmatic children. Br J Arch Dis Children, 55:73-74

Chung KF, Jeyasingh K, Snashall PD (1988) Influence of airway calibre on the intrapulmonary dose and distribution of inhaled aerosol in normal and asthmatic subjects. Eur Respir J 1:890-895

Cissik JH, Bode FR, Smith JA (1986) Double-blind crossover study of five bronchodilator medications and two delivery methods in stable asthma. Chest 90 (4):489-493

Clarke SW (1988) Inhaler therapy. Quar J Med (N S)67,253:355-368

Clarke SW, Newman SP (1981) Differences between pressurized aerosol and stable dust particles. Chest 80 (6):907-909

Clarke SW, Pavia D, Newman SP (1982) Influence of different inhalation modes on the efficacy of pressurized aerosol bronchodilators. Eur J Respir Dis [Suppl 119] 63:79-80

Clay MM, Clarke SW (1987) Effect of nebulised aerosol size on lung deposition in patients with mild asthma. Thorax 42:190-194

Clay MM, Pavia D, Nemwan SP, Clarke SW (1982) Efficiency of jet nebulisers in the production of therapeutic aerosols. Thorax 37:788-789

Clay MM, Pavia D, Newman SP, Lennard-Jones T, Clarke SW (1983) Assessment of jet nebulisers for lung aerosol therapy. Lancet Sept 10:592-594

Coady TJ, Davies HJ, Barnes P (1976a) Evaluation of a breath actuated pressurized aerosol. Clin Allergy 6:1-6

Coady TJ, Stewart CJ, Davies HJ (1976b) Synchronization of bronchodilator release. Practitioner 217:273-275

Connolly CK (1975) Method of using pressurized aerosols. Br Med J July 5:21

Corr D, Dolovich M, McCormack D, Ruffin R, Obminski G, Newhouse M (1982) Design and characteristics of a breath actuated, particle size selective medical aerosol inhaler. J Aerosol Sci 13 (1):1-7

Crimi N, Palermo F, Cacopardo B, Vancheri C, Oliveri R, Palermo B, Mistretta A (1987) Bronchodilator effect of aerochamber and inspirease in comparison with metered dose inhaler. Eur J Respir Dis 71:153-157

Crompton GK (1971) Breath-activated Aerosol. Br Med J June 12:652

Crompton GK (1982a) Problems patients have using pressurized inhalers. Eur J Respir Dis [Suppl 119] 63:101-104

Crompton GK (1982b) Sputum viscosity and long-term ipratropium bromide nebuliser therapy. Lancet May 29:1243

Crompton GK (1982c) Inhalation devices. Eur J Respir Dis 63:489-492

Crompton GK (1988) New inhalation devices. Eur Respir J 1:679-680

Cushley MJ, Lewis RA, Tattersfield AE (1983) Comparison of three techniques of inhalation on the airway response to terbutaline. Thorax 38:908-913

Dale BAS (1987) Bacterial contamination of home nebulisers. Br Med J 295:1486

Davies DS (1975) Pharmacokinetics of inhaled substances. Postgraduate Med J 51 [Suppl]:69-75

Davies DS (1982) Pharmacokinetic studies with inhaled drugs. Eur J Respir Dis [Suppl 119] 63:67-72

Davis SS (1978) Physico-chemical studies on aerosol solutions for drug delivery. I. Water-propylen glycol systems. Int J Pharm 1:71-83

Dirksen H, Groth S (1983) Fenoterol inhalation powder as an alternative to treatment with the metered dose inhaler. Eur J Respir Dis 64 [Suppl 130]:48-53

Dirksen H, Groth S, Mygind N (1983) The bronchodilating effect of fenoterol after intranasal administration. Eur J Respir Dis 64 [Suppl 128]:116-118

Dolovich M (1984) Lung deposition of aerosols: methods and assessments. In: Epstein SW (ed) Metered dose inhalers. Astra Pharmaceuticals Canada Ltd, pp 27-37

Dolovich M, Ruffin RE, Roberts R, Newhouse MT (1981a) Optimal delivery of aerosols from metered dose inhalers. Chest 80 (6):911-915

Dolovich M, Ryan G, Newhouse MT (1981b) Aerosol penetration into the lung - influence on airway responses. Chest 80 (6):834-836

Dolovich M, Ruffin RE, Corr D, Newhouse MT (1983) Clinical evaluation of a simple demand inhalation MDI aerosol delivery device. Chest 81 (1):36-41

Dolovich M, Vanzieleghem M, Hidinger KG (1988) Influence of inspiratory flow rate on the response to terbutaline sulphate inhaled via the turbuhaler. Am Rev Respir Dis 137 (4):433

Duncan D, Paterson IC, Harris D, Crompton GK (1977) Comparison of the bronchodilator effects of salbutamol inhaled as a dry powder and by conventional pressurised aerosol. Br J Clin Pharmacol 4:669-671

Durrani FK, Richards W, CHurch JA, Roberts MJ, Keens TG (1988) Evaluation of a new, shorter method of administration of drenergic aerosols in the treatment of asthma. Ann Allergy 61:147-150

Earis JE, Bernstein A (1978) Misuse of pressurised nebulisers. Br Med J June 10:1554

Editorial (1975) Fluorocarbon aerosol propellants. Lancet May 10:1073

Editorial (1978) Wet or dry inhalers? Lancet Jan 14:79-80

Editorial (1981) The proper use of aerosol bronchodilators. Lancet Jan 3:23

Editorial (1984) The nebuliser epidemic. Lancet Oct 6:789

Editorial (1988) Nebulizers and paradoxical bronchoconstriction. Lancet July 23:202

Eedy DJ, Barton K, Stanford CF (1988) Irritant contact facial dematitis due to nebulize therapy. Postgr Med J 64:306-307

Ellul-Micallef R, Moren F, Wetterlin K, Hidinger KC (1980) Use of a special inhaler attachment in astmatic children. Thorax 35:620-623

Emmett PC, Aitken RJ, Hannan WJ (1982) Measurements of the total and regional deposition of inhaled particles in the human respiratory tract. J Aerosol Sci 13 (6):549-560

Engel T, Heinig JH, Malling HJ, Scharling B, Nihander K, Madsen F (1989) Clinical comparison of inhaled budenoside delivered either via presserized metered dose inhale or Tubuhah. Allergy 44:220-225

Epstein SW, Duncan CS (1984) The use of MDI's in clinical medicine. In: Epstein SW (ed) Metered dose inhalers. Astra Pharmaceuticals Ltd. Canada, pp 59-62

Epstein SW, Manning CPR, Ashley MJ, Corey PN (1979) Survey of the clinical use of pressurised aerosol inhalers. Can Med Assoc J 120:813-816

Epstein SW, Parsons JE, Corey PN, Worsley GH, Reilly PA (1983) A comparison of three means of pressurized aerosol inhaler use. Am Rev Respir Dis 128:253-255

Eschenbacher WL, Boushey HA, Sheppard D (1984) Alteration in osmolarity of inhaled aerosols cause bronchoconstriction and cough, but absence of a permanent anion causes cough alone. Am Rev Respir Dis 129:211-215

Exner M, Vogel F, Rost HD (1983) Mikroorganismen in Inhalationsgeräten der Heimtherapie. Dtsch Med Wochenschr 108:12-17

Fairchild CI, Stampfer JF (1987) Particle concentration in exhaled breath. Am Ind Hyg Assoc J 48 (11):948-949

Fairshter RD (1987) Evaluation of a metered-dose aerosol delivery system using partial flow-volume curves. Am Rev Respir Dis 135:741-743

Ferron GA (1977) The size of soluble aerosol particles as a function of the humidity of the air. Application to the human respiratory tract. J Aerosol Sci 8:251-267

Ferron GA, Kerrebijn KF, Weber J (1976) Properties of aerosols produced with three nebulizers. Am Rev Respir Dis 114:899-908

Freelander M, Van Asperen PP (1984) Nebuhaler versus nebuliser in children with acute asthma. Br Med J 288:1873-1874

Fuglsang G, Pedersen S (1986) Comparison of nebuhaler and nebulizer treatment of acute severe asthma in children. Eur J Respir Dis 69:109-113

Fuller HD (1986) Comparison of two chamber devices in patients using a metered-dose inhaler with satisfactory technique. Can Med Assoc J 135:625-629

Gerrity TR, Garrard CS, Yeates DB (1981) Theoretic analysis of sites of aerosol deposition in the human lung. Chest 80 (6):898-901

Gervais A, Begin P (1987) Bronchodilatation with a metered-dose inhaler plus an extension using tidal breathing vs jet nebulization. Chest 92 (5):822-824

Gleeson JGA, Price JF (1988) Controlled trial of budenoside given by the nebuhaler in preeschool children with asthma. Br Med J 297:163-166

Godden DJ, Crompton GK (1981) An objective assessment of the tube spacer in patients unable to use a conventional pressurized aerosol efficiently. Br J Dis Chest 75:165-168

Gomm SA, Keaney NP, Hunt LP, Allen SC, Stretton TB (1983) Dose-response comparison of ipratropium bromide from a metered-dose inhaler and by jet nebulisation. Thorax 38:297-301

Gurwitz D, Levison H, Mindorff C, Reilly P, Worsley G (1983) Assessment of a new device (Aerochamber) for use with aerosol drugs in asthmatic Children. Ann Allergy 50:166-170

Hampson NB, Mueller MP (1989) (Correspondence) Cooling of metered-dose inhalers decreases pressure output from canisters. New Engl J Med 320 (5):321

Hausen T (1984) Inhalationsbehandlung bei chronischen Atemwegserkrankungen. Therapiewoche 34:1309-1315

Hausen T (1986) Worauf Sie bei der Verordnung achten müssen. - Umgang mit Dosier-Aerosolen und Inhaliergeäten bei obstruktiven Atemwegserkrankungen. Der Allgemeinarzt 8 (8):1138-1150

Henry RL, Milner AD, Davies JG (1983) Simple drug delivery system for use by young asthmatics. Br Med J 286:2121

Hetzel MR, Clark TJH (1977) Comparison of salbutamol Rotahaler with conventional pressurized aerosol. Clin Allergy 7:563-568

Heyder J (1981) Mechanisms of aerosol particle deposition. Chest 80 (6):820-823

Heyder J (1982) Particle transport onto human airway surfaces. Eur J Respir Dis [Suppl 119] 63:29-55

Hidinger KG, Perk J (1981) Clinical trial of a modified inhaler for pressurized aerosols. Eur J Clin Pharmacol 20:109-111

Higgs CMB, Jones P, Transer AR (1987) Bacterial contamination of home nebulisers. Br Med J 295:1281-1282

Hill LS (1988) The inhaled route of drug administration in the therapy of asthma. Br J Clin Prac 42 (8):313-315

Hiller C, Mazumder MK, Wilson JD, Bone RC (1978) Aerodynamic size distribution of metered-dose bronchodilator aerosols. Am Rev Respir Dis 118:311-317

Hiller C, Mazumder MK, Wilson JD, Renninger RG, Bone RC (1981) Physical properties of therapeutic aerosols. Chest 80 (6):901-903

Hodges IGC, Milner AD, Stokes GM (1981) Assessment of a new device for delivering aerosol drugs to asthmatic children. Arch Dis Child 56:787-800

Horsley MG, Bailie GR (1988) Rish factors for inaedequate use of pressurized aerosol inhalers. J Clin Pharm Ther 13:139-143

Houlsby WT, Bannister OM (1987) Teaching young asthmatics to use inhalers. The Practitioner 231:362

Itoh H, Ishii Y, Meda H, Todo G, Torizuka K, Smaldone GC (1981) Clinical observations of aerosols deposition in patients with airways obstruction. Chest 80 (6):837-840

Johansen B (1982) Closing remarks. Eur J Respir Dis [Suppl 119] 63:123-125

Johnsen CR, Weeke ER (1988) Turbuhaler: a new device for dry powder turbutaline inhalation. Allergy 43:392-395

Jenkins SC, Heaton RW, Fulton TJ, Moxham J (1987) Comparison of domiciliary nebulized salbutamol and salbutamol from a metered-dose inhaler in stable chronic airflow limitation. Chest 91 (6):804-807

Jones PD, Moritz V, Pierce RJ (1985) Microbial contamination of domiciliary nebuliser therapy equipment. Aust NZ J Med 15:585-589

Kim CS, Trujillo D, Sackner MA (1985) Size aspects of metered-dose inhaler aerosols. Am Rev Respir Dis 132:137-142

Kim CS, Eldridge MA, Sackner MA (1987) Oropharyngeal deposition and delivery aspects of metered-dose inhaler aerosols. Am Rev Respir Dis 135:157-164

Kitzman DW (1988) Inhalers and cold weather. North Carolina Med J 49 (2):109

Kjellman B (1982) Inhalation therapy in children. Eur J Respir Dis [Suppl 119] 63:115-119

Kjellman NIM (1981) Letter to the editor. Allergy 36:437-438

Kjellman NIM, Hidinger KG (1981) Improved efficacy of pressurized terbutaline aerosol in childhood asthma using a spacer. Opuscula Medica 26 (2):47-48

Klein G, Köhler D, Fleischer D, Zähringer T, Matthys H (1984) Gibt es Wirkungsunterschiede auf die bronchiale Obstruktion zwischen totaler und intrabronchialer Deposition von 200 ug Fenoterol? Verh Dtsch Ges Inn Med 90:1096-1098

Klein G, Köhler D, Matthys H (1988) Unterschiedliche Reaktion des Bronchialsystems auf zentrale oder periphere Inhalation eines Parasympathomimetikums. Atemw Lungenkrkht 14 (7):313-316

Köhler D (1988) Vor- und Nachteile verschiedener Inhalationsgeräte. Dtsch Ärztebl 31 (3):C-79 - C-81

Köhler D, Simonides R, Rothfuss J, Vatsag E, Daikeler G, Matthys H (1983) Aerosolverteilungsmuster von 16 handelsüblichen Inhalationsgeräten. Prax Klin Pneumol 37:922-924

Köhler D, Fleischer W, Schümichen C, Matthys H (1985) Depositionsmuster von Dosieraerosol im menschlichen Organismus. Atemw Lungenkrkht 11 (7):340-341

Köhler D, Fleischer W, Matthys H (1986) Inhalationstherapie. Gedon & Reuss, München

Köhler D, Fleischer W, Matthys H (1988) New method for easy labeling of beta-2-agonists in the metered dose inhaler with technetium 99 m. Respiration 53:65-73

König P (1985) Spacer devices used with metered-dose inhalers - breakthrough or gimmick? Chest 88 (2):276-284

König P, Gayer D, Kantak A, Kreutz C, Douglass B, Hordvik NL (1988) A trial of metaproterenol by metered-dose inhaler and two spacers in preeschool asthmatics. Pediatr Pulmonol 5:247-251

Kornstad S, Boye NP (1983) Patient errors and preference with regard to the use of a bronchodilating spray and fenoterol (Berotec) powder. Eur J Respir Dis 64 [Suppl 130]:12-16

Lahdensuo A, Muittari A (1986) Bronchodilator effects of a fenoterol metered dose inhaler and fenoterol powder in asthmatics with poor inhaler technique. Eur J Respir Dis 68:225-332

Latimer KM, Roberts R, Dolovich J, Hargreave FE (1982) Salbutamol: comparison of bronchodilating effect of inhaled powder and aerosol in asthmatic subjects. Can Med Assoc J 127:857-859

Laursen LC (1986) A new inhalation technique for improved effect of aerolized drugs in asthma. Allergy 41:157-159

Lawford P, McKenzie D (1981) Pressurized aerosol technique. Lancet May 2:1003-1004

Lawford P, McKenzie D (1983) Pressurized aerosol inhaler technique: How important are inhalation from residual volume, inspiratory flow rate and the time interval between puffs? Br J Chest 77:276-281

Lee HS (1983) Proper aerosol inhalation technique for delivery of asthma medications. Clin Pediatr 22 (6):440-443

Lee HS, Evans HE (1984) Aerosol bag for administration of bronchodilators to young asthmatic children. Pediatrics 73 (2):230-232

Lee HS, Evans HE (1987a) Evaluation of inhalation aids of metered dose inhalers in asthmatic children. Chest 91 (3):366-369

Lee HS, Evans HE (1987b) Aerosol inhalation teaching device. J Pediatr 110:249-252

Levison H, Reilly PA, Worsley GH (1985) Spacing devices and metered-dose inhalers in childhood asthma. J Pediatr 107 (5)662-668

Lewis RA, Fleming JS (1985) Fractional deposition from a jet nebulizer: how it differs from a metered dose inhaler. Br J Chest 79:361-367

Lindemann H (1983) Die Inhalationsbehandlung in der kinderärztlichen Praxis. Pädiat Prax 28:449-459

Lindgren SB, Bake B, Larsson S (1987) Clinical consequences of inadequate inhalation technique in asthma therapy. Eur J Respir Dis 70:93-98

Lindgren SB, Formgren H, Moren F (1980) Improved aerosol therapy of asthma: effect of actuator tube size on drug availability. Eur J Respir Dis 61:56-61

Löllgen H, v. Nieding G, Krekeler H (1978) Zur bronchialerweiternden Wirkung ß-adrenerger Substanzen bei oraler, bukkaler und inhalativer Anwendung. Atemw Lungenkrkht 4 (6):401-404

Loren M, Chai H, Miklich D, Barwise G (1977) Comparison between simple nebulization and intermittent positive-pressure in asthmatic children with severe bronchospasm. Chest 72 (2):145-147

Lowry RH, Wood Am, Higenbottam TW (1988) Effects of pH and osmolarity on aerosol-induced cough in normal volunteers. Clin Sci 74:373-376

MacFarlane JT, Lane DJ (1980) Irregularities in the use of regular aerosol inhalers. Thorax 35:477-478

Maddern PJ, Oh TE, Elphick HR, Paterson JW (1978) Adverse reaction after aerosol inhalation. Med J Aust 1:274-275

Mallol J, Barrueto L, Girardi G, Toro O (1987) Bronchodilator effect of fenoterol and ipratropium bromide in infants with acute wheezing: Use of MDI with a spacer device. Pediatr Pulmonol 3:352-356

Marion RJ, Creer TL, Burns K (1983) Training asthmatic children to use their nebulizer correctly. J Asthma 20 (3):183-188

Matthys H, Köhler D (1985) Pulmonary deposition of aerosols by different mechanical devices. Respiration 48:269-276

Matthys H, Köhler D (1988) Aerosoltherapie. Prax Klin Pneumol 42:314-319

Matthys H, Eltschka R, App EM (1988) Deposition eines markierten ß2-Sympathomimetikum-Aerosols. Atemw Lungenkrkht 14 (10):485-488

McCarthy TP (1988) (Correspondence) Nebulised budenoside in severe childhood asthma. Lancet February 18:379-380

McLean AEM (1977) Chlorofluorocarbons - in the can, in man an in the atmosphere. Br J Clin Pharmacol 4:663-666

Milner AD (1986) (Correspondence) Nebulisers - uses and abuses. Arch Dis Child 61:1142-1148

Mitchell DM, Solomon MA, Tolfree SEJ, Short M, Spiro SG (1987) Effect of particle size of bronchodilator aerosols on lung distribution and pulmonary function in patients with chronic asthma. Thorax 42:457-461

Molina MJ, Rowland FS (1974) Stratospheric sink for chlorofluoromethanes: chlorine atom catalysed destruction of ozone. Nature 249:810-812

Moren F (1978a) Drug deposition of pressurized inhalation aerosols. I. Influence of actuator tube design. Int J Pharm 1:205-212

Moren F (1978b) Drug deposition of pressurized inhalation aerosols, II. Influence of vapour pressure and metered volume. Int J Pharm 1:213-218

Moren F (1982) Drug deposition of pressurized inhalation aerosols. Eur J Respir Dis [Suppl 119] 63:51-55

Moren F (1984) Formulation and design of metered dose inhalers. In: Epstein SW (ed) Metered dose inhalers. Astra Pharmaceuticals Canada Ltd, pp 1-5

Moren F (1985) Aerosol dosage forms and formulations. In: Moren F, Newhouse MT, Dolovich MB (eds) Aerosols in medicine. Principles, Diagnosis and therapy. Elsevier Sci (Biomed Div); Amsterdam 261-287

Moren F, Andersson J (1980) Fraction of dose exhaled after administration of pressurized inhalation aerosols. Int J Pharm 6:295-300

Moren F, Andersson J, Stiksa G (1984) Mode of inhalation for trained and untrained asthmatics using a pressurized aerosol. Respiration 45:56-60

Morgan MDL, Singh BV, Frame MH, Williams SJ (1982) Terbutaline aerosol given through pear spacer in acute severe asthma Br Med J 285:849-850

Morrison-Smith J, Gwynn CM (1978) A clinical comparison of aerosol and powder administration of beclomethason dipropionate in asthma. Clin Allergy 8:479-481

Morrow PE, Yu CP (1985) Models of aerosol behavior in airways. In: Moren F, Newhouse MT, Dolovich MB (eds) Aerosols in medicine. Principles, diagnosis and therapy. Elsevier Sci (Biomed Div) Amsterdam, pp 149-191

Newhouse MT (1984) Metered dose inhaler aerosol propellants. In: Epstein SW (ed) Metered dose inhalers. Astra Pharmaceuticals Canada Ltd. pp 6-18

Newhouse MT, Dolovich M (1986a) Control of asthma by aerosols. N Engl J Med 315 (14):870-874

Newhouse MT, Dolovich M (1986b) Spacer devices for asthma. J Pediatr 109 (5):913

Newhouse MT, Dolovich M (1986c) Aerosol therapy of asthma: Principles and applications. Respiration 50 [Suppl 2]:123-130

Newhouse MT, Dolovich M (1987a) Aerosol therapy: Nebulizer vs metered dose inhaler. Chest 91 (6):799-800

Newhouse MT, Dolovich M (1987b) Aerosol therapy of reversible airflow obstruction. Chest 91 (5) [Suppl]:58S-64S

Newhouse MT, Ruffin RE (1978) Deposition and fate of aerosolized drugs. Chest 73 (6):936-943

Newman SP (1983) Deposition and effects of inhalation aerosols. AB DRACO, Lund Sweden

Newman SP, Clarke SW (1985) Aerosols in therapy. In: Moren F, Newhouse MT, Dolovich MB (eds) Aerosols in medicine. Principles, diagnosis and therapy. Elsevier Sci Publ (Biomed Div), Amsterdam, pp 289-312

Newman SP, Pavia D (1985) Aerosol deposition in man. In: Moren F, Newhouse MT, Dolovich MB (eds) Aerosols in medicine. Principles, diagnosis and therapy. Elsevier Sci (Biomed Div), Amsterdam, pp 193-217

Newman SP, Pavia D, Clarke SW (1980) Simple instructions for using pressurised aerosol bronchodilators. J R Soc Med 73:776-779

Newman SP, Pavia D, Clarke SW (1981a) Improving the bronchial deposition of pressurized aerosols. Chest 80 (6):909-911

Newman SP, Pavia D, Clarke SW (1981b) How should a pressurized ß-adrenergic bronchodilator be inhaled? Eur J Respir Dis 62:3-21

Newman SP, Moren F, Pavia D, Little F, Clarke SW (1981c) Deposition of pressurized suspension aerosols inhaled through extension Devices. Am Rev Respir Dis 124:317-320

Newman SP, Pavia D, Garland N, Clarke SW (1982) Effects of various inhalation modes on the deposition of radioactive pressurized aerosols. Eur J Respir Dis [Suppl 119] 63:57-65

Newman SP, Millar AB, Lennard-Jones TR, Moren F, Clarke SW (1984a) Improvement of pressurised aerosol deposition with Nebuhaler spacer device. Thorax 39:935-941

Newman SP, Millar AB, Lennard-Jones TR, Moren F, Clarke SW (1984b) Improved pressurised aerosol deposition pattern with the Nebuhaler spacer. Am Rev Respir Dis 129:4

Newman SP, Moren F, Trofast E, Woodman G, Clarke SW (1987a) Deposition patterns in man from turbuhaler: a preliminary report. In: Newman SP, Moren F, Crompton GK (eds) A new concept in inhalation therapy. Medicom, pp 104-114

Newman SP, Pellow PGD, Clarke SW (1987b) In vitro comparison of deVilbiss jet and ultrasonic nebulizers. Chest 92 (6):991-994

Newman SP, Johnson MA, Clarke SW (1988) (Correspondence) - Effect of particle size of bronchodilator aerosols on lung distribution and pulmonary function in patients with chronic asthma. Thorax 43:159

Newman SP, Moren F, Trofast E, Talaee N, Clarke SW (1989) Deposition and clinical efficacy or terbutaline sulphate from Turbuhaler, a new multi-dose powder inhaler. Eur Respir J 2:247-252

Nieminen MM, Holli H, Lahdensuo A, Muittari A, Karvonen J (1987) Aerosol deposition in automatic dosimeter nebulization. Eur J Respir Dis 71:145-152

Nilsson HT, Simonsson BG, Ström B (1975) The fate of 3H-terbutaline sulphate administered to man as an aerosol. Eur J Clin Pharmacol 10:1-7

Nolte D, Berger D, Förster E (1979) Wirken Treibgase von Dosier-Aerosolen bronchokonstriktorisch? Dtsch Med Wochenschr, 104:172-174

O'Callaghan C, Milner AD (1986) Pradoxial deterioration in lung function after nebulised salbutamol in wheezy infants. Lancet Dec 20:1424-1425

O'Callaghan C, Milner AD (1987) Paradoxical response to nebulised salbutamol in wheezy infants. Thorax 42:702-703

O'Callaghan C, Milner AD (1988) Aerosol treatment abuse. Arch Dis Child, 63:70

Oherek J, Gayrard P, Grimaud C, Charpin J (1976) Patient error in use of bronchodilator metered aerosols. Br Med J 1:76

Paterson IC, Crompton GK (1976) Use of pressurised aerosols by asthmatic patients. Br Med J Jan 10:76-77

Pauwels R (1985) Pharmacokinetics of inhaled drugs. In: Moren F, Newhouse MT, Dolovich MB (eds) Aerosols in medicine. Principles, diagnosis and therapy. Elsevier Sci (Biomed Div), Amsterdam, pp 219-224

Pauwels R, Lamont H, Hidinger K, Straeten v d M (1984) Influence of an extension tube on the bronchodilator efficacy of terbutaline delivered from a metered dose inhaler. Respiration 45:61-66

Pavia D, Thomson ML, Clarke SW, Shannon HS (1977) Effect of lung function and mode of inhalation om penetration of aerosol into the human lung. Thorax 32:194-197

Pavia D, Thomson ML, Clarke SW (1978) Enhanced clearance of secretions from the human lung after the administration of hypertonic saline aerosol. Am Rev Respir Dis 117:199-203

Pavia D, Lopez-Vidriero MT, Sutton PP, Clarke SW (1982) Long-term ipratropium bromide nebuliser therapy and lung mucociliary clearance. Lancet 2:332-333

Pavia D, Agnew JE, Lopez-Vidriero MT, Newman SP, Clarke SW (1984) The effect of metered dose aerosols on the viscoelastic properties and clearance of bronchial secretions. In: Epstein SW (ed) Metered dose inhalers. Astra Pharmaceuticals Canada Ltd, pp 38-48

Pedersen S (1983) Aerosol treatment of bronchoconstriction in children, with or without a tube spacer. N Engl J Med 308 (22):1328-1330

Pedersen S (1985a) Treatment of acute bronchoconstriction in children with use of a tube spacer aerosol and a dry powder inhaler. Allergy 40:300-304

Pedersen S (1985b) Optimal use of tube spacer in asthmatic children. Clin Allergy 15:473-478

Pedersen S (1986a) How to use a rotahaler. Arch Dis Child 61:11-14

Pedersen S (1986b) The importance of a pause between the inhalation of two puffs of terbutaline from a pressurized aerosol with a tube spacer. J Allergy Clin Immunol 77 (3):505-509

Pedersen S (1987) Inhaler use in children with asthma. Dan Med Bull 34 (5):234-249

Pedersen S, Prahl P (1987) Jet-nebulized beclomethasone dipropionate in the management of bronchial asthma. Allergy 42:272-275

Pedersen S, Steffensen G (1986a) Simplification of inhalation therapy in asthmatic children. Allergy 41:296-301

Pedersen S, Steffenson G (1986b) Fenoterol powder inhaler technique in children: influence of inspiratory flow rate and breath-holding. Eur J Respir Dis 68:207-214

Pedersen S, Frost L, Arnfred T (1986) Errors in inhalation technique and efficinecy in inhaler use in asthmatic children. Allergy 41:118-124

Persson G, Gruvstad E, Stahl E (1988) A new miltiple dose powder inhaler, (Turbuhaler), compared with a pressurized inhaler in a study of terbutaline in asthmatics. Eur Respir J 1:681-684

Pierce Ak, Sanford JP, Thomas GD, Leonard JS (1970) Long-term evaluation of decontamination of inhalation-therapy equipment and the occurence of necotizing pneumonia. N Engl J Med 282 (10):528-531

Pool JB, Greenough A, Gleeson JGA, Price JF (1988) Inhaled bronchodilator treatment via the nebuhaler in young asthmatic patients. Arch Dis Child, 63:288-291

Polli GP, Grim WM, Bacher FA, Yunker MH (1969) Influence of formulation on aerosol particle size. J Pharm Sci 58 (4):484-486

Pover GM, Langdon CG, Jones SR, Fidler C (1988) Evaluation of a breath operated powder inhaler. J Int Med Res 16:201-203

Prahl P, Jensen T (1987) Decreased adreno-cortical suppression utilizing the nebuhaler for inhalation of steroid aerosols. Clin Allergy 17:393-398

Pratt HF (1982) Abuse of salbutamol inhalers in young people. Clin Allergy 12:203-208

Prendiville A, Green S, Silverman M (1987) Paradoxical response to nebulised salbutamol in wheezy infants, assessed by partial expiratory flow-volume curves. Thorax 42:86-91

Pritchard JN (1987) Particle growth in the airways and the influence of airflow. In: Newman SP, Moren F, Crompton GK (eds) A New Concept in Inhalation Therapy. Medicom, pp 3-24

Rachelefsky GS, Rohr AS, Wo J, Gracey V, Spector SL, Siegel SC, Katz RM, Mickey MR (1986) Use of a tube spacer to improve the efficacy of a metered-dose inhaler in asthmatic children. Am J Dis Child 140:1191-1193

Rao S, Wilson DB, Brooks RC, Sproule BJ (1970) Acute effects of nebulization of N-acetylcystein on pulmonary mechanics and gas exchange. Am Rev Respir Dis 102:17-22

Rees PJ, Clark TJH, Moren F (1982) The importance of particle size in response to inhaled bronchodilators. Eur J Respir Dis [Suppl 119] 63:73-78

Reiser J, Warner JO (1986) Inhalation treatment for asthma. Arch Dis Child 61:88-94

Reiser J, Frame MH, Warner JO (1986) The potential value of a 750-ml spacer for the administration of inhaled corticosteroids to children. Pediatr Pulmonol 2:237-243

Richards R, Simpson SF, Renwick AG, Holgate ST (1988) Inhalation rate of sodium cromoglycate determines plasma pharmakokinetics and protection against AMP-induced bronchoconstriction in asthma. Eur Respir J 1:896-901

Riley DJ, Weitz BW, Edelman NH (1976) The response of asthmatic subjects to isoproterenol inhaled at differing lung volumes. Am Rev Respir Dis 114:509-515

Riley DJ, Liu RT, Edelman NH (1979) Enhanced responses to aerolized bronchodilator therapy in asthma using respiratory maneauvers. Chest 76 (5):501-507

Rivlin J, Mindorff C, Levison H, Kazim F, Reilly P, Worsley G (1983) Effect of administration technique on bronchodilator response to fenoterol in a metered-dose inhaler. J Pediatr 102 (3):470-472

Rivlin J, Mindorff C, Reilly P, Levison H (1984) Pulmonary response to a bronchodilator delivered from three inhalation devices. J Pediatr 104 (3):470-473

Rodenstein D, Stanescu DC (1982) Mouth spraying versus inhalation of fenoterol aerosol in healthy subjects and asthmatic patients. Br J Dis Chest 76:365-373

Rothe T, Mansfeld H-J, Schmitz-Schumann M (1988) Dosieraerosole in der Behandlung des kindlichen Asthma bronchiale. Der Kinderarzt 19 (5):679-684

Ruffin RE, Montgomery JM, Newhouse MT (1978a) Site of beta-adrenergic receptors in the respiratory tract. Chest 74 (3):256-260

Ruffin RE, Obminsky G, Newhouse MT (1978b) Aerosol salbutamol administration by IPPB: lowest effective dose. Thorax 33:689-693

Ruffin RE, Dolovich MB, Wolff RK, Newhouse MT (1978c) The effects of preferential deposition of histamine in the human airway. Am Rev Respir Dis 117:485-492

Ruffin RE, Kenworthy MC, Newhouse MT (1978d) Response of asthmatic patients to fenoterol inhalation: A method of quantifying the airway bronchodilator dose. Clin Pharmacol Ther 23 (3):338-345

Russell G, Frame M (1986) Terbutaline by Nebuhaler in young children. The Practitioner 230:1043-1046

Russi E (1983) Aerosoltherapie. Schweiz Med Wochenschr 113 (35):1234-1238

Russi E (1985) Praktische Aspekte der Inhalationstherapie mit Aerosolen. Schweiz Rundschau Med (Praxis) 74 (9):207-210

Ryan G, Dolovich MB, Obminski G, Cockroft DW, Juniper E, Hargreave FE, Newhouse MT (1981) Standardization of inhalation provocation tests: influence of nebulizer output, particle size, and method of inhalation. J Allergy Clin Immunol 67 (2):156-161

Ryrfeldt A (1987) Pharmacokinetic aspects of drugs for inhalation. In: Newman SP, Moren F, Crompton GK (eds) A new concept in inhalation therapy. Medicom, pp 49-64

Sackner MA, Epstein S, Wanner A (1976) Effect of beta-adrenergic agonists aerolized by freon propellant on tracheal mucous velocity and cardiac output. Chest 69 (5):593-598

Sackner MA, Brown LK, Kim CS (1981) Basis of an improved metered aerosol delivery system. Chest, 80 (6):915-918

Salorinne Y, Siren R (1983) Ventilation effects of fenoterol powder and freon-propelled aerosol in patients with asthma. Eur J Respir Dis 64 [Suppl 130]:6-8

Salzman GA, Pryszczynski DR (1988) Oropharyngeal candidiasis in patients treated with beclomethasone dipropionate delivered by metered-dose inhaler alone and with aerochamber. J Allergy Clin Immunol 81:424-428

Saunders KB (1965) Misuse of inhaled bronchodilator agents. Br Med J 1:1037-1038

Schanker LS (1978) Drug absorption from the lung. Biochem Pharmacol 27:381-385

Schöni MH, Bruderer K (1988) Der Einfluß hyperosmolarer Mischlösungen von Natriumchlorid und ß2-Sympathomimetika auf die Lungenfunktion von asthmatischen Kindern und Adoleszenten. Schweiz Med Wochenschr 118:1377-1381

Seifert CF, Hamilton SF (1988) Incorrect instructions for use of metered-dose inhalers. Am J Hosp Pharm 45:75-76

Sheppard D, Rizk NW, Boushey HA, Bethel RA (1983) Mechanism of cough and bronchoconstriction induced by destilled water aerosol. Am Rev Respir Dis 127:691-694

Shim C (1987) Inhalation aids of metered dose inhalers. Chest 91 (3):315-316

Shim C, Williams MH (1980) The adequacy of inhalation of aerosol from canister nebulizers. Am J Med 69:891-894

Shore SC, Weinberg EG, Dürr MH (1976) Buccal administration of fenoterol aerosol in young children with asthma. S Afr Med J 50:1362-1364

Simonsson BG (1982) Anatomical and pathophysiological considerations in aerosol therapy. Eur J Respir Dis [Suppl 119] 63:7-14

Smith G, Hiller C, Mazumder M, Bone R (1980) Aerodynamic size distribution of cromolyn sodium at ambient and airway humidity. Am Rev Respir Dis 121:513-517

Speizer FE, Wegman DH, Ramirez A (1975) Palpitation rates associated with fluorocarbon exposure in a hospital setting. N Engl J Med March 20:624-626

Stauder J, Hidinger K-G (1983) Terbutaline aerosol from a metered dose inhaler with a 750-ml spacer or as a nebulized solution. Respiration 44:237-240

Steventon RD; Wilson RSE (1981) Facemask or mouthpiece for delivery of nebulized bronchodilator aerosols? Br J Dis Chest 75:88-90

Stiftung Warentest (1983) Test Inhaliergeräte. Viel Dampf - selten Wirkung. Test 18 (6):32-37

Stiksa G (1982) Indications for continuous aerosol therapy. Eur J Respir Dis [Suppl 119] 63:89-96

Svedmyr N, Löfdahl CG, Svedmyr K (1982) The effect of powder aerosol compared to pressurized aerosol. Eur J Respir Dis [Suppl 119] 63:81-88

Swift DL (1985) Aerosol characterization and generation. In: Moren F, Newhouse MT, Dolovich MB (eds) Aerosols in medicine. Principles, diagnosis and therapy. Elsevier Sci (Biomed Div), Amsterdam, pp 53-76

Teo J, Kwang LW, Yip WCL (1988) An inexpensive spacer for use with metered-dose bronchodilators in young asthmatic children. Pediatr Pulmonol 5:244-246

Thiessen B, Pedersen OF (1980) Effect of freon inhalation on maximal expiratory flows and heart rhythm after treatment with salbutamol and ipratropium bromide. Eur J Respir Dis 61:156-161

Thomas SHL, Langford JA, George RDG, Geddes DM (1988) Improving the efficiency of drug administration with jet nebulizers. Lancet Jan 16:126

Thompson PJ, Dhillon P, Cole P (1983) Addication to aerosol treatment: the asthmatic alternative to glue sniffing. Br Med J 287:1515-1516

Toogood JH (1986) (Correspondence) - Are spacers of any use in the treatment of asthma? Pediatr Pulmonol 2 (4):250-251

Toogood JH, Baskerville J, Jennings B, Lefcoe NM, Johansson S (1984) Use of spacers to facilitate inhaled corticosteroid treatment of asthma. Am Rev Respir Dis 129:723-729

Ulmer WT, Islam MS, Zimmermann I, Bulgalho De Almeida AA (1982) Aggression und Abwehr am Beispiel der Lunge. Gemischte Abwehr: Die Atemwegsobstruktion. Verh Dtsch Ges Inn Med 88:245-252

Unzeitig JC, Richards W, Church JA (1983) Administration of metered-dose inhalers: comparison of open- and closed-mouth techniques in childhood asthmatics. Ann Allergy 51 (6):571-573

Vildgren MT, Paronen TP, Kärkkäinen A, Karjalainen P (1987) Effect of extension devices on the drug deposition from inhalation aerosols. Int J Pharm 39:107-112

Walker SR, Evans ME, Richards AJ, Paterson JW (1972) The clinical pharmacology of oral and inhaled salbutamol. Clin Pharmacol Ther 13 (6):861-867

Warachit B (1988) Nosocomial pneumonia caused by contaminated Nebulizer. I Med Assoc Thai 71:33-34

Weber RW, Petty WE, Nelson HS (1979) Aerosolized terbutaline in asthmatics - comparison of dosage strength, schedule, and method of administration. J Allergy Clin Immunol 63 (2):116-121

Weeke ER (1982) Reported clinical experiences with inhaled terbutaline aerosol via spacer devices. Eur J Respir Dis [Suppl 119] 63:105-109

Weinberg EG, Klein M (1988) Abuse of home nebulisers in asthma. S Afr J Med 74:136-137

Wetterlin K (1988) Turbuhaler:A new powder inhaler for administration of drugs to the airways. Pharmaceutical Res 5 (8):506-506

Wickramasinghe H, Liebeschuetz HJ (1983) (Correspondence) - Addiction to aerosol treatment. Br Med J 287:1877

Yarbrough J, Mansfield LE, Ting S (1985) Metered dose inhaler induced bronchospasm in asthmatic patients. Ann Allergy 55:25-27

Yu CP, Nicolaides P, Soong TT (1979) Effect of random airway sizes on aerosol deposition. Am Ind Hyg Assoc J 40:999-1005

Seronegative Spondarthritiden bei Morbus Crohn - Klinik und HLA-Assoziation

J. PURRMANN[1] und J. BERTRAMS[2]

Key words: *Morbus Crohn - Seronegative Spondarthritiden - Morbus Bechterew - HLA-Assoziation, RFLP, Kreuzreaktionen*

1 Einleitung

Gelenkbeschwerden sind häufig bei Patienten mit Morbus Crohn. Die Einordnung der einzelnen Formen dieser Gelenkbeschwerden bereitet oft große Schwierigkeiten. Bevor wir auf die einzelnen Krankheitsbilder genauer eingehen, soll deshalb zuvor eine Erläuterung der verschiedenen Begriffe erfolgen. Nach Moll et al. (42) erfüllt die

1 Zentrum für Innere Medizin, Abteilung für Gastroenterologie, Universität Düsseldorf, Moorenstr. 5, 4000 Düsseldorf, FRG

2 Abteilung für Laboratoriumsmedizin, Elisabeth-Krankenhaus, Moltekstr. 61, 4300 Essen, FRG

Ergebnisse der Inneren Medizin und
Kinderheilkunde, Bd. 59

"intestinale Arthropathie" in Verbindung mit dem Morbus Crohn (MC) die Kriterien der seronegativen Spondarthritis (Tabelle 1). Der Begriff "Spondarthritis" in der vorliegenden Arbeit entspricht also der Definition von Moll et al. (42).

Die Kriterien der peripheren Arthritis, der Sakroiliitis (4,5) und des Morbus Bechterew (4,5) sind in den Tabellen 2 - 4 aufgeführt.

Die Diagnose der Sakroiliitis erfolgt ausschließlich röntgenologisch; je nach Graduierung der röntgenologischen Veränderungen besteht ein fließender Übergang zum Morbus Bechterew.

Als Monarthritis wird der Befall eines Gelenkes, als Oligoarthritis der Befall von 2 - 5 und als Polyarthritis der Befall von mehr als 5 Gelenken bezeichnet.

Die Angaben in der Literatur, soweit sie die unten aufgeführten Fragen betreffen, sind widersprüchlich. Dabei sind folgende Fragen von Interesse:

1. Welche Häufigkeit haben Arthritiden, Sakroiliitiden und Morbus Bechterew beim Morbus Crohn?
2. Gibt es Besonderheiten im klinischen Bild der Spondarthritiden bei Patienten mit Morbus Crohn?
3. Gibt es einen Zusammenhang zwischen der Krankheitsaktivität des Morbus Crohn und dem Auftreten von Spondarthritiden?
4. Besteht ein Zusammenhang zwischen dem Verteilungsmuster des Morbus Crohn und bestimmten Gelenkmanifestationen?
5. Gibt es eine Assoziation anderer extraintestinaler Manifestationen des Morbus Crohn zu bestimmten Spondarthritiden?
6. Besteht eine HLA-Assoziation zu bestimmten seronegativen Spondarthritiden bei Morbus Crohn?

Auf der Basis der Daten aus der Literatur und eigener Untersuchungen sollen im folgenden diese Fragen diskutiert werden.

Tabelle 1. Kriterien der seronegativen Spondarthritiden (Nach Moll (42))

1. Negativer Test für Rheumafaktoren
2. Fehlen von subkutanen ("rheumatoiden") Knoten
3. Entzündliche periphere Arthritis
4. Radiologische Sakroiliitis mit oder ohne klassischen Morbus Bechterew
5. Vorkommen von klinischen Mischbildern der genannten Symptome
6. Tendenz zur familiären Häufung

Tabelle 2. Kriterien der peripheren Arthritis

1. Episode von Gelenkschmerzen in der Anamnese
2. Weichteilschwellung, Druckschmerzhaftigkeit, Überwärmung oder Erguß im Bereich eines Gelenks
3. Ausschluß von degenerativen bzw. traumatischen Veränderungen

Für die Sicherung der Diagnose müssen alle 3 Kriterien zutreffen.

Tabelle 3. Röntgenologische Einteilung der Sakroiliitis (Nach Bennett u. Wood (5))

0	Normal
1	Verdächtige Veränderungen
2	Minimale Veränderungen - kleine begrenzte Erosionen oder Sklerosierungen der Gelenkflächen ohne Veränderung der Gelenkspaltweite
3	Eindeutige Veränderungen - mäßige oder fortgeschrittene Sakroiliitis mit einem oder mehreren der folgenden Kriterien: Erosionen, Sklerosierungen, Erweiterung oder Verschmälerung des Gelenkspaltes oder partielle Ankylosierung
4	Schwere Veränderungen - totale Ankylosierung

Für die Einstufung wird die schwerer betroffene Seite bewertet. Falls nur eine Seite betroffen ist, muß das in der Beurteilung vermerkt werden.

Tabelle 4. Kriterien des Morbus Bechterew (Nach Bennett u. Wood (5))

A. Klinische Kriterien

1. Bewegungseinschränkung der LWS in allen 3 Ebenen
2. Anamnestisch oder aktuell Schmerzen in der LWS oder im dorsolumbalen Übergang
3. Einschränkung der inspiratorischen Erweiterung des Brustumfanges auf 2,5 cm oder weniger, gemessen im 4. Interkostalraum

B. Röntgenologische Kriterien (s. Tabelle 3)

Ein *definitiver* Morbus Bechterew liegt vor bei:

a) Beidseitiger Sakroiliitis Grad 3-4 und mindestens einem klinischen Kriterium oder bei:

b) Einseitiger Sakroiliitis Grad 3-4 oder beidseitiger Sakroiliitis Grad 2 mit dem klinischen Kriterium 1 oder mit den klinischen Kriterien 2 und 3.

Ein *wahrscheinlicher* Morbus Bechterew liegt bei beidseitiger Sakroiliitis Grad 3 - 4 ohne jedes klinische Kriterium vor.

2 Häufigkeiten von Arthritiden, Sakroiliitiden und Morbus Bechterew bei Patienten mit Morbus Crohn

In der Literatur wird die Häufigkeit extraintestinaler Komplikationen unterschiedlich angegeben: für Arthritiden zwischen 1,4% und 25,8% (Tabelle 5), für die isolierte Sakroiliitis zwischen 4% und 11% (Tabelle 6) und für den Morbus Bechterew zwischen 1% und 26% (Tabelle 7). Aufgrund häufig schlecht oder gar nicht definierter Patientenkollektive sind die Zahlenangaben in den Tabellen 5 - 7 nur mit Zurückhaltung zu bewerten.

Von insgesamt 167 Crohn-Patienten einer eigenen konsekutiven Studie (49) ließen sich bei 73 (44%) Gelenkmanifestationen nachweisen, wobei es sich in je 14% um periphere Arthritiden oder eine isolierte Sakroiliitis Grad II oder III, in 7% um eine Kombination dieser Gelenkmanifestationen und in 9% um einen Morbus Bechterew handelte (Tabelle 8). Auch nach Weiterführung der Studie bei dann insgesamt 231

Tabelle 5. Häufigkeit von peripheren Arthritiden bei Crohn-Patienten

Autoren	Jahr	Analyse	Arthritis/MC n	[%]
Clark und Dixon (10)	1939		3/44	6,8
van Patter et al. (69)	1854	Retrospektiv	27/600	4,5
Crohn und Yarnis (13)	1958		15/676	2,2
Daffner und Brown	1958	Retrospektiv	6/100	6,0
Cornes und Stecher (12)	1961	Prospektiv	14/131	10,7
Ansell und Wighley (2)	1964	Prospektiv	16/91	17,6
Gjone et al. (27)	1966	Retrospektiv	1/72	1,4
Soren (63)	1966		4/53	7,5
Hammer et al. (31)	1968	Retrospektiv	10/45	22,2
Haslock und Wright (32)	1973	Prospektiv	24/116	20,7
Arvanitakis und Manier (3)	1973	Retrospektiv	4/75	5,8
Morris et al. (47)	1974		8/31	25,8
Lindsley und Schaller (35)	1974	Retrospektiv	3/50	6,0
Burbige et al. (9)	1975	Retrospektiv	6/58	10,3
Farmer et al. (23)	1975	Retrospektiv	43/675	7,0
Morlock et al. (45)	1976		4/21	19,0
Greenstein et al. (28)	1976	Retrospektiv	92/498	18,5
Mallas et al. (37)	1976	Prospektiv	17/100	17,0
Monconduit et al. (44)	1977		15/55	27,2
Dubois et al. (22)	1978	Prospektiv	3/28	10,7
Donaldson (21)	1978	Retrospektiv	5/103	4,9
Dekker-Saeys et al. (19)	1978	Prospektiv	6/51	11,7
Davis et al. (15)	1978	Prospektiv	6/60	10,0
Rankin et al. (58)	1979	Prospektiv	110/569	19,2
Søren (62)	1981		4/43	9,4

Tabelle 6. Häufigkeit der isolierten Sakroiliitis beim Morbus Crohn

Autoren	Jahr	Analyse	isolierte Sacroiliitis/ MC n	[%]
Ansell und Wighley (2)	1964	Prospektiv	6/91	7
Haslock und Wright (32)	1973	Prospektiv	11/116	9
Jacoby und Jayson (34)	1974	Prospektiv	3/74	4
De Deuxchaisnes et al. (17)	1974		6/117	5
Mueller et al. (48)	1974	Retrospektiv	14/200	7
Mallas et al. (37)	1976	Prospektiv	11/100	11
Monconduit et al. (44)	1977		2/55	4
Davis et al. (15)	1978	Prospektiv	4/60	7
Dekker-Saeys et al. (19)	1978	Prospektiv	5/51	10

Tabelle 7. Häufigkeit des Morbus Bechterew bei Morbus Crohn-Patienten

Autoren	Jahr	Analyse	M.Bechterew/ MC n	[%]
Daffner und Brown (14)	1958	Retrospektiv	2/100	2
Acheson (1)	1960	Retrospektiv	17/742	2
Comes und Stecher (12)	1961	Prospektiv	2/131	2
Ansell und Wighley (2)	1964)	Prospektiv	5/91	5
Gjone et al. (27)	1966	Retrospektiv	2/72	3
Haslock und Wright (32)	1973	Prospektiv	8/116	7
Lindsley und Schaller (35)	1974	Retrospektiv	2/150	1
Jacoby und Jayson (34)	1974	Prospektiv	3/74	4
Mueller et al. (48)	1974	Retrospektiv	6/200	3
De Deuxchaisnes et al. (17)	1974		11/117	9
Morris et al. (47)	1974		8/31	26
Farmer et al. (23)	1975	Retrospektiv	13/615	2
Russel et al. (59)	1975		11/77	14
Morlock et al. (45)	1976		2/21	10
Mallas et al. (37)	1976	Prospektiv	2/100	2
Greenstein et al (28)	1976	Retrospektiv	19/498	4
Monconduit et al. (44)	1977		6/55	11
Woodrow et al. (72)	1978		4/145	3
Dekker-Saeys et al. (18)	1978	Prospektiv	2/51	4
Davis et al. (15)	1978	Prospektiv	2/60	5
Delpre et al. (20)	1980		1/18	6
Fiasse et al. (25)	1984		3/228	1

Tabelle 8. Häufigkeit Crohn-assoziierter Spondarthritiden (Nach (49))

	Männlich n	Männlich [%]	Weiblich n	Weiblich [%]	Gesamt n	Gesamt [%]
Gesamtzahl: Morbus Crohn	63		104		167	
Gesamtzahl: Spondarthritis	29	46	44	42	73	44
Arthritis	8	13	15	14	23	14
Sakroiliitis	9	14	15	14	24	14
M.Bechterew	8	13	7	7	15	9
Sakroiliitis in Kombination mit Arthritis	4	6	7	7	11	7

Crohn-Patienten war die Häufigkeit eines begleitenden Morbus Bechterew mit 7,8% größenordnungsmäßig gleich (57). Die in unseren Untersuchungen ermittelten Daten korrelieren gut mit den Angaben aus anderen rheumatologischen bzw. gastroenterologischen Studien (2,13,14,18,28,32,44,46,69). Haslock et al. (4) fanden periphere Arthritiden bei 21%, Sakroiliitiden bei 10% und Morbus Bechterew bei 7% ihrer Patienten. Eine periphere Arthritis wurde in 22% der Fälle von Hammer et al. (31) gefunden, Dekker-Saeys et al. (18) beschrieben in einer Untersuchung von 51 Patienten mit Morbus Crohn eine Inzidenz von je 12% für Arthritiden und Sakroiliitiden sowie von 4% für den Morbus Bechterew. Aus der Gruppe um Monconduit (44) wurde das Auftreten peripherer Arthritiden bei 27%, von Sakroiliitiden bei 4% und des Morbus Bechterew bei 11% der untersuchten Patienten berichtet. Die Inzidenz von Crohn-assoziierten Spondarthritiden insgesamt, im besonderen aber der isolierten Sakroiliitiden wegen ihrer fehlenden oder nur sehr diskreten klinischen Symptomatik (s. 3.2), wurde in früheren retrospektiven Studien (13,14,23,69) vermutlich unterschätzt.

3 Klinik der Crohn-assoziierten Spondarthritiden

3.1 Periphere Arthritiden

Die Verteilung der verschiedenen Arthritiden bei 167 Crohn-Patienten einer eigenen Untersuchung (49) ist in der Abb. 1 dargestellt. Dabei waren die Sprunggelenke am häufigsten betroffen, gefolgt von den Kniegelenken. Ellbogen- und Kiefergelenke waren je nur in 2% der Fälle betroffen. 3 (9%) der 34 Patienten mit Arthritis hatten

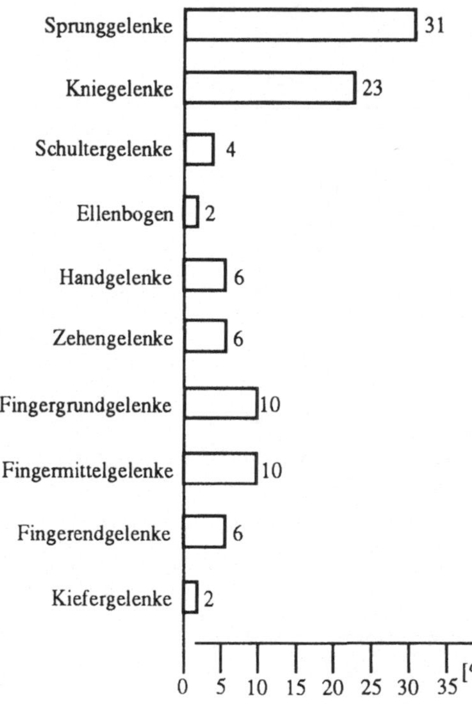

Abb. 1. Betroffene Gelenke bei 34 Crohn-Patienten mit Arthritiden (128 Gelenke befallen)

eine Monarthritis, 24 (71%) eine Oligoarthritis und 7 (20%) eine Polyarthritis. Die Sprung- und Kniegelenke machten 54% der betroffenen Gelenke aus. Diese Daten entsprechen denen von Haslock et al. (32) und Dekker-Saeys et al. (18), die ebenfalls Mono- oder Oligoarthritiden der großen bzw. mittleren Gelenke der unteren Extremitäten als typisch beschrieben. Andere Autoren (28,31,46) beobachteten häufiger subakute polyartikuläre Attacken. Von unseren Patienten hatten lediglich 20% einen polyartikulären Befall. Es ist möglich, daß retrospektive Studien die Häufigkeit und das Ausmaß von Mono- bzw. Oligoarthritiden nicht voll erfassen und die wirkliche Häufigkeit dieser Gelenkbeteiligungen höher ist, als bisher berichtet wurde. Kennzeichnend für die peripheren Gelenkmanifestationen ist eine selbstlimitierende Form der Oligoarthritis ohne röntgenologische Zeichen von Destruktion. Destruktive Veränderungen von Knorpel- oder Knochensubstanz wurden bei unseren Patienten nur in 3% der Fälle entdeckt. Ein einziges Mal war bei einer Oligoarthritis eine röntgenologisch sichtbare Destruktion eines Gelenkes sichtbar. Typisch ist der wandernde Charakter der Oligoarthritiden, wobei insbesondere die Gelenke der unteren Extremitäten betroffen sind. 31 (91%) der Patienten mit Arthritiden hatten eine Dauer der Beschwerden von weniger als 4 Wochen. Arthritisrezidive nach einem freien Intervall zwischen 3 Wochen und 11 Jahren wurden bei 16 Patienten (47%) beobachtet.

3.2 Sakroiliitis

Eine röntgenologisch festgestellte Sakroiliitis verläuft oft asymptomatisch (2,18,32, 33), so auch bei 96% der Fälle in unseren Untersuchungen. Von denselben Autoren (2,18,32,33) wurde ein gehäuftes Auftreten der Sakroiliitis bei Frauen beobachtet, die auch bei unseren Patienten 65% der Sakroiliitiden ausmachten. Es ist unklar, ob diese Patienten ein präspondylitisches oder abortives Stadium des Morbus Bechterew repräsentierten. Eine genauere Klassifikation ließe sich nur an Hand von Langzeitstudien treffen.

7% unserer Patienten wiesen eine Kombination von Sakroiliitis und Arthritiden auf. Das klinische Bild wurde durch die Arthritiden bestimmt und wies keine Unterschiede zu Arthritiden ohne Sakroiliitis auf.

3.3 Morbus Bechterew (MB)

Die röntgenologischen Veränderungen der Wirbelsäule und der Iliosakralgelenke (ISG) entsprechen denen des "klassischen" Morbus Bechterew ohne Assoziation mit chronisch-entzündlichen Darmerkrankungen. Das klinische Bild ist durch morgendliche und auch nächtliche Schmerzen im Bereich der tiefen Lendenwirbelsäule und der Iliosakralgelenke gekennzeichnet. Die Diagnose eines Morbus Bechterew sollte nur noch nach den New-York-Kriterien (5) gestellt werden, die allerdings sehr stringent sind. Es soll an dieser Stelle erwähnt werden, daß der Nachweis des HLA-B27 danach nicht als Kriterium für einen Morbus Bechterew gilt, obwohl dieser Marker im klinischen Alltag seine Bedeutung nicht verloren hat (s. Abschn. 7).

Das mittlere Manifestationsalter war in unserer Untersuchung (57) bei Männern etwas höher (23,5 Jahre) als bei Frauen (23 Jahre), wobei Frauen das niedrigste Manifestationsalter hatten (10 bzw. 15 Jahre). Das mittlere Alter der Crohn-Patienten ohne Morbus Bechterew betrug 33,5 ± 22,6 (2SD) Jahre, das der Patienten mit Morbus Bechterew 32,3 ± 18,7 (2SD) Jahre. Das mittlere Manifestationsalter für den Morbus Crohn war in der ersten Gruppe 26,2 ± 24,8 (2SD) Jahre und in der zweiten Gruppe 25,2 ± 14,6 (2SD) Jahre.

Einige der Befunde unserer 18 Patienten mit Morbus Bechterew aus dem Gesamtkollektiv von 231 Crohn-Patienten boten gegenüber dem Erscheinungsbild bei Bechterew-Patienten ohne Morbus Crohn Besonderheiten. Bei unseren Patienten mit Morbus Bechterew überwiegen Frauen gegenüber Männern im Verhältnis 1 : 0,8, während in Studien von Bechterew-Patienten ohne Morbus Crohn (43,71) die Männer etwa im Verhältnis 5 : 1 überwiegen.

Darüber hinaus fanden sich auch bei Frauen deutliche Wirbelsäulenveränderungen in Form von Syndesmophyten oder dem Bild eines Bambusstabes, wie es für Frauen eher ungewöhnlich ist (Tabelle 9). Die genannten Unterschiede im Erscheinungsbild des Morbus Bechterew in Abhängigkeit davon, ob die Patienten außerdem an einem Morbus Crohn leiden, sprechen für die Ansicht einiger Autoren (16,18,41,68), daß dem Morbus Bechterew eine heterogene Ätiopathogenese zugrundeliegt.

4 Zeitlicher Zusammenhang zwischen Krankheitsaktivität des Morbus Crohn und Auftreten von Spondarthritiden

Die meisten Autoren fanden eine Assoziation von Aktivität der Darmerkrankung und Gelenkbeschwerden. Bei 20 (59%) von 34 unserer Patienten mit peripheren Arthritiden (49) gingen die akuten Gelenkbeschwerden mit einem erhöhten Aktivitätsindex nach Best (6) einher (Tabelle 10). Vergleicht man den Zeitpunkt der ersten Gelenkbeschwerden mit dem der Erstdiagnose des Morbus Crohn, so zeigt sich, daß bei 28 Patienten (82%) die Gelenkbeschwerden gleichzeitig oder nach der Diagnose des Morbus Crohn auftraten; bei 6 Patienten (18%) traten Gelenkbeschwerden bereits mehr als 1 Jahr vor der Diagnose des Morbus Crohn auf (Tabelle 10). Das entspricht den Angaben von Palumbo et al. (51) und Soren (62) für den Morbus Crohn und von Ferguson (24), McEwen (38) und Wright und Watkinson (74) für die Colitis ulcerosa. Die Schwere der Sakroiliitis und des Morbus Bechterew waren unabhängig von der Aktivität des Morbus Crohn.

5 Manifestation von Spondarthritiden in Assoziation zum Befallsmuster des Morbus Crohn

Das Befallsmuster für den Morbus Crohn war bei Patienten mit und ohne Spondarthritiden gleich. Eine signifikante Häufung bestimmter Spondarthritiden bei den verschiedenen Darmmanifestationen (Ileitis, Kolitis und Ileokolitis) ließ sich nicht

Tabelle 9. Klinische und radiologische Befunde bei 18 Crohn-Patienten mit Morbus Bechterew (Modifiziert nach (5))

Alter bei Manifestation M.Bechterew/ M.Crohn	Geschlecht	Röntgenbefunde Iliosakral-gelenke Graduierung rechts	links	Röntgenbefunde Wirbelsäule	Klinische Zeichen[a] des M.Bechterew
16/19	m	IV	IV	Syndesmophyten	1,2
34/41	w	III	III	Syndesmophyten	1,2
27/29	w	III	III	Syndesmophyten	1,2
21/28	m	IV	III		2
27/32	w	III	III	Syndesmophyten	1,2
25/20	m	IV	IV	Bambusstab	1-3
15/23	w	III	III	Bambusstab	1,2
21/21	m	III	III	Syndesmophyten	1,2
21/22	w	III	III	Syndesmophyten	1,2
29/35	w	III	III	Spondylarthritis	2
24/24	m	IV	III	Spondylarthritis	2
19/19	w	III	IV		2
10/10	w	III	III	Spondylarthritis/ Syndesmophyten	1,2
34/31	m	IV	IV	Syndesmophyten	1,2
30/30	m	IV	IV	Bambusstab	1-3
17/19	m	III	III		2
26/29	w	III	III	Syndesmophyten	1,2
22/21	w	III	III		2

[a] Entsprechend den New York Kriterien (5).

Tabelle 10. Zeitlicher Verlauf von Morbus Crohn und Arthritiden (Nach (49))

Manifestation der Erkrankungen	Arthritis assoziiert mit Exazerbation[a] des M. Crohn		Arthritis unabhängig von Exazerbation[a] des M. Crohn		Gesamtzahl
	Ein Schub	Wiederholte Schübe	Ein Schub	Wiederholte Schübe	
M.Crohn nach Arthritis	0	1	4	1	6
M.Crohn vor Arthritis	6	6	4	3	19
M.Crohn und Arthritis gemeinsam	4	3	0	2	9

[a] Aktivitätsindex nach Best >150 Punkte.

Tabelle 11. Spondarthritiden in Abhängigkeit vom Befallsmuster des Morbus Crohn (Nach (49) modifiziert)

	Gesamtzahl	Ileitis		Kolitis		Ileokolitis	
	n	n	[%]	n	[%]	n	[%]
Ohne Spondarthritiden	94	13	14	24	26	57	61
Mit Spondarthritiden	73	8	11[a]	22	30[b]	43	59[c]
Davon:							
Arthritis	23	3	13	6	26	14	61
Sakroiliitis	24	3	13	9	38	12	50
Morbus Bechterew	15	1	7	5	33	9	60
Sakroiliitis mit Arthritis	11	1	9	2	18	8	73

a vs. b : $\chi^2 = 7$; $p < 8 \cdot 10^{-3}$.
a vs. c : $\chi^2 = 34$; $p < 7 \cdot 10^{-7}$.
b vs. c : $\chi^2 = 11$; $p < 9 \cdot 10^{-4}$.

nachweisen (Tabelle 11). Allerdings treten Spondarthritiden häufiger bei Morbus Crohn mit Kolonbeteiligung auf; daher die Bezeichnung "colitic arthritis" von Greenstein et al. (28) und Farmer et al. (23).

6 Assoziation anderer extraintestinaler Komplikationen des Morbus Crohn zu bestimmten Spondarthritiden

Ein gehäuftes Auftreten von anderen extraintestinalen Komplikationen bei Crohn-assoziierter Arthritis wurde von Greenstein et al. (28) und Palumbo et al. (51) beschrieben. Wie aus Tabelle 12 hervorgeht, fanden sich auch bei unseren Patienten mit Arthritis häufig andere extraintestinale Manifestationen, wobei ein Erythema nodosum mit 39% und Perianalfisteln mit 43% signifikant häufiger beobachtet wurden als in der Gruppe ohne Spondarthritiden. Iritis, Urethritis, Pyoderma gangraenosum und innere oder kutane Fisteln fanden sich ebenfalls häufiger in der Arthritisgruppe.

7 HLA-Assoziationen von Spondarthritiden bei Morbus Crohn

Der Morbus Bechterew bei Patienten mit Crohn-Erkrankung ist nur bei etwa 60% mit dem HLA-B27 (18,34,37,44,59,72) assoziiert, deutlich niedriger als bei Patienten mit Morbus Bechterew ohne Morbus Crohn, die in etwa 90 - 95% HLA-B27 positiv sind (66). Eine einleuchtende Erklärung für dieses Phänomen liegt bis heute nicht vor.

Tabelle 12. Assoziation anderer extraintestinaler Komplikationen mit Spondarthritiden bei Morbus Crohn (Nach (49) modifiziert.)

	Arthritis[a] (n=23)		Sacro-iliitis (n=24)		Sacro-iliitis/Arthritis (n=11)		M.Bechterew (n=15)		M.Crohn[b] ohne Spondarthritiden (n=94)	
	n	[%]	n	[%]	n	[%]	n	[%]	n	[%]
Erythema[1] nodosum	9	39	1	4	2	18	2	13	6	6
Iritis	1	4	1	4	1	9	1	7	0	
Konjunktivitis	1	4	3	13	3	27	1	7	8	9
Urethritis	3	13	1	4	1	9	1	7	3	3
Pyoderma gangraenosum	1	4	0		0		0		0	
Analfisteln[2]	10	43	7	30	1	9	5	33	16	17
Innere und cutane Fisteln	8	35	5	22	2	11	4	27	15	16

1) a vs. b $\chi^2 = 14{,}9$; $p < 0{,}001$.

2) a vs. b $\chi^2 = 6$; $p < 0{,}02$.

Die übrigen Daten waren ohne signifikante Unterschiede.

Untersuchungen zur HLA-Assoziation anderer Crohn-assoziierter seronegativer Spondarthritiden sind spärlich. Nur einmal wurde eine statistisch signifikante HLA-Assoziation zwischen peripheren Arthritiden und HLA-B17 beschrieben (44), konnte von uns und anderen Untersuchern allerdings nicht bestätigt werden (56).

Ebensowenig ließ sich bei den anderen Crohn-assoziierten Spondarthritiden eine HLA-Assoziation zeigen. Erwartungsgemäß fand sich HLA-B27 hochsignifikant gehäuft bei unseren Crohn-Patienten mit Morbus Bechterew gegenüber solchen ohne Morbus Bechterew und 300 gesunden Kontrollen (Tabelle 13) (57). Der Nachweis in 72,2% der Fälle liegt allerdings etwas höher als aus den gepoolten Daten (58,8%) anderer Fallkontrollstudien (15,18,34,37) hervorgeht.

Darüber hinaus war die Frequenz von HLA-Cw2 (50%) bei Patienten mit Morbus Crohn und Morbus Bechterew gegenüber Crohn-Patienten ohne Gelenkerkrankungen signifikant erhöht, was auf das bekannte positive Kopplungsungleichgewicht zwischen HLA-B27 und HLA-Cw2 zurückzuführen ist. Auch HLA-Cw1, für das ebenfalls ein positives Kopplungsungleichgewicht mit HLA-B27 bekannt ist, war gegenüber den anderen Gruppen mit 22% deutlich, aber statistisch nicht signifikant erhöht. Auffallend war weiterhin eine deutliche Frequenzerhöhung für HLA-B44 (55,5%), obwohl auch diese Abweichung im Vergleich zu den anderen Gruppen keine statistische Signifikanz erreicht.

Wie bereits erwähnt, vermuten verschiedene Autoren (16,18,41,68) eine heterogene Ätiopathogenese des Morbus Bechterew und, insbesondere bei Patienten mit Morbus Crohn, weitere, HLA-B27-unabhängige genetische Marker. Im Hinblick auf

Tabelle 13. Frequenzen einzelner HLA-Antigene bei Morbus Crohn-Patienten mit Morbus Bechterew (Nach (57))

	Kontrollen (n=300)		MC ohne MB[a] (n=213)		MC mit MB[b] (n=18)		χ^2	Pc
HLA	n	[%]	n	[%]	n	[%]	(a vs. b)	
B7	73	24,3	56	26,3	2	11,0		
B18	23	7,7	13	6,1	1	5,5		
B27	30	10,0	11	5,2	13	72,2	73,1	$<10^{-8}$
B35	60	20,0	25	11,7	1	5,5		
B44 (12)	72	24,0	60	28,2	10	55,5	4,7	n.s.
B45 (12)	3	1,0	5	2,3	1	5,5		
B51 (5)	39	13,0	29	13,6	2	11,0		
Bw53	4	1,3	2	0,9	0			
Bw55 (w22)	5	1,7	3	1,4	0			
Bw56 (w22)	6	2,0	1	0,5	0			
Bw60 (40)	33	11,0	21	9,9	1	5,5		
Bw61 (40)	13	4,3	6	2,9	0			
Bw62 (15)	44	14,7	29	13,6	1	5,5		
Bw63 (15)	0		2	0,9	0			
Cw1	16	5,3	16	7,5	4	22,0	2,9	n.s.
Cw2	45	15,0	15	7,0	9	50,0	28,4	$<10^{-8}$
(B12)	75	25,0	65	30,5	11	61,1	5,7	n.s.

die postulierte Heterogenität in der Entwicklung des Morbus Bechterew ist es bemerkenswert, daß in unserer Studie (57) alle Patienten, die den Morbus Bechterew zuerst entwickelten, HLA-B27-positiv waren, wohingegen von den 9 Patienten, die einen Morbus Crohn zuerst oder zur gleichen Zeit wie den Morbus Bechterew entwickelten, nur 4 das Merkmal HLA-B27 besaßen. Von diesen 4 Patienten entwickelte nur einer ganz sicher den Morbus Crohn vor dem Morbus Bechterew (5 Jahre); bei zwei anderen betrug der zeitliche Unterschied im Auftreten beider Erkrankungen nur 1 Jahr, der vierte entwickelte beide Krankheiten gleichzeitig. Von den verbleibenden 5 HLA-B27-negativen Patienten entwickelten 4 beide Erkrankungen zum gleichen Zeitpunkt, einer den Morbus Crohn vor dem Morbus Bechterew. Informationen über die Manifestation der beiden Erkrankungen werden gewöhnlich retrospektiv durch Befragung der Patienten gewonnen. Es ist durchaus denkbar, daß einige Patienten den Manifestationszeitpunkt der einen oder der anderen Erkrankung nicht mehr genau in Erinnerung haben oder die häufig anfänglich sehr diskreten Symptome beider Erkrankungen nicht entsprechend eingeschätzt haben. Deshalb sollte man in der Interpretation der zeitlichen Reihenfolge beider Erkrankungen zurückhaltend sein. Unsere Untersuchungsergebnisse werden aber indirekt durch eine Multicenterstudie (18) bestätigt, in der alle Patienten, die zuerst einen Morbus Crohn entwickelten, HLA-B27-negativ waren. Zugunsten einer heterogenen Ätiopathogenese des Morbus Bechterew können auch Ergebnisse einer anderen Arbeitsgruppe gewertet werden, die bei HLA-B27-negativen Bechterew-Patienten ohne chronisch-entzündliche Darmerkrankung eine erhöhte Frequenz der mit HLA-B35 kreuzreagierenden Antigene (CREG) HLA-B18, -B51, -Bw53, -Bw62 fanden, wobei das HLA-Bw62 statistisch signifikant gehäuft vorkam (71). Für HLA-B27-negative Bechterew-Patienten mit Morbus Crohn in unserer Studie konnten diese Ergebnisse nicht bestätigt werden. Immerhin besaßen aber von den 5 in unserer Studie (57) untersuchten HLA-B27-negativen Bechterew/Crohn-Patienten 2 das Merkmal HLA-B51 und ein weiterer Patient das HLA-Bw62. Von McLain et al. (40) wurden mit HLA-B27 kreuzreagierende Antigene (HLA-B7, -Bw22, -B40, -Bw42) mit der Entwicklung der Bechterewschen Krankheit bei HLA-B27-negativen Patienten in Verbindung gebracht. Zwei dieser Merkmale (HLA-B7, -Bw60 als Splitprodukt von -B40) kamen bei einem der hier untersuchten HLA-B27-negativen Bechterew/Crohn-Patienten vor. Diese Befunde sind bemerkenswert, für eine sinnvolle Interpretation wegen der hohen Normalfrequenz der gesamten Merkmale allerdings unzureichend. Woodrow et al. (73) führten eine Familienstudie bei HLA-B27-positiven Bechterew-Patienten und deren erstgradig Verwandten durch. Sie fanden den Morbus Bechterew deutlich häufiger bei männlichen HLA-B27-positiven Verwandten ersten Grades als bei den entsprechenden HLA-B27-positiven weiblichen und ebenfalls häufiger als bei HLA-B27-positiven gesunden Kontrollen. Aufgrund ihrer Ergebnisse schließen auch diese Autoren auf eine heterogene Entwicklung des Morbus Bechterew und propagieren weitere Suszeptibilitätsgene für die Entwicklung dieser Erkrankung. Da Männer häufiger an M. Bechterew erkranken, wäre die Mitwirkung eines X-chromosomal lokalisierten Gens naheliegend. Ein solches Gen könnte allerdings nur eines unter mehreren Suszeptibilitätsgenen sein, da auch Söhne von HLA-B27-positiven männlichen Patienten mit M. Bechterew diese Krankheit bekommen, und Töchter, wenn auch viel seltener, erkranken können.

In unserer Studie (57) fanden wir ein zweites HLA-Antigen, welches eine Bedeutung in der Entwicklung beider Erkrankungen haben könnte. Das Merkmal HLA-B44 wurde bei 55,5% der 18 Patienten mit beiden Erkrankungen gefunden, im Vergleich zu nur 28,2% bei Crohn-Patienten ohne Morbus Bechterew und 24% bei den 300 gesunden Kontrollpersonen (Tabelle 13). Darüber hinaus wurde die phänotypische Kombination HLA-B27, B44 in 44,4% der Patienten mit beiden Erkrankungen beobachtet, gegenüber 0,5% bei den übrigen Crohn-Patienten, 1% bei den Kontrollen und 6,5% bei Bechterew-Patienten ohne Morbus Crohn (Tabelle 14). Die einzige Patientin unter den 213 Crohn-Patienten ohne "klassischen Morbus Bechterew" mit dieser HLA-Kombination hatte jedoch eine beidseitige Sakroiliitis Grad II und ein klinisches Zeichen des Morbus Bechterew entsprechend den New-York-Kriterien (5). Unter den 18 Crohn-Patienten mit Morbus Bechterew fand sich noch eine Patientin mit der HLA-Kombination B27, B45. HLA-B44 und -B45 sind eng verwandt und gehören zu der früher bestimmten supertypischen Spezifität HLA-B12. An einer Assoziation des Morbus Bechterew mit HLA-B27 besteht kein Zweifel. Eine zweifelsfreie HLA-Assoziation des Morbus Crohn konnte jedoch bisher nicht nachgewiesen werden, auch wenn einige Autoren (7,61) das Gegenteil behaupten. Die Einwände dagegen werden von uns an anderer Stelle diskutiert (54). Allerdings fanden auch wir eine signifikante Frequenzerhöhung von HLA-B44 bei 96 Crohn-Patienten (55), womit

Tabelle 14. Häufigkeit von HLA-B27 und/oder HLA-B44 bei gesunden Kontrollen und Patienten mit Morbus Crohn und/oder Morbus Bechterew (Nach (57))

		HLA-B27		HLA-B44		HLA-B27, 44	
	n	n	[%]	n	[%]	n	[%]
Kontrollen	300	30	10,0	72	24,0	3	1,0[a]
M.Crohn ohne M.Bechterew	213	11	5,2	60	28,2	1	0,5[b]
M.Crohn mit M.Bechterew	18	13	72,2	10	55,5	8	44,4[abc]
M.Bechterew[d] ohne M.Crohn	153	123	80,4	13	8,5	10	6,5[c]

a : $\chi^2 = 83{,}4$; $p < 9 \times 10^{-7}$.
b : $\chi^2 = 74{,}4$; $p < 7 \times 10^{-7}$.
c : $\chi^2 = 20{,}7$; $p < 6 \times 10^{-6}$.
d 117 Patienten aus der Literatur (43,64,71) sowie 36 Patienten aus der Düsseldorfer Rheumaambulanz.

unsere Einwände gegen den Studienaufbau von Smolen et al. (61) etwas relativiert werden, denn diese fanden bereits früher eine signifikante Häufung des HLA-B12, einer supertypischen Spezifität von HLA-B44.

Deshalb stellt sich die Frage, ob die erhöhte Frequenz von HLA-B44 bei Crohn-Patienten mit Morbus Bechterew nur auf den Morbus Crohn zu beziehen ist und ob die Entwicklung des Morbus Bechterew unabhängig davon ist. Eine Assoziation des Morbus Bechterew mit dem HLA-B44 ist bisher nicht bekannt. Im Vergleich von Crohn-Patienten mit oder ohne Morbus Bechterew war die Frequenz dieses HLA-Antigens in der ersten Gruppe bemerkenswert, aber nicht statistisch signifikant erhöht ($\chi^2 = 4{,}7$; $p_c > 0{,}05$). Wir schließen daraus, daß HLA-B44 - neben HLA-B27 - ein nützlicher Marker für das gemeinsame Auftreten von Morbus Crohn und Morbus Bechterew ist. Unsere Daten wurden mit Angaben aus der Literatur (43,64,71) und Daten von 36 Patienten aus unserer Klinik mit Morbus Bechterew ohne Morbus Crohn verglichen (Tabelle 14). Diese Daten umfassen 153 Bechterew-Patienten, von denen 10 (6,5%) die HLA-Kombination -B27, -B44 aufwiesen. Die Frequenz dieser HLA-Kombination war in der Gruppe der 153 Bechterew-Patienten ohne Morbus Crohn hochsignifikant niedriger ($\chi^2 = 20{,}7$; $p < 6 \cdot 10^{-6}$) als bei den 18 Bechterew-Patienten ohne Morbus Crohn in unserer Studie (57). Die Häufigkeit des HLA-B27 (80,4%) allein war bei den 153 Bechterew-Patienten niedriger als gepoolte Daten anderer Studien, bewegt sich aber größenordnungsmäßig noch im Rahmen der Einzelergebnisse der verschiedenen Studien. Wir schließen aus dem zeitlichen Verlauf in der Entwicklung eines Morbus Crohn bzw. eines Morbus Bechterew bei unseren HLA-B27, B44-positiven Patienten (Subtyp von HLA-B12), daß HLA-B44-positive Bechterew-Patienten eher ein erhöhtes Risiko haben, einen Morbus Crohn zu entwickeln als umgekehrt. Wir kommen auch zu diesem Schluß, weil die Kombination B27, B44 bei Morbus Bechterew ohne Morbus Crohn selten, diese aber bei Morbus Bechterew mit Morbus Crohn deutlich erhöht ist.

8 Hypothesen zur Assoziation von Morbus Bechterew und Morbus Crohn

Als Ursache einer Heterogenität in der Ätiopathogenese des Morbus Bechterew sind nicht nur weitere Suszeptibilitätsgene zu erwägen, sondern auch eine genetische bzw. antigenetische Heterogenität von HLA-B27 selbst. Mit serologischen und zellulären Methoden wurden unterschiedliche Subtypen von HLA-B27 beschrieben (8,29,65). Eine Häufung verschiedener Subtypen konnte zwar in unterschiedlichen ethnischen Gruppen festgestellt werden, aber eine Assoziation zu bestimmten Erkrankungen ließ sich nicht zeigen. Neuere Studien mit HLA-B-Genort-spezifischen DNA-Sonden (30,50) konnten die Existenz unterschiedlicher HLA-B27-Gene bestätigen. Darüber hinaus konnten für HLA-B27, -B18 und -B44 teilweise übereinstimmende Restriktionsfragmentlängenpolymorphismen (RFLP) nachgewiesen werden. Das könnte bedeuten, daß diese HLA-Antigene auf der DNA-Ebene teilweise identisch sind. Möglicherweise ist hier eine Erklärung für die gehäufte Assoziation des Morbus Bechterew mit dem Morbus Crohn zu suchen.

Ein weiterer indirekter Hinweis auf die propagierte Heterogenität des Morbus Bechterew ergibt sich aus den Untersuchungen von Geczy und Mitarbeitern (52,53, 60). Sie konnten gemeinsame antigene Determinanten von Darmkeimen (Klebsiellen, E.coli, Shigellen, Salmonellen, Staphylokokken, Streptokokken, Clostridien) und von Lymphozyten sowie anderen Zellen HLA-B27-positiver Bechterew-Patienten nachweisen. Ferner waren Antiseren gegen bestimmte Stämme der o.g. Darmbakterien in der Lage, periphere Lymphozyten von 52 HLA-B27-positiven Bechterew-Patienten zu lysieren (39). Eine Lyse von peripheren Lymphozyten bei 50 gesunden HLA-B27-positiven Kontrollen wurde hingegen nur einmal beobachtet. Die Ursache für die Kreuzreaktivität liegt wahrscheinlich in der Anlagerung eines von bestimmten Bakterienstämmen gebildeten "modifizierenden Faktors" an das HLA-B27-Antigen auf der Zelloberfläche HLA-B27-positiver Bechterew-Patienten (26,67). Auf diese Weise entsteht ein Neoantigen, das zur Induktion autoreaktiver Lymphozyten und im Rahmen eines Autoimmunprozesses zur krankheitsspezifischen Gewebsdestruktion führt. Möglicherweise handelt es sich bei den an Morbus Bechterew erkrankten Personen um eine HLA-B27-Variante, die nicht in der Lage ist, den sog. "modifizierenden Faktor" zahlreicher Bakterien in adäquater Weise zu binden, in das Zellinnere zu transportieren und auf diese Weise eine funktionsgerechte Immunantwort zu induzieren (70). Diese äußerst attraktive Hypothese sollte weiter verfolgt werden. Das gehäufte Auftreten des Morbus Crohn bei Bechterew-Patienten ließe sich durch die inadäquate Immunelimination zahlreicher Darmbakterien durch den oben diskutierten Mechanismus einleuchtend erklären. Der chronisch-entzündliche Darmprozeß wäre ein Spiegelbild dieser Immundeviation.

9 Zusammenfassung

Spondarthritiden sind mit 42% eine häufige extraintestinale Komplikation des Morbus Crohn. Periphere Arthritiden gehen häufig (59%) mit Aktivitätsschüben des Morbus Crohn einher, wohingegen die isolierte Sakroiliitis und der Morbus Bechterew klinisch einen vom Morbus Crohn unabhängigen Verlauf zeigen. Während die peripheren Arthritiden zum allergrößten Teil nicht destruktiv sind, finden sich bei der Sakroiliitis und dem Morbus Bechterew eher fortschreitende destruierende Veränderungen. Im Gegensatz zur Sakroiliitis und zum Morbus Bechterew finden sich bei Crohn-Patienten mit peripheren Arthritiden auch gehäuft andere extraintestinale Manifestationen, insbesondere ein Erythema nodosum und Analfisteln. Die isolierte Sakroiliitis ist klinisch häufig stumm und läßt sich nur röntgenologisch nachweisen. Das Gesamtbild des Morbus Bechterew bei Crohn-Patienten zeigt deutliche Unterschiede zu dem bei Patienten ohne Morbus Crohn. Auch in einer umfangreichen konsekutiven Studie ließen sich besondere HLA-Assoziationen der peripheren Arthritiden und der Sakroiliitis bei Crohn-Patienten nicht nachweisen. Crohn-Patienten mit Morbus Bechterew zeigen die bekannte Häufung von HLA-B27. Bechterew-Patienten, die ein HLA-B44 aufweisen, haben ein erhöhtes Risiko, zusätzlich einen Morbus Crohn zu entwickeln. Neuere Daten aus der Literatur über Untersuchungen mit DNA-Sonden sprechen für eine genetische Verwandtschaft von HLA-B27 und HLA-B44. Dies könnte eine der Ursachen für das gehäufte gemeinsame Auftreten von Morbus Bechterew und Morbus Crohn sein. Eine andere attraktive Hypothese beruht auf dem Nachweis kreuzreagierender Strukturen zahlreicher Enterobakterien und peripherer Lymphozyten von HLA-B27-positiven Bechterew-Patienten. Mikroorganismen sind als Ursachen des Morbus Crohn immer wieder diskutiert worden. Möglicherweise lassen sich auch bei Crohn-Patienten Kreuzreaktionen zwischen pathogenen Mikroorganismen und Oberflächenantigenen von Enterozyten nachweisen. Um die genetischen Hintergründe sowohl des Morbus Bechterew als auch des Morbus Crohn weiter aufzuklären, erscheint es sinnvoll, einerseits die das HLA-B27 und HLA-B44 determinierenden Gene mit DNA-Sonden in größeren Kollektiven zu untersuchen und andererseits zu überprüfen, ob Oberflächenantigene von Lymphozyten und eventuell Enterozyten HLA-B44-positiver Crohn-Patienten Kreuzreaktionen mit bestimmten im Darm vorkommenden Mikroorganismen zeigen.

Literatur

1. Acheson ED (1960) An association between ulcerative colitis and regional enteritis and ankylosing spondylitis. Q J Med 116;489-499
2. Ansell BM, Wighley RAD (1964) Arthritic manifestations in regional enteritis. Ann Rheum Dis 23:64-72
3. Arvanitakis C, Manier WJ (1973) Crohn's disease: clinical study of 75 patients. Am J Gastroenterol 59:532-540

4. Bennett PH, Burch TA (1968) The epidemiological diagnosis of ankylosing spondylitis. In: Bennett PH, Wood PHN (eds) Population studies of the rheumatic diseases. Excerpta Medica, Amsterdam, pp 305-313
5. Bennett PH, Wood PHN (1968) Recommendations. In: Bennett PH, Wood PHN (eds) Population studies of the rheumatic diseases. Excerpta Medica, Amsterdam, pp 456-457
6. Best WR, Becktel JM, Singleton JW (1979) Rederived values of the eight coefficients of the Crohn's Diseases Activity Index (CDAI). Gastroenterology 77:843-846
7. Biemond I, Burnham WR, D'Amaro J, Langman MJS (1986) HLA-A and -B antigens in inflammatory bowel disease. Gut 27:934-941
8. Breur-Vriesendorp, Huis B, Dekker AJ, Breuning MH, Iványi P (1985) Subtypes of antigen HLA-B27 (B27W and B27K) defined by cytotoxic T lymphocytes: Identification of a third subtype (B27C) prevalent in oriental population. In: Ziff M, Cohen SB (eds) Advances in Inflammation Research. Raven Press, New York, pp 55-65
9. Burbige EJ, Huang SS, Bayless TM (1975) Clinical manifestations of Crohn's disease in children and adolescents. Pediatrics 55:866-871
10. Clark RL, Dixon CF (1939) Regional enteritis. Surgery 5:277-304
11. Clark RL, Muhletaler CA, Margulies SI (1971) Colitic Arthritis. Clinical and radiographic manifestations. Radiology 101:585-594
12. Cornes JS, Stecher M (1961) Primary Crohn's disease of the colon and rectum. Gut 2:189-201
13. Crohn BB, Yarnis H (1958) Regional ileitis, 2nd edn. Grune & Stratton, New York
14. Daffner JE, Brown CH (1958) Regional enteritis: clinical aspects and diagnosis in 100 patients. Ann Intern Med 49:580-594
15. Davis P, Thomson ABR, Lentle BC (1978) Quantitative sakroiliac scintigraphy in patients with Crohn's disease. Arthritis Rheum 21:234-237
16. De Bruyère M, De Deuxchaisnes ChN (1976) Segregation of HL-A27 and ankylosing spondylitis in an informative kindred. Tissue Antigens 7:15-22
17. De Deuxchaisnes NC, Huaux JP, Fiasse P, De Bruyère M (1974) Ankylosing spondylitis, sakroiliitis, regional enteritis and HL-A 27. Lancet I:1238-1239
18. Dekker-Saeys BJ, Meuwissen SGM, Van den Berg-Loonen EM, De Haas WHD, Meijers KAF, Tytgat GNJ (1978) III. Clinical characteristics and results of histocompatibility typing (HLA B27) in 50 patients with both ankylosing spondylitis and inflammatory bowel disease. Ann Rheum Dis 37:36-41
19. Dekker-Saeys BJ, Meuwissen GM, Van den Berg-Loonen EM, De Haas WHD, Adenant D, Tytgat GM (1978) Prevalence of peripheral arthritis,sakroiliitis, and ankylosing spondylitis in patients suffering from inflammatory bowel disease. Ann Rheum Dis 37:33-35
20. Delpre G, Kadish U, Gazit E, Joshua H, Zamir R (1980) HLA antigens in ulcerative colitis and Crohn's disease in Israel. Gastroenterology 78:1452-1457
21. Donaldson LB (1978) Crohn's disease: "Its gynecologic aspect". Am J Obstet Gynecol 131:196-202
22. Dubois RS, Rothschild J, Silverman A, Sabra A (1978) The varied manifestations of Crohn's disease in children and adolescents. Am J Gastroenterol 69:208-211
23. Farmer RG, Hawk WA, Turnbull RB (1975) Clinical patterns in Crohn's disease: a statistical study of 615 cases. Gastroenterology 68:627-635
24. Ferguson RH (1979) Enteropathic arthritis. In: McCarthy DJ (ed) Arthritis and allied conditions. Lea & Febiger, Philadelphia 9:656-662
25. Fiasse R, De Bruyère M, Latinne D, Liénard JC, Willcox R, Dive Ch (1984) Etude des antigènes HLA dans la maladie de Crohn. Acta Gastroenterol Belg 47:137-138

26. Geczy AF, Van Leeuwen A, Van Rood J, Ivnyi P, Breur BS, Cats A (1986) Blind confirmation in Leiden of Geczy factor on the cells of Dutch patients with ankylosing spondylitis. Hum Immunol 17:239-245
27. Gjone E, Myren J, Orning OM (1966) Crohn's disease in Norway - clinical features. Scand J Gastroenterol 1:101-105
28. Greenstein AJ, Janowitz HD, Sachar DB (1976) The extra-intestinal complications of Crohn's disease and ulcerative colitis: a study of 700 patients. Medicine 55:401-412
29. Grumet FC, Calin A, Engleman EG, Fish L, Foung SKH (1985) Studies of HLA-B27 using monoclonal antibodies: ethnic - and disease-associated variants. In: Ziff M, Cohn SB (eds) Advances in inflammation research. Raven Press, New York, pp 41-53
30. Grumet FC, Fish L, Moossazadeh J, Ness D, Duceman BW (1983) An HLA-B locus probe clarifies endonuclease polymorphism of major histocompatibility complex class I genes. Mol Biol Med 1:501-509
31. Hammer B, Ashurst P, Naish J (1986) Diseases associated with ulcerative colitis and Crohn's disease. Gut 9:17-21
32. Haslock I, Wright V (1973) The musculo-skeletal complications of Crohn's disease. Medicine 52:217-225
33. Hyla JF, Franck WA, Davis JS (1976) Lack of association of HLA-B27 with radiographic sacroiliitis in inflammatory bowel disease. J Rheumatol 3:196-200
34. Jacoby RK, Jayson MIV (1974) HL-A 27 in Crohn's disease. Ann Rheum Dis 33:422-424
35. Lindsley CB, Schaller JG (1974) Arthritis associated with inflammatory bowel disease in children. J Pediatr 84:16-20
36. Malchow H, Ewe K, Brandes JW, Goebell H, Ehms H, Sommer H, Jesdinsky H (1984) European Cooperative Crohn's Disease Study (ECCDS): results of drug treatment. Gastroenterology 86:249-266
37. Mallas EG, Mackintosh P, Asquith P, Cooke WT (1976) Histocompatibility antigens in inflammatory bowel disease. Their clinical significance and their association with arthropathy with special reference to HLA-B27 (W27). Gut 17:906-910
38. McEwen C (1968) Arthritis accompanying ulcerative colitis. CLin Orthop 57:9-17
39. McGuigan LE, Prendergast JK, Geczy AF, Edmonds JP, Bashir HV (1986) Significance of non-pathogenic cross reactive bowel flora in patients with ankylosing spondylitis. Ann Rheum Dis 45:566-571
40. McLain DA, Luehrmann LK, Rodey GE, Schwartz BD (1980) Detection of patients at risk for spondylarthropathy with an antibody to an HLA public antigen determinant. Clin Res 28:142 A
41. Moll JMH (1985) Inflammatory bowel disease. CLin Rheum Dis 11:87-111
42. Moll JMH, Haslock I, Macrae IF, Wright V (1974) Associations between ankylosing spondylitis, psoriatic arthritis, Reiter's disease, the intestinal arthropathies, and Behçet syndrome. Medicine 53:343-364
43. Moller P, Berg K (1983) Family studies in Bechterew's syndrome (ankylosing spondylitis) III. Genetics. Clin Genet 24:73-89
44. Monconduit M, Cavelier B, Deshayes P, Hecketsweiler P, Colin R, Geffroy Y, Houdent C, Ropartz C (1977) Rheumatic symptoms in Crohn's disease and the HLA system. Biomédicine 27:41-42
45. Morlock G, Bataille R, Blothman F, Baumelou H, Sany J, Simon L, Serre H (1976) Manifestations rheumatismales des colonentéropathies. Rev Rhum Mal Osteoartic 43:669-677
46. Mörl M, Zöberlein HG, Classen M (1978) Morbus Crohn. Verlauf und Prognose bei 169 Kranken. Dtsch Med Wochenschr 103:1325-1329

47. Morris RJ, Metzger AL, Bluestone R, Terasaki PL (1974) HL-A-W27 - A useful discriminator in the arthropathies of inflammatory bowel disease. N Engl J Med 290:1117-1119
48. Mueller ChE, Seeger JF, Martel W (1974) Ankylosing spondylitis and regional enteritis. Radiology 112:579-581
49. Münch H, Purrmann J, Reis HE et al. (1986) Clinical features of inflammatory joint and spine manifestations in Crohn's disease. Hepatogastroenterology 33:123-127
50. Ness DB, Grumet FC (1987) New polymorphisms of HLA-B27 and other antigens detected by RFLP using a locus-specific probe. Hum Immunol 18:65-73
51. Palumbo PJ, Ward LE, Sauer WG, Scudamore HH (1973) Musculoskeletal manifestations of inflammatory bowel disease. Ulcerative and granulomatous colitis and ulcerative proctitis. Mayo Clin Proc 48:411-416
52. Prendergast JK, McGuigan LE, Geczy AF, Kwong TSL, Edmonds JP (1984) Persistence of HLA-B27 cross-reactive bacteria in bowel flora of patients with ankylosing spondylitis. Infect Immun 46:686-689
53. Prendergast JK, Sullivan JS, Geczy AF, Upfold LI, Edmonds JP, Bashir HV, Reiss-Levy E (1983) Possible role of enteric organisms in the pathogenesis of ankylosing spondylitis and other seronegative arthropathies. Infect Immun 41:935-941
54. Purrmann J (1988) Genetic aspects of inflammatory bowel disease. In: Goebell H, Peskar BM, Malchow H Inflammatory Bowesl Diseases - Basic Reserach and Clinical Implications. MTP Press, Lancester New York Den Haag 203-213
55. Purrmann J, Bertrams J, Cleveland S, Gemsa R, Berges W, Strohmeyer G (1988) Association of Crohn's disease with HLA B44, Cw5. Z Gastroenterol 26:658-662
56. Purrmann J, Bertrams J, Münch H, Zeidler H, Juli E, Reis HE, Strohmeyer G (1987) HLA-Assoziation seronegativer Spondarthritiden bei Patienten mit Morbus Crohn. Med Klin 82:560-563
57. Purrmann J, Bertrams J (1988) Increased frequency of HLA-B27, 44 in patients with Crohn's disease and ankylosing spondylitis. In: Goebell H, Peskar BM, Malchow H (eds) Inflammatory bowel diseases - Basic research and clinical implications. MTP Press, Lancaster New York Den Haag, 434-435
58. Rankin GB, Watts HD, Melnyk CS, Kelly jr ML (1979) National Cooperative Crohn's Disease Study: Extraintestinal manifestations and perianal complications. Gastroenterology 77:914-920
59. Russell AS, Percy JS, Schlaut J, Sartor VE, Goodhart JM, Sherbaniuk RW, Kidd EG (1975) Transplantation antigens in Crohn's disease. Linkage of associated ankylosing spondylitis with HL-Aw27. Dig Dis Sci 20:359-361
60. Seagher K, Bashir HV, Geczy AF, Edmonds JP, De Vere Tyndall A (1979) Evidence for a specific B27 associated cell surface marker on lymphocytes of patients with ankylosing spondylitis. Nature 277:68-70
61. Smolen JS, Gangl A, Polterauer P, Menzel EJ, Mayr WR (1982) HLA antigens in inflammatory bowel disease. Gastroenterology 82:34-38
62. Søren A (1981) Joint Inflammations as complications in intestinal inflammations. Z Rheumatol 40:1-5
63. Søren A (1966) Joint affections in regional ileitis. Arch Intern Med 117:78-83
64. Suarez-Almazor ME, Russell AS, LeClercq S (1986) Ankylosing spondylitis in families with two distinct B27 haplotypes: A selective association. Arthritis Rheum 29:1510-1514
65. Taurog JD, Miyachi Y, Nicklas JA et al. (1985) Studies of HLA-B27 cytolytic T-cell clones and HLA loss mutants of a B27-positive lymphoblastoid cell line. In: Ziff M, Cohen SB (eds) Advances in inflammation research. Raven Press, New York, pp 67-74

66. Tiwari JL, Terasaki PI (1985) Ankylosing spondylitis. In: Tiwari JL, Terasaki PI (eds) HLA and disease associations. Springer, New York Berlin Heidelberg 85-100
67. Upfold LI, Sullivan JS, Geczy A (1986) Biochemical studies on a factor isolated from Klebsiella K43-BTS1 that cross-reacts with cells from HLA-B27 positive patients with ankylosing spondylitis. Hum Immunol 17:224-238
68. Van der Linden JMJP, Cats AJJ, Van Rood JJ, Wuisman JHC (1975) HL-A 27 and ankylosing spondylitis. A family study. Ann Rheum Dis 34 [Suppl. 1]: 53
69. Van Patter WN, Bargen JA, Dockerty MB, Feldman WH, Mayo ChW, Waugh JM (1954) Regional enteritis. Gastroenterology 26:347-447
70. Van Rood JJ (1986) HLA antigens as carrier molecules. Hum Immunol 17:246-249
71. Wagener P, Zeidler H, Eckert G, Deicher H (1984) Increased frequency of HLA-Bw62 and Bw35 CREG antigens in HLA-B27 negative ankylosing spondylitis. Z Rheumatol 43:253-257
72. Woodrow JC, Lewkonia RM, McConnell RB et al. (1978) HLA antigens in inflammatory bowel disease. Tissue Antigens 11:147-152
73. Woodrow JC, Nichol FE, Whitehouse GH (1983) Genetic studies in ankylosing spondylitis. BR J Rheumatol 22 (suppl):12-17
74. Wright V, Watkins G (1966) Articular complications of ulcerative colitis. Am J Proctol 17:107-115

Die Lyme-Borreliose (Eine Übersicht)

N. SATZ und M. KNOBLAUCH[1,2]

Key words: *Lyme-Borreliose - Lyme-Borreliosis - Lyme Disease - tick borne spirochetosis - Erythema-migrans-Krankheit - Borrelia burgdorferi - Ixodes ricinus*

---

1 Medizinische Abteilung, Kreisspital, 8708 Männedorf-Zürich, Switzerland

2 Herrn Professor Dr. med. P. Frick, Direktor, Departement für Innere Medizin, Medizinische Klinik, Universitätsspital Zürich, zu seinem 65. Geburtstag gewidmet.

Ergebnisse der Inneren Medizin und
Kinderheilkunde, Bd. 59

1 Der Erreger

Die Lyme-Borreliose wird durch Borrelia burgdorferi (B. burgdorferi) verursacht. Es handelt sich dabei um eine Spirochäte mit einer unterschiedlichen Anzahl von Windungen. Ihre Länge variiert zwischen 10 und 30 μ. Der Durchmesser beträgt 0,18 - 0,25 μ (Burgdorfer et al. 1982; Barbour et al. 1986). Wie bei allen gramnegativen Bakterien bestehen eine äußere Zellmembran und eine innere zytoplasmatische Membran, die den Protoplasmazylinder umgibt. Die äußere Membran setzt sich aus 46% Proteinen, 51% Lipiden und aus 3% Kohlehydraten zusammen (Coleman et al. 1986). Parallel zur Erregerachse liegen 7 - 11 Flagellen, die am Endteil des Bakteriums an der inneren Membran inserieren. Sie sind von der äußeren Membran vollständig umhüllt. Morphologisch finden sich Unterschiede zwischen verschiedenen B. burgdorferi-Stämmen. Hovind-Hougen et al. (1986) wiesen in Schweden 3 Stämme nach, die sich in ihrer Länge, im Windungsdurchmesser, in der elektronenmikroskopischen Oberflächenstruktur und in der Flagellenanzahl unterscheiden. Die amerikanischen B. burgdorferi-Stämme sind einheitlicher und differieren von den europäischen durch eine kleinere Flagellenanzahl von meistens 7. Die Spirochäten sind zudem kürzer und ihre Windungsdurchmesser größer.

Die Aufklärung der Oberflächenultrastruktur ist z.Z. im Zentrum des Interesses. Von ihr erhofft man sich eine genaue Serotypisierung des Erregers, eine Verbesserung der immunologischen Testverfahren, eine Erklärung für die verschiedenen Manifestationsformen der Lyme-Borreliose und nicht zuletzt Auskunft über den Ausbreitungsweg des Erregers.

OspA und OspB sind die beiden wichtigsten Oberflächenproteine. Sie haben ein Molekulargewicht von 31 000 und 34 000 Dalton (D) und besitzen mehrere Epitope. Bei amerikanischen Erregerisolaten fanden Barbour et al. (1985, 1986) bezüglich des OspA-Proteins praktisch gleiche Molekulargewichte und eine identische Reaktivität mit den beiden monoklonalen Antikörpern H5332 und H3TS. Die OspB-Proteine waren bei den verschiedenen Isolaten heterogener, ebenso ihre Reaktivität mit den monoklonalen Antikörpern wie z.B. mit H6831. Mit H604, einem monoklonalen Antikörper gegen ein unspezifisches 41 000-D-Flagellenprotein der Borrelien, reagierten hingegen alle Isolatestämme einheitlich. Deutliche Unterschiede ergaben sich zu den europäischen Erregern aus Schweden und Westdeutschland. Diese reagierten nur in wenigen Fällen mit dem OspA-Antikörper H3TS und dem OspB-Antikörper H6831. Eine identische Reaktivität ergab sich aber mit H5332 und mit dem Antikörper H604 (Barbour et al. 1986). Wilske et al. (1986a) untersuchten B. burgdorferi-Isolate aus der Region München und fanden außer OspA und OspB verschiedene andere Oberflächenproteine mit Molekulargewichten von 60 000 D, 41 000 D sowie von 22 000 D. Das 22 000-D-Protein wurde auch als pC bezeichnet. Aufgrund dieser Typisierung konnten von 23 Isolaten, die aus Zecken und von Patienten mit Lyme-Borreliose gewonnen wurden, 9 verschiedene Proteinmuster nachgewiesen werden. Auch die Serotypisierung französischer Borrelien aus der Bretagne ergab verschiedene Stämme (Anderson et al. 1986) Es zeigte sich auch, daß die Immunantwort je nach Krankheitsstadium unterschiedlich ausfiel. Die Erythema-chronicum-migrans-Isolate reagierten z.B. mit pC-Antikörper, hingegen zeigten die Isolate aus Haut mit Acrodermatitis chronica atrophicans damit nur selten eine Reaktion. Diese Unterschiede im Phänotyp sind möglicherweise verantwortlich für das Überleben des Bakteriums im Gewebe und damit für das Fortschreiten der Erkrankung in ein chronisches Stadium (Wilske et al. 1986a). Wie stark der Phänotyp von B. burgdorferi durch die Zeckenpassage, durch den Verlauf der Erkrankung oder durch die laborchemischen Verfahren beeinflußt wird, ist z.Z. Gegenstand der Forschung. Untersuchungen von Craft et al. (1986) ergaben z.B., daß mit zunehmender Dauer der Erkrankung zahlreiche neue Epitope in Erscheinung treten können.

Als weiteren Bestandteil der Borrelienoberfläche konnten Lipopolysaccharide nachgewiesen werden. Wie Habicht et al. (1986) und Fumarola et al. (1986) zeigten, handelte es sich dabei um die für gramnegative Bakterien typischen Lipopolysaccharide, die als biologisch aktive Endotoxine wirken. Tierexperimentell konnten mitogene und pyrogene Eigenschaften und ihre Fähigkeit, die Interleukin-1 -Produktion der Makrophagen zu stimulieren, nachgewiesen werden. Auch konnten durch systemische und intradermale Lipopolysaccharidinjektion bei Ratten und bei Menschen lokale Erytheme provoziert werden (Schwartzmann-Reaktion). Beim Patienten mit Lyme-Borreliose sind sie verantwortlich für die Allgemeinsymptome wie Müdigkeit, Fieber usw. und für die Jarisch-Herxheimer-Reaktion. Möglicherweise spielen sie auch bei der Entstehung der verschiedenen Organmanifestationen, wie z.B. beim Erythema chronicum migrans oder bei der Arthritis, eine entscheidende Rolle (Habicht et al. 1986; Fumarola et al. 1986; Beck et al. 1985).

Als Erregerreservoir dienen vor allem Säugetiere, besonders die Nager (Mäuse) und das Wild (Rehe, Hirsche) aber auch Vögel und die Zecke selbst. Das Hauptreservoir für B. burgdorferi sind wahrscheinlich die kleinen Nagetiere in den Wäldern, in Nordamerika die Weißfußmäuse (Peromycus leucopus), in Europa Mäuse der Gattung Apodemus. Im Unterschied zu anderen Wirten werden diese nicht immun gegen die Stiche und stoßen die Zecken nicht ab. Sie können daher von Zecken wiederholt befallen werden (Matuschka u. Spielmann 1987). Möglicherweise bilden die Zecken wegen der transovariellen Übertragung selbst ein Hauptreservoir.

2 Die Überträger

Die Vektoren der B. burgdorferi sind weltweit verschiedene Schildzecken (Ixodidae). In Europa ist dies Ixodes ricinus (Holzbock) in Nordamerika vorallem Ixodes dammini (Atlantikküste, Mittelwesten, Kanadische Seenplatte) und pacificus (Pazifikküste). Aber auch in den Schildzecken Amblyomma americanum, Dermacentor variabilis und Ixodes persulcatus sowie in der Lederzecke Argasus reflexus (Taubenzecke) konnten B. burgdorferi nachgewiesen werden, allerdings in der Regel mit geringeren Infestationsraten (Burgdorfer 1984; Schulze et al. 1986; Aeschlimann et al. 1986; Chung-Ji et al. 1987; Stanek et al. 1987).

Da sich nur ca. 30 - 50% der Patienten mit Lyme-Borreliose an einen Zeckenstich erinnern und Berichte über akute Erkrankungen nach anderen Insektenstichen vorliegen, wurde schon lange nach anderen Vektoren gesucht (Hard 1966). Erst 1986 berichteten Magnarelli et al. über den ersten Nachweis von B. burgdorferi im Darm verschiedener Fliegen (Tabanus, Chrysops, Hypomitra) und Mücken (Aedes), die in den Jahren 1984 und 1985 in Connecticut (USA) gesammelt wurden. Die Bedeutung dieser Hämatophagen als Überträger der B. burgdorferi bleibt aber z.Z. noch offen.

Die Schildzecken sind global vor allem in gemäßigten Klimazonen verbreitet. Für ihre Entwicklung sind eine minimale Durchschnittstemperatur und genügend Feuchtigkeit notwendig. Diese Bedingungen sind in der Regel vom Frühsommer bis Herbst erfüllt. Ihre größte Aktivität entwickeln die Tiere im Frühsommer, im Hochsommer fällt sie wieder ab (Austrocknungsgefahr) und steigt im Herbst nochmals an. Dieses bimodale Aktivitätsmuster wird von lokalen Umweltsfaktoren beeinflußt. In Regionen über 1000 m ü.M. können sie kaum mehr existieren. Das typische Zeckenbiotop ist das feuchte Unterholz des Waldes, vor allem an Weg- und Waldrändern. Die Zecken sind weniger in reinen Tannenwäldern oder auf intensiv genutzten Feldern ohne Hekken anzutreffen. Um sich vor der Austrocknung zu schützen, kriechen sie unter das Laub in die Erde. Am Morgen krabbeln sie an taufrischen Gräsern oder Büschen hoch und warten auf einen Wirt, den sie auf noch ungeklärte Weise wahrnehmen (Geruch, Wärme, CO_2-Konzentration?). Sie lassen sich auf die vorbeikommenden Waldtiere (Nager, Wild), Vögel und auch auf den Menschen fallen (Wyler u. Matile 1984; Rufli u. Mumcuoglu 1981).

Die Zecke perforiert einen geeigneten Hautbezirk des Wirtes mit ihren messerartigen Cheliceren und bleibt dank der Widerhaken an der Haut fixiert. Der Saugrüssel (Hypostom) wird durch den Hautstichkanal vorgeschoben. Der abgesonderte Speichel der Zecke enthält neben analgetischen - der Zeckenstich ist schmerzlos - auch antiphlogistische, antihämostatische und immunsupprimierende Substanzen (Matuschka u. Spielman 1987).

Der 1- bis 2jährige, eventuell aber auch längere Entwicklungszyklus der Zecke geht vom Ei über ein Larven- und Nymphenstadium bis zum ausgewachsenen männlichen oder weiblichen Tier (Imago). Für das Fortschreiten in ein nächstes Stadium und zur Eiproduktion ist eine Blutmahlzeit notwendig, d.h., jedes Tier benötigt während seines Lebens 3mal einen Wirt. Der Saugakt, während dem auch die Paarung stattfindet, dauert im Vergleich zu anderen Hämatophagen lange, 2 - 5 Tage. Die Männchen geben sich auch mit Gewebeflüssigkeit und einem kürzeren Saugakt zufrieden. Die Larven sind so klein, daß sie an der Haut kaum bemerkt werden. Die B. burgdorferi befinden sich hauptsächlich im Mitteldarm der Zecke, dessen Inhalt beim Saugakt regurgitiert und via Hypostom auf den Wirt übertragen wird. Tierexperimentelle Untersuchungen zeigten, daß die Übertragungsquote mit der Länge des Saugaktes zunimmt (Piesman et al. 1987). Die B. burgdorferi kann auch die Zeckendarmwand durchdringen und in die Hämolymphe gelangen. Dadurch können sämtliche Organe, vor allem aber das Zentralganglion und die Ovarien, infiziert werden. Die transovarielle Übertragung ist damit ermöglicht (Burgdorfer 1984; Burgdorfer et al. 1986a; Benach et al. 1987).

Die Ausbreitung der Zecke und damit auch der Lyme-Borreliose ist eng mit der Ausbreitung der Transportwirte verbunden. In Nordamerika läuft sie parallel mit der Verbreitung des Weißwedelhirsches (Odocoileus virginianus), in Europa mit den Beständen von Rot- und Rehwild. Auch Vögel dienen als Transportwirte, vor allem in Nord-Süd-Richtung.

3 Geschichtliches

Die erste bekannte Beschreibung einer Lyme-Borreliose geht auf das Jahr 1883 zurück: Buchwald erwähnt in Breslau den ersten Fall einer "diffusen idiopathischen Haut-Atrophie". Ähnliche Fallberichte "über Erythromelie" stammen von Pick 1894 aus Prag. Die umfassende Darstellung und Benennung des Krankheitsbildes als "Acrodermatitis chronica atrophicans" erfolgte 1902 durch Herxheimer und Hartmann. Seit Kahle 1942 und Grüneberg 1954 im Serum von Patienten mit Acrodermatitis chronica atrophicans positive Pallidareaktionen fanden, wurde eine Spirochäte als infektiöses Agens angenommen (Weber 1986a; Asbrink et al. 1986a). Schon 1946 bemerkte Svartz in Schweden die günstige Wirkung des Penicillins. Die erste Übertragung der Infektion von Mensch zu Mensch gelang Götz 1954 mit der Transplantation von Hautstücken, die von Akrodermatitis befallen waren.

Das Erythema chronicum migrans wurde 1910 von Arvid Afzelius in Schweden und 1914 von Lipschütz in Österreich beschrieben. Der Zusammenhang mit Zeckenstichen wurde von Anfang an erkannt und sowohl eine allergische als auch infektiöse Pathogenese diskutiert. Lennhoff berichtete 1948 erstmals über Spirochätenstrukturen in Hautstücken von Erythema chronicum migrans. Das gute Ansprechen der Erkrankung auf Penicillin beobachtete Hollström 1951. In den Jahren 1955 und 1957 gelang auch die Übertragung von Mensch zu Mensch mittels Inokulaten von erkrankten Hautstücken (Binder et al. 1955; Sonck 1965).

Garin und Bujadoux berichteten 1922 aus Frankreich über Patienten, bei denen nach einem Zeckenstich ein Erythema chronicum migrans mit neurologischen Komplikationen auftrat. Im gleichen Zusammenhang beobachtete Hellerström 1930 einen Fall von lymphozytärer Meningitis. Bannwarth in Deutschland beschrieb 1941 und 1944 das Krankheitsbild der lymphozytären Meningitis umfassend, nahm aber eine rheumatische Genese an. Den Zusammenhang mit einem Zeckenstich erkannte 1962 Schaltenbrand, der allerdings einen viralen Erreger vermutete. Die Bezeichnung der neurologischen Krankheitsbilder als "Meningopolyneuritis Garin-Bujadoux-Bannwarth" prägten Hörstrup und Ackermann 1973. Ackermann in Köln beschrieb 1985 auch die ersten Fälle von chronisch-progressiven Borrelienenzephalomyelitiden, die oft einer Meningoencephalitis disseminata glichen und durch die Behandlung mit Penicillin gebessert werden konnten.

Im Jahr 1975 machten 2 Mütter aus Lyme (Connecticut, USA) die Behörden darauf aufmerksam, daß in ihrer Gemeinde zahlreiche Kinder an "juveniler rheumatoider" Arthritis erkrankt waren. Die Untersuchungen von Snydman, Steere und Malawista ergaben, daß in den 3 am Ostufer des Connecticut-Flusses gelegenen und stark bewaldeten Gemeinden Old Lyme, Lyme und East Haddam 4,3% der Erwachsenen und 12,2% der Kinder in den letzten Jahren an Gelenksentzündungen, vor allem an Gonarthritiden, erkrankt waren. Betroffen waren in erster Linie Familien, die in der Nähe der Wälder wohnten. Die Krankheit, noch unbekannter Ätiologie, erhielt den Namen "Lyme Disease". Die Abklärungen zeigten weiter, daß den Gelenkserkrankungen in 25% der Fälle ein Erythema chronicum migrans vorausging, und die anschließenden prospektiven Untersuchungen ergaben in 21% der Patienten Zeckenstiche. Auch wurden neurologische und kardiale Komplikationen beobachtet. Bis

1979 wurde über ähnliche Epidemien an der Nordostküste der USA, in Wisconsin, Kalifornien und Oregon berichtet (Steere et al. 1977a, 1979b, 1986). Im Jahr 1982 entdeckte Burgdorfer an den Rocky Mountain Laboratories in Hamilton, Montana, in Ixodes dammini von Long Island (NY) eine bisher unbekannte Spirochäte. Nachdem dieselbe bei Patienten mit Lyme Disease vorerst serologisch, 1983 auch kulturell im Blut von Patienten mit Lyme-Arthritis nachgewiesen werden konnte, stand sie als Erreger dieser Krankheit fest (Benach et al. 1983; Steere et al. 1983b). Auf dem 1. internationalen Lyme Disease-Symposium in Yale 1983 erhielt sie den Namen Borrelia burgdorferi.

Ebenfalls 1983 entdeckten Burgdorfer et al. in Ixodes ricinus aus dem "Staatswald" des Kantons Neuenburg (Schweiz) morphologisch identische Spirochäten. Ein Zusammenhang zwischen der amerikanischen Lyme Disease und den europäischen Krankheitsbildern lag auf der Hand. Direktnachweise des Erregers in Blut und Gewebe konnten in der Folge auch erbracht werden: 1983 durch Asbrink et al. (s. Asbrink et al. 1984a) im Hautgewebe von Acrodermatitis chronica atrophicans, 1984 durch Ackermann et al. im Blut und durch Preac-Mursic et al. im Liquor von Patienten mit Meningopolyneuritis (Garin-Bujadoux-Bannwarth), durch Neubert und Asbrink et al. in Haut von Erythema chronicum migrans, 1985 durch Marcus et al. im Myokard, 1986 durch Hovmark et al. (1986a) im Gewebe der Lymphadenosis cutis benigna (Bäfverstedt) und 1987 durch Aberer und Stanek (1986) im Gewebe von Morphaea und Lichen sclerosus et atrophicus.

Der amerikanischen "Lyme Disease" wurde in Europa die "Erythema-migrans-Krankheit" als Variante oder als eigenständige Entität gegenübergestellt. Mit zunehmenden Kenntnissen mußte aber eingesehen werden, daß es sich trotz klinischer Unterschiede und ultrastruktureller Erregervarianten beiderseits des Atlantiks grundsätzlich um dieselbe Krankheit handelt. Auf Vorschlag von Sköldenberg und Bózsik wurde 1985 auf dem 2. internationalen Lyme-Symposium in Wien der Begriff der "Lyme-Borreliose" geprägt, der sich nun in der internationalen Literatur durchzusetzen scheint (Weber 1986b).

4 Epidemiologie

Obwohl die Lyme-Borreliose zunehmend bekannt wird, ist ihre epidemiologische Erfassung noch bruchstückhaft. Der Registrierung von klinischen Erkrankungsfällen entgehen eine große Anzahl von inapperzept bleibenden oder nicht diagnostizierten Fällen. Andererseits zeigen epidemiologische Untersuchungen, daß bei positiven Antikörpertitern gegen B. burgdorferi nur bei einer Minderzahl der Probanden eine Lyme-Borreliose eruierbar ist. Allgemein kann folgendes festgehalten werden: Die Verbreitung der Lyme-Borreliose ist weltweit; Fälle aus allen Kontinenten sind bekannt (Schmid 1985; Dada 1963). In den epidemiologisch besser erfaßten Ländern wie der Bundesrepublik Deutschland, Österreich und der Schweiz ist die Durchseuchung der Bevölkerung nicht homogen, sondern zeigt große lokale Unterschiede und verschiedene Risikogruppen. In Europa und in Nordamerika sind die Gebiete identisch mit dem Vorkommen von Zecken, vor allem von Ixodes ricinus, dammini und pacificus, evtl. auch von Amblyomma americanum. Aufgrund der Fallberichte und der epidemiologischen Daten, die in die internationale Literatur eingegangen sind, ergibt sich über die Verbreitung der Krankheit z.Z. das folgende Bild:

4.1 Europa

Belgien: Verbreitung der Krankheit im ganzen Land mit Ausnahme der westlichen Landesteile (Bigaignon et al. 1987). *Bundesrepublik Deutschland*: Verbreitung in allen Bundesländern. Nach Ackermann (1988) sind pathologische Titer in ca. 10% der Bevölkerung zu erwarten, eine Inzidenz, die in Süddeutschland bestätigt werden konnte. Wilske et al. untersuchten in Oberbayern 242 Waldarbeiter und fanden bei 16,5% pathologische Titer. Nur bei 2 der positiven Probanden konnte eine Lyme-Borreliose eruiert werden. Von 41 Schulkindern, die in einem Lager in Süddeutschland von borrelientragenden Zecken gestochen wurden, hatten 46% in der Folge einen pathologischen Antikörpertiter, aber nur ein Kind erkrankte an einem Erythema chronicum migrans. Die Zecken waren in der Region Köln in 8 - 23%, in Süddeutschland in 14%, in den Isarauen nördlich von München in 25% mit Borrelien durchseucht (Paul et al. 1986; Schmidt et al. 1985; Wilske 1986; Wilske et al. 1985, 1987). *Frankreich*: Aufgrund der zahlreichen Fallberichte ist die Lyme-Borreliose in allen Regionen, vor allem in Nordfrankreich (Bretagne) verbreitet (Dournon et al. 1986; Bourée et al. 1986; Schmid 1985). *Großbritannien und Irland*: Fälle aus allen Teilen beider Länder sind bekannt. Als Vektor gilt Ixodes ricinus (Muhlemann et al. 1987). *Italien*: Endemische Gebiete befinden sich in Norditalien vor allem an der Ligurischen Küste und bei Triest (Trevisan et al. 1986; Danda 1963; Cimmino et al. 1987). In Westsizilien wiesen 1,7% der Bevölkerung pathologische Titer auf (Di Fiore et al. 1987). *Österreich*: Vorkommen der Krankheit in allen Bundesländern. Von den 873 Patienten mit klinisch und/oder serologisch geprüfter Lyme-Borreliose erinnerten sich 47% an Zecken- und 16% an Insektenstiche (Stanek et al. 1986c). *Schweden*: Große Patientenserien wurden verschiedentlich von Asbrink publiziert. Ixodes ricinus ist vor allem an den östlichen Küstengebieten Süd- und Mittelschwedens (Gävle bis Skane), aber auch in Nordschweden verbreitet (Asbrink 1985). *Schweiz*: Die Lyme-Borreliose ist im gesamten schweizerischen Mittelland anzutreffen. Auch sind Fälle im Wallis und im Tessin bekannt (Aeschlimann et al. 1986; Satz et al. 1986; Schaad et al. 1986; Caflisch et al. 1984; Müller 1984; Hänny u. Häuselmann 1987). Zeckenstiche konnten in der Untersuchung aus der Region Männedorf (Zürichsee) bei 19% und pathologische Titer bei 9,5% der Bewohner nachgewiesen werden, wovon sich nur bei einem Zehntel der Probanden eine durchgemachte Erkrankung eruieren ließ (Satz et al. 1988). In der Region Aarberg (Berner Seeland) konnten in 40% der Bevölkerung pathologische Titer nachgewiesen werden (Gern et al. 1987). In einer Risikogruppe von Orientierungsläufern fanden sich in 20% pathologische IgG- und in 4% auch pathologische IgM-Titer. Davon konnten sich 28% an eine durchgemachte Lyme-Borreliose erinnern (Fahrer et al. 1988). Die Zecken sind in 5 bis über 30% Träger von B. burgdorferi; Regionen mit Zecken ohne Borrelienträgertum konnten nicht ausfindig gemacht werden. Hundehalter wurden als Risikogruppe eruiert (Aeschlimann et al. 1986). *Tschechoslowakei*: Weite Verbreitung in beiden Landesteilen. Die Zecken sind in 3 -

11%, an einzelnen Orten bis zu 20% mit Borrelien infestiert (Kmety et al. 1986; Strmad et al. 1987; Danda 1963). *UDSSR*: Nach dem Bericht von Korenberg et al. (1986), kommt die Lyme-Borreliose in mehreren Regionen der europäischen UDSSR vor. Neben Ixodes ricinus spielt möglicherweise auch Ixodes persulcatus als Vektor eine Rolle. *Ungarn*: Verbreitung im ganzen Land. Eine Erhebung von 1963 zeigte, daß die Acrodermatitis chronica atrophicans eher in den nördlichen Landesteilen anzutreffen ist (Bózsik 1986; Danda 1963). *Jugoslawien*: Aus Slowenien wurde 1986 über eine Serie von 146 Patienten mit Lyme-Borreliose berichtet (Pejovnik-Pustinek et al. 1987). In weiteren europäischen Ländern wurden Fälle beobachtet: *Dänemark, Finnland, Holland, Norwegen, Spanien, Rumänien* (Schmid 1985).

4.2 Nordamerika

Kanada: Über den ersten Fall von Erythema chronicum migrans wurde 1986 aus dem Norden der Provinz Alberta berichtet. In diesem Gebiet sind vor allem Ixodes sculptus und angustatus heimisch (Lycka 1986). Ein weiterer Fall mit neurologischer Beteiligung ist aus Quebec bekannt. Die Erkrankung trat nach einem Insektenstich auf (Doby et al. 1986). *USA*: Endemisch kommt die Lyme-Borreliose in folgenden Bundesstaaten vor: Ostküste (Ixodes dammini, evtl. Amblyomma americanum*): Connecticut, Delaware, Maryland, Massachusetts, New Jersey*, New York, Pennsylvania, Rhode Island. Mittelwesten (Ixodes dammini): Minnesota, Wisconsin. Westküste (Ixodes pacificus): Kalifornien, Nevada, Oregon, Utah. Zahlreiche isolierte Fälle sind aus Arkansas, Florida, Georgia, Indiana, Kentucky, Montana, North Carolina, Tennessee, Texas und Virginia bekannt. In diesen Gebieten galt 1984 das Vorkommen von Ixodes dammini und pacificus nicht überall als gesichert (Update 1984; Schmid 1985; Burgdorfer et al. 1983; Steere et al. 1979; Lastavica et al. 1989). Über die Bedeutung von Ixodes scapularis als Vektor besteht noch Unklarheit. Diese Zecke kommt vor allem in den südlichen Staaten und an der Ostküste vor (Burgdorfer et al. 1983).

4.3 Afrika

Zaire: Untersuchungen im nördlichen Zaire ergaben in der ländlichen Bevölkerung in 25 - 65% pathologische Titer, in der Stadt Isiro in 14% (Stanek et al. 1987a). Einzelfälle wurden in *Südafrika* beobachtet (Stanek et al. 1986b).

4.4 Asien

China: 302 Fälle von Lyme-Borreliose sind aus Hailin, Provinz Heilongjiang, bekannt. B. burgdorferi konnte aus Ixodes persulcatus isoliert werden (Cheng-Xu et al. 1987; Chung-Ji et al. 1987). *Japan*: Kawabata et al. (1987) berichteten über einen Fall von Erythema chronicum migrans aus der Gegend von Nagano. Bei diesem Patienten konnte eine Zecke Ixodes persulcatus entfernt werden. Es wird vermutet, daß Ixodes persulcatus, der in Hokkaido und im nördlichen Honsyu beheimatet ist, als Vektor dient.

4.5 Australien und Neuseeland

Bisher sind Fälle aus dem Hunter-Valley (nördlich von Sydney) bekannt. Der Vektor ist unbekannt. Ixodes ricinus konnte bisher in Australien nicht gefunden werden. In Neuseeland sind bis jetzt keine Fälle von Lyme-Borreliose beobachtet worden (Schmid 1985; Stewart et al. 1982).

5 Immunologie und Antikörperbestimmung

Die immunologische Frühantwort besteht in der Bildung von IgM-Antikörpern, die hauptsächlich gegen das genusspezifische 41 000-D-und im geringeren Maß gegen ein 83 000-D-Flagellenpolypeptid von B. burgdorferi gerichtet sind. Mit der sehr sensitiven Western-blot-Methode bestimmt, können sie schon wenige Tage, durchschnittlich 1 - 3 Wochen, nach dem Erythema chronicum migrans erscheinen. Die darauffolgenden IgG-Antikörper sind allein gegen dasselbe 41 000-D-Polypeptid gerichtet und frühestens nach 3 oder mehr Wochen in meßbaren Konzentrationen vorhanden. Diese verzögerte Bildung beider Antikörperklassen ist Folge einer Immunsuppression, die durch eine spontane Suppressorzellaktivität im Frühstadium der Erkrankung verursacht wird. Der Mechanismus, mit dem der Wirt die Flagellenproteine, die von der äußeren Bakterienmembran vollständig umhüllt sind, wahrnimmt, ist nicht bekannt. Es wird angenommen, daß durch Risse in der Bakterienoberfläche Flagellenproteine austreten können.

Mit dem Fortschreiten der Erkrankung erscheinen auch IgM-Antikörper gegen ein 34 000-D-Oberflächenprotein. Die IgG-Immunantwort kann sich auf mehrere, nach Jahren sogar bis auf 11 verschiedene Oberflächenantigene ausweiten. Diese späte Erweiterung kann, wie bei der Lues, mit einer Abnahme der Immunsuppression erklärt werden. Es wird aber auch vermutet, daß verschiedene Oberflächenepitope erst im Verlauf der Krankheit freigelegt und einer immunologischen Reaktion zugänglich werden oder daß die Oberflächenproteine von B. burgdorferi eine antigenetische Wandlung erfahren. Obwohl den einzelnen immunogenen Epitopen bisher nicht strikt eine bestimmte klinische Manifestation zugeordnet werden kann, konnte doch bei Seren von amerikanischen Patienten mit Arthritis eine Bindung hauptsächlich an 31 000- und 34 000-D-Proteine nachgewiesen werden (Coleman u. Benach 1987).

Zu diagnostischen Zwecken stehen heute sowohl für die Bestimmung der IgM- als auch für die IgG-Antikörper Immunofluoreszenz- und ELISA-Verfahren zur Verfügung (Russel et al. 1984). Die Resultate beider Methoden stimmen in der Regel gut überein, obwohl nach den Untersuchungen von Craft et al. (1984b) die Sensitivität und die Spezifität des ELISA-Testes vor allem für die Erfassung von IgM-Antikörpern in der Frühphase besser sind. Als Antigene werden sämtliche (spezifische und unspezifische) Proteine der äußeren Zellmembran verwendet, die von den übrigen

Bakterienbestandteilen separiert wurden. Aufgrund der unspezifischen Proteine treten aber Kreuzreaktionen mit anderen Spirochäten wie Treponemen, Leptospiren und Borrelien auf. Auch bei rheumatologischen Erkrankungen konnten schwache Kreuzreaktionen festgestellt werden. Zusätzliche Adsorptionen mit T.phagedenis (Reiter-Antiserum) oder mit B.hermsii brachten bezüglich Verbesserung der Spezifität kontroverse Resultate (Hunter et al. 1988; Craft et al. 1984a). Hingegen konnte die Sensitivität der ELISA-Teste deutlich verbessert werden, wenn mit gereinigten Konzentraten allein von 41 000-D-Flagellenproteinen gearbeitet wurde. Die neuen Tests werden z.Z. für die kommerzielle Anwendung entwickelt (Hansen et al. 1988; Coleman u. Benach 1987).

Die IgM-Antikörpertiter erreichen ihr Maximum in der 3. - 6. Woche nach Krankheitsbeginn und normalisieren sich dann wieder. Nach den heutigen Kenntnissen gilt das Persistieren von unspezifischem und von B. burgdorferi-spezifischem IgM als ein Zeichen der Aktivität, respektive der Krankheitsprogredienz (Craft et al. 1984 a,b; Steere et al. 1979a). Die IgG-Antikörper werden erst später, d.h. nach mehreren Wochen, pathologisch, erreichen die höchsten Werte nach Monaten und fallen dann während eines Zeitraums von Monaten bis Jahren langsam ab (Malawista u. Steere 1986). Wieweit die Persistenz eines pathologischen IgG-Antikörpertiters als Aktivitätszeichen der Krankheit oder nur als Seronarbe gewertet werden darf, ist noch offen. Nach einer erfolgreichen Therapie kann jedoch ein Rückgang der Antikörper erwartet werden. Eine frühzeitig durchgeführte Behandlung kann den Antikörperanstieg behindern. Zahlreiche klinische Untersuchungen zeigten, daß mit zunehmender Krankheitsdauer die Immunantwort stärker wird und demzufolge auch die serologischen Tests bis in 100% der Fälle pathologisch ausfallen. Ein pathologischer Antikörpertiter gegen B. burgdorferi impliziert aber die Diagnose Lyme-Borreliose erst, wenn auch ein dazu passendes klinisches Krankheitsbild vorliegt. Die Inzidenzen pathologischer Antikörpertiter in der Bevölkerung verschiedener Regionen liegen bei 10 oder sogar bei 40%, wobei sich nur bei einer Minderheit anamnestisch ein Zeckenstich und eine durchgemachte oder aktuelle Lyme-Borreliose eruieren lassen (Gern et al. 1987; Ackermann et al. 1984; Satz et al. 1988). Andererseits schließen fehlende Hinweise auf einen Zeckenstich, auf ein durchgemachtes Erythema chronicum migrans oder eine negative Serologie eine Lyme-Borreliose nicht aus. Der Ausschluß anderer Differentialdiagnosen hat meistens klinisch oder mittels spezieller Laboruntersuchungen zu erfolgen, wie z.B. mit dem VDRL und TPHA, die bei der Lyme-Borreliose negativ bleiben (Magnarelli et al. 1987; Ackermann 1986).

Die Entwicklung von Antikörpern im Serum ist auch bei chronischen Krankheitsverläufen nicht obligat. Dattwyler et al. (1988a) beschrieben 17 Patienten mit akuter Lyme-Borreliose, die trotz korrekter Therapie eine Arthritis oder eine Neuropathie entwickelten. Bei allen fehlte jeder Hinweis auf die Bildung von spezifischen IgG-, IgA- oder IgM-Antikörpern. Hingegen war bei diesen Patienten der Lymphozytenproliferationstest peripherer mononukleärer Blutzellen mit Extrakten von B. burgdorferi positiv, und zwar im gleichen Ausmaß wie bei seropositiven Patienten mit Lyme-Borreliose. Diese Fälle zeigen eine Dissoziation der B- und T-Zell-Reaktion auf die Infektion mit B. burgdorferi. Die Ursache ist nicht bekannt.

6 Klinische Krankheitsbilder

6.1 Übersicht und Einteilung

Die Lyme-Borreliose ist eine Multiorganerkrankung. Steere et al. (1986) unterteilten sie aufgrund des zeitlichen Ablaufs in 3 Stadien. Ein erstes umfasst das Erythema chronicum migrans mit Lymphadenitis und den Allgemeinsymptomen. Nach 1 - 4 Monaten kann die Krankheit in ein zweites Stadium übergehen, während welchem in erster Linie die neurologischen und kardialen Komplikationen auftreten. Schließlich folgt nach 3 - 5 Monaten ein drittes Stadium mit den akuten Arthritiden und den chronischen Haut- und ZNS-Erkrankungen. In Übereinstimmung mit anderen Unter-

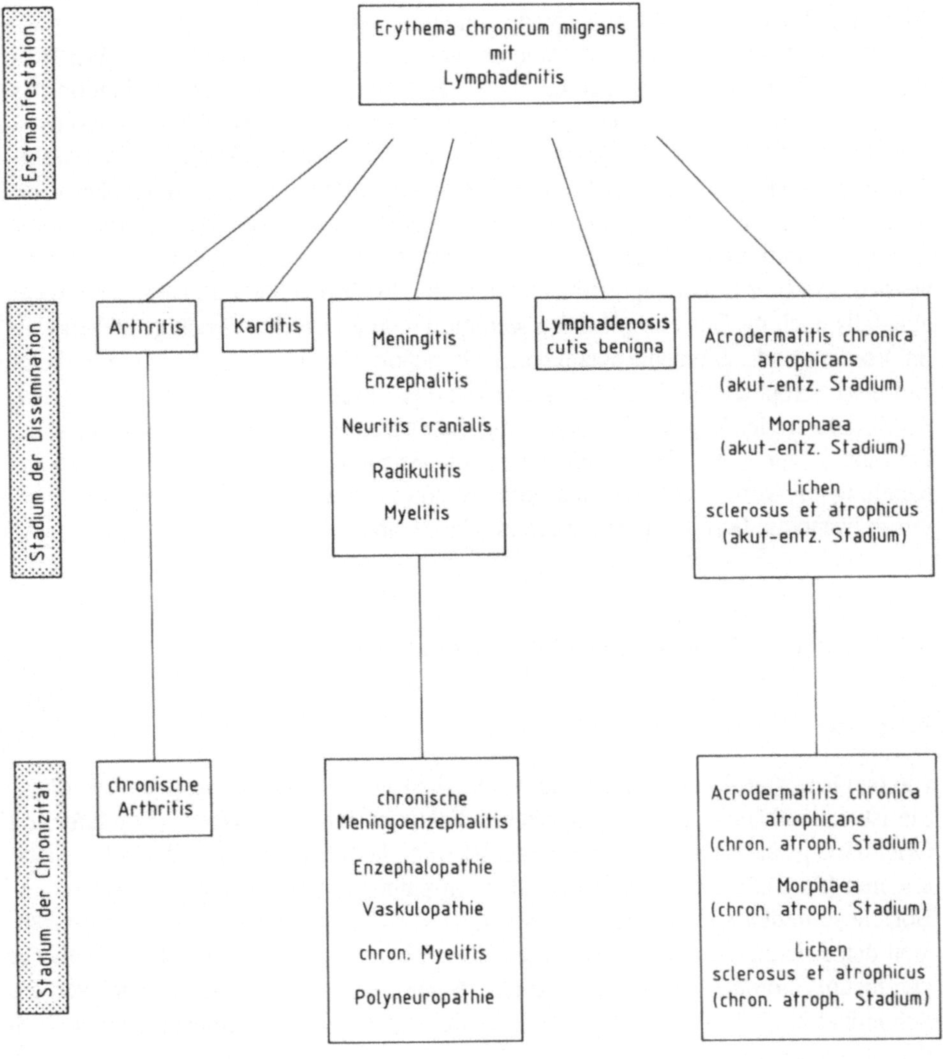

Abb. 1. Einteilung der Lyme-Borreliose

suchern zeigt unsere Erfahrung aber, daß die einzelnen Organmanifestationen zeitlich keinem starren Schema folgen und sowohl miteinander als auch nacheinander ablaufen können (Hänny u. Häuselmann; Satz et al. 1986). Wir versuchten daher, eine Einteilung vorzunehmen, die den pathogenetischen und allenfalls auch den therapeutischen Konsequenzen besser Rechnung trägt. Parallelen zur Lues sind dabei unverkennbar (Satz et al. 1986; Abb. 1). Das "Stadium der Erstmanifestation" umfaßt das Erythema chronicum migrans mit der Lymphadenitis und den Allgemeinsymptomen. Darauf kann mit zeitlich unterschiedlicher Latenz das zweite Stadium, das "Stadium der Dissemination" folgen: Arthritis, Meningo-Enzephalo-Radikulo-Polyneuritis, Karditis, Lymphadenitis cutis benigna und die akut-entzündlichen Stadien der Acrodermatitis chronica atriophicans, der Morphaea und des Lichen sclerosus et atrophicus. Das dritte, das "Stadium der Chronizität" behalten wir den chronischen neurologischen, dermatologischen und rheumatologischen Krankheitsformen vor, die ebenfalls mit großen zeitlichen Unterschieden manifest werden.

Pathogenetisch stellt das erste Stadium vorwiegend eine lokale Erreger-Wirt-Reaktion dar. Mit einer adäquaten antibiotischen Therapie sollte eine Eradikation des Erregers erzielt werden können. Gelingt dies nicht, so tritt eine Dissemination mit potentieller Streuung in alle Organe auf. In den betroffenen Organen findet wahrscheinlich wieder in erster Linie eine Erreger-Wirt-Reaktion statt, möglicherweise beginnen aber auch schon immunologische Prozesse. Das zweite Stadium muß ebenfalls mit Antibiotika, jedoch mit viel höheren und parenteralen Dosen angegangen werden, wie sie z.B. bei Septikämien üblich sind. Im dritten Stadium kann der Erreger ebenfalls noch im Gewebe gefunden werden. Immunologische Vorgänge stehen aber im Vordergrund, sofern die Krankheit nicht schon "ausgebrannt" ist wie z.B. beim chronisch-atrophen Stadium der Acrodermatitis chronica atrophicans. Auch wenn Antibiotika in der Regel keine Besserung der Organerkrankung mehr bringen, sollte ihr Einsatz zur Verhinderung einer weiteren Streuung erwogen werden. Eine Behandlung mit Kortikosteroiden und Immunsuppressiva wäre theoretisch dann gerechtfertigt, wenn die Immunprozesse noch im Gange sind.

6.2 Anamnese, allgemeine Symptome und Laborbefunde

Anamnese

Die Inzidenz von Zeckenstichen und von Stichen anderer Insekten ist unterschiedlich. Sie ist u.a. abhängig von geographischen Faktoren und von Risiken (Waldarbeiter, Orientierungsläufer). In einer Normalbevölkerung konnten wir bei 19% Zeckenstiche eruieren (Satz et al. 1988). Bei Patienten mit pathologischen Titern oder mit Lyme-Borreliose finden sich in über 50% Stiche von Arthropoden, davon 2/3 von Zecken. Von den Erkrankten erinnern sich etwa 20 - 30% an ein durchgemachtes Erythema chronicum migrans. Aber auch andere Manifestationen sollten erfragt werden. Schmidt et al. (1985) stellten fest, daß Kombinationen von 2 Manifestationen in 24% der Fälle vorhanden sind.

Allgemeine Symptome

Das Beschwerdebild besteht aus den unspezifischen Allgemein- und den spezifischen Symptomen, die aus dem Befall der einzelnen Organe resultieren. Die Allgemeinsymptome finden sich in unterschiedlicher Häufigkeit und Intensität in den akuten Krankheitsphasen, vor allem beim Erythema chronicum migrans, aber auch beim akut-entzündlichen Stadium der Acrodermatitis chronica atrophicans, bei der Meningitis, Enzephalitis und Radikulitis sowie bei der Arthritis. Die wichtigsten sind: Müdigkeit, Kopfschmerzen, Fieber, evtl. mit Schüttelfrost, Arthralgien, Myalgien, Heiserkeit, Nausea, Erbrechen, Konjunktivitis, Gewichtsverlust, Diarrhö. Physikalisch können lokal oder generalisiert Lymphknotenschwellungen, Pharyngolaryngitiden, Bronchitiden, Muskelverspannungen oder Hepatosplenomegalien festgestellt werden (Asbrink 1985; Steere et al. 1983c).

Laborbefunde

Ebenfalls in unterschiedlicher Häufigkeit finden sich als unspezifische Zeichen der Entzündungsaktivität erhöhte Blutsenkungsreaktionen, Leukozytosen mit Linksverschiebungen, erhöhte IgM, IgG und IgA, Immunkomplexe, Kryoglobuline (IgM und IgG), erhöhte C1q-Bindungskapazitäten, die Komplementfaktoren C3 und C4 sowie erhöhte Transaminasewerte und Mikrohämaturien (Asbrink 1985; Asbrink et al. 1986a,b; Steere et al. 1983c).

Grundsätzlich steigen die Antikörpertiter gegen B. burgdorferi mit zunehmender Dauer der Erkrankung an und werden dann immer häufiger pathologisch. So fallen die IgG-Titer beim Erythema chronicum migrans etwa in 20 -30% pathologisch aus. Bei den Arthritiden, den neurologischen Manifestationen, bei der Acrodermatitis chronica atrophicans ist die Inzidenz bis 100%. Bei der Morphaea, beim Lichen sclerosus et atrophicans und bei der Lymphadenosis cutis benigna schwanken die Angaben zwischen 16 und 66%. Pathologische IgM-Titer werden am häufigsten, d.h. bis in 20%, beim Erythema chronicum migrans angetroffen. In den späteren Phasen der Krankheit sind sie selten erhöht (Ackermann et al. 1984a,b; Satz et al. 1988; Schmidt et al. 1985; Asbrink 1985; Hänny et al. 1987; Aberer et al. 1987; Hovmark et al. 1986a,b).

6.3 Manifestationen an der Haut

6.3.1 Erythema chronicum migrans

Das Erythema chronicum migrans ist die erste, aber nicht obligate Manifestation der Lyme-Borreliose. Sie tritt häufig schon wenige Tage, meistens innerhalb von 3 Wochen und selten erst Monate nach einem Zeckenstich auf. Nach der Morphologie können 3 Typen unterschieden werden: Der erste ist das solitäre, annuläre Erythem, das aus einer zentral aufhellenden Rötung entsteht und sich zentrifugal zu einem großen Ring ausweitet, der z.B. die ganze Schulter umfassen kann. Der zweite Manifestationstyp besteht aus einer solitären, runden homogenen oder unregelmäßig geröteten Makula, die induriert sein kann. Bei der dritten Form treten gleichzeitig mehrere, im Mittel 3 Hautläsionen auf. Diese Form wird in Amerika bis in 50% der Fälle gesehen. Bei 161 Patienten mit Erythema chronicum migrans aus einer schwedischen Serie wiesen 75% die solitär-annuläre, 19% die makuläre und 6% die multifokale Manifestation auf. Am häufigsten entstehen die Effloreszenzen am Oberschenkel in der Nähe des Knies. Die Lokalisation muß mit der Zeckenstichstelle nicht identisch sein. In der Untersuchung von Asbrink et al. erinnerten sich 33% der Patienten dort von einer Zecke und 23% dort von einem anderen Insekt gestochen worden zu sein. Die Intensität der Rötung ist sehr unterschiedlich und kann bei nur geringer Ausprägung vom Patienten und vom Arzt leicht übersehen werden. Die Effloreszenzen klingen meistens schon nach wenigen Tagen oder Wochen, seltener nach Monaten spontan ab. Rezidive sind möglich.

Lokale Symptome fehlen häufig vollkommen, können aber von Juckreiz, Brennen, Hyperästhesien, Parästhesien bis zu starken neuralgiformen Schmerzen gehen. Lokoregionär kann eine Lymphadenitis auftreten (Asbrink et al. 1985; Steere et al. 1983c; Weber et al. 1986).

Histologie: In den histologischen Untersuchungen der Effloreszenzen fanden sich in der Dermis perivaskulär und interstitiell vorwiegend lymphozytäre Infiltrate, die bis in die Epidermis hineinreichen konnten. Die histochemische Identifikation der Lymphozyten ergab vorwiegend T-Helfer- und -Supressorzellen. Plasmazellen, Eosinophile und Histiozyten waren seltener. Langerhans-Zellen kamen in den Infiltraten und auch in den nichtentzündlichen Stellen vor. Die Gefäße wiesen eine Endothelverdickung auf. B. burgdorferi fanden sich sowohl im papillären Anteil der Dermis als auch in der Epidermis (Büchner et al. 1987a).

6.3.2 Acrodermatitis chronica atrophicans

Klinisch können bei der Acrodermatitis chronica atrophicans grundsätzlich ein akutentzündliches und ein chronisch-atrophes Stadium unterschieden werden. Das Auftreten des akuten Stadiums im Verlauf der Lyme-Borreliose ist unterschiedlich und schwankt zwischen wenigen Monaten und Jahren. Das atrophe Stadium, das sich schon nach wenigen Monaten, aber auch erst nach Jahren aus seiner akuten Form entwickelt, gilt als eine Spätmanifestation der Lyme-Borreliose. Oft wird die Diagnose erst nach Jahrzehnten im chronischen Stadium der Erkrankung gestellt und der Patient erinnert sich kaum mehr an eine frühere Hautaffektion oder an einen Zeckenstich.

Die Krankheit beginnt diffus oder herdförmig-fleckig meistens an einer Extremität. Die Hautrötung ist diskret und hat typischerweise einen lividen Einschlag. Meistens besteht eine teigige Schwellung z.B. der ganzen Hand oder des Fußes. Umfaßt die Schwellung einen ganzen Unter- oder Oberschenkel, so ist sie kaum von einer akuten Beinvenenthrombose zu unterscheiden. Typisch sind auch Hautinfiltrationen und Rötungen prätibial und im Ulnarbereich. In einer Serie von 54 Fällen war in 61% nur eine Extremität befallen, die anderen entwickelten meistens im Verlauf einen symmetrischen Befall der anderen oder aller 4 Extremitäten. Das Übergreifen auf das Gesäß, auf den Stamm oder auf das Gesicht wird selten beobachtet. Etwa die Hälfte der Patienten klagt über Schmerzen, Parästhesien und Juckreiz im Bereich der Effloreszenzen. Begleitend können auch Lymphknotenschwellungen auftreten. Diesem akut-entzündlichen Stadium folgt in fließenden Übergängen, allenfalls schon nach Wochen, ein chronisch-atrophes Stadium. Es stellt sich eine Atrophie des Koriums und der Epidermis ein. Die Haut wird dünn, seidenweich und beginnt sich zu runzeln. Es entsteht damit ein Aspekt, der mit einer "Bratapfelhaut" oder mit "Zigarettenpapier" verglichen wird. Oft erlöschen auch die Funktionen der Hautanhangsgebilde, wie z.B. der Schweiß- und Talgdrüsen oder der Musculi arrectores pilorum. Das Haar lichtet sich und Pigmentverschiebungen treten auf. In der atrophen Haut können chronische Ulzera entstehen. Sie zeichnen sich im Unterschied zu den gewöhnlichen Ulcera cruris durch ihre atypische Lage, durch ihre ausgesprochen schlechte Heilungstendenz und durch ihre oft präkanzerösen Veränderungen an den Rändern aus. Die subkutanen prätibialen und ulnaren Infiltrationen (ulnar bands) können verkalken und dadurch radiologisch nachweisbar werden (Goor et al. 1971; Burgdorf et al. 1979; Hopf 1975; Asbrink et al. 1986 in proof).

In den Patientenserien von Hopf (1975) lagen im atrophen Stadium bis in 40% der Fälle auch periphere Polyneuropathien vor, die sich mit der Ausbreitung der Hauterkrankung nicht decken mußten. Typisch waren Hyp- und Hyperästhesien, Abschwächung des Vibrationssinnes und der Reflexe sowie Muskelatrophien und Paresen.

Histologie: Auch histologisch unterscheiden sich die beiden Stadien. Im akut-entzündlichen Stadium imponieren in der Kutis und Subkutis ausgedehnte, teils herdförmige und oft perivaskulär gelegene Infiltrate von Lymphozyten, Histiozyten und Plasmazellen. Das Korium ist ödematös aufgelockert und die Epidermis zeigt eine Orthokeratose. Im chronisch-atrophen Stadium verschmälert sich das Epithel, das Stratum lucidum und granulosum sowie die Reteleisten fehlen meistens. Die Bindegewebezone zwischen Epidermis und Subkutis ist verschmälert. Die kollagenen Fasern verquellen und die elastischen Fasern verklumpen oder fehlen. Die Hautanhangsgebilde sind atroph. Perivaskulär bestehen Infiltrate. An den Gefäßen kommen Teleangiektasien und auch Intimawucherungen vor (Goor et al. 1971; Asbrink et al. 1986a). B. burgdorferi konnten in der Dermis und im dermoepidermalen Übergang gefunden werden (Neubert et al. 1986). In einem Fall mit positivem Erregernachweis bestand die Acrodermatitis chronica atrophicans schon seit 10 Jahren (Asbrink 1985).

6.3.3 Lokalisierte Sklerodermien und Lichen sclerosus et atrophicus

Durch den Nachweis von B. burgdorferi in den Effloreszenzen der Morphaea, einer herdförmig zirkumskripten Sklerodermie, und beim Lichen sclerosus et atrophicus konnte die Ätiologie dieser oft über Jahre bestehenden chronischen Hauterkrankungen geklärt werden (Aberer et al. 1987). Beide Erkrankungen kommen häufig gemeinsam und auch zusammen mit der Acrodermatitis chronica atrophicans vor (Tuffanelli 1987; Asbrink et al. 1986a,b; Braun-Falco 1984).

Bei der Morphaea findet man einzelne oder mehrere bis handflächengroße ödematöse Herde, die anfänglich gerötet sind und sich ausdehnen können. Bald blaßt die Rötung im Zentrum ab und es entsteht eine indurierte Platte, die am Rande von einem blau-violetten Ring (lilac ring) begrenzt wird. Im weiteren Verlauf stellen sich eine

Hautatrophie mit Verlust der Anhangsgebilde sowie Hypo- oder Hyperpigmentationen ein. Aufgrund ihres Aussehens sind verschiedene Spielformen der lokalisierten Sklerodermie bekannt, wie Morphaea généralisée, sclérodermie en coup de sabre usw. Obwohl bei ihnen der Erreger bisher nicht direkt nachgewiesen wurde, sind die ähnliche Histologie, das gute Ansprechen auf Penicillin und die pathologischen Titer gegen B. burgdorferi in über 50% der Fälle eindeutige Hinweise auf die Genese (Rufli 1987; Braun-Falco 1984). In der Histologie zeigt sich anfänglich ein perivaskuläres, lymphozytäres Infiltrat mit ödematöser Verquellung der Kollagenfasern. Daraus entsteht ein sklerotisches Stadium mit Bindegewebsvermehrung auch im subkutanen Fettgewebe (Braun-Falco et al. 1984).

Beim Lichen sclerosus et atrophicus bestehen die selten beobachteten Initialläsionen aus erythematösen Papeln. Typischer sind kleine, runde oder ovale, bläulichweiße Herde mit atropher Haut, die konfluieren können. Die Läsionen zeigen einen chronischen, schubweisen Verlauf. Prädilektionsstellen sind u.a. Hals, Schulter, Vorderarme, ebenso die Genitalien (Braun-Falco 1984). Histologisch besteht zuerst eine Verdickung, dann eine Atrophie der Epidermis mit Hyperkeratosen. Die elastischen und die kollagenen Fasern sind geschwunden und verquollen. Perivaskulär zeigen sich ebenfalls lymphozytäre Infiltrate, die von einem Ödem, evtl. von einer subepidermalen Blasenbildung begleitet sein können (Braun-Falco et al. 1984).

6.3.4 Lymphadenosis cutis benigna

Bei der Lymphadenosis cutis benigna handelt es sich um eine gutartige lymphoproliferative Erkrankung im Rahmen der Lyme-Borreliose. Es entstehen solitäre, seltener multiple rötlich-blaue und weiche Hautknötchen mit typischer Lokalisation an den Ohrläppchen, an den Areolae der Mamillen oder am Skrotum. Seltener ist die diffuse, flächenhafte Infiltration anzutreffen. Die Läsionen sind häufig druckdolent und können jucken. Die regionären Lymphknoten sind vergrößert. Die Lymphadenosis cutis benigna kann alleine, gleichzeitig mit einem Erythema chronicum migrans oder erst Monate bis Jahre danach auftreten und jederzeit, aber auch erst nach jahrelangem Bestehen, spontan abheilen. Bei Frauen tritt sie 2,5mal häufiger auf als bei Männern, bei den Kindern sind die Knaben bevorzugt. (Weber et al. 1985; Hovmark et al. 1986a; Hagedorn et al. 1986).

Histologie: In der Dermis bestehen vorwiegend lymphozytäre Infiltrate, daneben auch Plasmazellen. Immunhistochemisch handelt es sich um B-Zellen, T-Helfer- und -Suppressorzellen. B. burgdorferi konnte in den Lymphozytomen nachgewiesen werden (Hovmark et al. 1986).

6.3.5 Therapie der Hautmanifestation

Erythema chronicum migrans

Steere et al. (1980c, 1983d) behandelten in einer Studie insgesamt 108 Erwachsene mit Erythema chronicum migrans während 10 Tagen oral entweder mit Phenoxymethylpenicillin 4mal 250 000/die oder mit Erythromycin 1 g/die oder mit Achromycin 4mal 250 mg/die. Unter der Penicillin- und Tetrazyklintherapie kam es zu einer signifikant schnelleren Abheilung (5,4 und 5,7 Tage) als unter Erythromycin (9,2 Tage). Wegen unvollständiger Abheilung oder einem Rezidiv wurden in der Penicillingruppe 5%, in der Tetrazyklingruppe 8% und in der Erythromycingruppe 17% der Patienten erneut für 10 Tage mit denselben Medikamenten behandelt, bis eine vollständige Beschwerdefreiheit erzielt wurde. Allerdings konnten Attacken von Kopf-, Gelenk- oder Muskelschmerzen Stunden bis Tage sowie Palpitationen bis 2 Jahre nach Abschluß der Therapie auftreten. Es entwickelten 3 von 40 Penicillin- und 4 von 29 Erythromycinbehandelten später Meningoenzephalitiden, Myokarditiden und Arthritiden. Bei Patienten, die Tetrazyklin erhielten, wurden keine weiteren Komplikationen beobachtet. Ebenfalls wurden 27 Kinder mit der gleichen Penicillintherapie behandelt; 3 davon entwickelten später weitere Manifestationen.

Aufgrund dieser Untersuchung wurden Tetrazykline die Antibiotika der Wahl für die Behandlung des Erythema chronicum migrans. Auch wenn später Fälle bekannt wurden, bei denen nach einer Tetrazyklintherapie die Krankheit fortschritt und weitere Organmanifestationen auftraten, hat sich diese Therapieschema bis heute bewährt (Dattwyler et al. 1987). Bei Kindern wurde die Behandlung mit Penicillin (50 000 E/kg Körpergewicht/die) empfohlen.

In einer neueren Studie konnten Neumann et al. (1986) bei europäischen Erythemata chronica migrantia zeigen, daß eine längere Behandlung mit höheren Penicillindosen ebenso erfolgversprechend ist: Sie behandelten 72 Patienten mit 3mal 1,5 Mio. E/die Phenoxymethylpenicillin oral während 14 Tagen, davon 4 Kinder mit 400 000 E/die während 10 Tagen. Bei allen heilten die Effloreszenzen innerhalb von 6 - 10 Tagen ab, und in der Beobachtungsperiode von 9 - 14 Monaten traten keine weiteren Manifestationen mehr auf.

Jarisch-Herxheimer- oder ähnliche Reaktionen wurden in bis 10% der behandelten Fälle beobachtet. Es stellten sich z.T. während Tagen Fieber, Müdigkeit, Kopfschmerzen, Myalgien und Exazerbationen der Effloreszenzen ein (Weber et al. 1986).

Acrodermatitis chronica atrophicans

Das Ansprechen der Acrodermatitis chronica atrophicans auf Penicillin ist seit langem bekannt, obwohl bisher keine Therapiestudien zur Festlegung der optimalen Dosis und Verabreichungsdauer bekannt wurden. Grundsätzlich spricht die Erkrankung in ihrer akut-entzündlichen Form gut und in ihrer chronisch-atrophen Form kaum mehr auf Antibiotika an. Unter einer oralen Therapie von 2 - 3 g Phenoxymethylpenicillin/die während 3 Wochen beobachtet Asbrink (1985) in den meisten Fällen eine Abheilung der entzündlichen, nicht aber der chronisch-atrophen Veränderungen. Da aber auch im chronisch-atrophen Stadium B. burgdorferi in der Haut nachgewiesen werden konnte, empfiehlt sich die Durchführung einer Therapie in jedem Fall. Möglicherweise kann damit ein Fortschreiten der Krankheit verhindert werden. Vorsichtigerweise sollte man eine Acrodermatitis chronica atrophicans eher mit hohen Dosen, i.v. oder i.m., und eher lang, d.h. während 3 - 4 Wochen, behandeln.

Lokalisierte Sklerodermie und Lichen sclerosus et atrophicus

Die lokalisierten Sklerodermien wurden empirisch schon lange mit Penicillin behandelt. Die Ausdehnung konnte damit begrenzt werden und auch der "lilac ring" verschwand. Empfohlen wird z.B. eine Injektionstherapie mit täglich 10 Mio. E Penicillin während 2 - 4 Wochen (Braun-Falco et al. 1984). Ein Lichen sclerosus et atrophicus spricht wahrscheinlich nur im akut-entzündlichen Stadium gut auf Penicillin an.

Lymphadenosis cutis benigna

Das Ansprechen auf Penicillin oder Tetrazycline ist ebenfalls bekannt, Therapiestudien und Langzeitbeobachtungen bestehen keine. Weber et al. (1984) behandelten z.B. 4 Kinder mit Phenoxymethylpenicillin oral 3mal 600 000 E bis 3mal 1,5 Mio. E/die während 8 - 10 Tagen. Die Abheilung konnte aber bis 4 Monate dauern.

6.4 Manifestationen an den Gelenken

Zwischen dem Erythema chronicum migrans und dem Auftreten einer Arthritis kann eine Zeit von 2 Wochen bis zu 3 Jahren verstreichen. Die Arthritiden werden bei amerikanischen Patienten in 20 - 60% der Fälle beobachtet und stellen dort das Hauptsymptom der Krankheit dar. In Europa, wo der Zusammenhang zwischen Arthritis und Lyme-Borreliose erst später erkannt wurde, kommt sie seltener, in 8 - 10% der Fälle, vor (Weber et al. 1983; Malawista et al. 1986; Schmidt et al. 1985; Asbrink et al. 1985; Bowen et al. 1984). Frühere Untersuchungen zeigten, daß in Amerika vorwiegend Monarthritiden der großen Gelenke, vor allem der Kniegelenke, und in Europa mehr Polyarthritiden der kleinen Gelenke anzutreffen waren (Weber et al. 1983). Die Analysen von neueren Patientenserien ergaben aber außer in der Häufigkeit der Gelenkbeteiligung keine grundlegenden Unterschiede mehr. In beiden Kontinenten sind mehrheitlich die großen Gelenke befallen.

Klinik. Der eigentlichen Arthritis geht typischerweise während Wochen eine Phase mit unspezifischen, migratorischen Muskel-, Knochen-, Sehnen- und Gelenkschmerzen ohne Entzündungszeichen voraus (muskuloskelettales Syndrom). Später, evtl. erst nach Monaten, treten die ausgesprochenen Arthritiden mit Schwellungen, Schmerzen und Überwärmungen auf. Eine Rötung fehlt häufig. Prinzipiell können alle Gelenke erkranken; das Befallmuster kann mono-, oligo- oder polyartikulär sein. Die großen Gelenke, vorwiegend die Kniegelenke, sind aber am häufigsten betroffen. Herzer u. Wilske (1986) fanden bei ihren Patienten aus München 18mal eine Beteiligung der Kniegelenke, 7mal eine der Sprunggelenke und je 1-bis 2mal eine Beteiligung der Ellbogen-, Finger-, Hand-, Zehen- und Fußgelenke. Zum Vergleich bestand bei 19 Patienten aus Lyme 14mal ein Befall der Knie-, 13mal der Schulter-, 9mal der Ellbogen-, 8mal der Mandibular-, 7mal der Finger- und Zehen-, 5mal der Sprung- und je 4mal der Hüft- und Handgelenke (Steere et al. 1977a,b). Bei der Kniegelenkbeteiligung können Baker-Zysten entstehen und rupturieren. Die Arthritiden dauern oft nur wenige Tage, können aber auch während Monaten persistieren. Sie klingen spontan ab und rezidivieren häufig nach einem beschwerdefreien Intervall von Wochen bis Monaten an den gleichen oder an weiteren Gelenken (Malawista et al. 1986). Im Verlauf können generell Phasen von flüchtigen migratorischen Arthralgien und Phasen mit ausgeprägten Arthritiden auftreten.

In einer amerikanischen Serie von 102 Patienten gingen in 10 Fällen die intermittierenden Kniegelenkentzündungen nach 4 - 24 Monaten in einen chronischen Verlauf über. Die Gelenkschwellungen mit Synoviahypertrophien standen im Vordergrund, die Schmerzen waren meistens geringer und Allgemeinsymptome wie Fieber und Müdigkeit selten (Steere et al. 1979c).

Gelenkspunktat. Während des akuten Arthritisschubes kann eine Zellzahl von 500 - 110 000 Zellen/mm^3, vorwiegend polynukleäre Leukozyten, gefunden werden. Der hohe Eiweißgehalt von 30 - 80 g/l spricht für ein Exsudat. Die Komplementfaktoren C3 und C4 betragen in der Regel mehr als ein Viertel, die Glukosewerte mehr als zwei Drittel der Serumwerte. Kryoglobuline (IgM) sind vorhanden, und in Fällen von chronischen Arthritiden konnten im Punktat hohe Werte von Kollagenase und Prostataglandin E_2 gefunden werden. Rheumafaktoren oder antinukleäre Antikörper sind nicht nachweisbar (Malawista et al. 1986; Steere et al. 1977b, 1980).

Histologie. Die mikroskopischen Untersuchungen von Johnston et al. (1985) zeigten in den stark hypertrophierten Synoviae vorwiegend lymphoplasmozytäre Infiltrate. Die Granulozyten dominierten in wenigen Fällen, Eosinophile fehlten. Als weiteres unspezifisches Merkmal fanden sich ausgeprägte Mikroangiopathien mit Proliferation der Kapillaren und der kleinen Gefäße. Die Tunicae musculares und die Adventitiae waren verdickt. Gefäßdilatationen waren vorhanden, jedoch keine Verschlüsse. Als auffallender Befund bestanden im Stroma ausgeprägte Fibrineinlagerungen, die bis 50% des Synoviavolumens ausmachen konnten. Gegenüber den Nekrosegranulomen der cP erschienen die Fibrindepots der Lyme-Arthritis weniger granulär und mehr fibrillär. Das histologische Bild erlaubt aber keine sichere Differenzierung. In Einzelfällen wurden B. burgdorferi in der Gefäßwand oder in der Umgebung der Gefäße, nicht aber in den Fibrindepots nachgewiesen.

Radiologische Befunde. In einer Serie von 25 Patienten konnten bei 20 Patienten vorwiegend an den Kniegelenken abnorme Befunde erhoben werden. An den Weichteilen fanden sich Zeichen der Gelenkergüsse, der Weichteilschwellungen, der Synoviaverdickungen, ein Ödem des infrapatellaren Fettgewebes, Verdickungen und Verkalkungen des patellaren Quadrizepsansatzes sowie Baker-Zysten. 9 - 24 Monate nach Beginn der Arthritiden bestanden Knorpeldestruktionen, teilweise mit Knorpelverkalkungen an Knie- Hüft- und Schultergelenken. Bei 6 Patienten zeigten sich am Femur, an der Tibia und am Humerus subartikulär Knochenerosionen, Zystenbildungen, ebenso Knochensklerosierungen und Osteophyten. Bei 8 Patienten war eine gelenknahe Osteoporose nachweisbar (Lawson u. Steere 1985). Bei einem anderen Kollektiv konnten Subluxationen und Luxationen der Interphalangealgelenke und periostale Reaktionen beobachtet werden (Hovmark et al. 1986b).

Pathogenese. B. burgdorferi, die in der Synovia und in der Synoviaflüssigkeit bei Lyme-Arthritis nachgewiesen werden konnten, führten zu einer Vaskulitis der Synovia (Lawson u. Steere 1985; Snydman et al. 1986). Unklar ist, wieweit diese

Veränderungen nur eine Reaktion des Gewebes auf den Erreger darstellen oder ob immunologische Prozesse für den Unterhalt der Entzündung und allenfalls für deren Chronifizierung verantwortlich sind. Latexagglutinationen und Rheumafaktoren der IgG-Klasse bleiben sowohl in den Seren als auch in den Gelenkpunktaten regelmäßig nicht nachweisbar, und die antinukleären Antikörper waren ausnahmsweise leicht erhöht. Hardin et al. (1984) konnten in den Gelenkpunktaten, nicht aber in den Seren eine verstärkte C1q-Bindungskapazität als Zeichen der lokalen intraartikulären Komplexbildung nachweisen. Die Bindungskapazität nahm mit der Dauer der Gelenkentzündung zu und korrelierte auch mit der Leukozytenzahl im Punktat. Immunkomplexe wiederum gelten als starke Mitogene, die eine Antikörperbildung in den B-Lymphozyten stimulieren, so daß möglicherweise ein Circulus vitiosus entsteht. Einen pathogenetischen Faktor, dessen Bedeutung heute noch nicht voll erfaßt wird, bilden die Lipopolysaccharide an der Borrelienoberfläche. Sie wirken als Endotoxine und stimulieren die Lymphozytenbildung, die Makrophagenaktivität mit der Produktion von Interleukin 1, das zu Knochenresorptionen führt, und sie fördern die Degradation der Knorpelmatrix durch die stimulierten Chondrozyten. Auch wenn die Lipopolysaccharide im Serum nicht nachgewiesen werden konnten, ist es durchaus möglich, daß sie, sofern der Erreger nicht aus dem Gelenk eliminiert werden kann, lokal weiterwirken und für die Zerstörung der Gelenkstrukturen und für die Chronifizierung der Arthritis verantwortlich sind (Fumarola et al. 1985). Der kürzlich gelungene Nachweis von B. burgdorferi in der Synoviaflüssigkeit eines Patienten mit chronischer Lyme-Arthritis spricht für diesen Pathomechanismus (Snydman et al. 1986). Steere et al. (1980a) konnten zudem bei einem Patienten mit chronischer Lyme-Arthritis in der Synoviaflüssigkeit erhöhte Kollagenase- und Prostaglandine-E_2-Werte finden. Die Kollagenase degradiert das Typ-II-Kollagen, welches das wichtigste Strukturprotein u.a. des Knorpels ist.

Möglicherweise prädestinieren auch genetische Faktoren zur Chronifizierung. Wurde z.B. bei der Reiter-Arthritis vermehrt das Alloantigen HLA-B27, bei der cP vermehrt das HLA-Dw4 und beim Lupus erythematodes vermehrt DRw2 und DRw3 gefunden, so konnte auch bei der chronischen Lyme-Arthritis in 7 von 10 Fällen das B-Zell-Alloantigen DRw2 nachgewiesen werden (Steere et al. 1979a,c). Arbeiten von Stanek et al. (1987c) ergaben bei 290 Patienten mit seronegativer Spondyloarthritis, die fast ausschließlich HLA-B27-positiv waren, auch signifikant häufiger (33,5%) Antikörper gegen B. burgdorferi.

Therapie. In einer ersten Untersuchung konnten Steere et al. mit einer i.m.-Behandlung von 2,4 Mio. E Benzathinpenicillin/Woche während 3 Wochen bei 7 von 20 Patienten (35%) eine Abheilung der Arthritis im Mittel nach 4 Wochen erreichen. Bei den 20 Patienten in der Placebogruppe klang die Arthritis erst nach 17 - 18 Wochen spontan ab. In einer zweiten Untersuchung zeigte sich, daß von 20 Patienten, die während 10 Tagen mit 20 Mio. E Penicillin/die i.v. behandelt wurden, bei 11 (55%) eine Heilung erzielt werden konnte. Das Ansprechen der Therapie war unabhängig vom Schweregrad und von der Dauer der Arthritis, ebenso von der Anzahl der betroffenen Gelenke (Steere et al. 1985b). Aufgrund dieser noch unbefriedigenden Resultate behandelten wir 3 eigene Patienten mit Lyme-Arthritis mit 20 Mio. E Penicillin i.v. während mindestens 4 Wochen und konnten bei allen eine langsame Abheilung und eine Restitutio ad integrum, wenn auch erst Wochen nach Abschluß der Therapie, feststellen. In einer neueren Studie wurden 5 Patienten mit Lyme-Arthritis, die auf eine hochdosierte Therapie mit Penicillin nicht ansprachen, mit Ceftriaxone 2mal 1 g oder 2mal 2 g i.v. oder i.m. während 14 Tagen behandelt. Die Arthritiden heilten zwischen 3 und 8 Wochen ab (Dattwyler et al. 1987, 1988b; Satz u. Knoblauch 1989). In einem pädiatrischen Krankengut wurden 43 Kinder täglich mit 50 mg Phenoxymethylpenicillin/kg Körpergewicht oder mit 30 mg Tetrazyklin/kg Körpergewicht oral während 4 Wochen behandelt. Nur bei 2 Patienten konnte eine Heilung erzielt werden, und eine Beschwerdefreiheit stellte sich erst nach einer 10tägigen i.v.-Therapie mit 20 Mio. E Penicillin/die ein (Culp et al. 1987).

Aufgrund der heute vorliegenden Therapiestudien können noch keine endgültigen Folgerungen gezogen werden. Es scheint aber, daß eine hochdosierte, länger als 14 Tage dauernde Therapie mit Penicillin i.v. oder Ceftriaxone i.v. oder i.m. erfolgversprechender ist. Möglicherweise genügt bei der Mehrzahl der Kinder eine orale Therapie. Erst weitere Untersuchungen werden zeigen, welches therapeutische Regime eine Chronifizierung der Arthritis verhindern kann.

6.5 Manifestationen am Nervensystem

Eine Mitbeteiligung des Nervensystems wird bei 10 - 15% der Patienten mit Lyme-Borreliose beobachtet. Die klassische Manifestation ist die Meningopolyneuritis Garin-Bujadoux-Bannwarth. Sie umfaßt die Trias Meningitis, Hirnnervenparesen und Radikulitis. Nachdem der Nachweis von intrathekal gebildeten Antikörper gegen B. burgdorferi möglich geworden war, wurden zahlreiche neurologische Beschwerdebilder mit der Lyme-Borreliose in Zusammenhang gebracht, die den Rahmen der Meningopolyneuritis sprengten. So berichteten 1985 Ackermann et al. erstmals über eine Serie von Patienten, deren Beschwerdebilder eher an eine Enzephalomyelitis disseminata erinnerten und sich durch ihr spätes Auftreten und durch ihren chronisch-progredienten Verlauf von der Meningopolyneuritis unterschieden. Die Zugehörigkeit zur Lyme-Borreliose kann trotz einer Vielfalt von laborchemischen und physikalischen Untersuchungen nicht in jedem Fall eindeutig belegt und von anderen Krankheiten wie z.B. von einer Enzephalomyelitis disseminata, von einer Neurolues oder von einer Meningitis tuberculosa sicher abgegrenzt werden.

Aufgrund unserer heutigen Kenntnisse können die neurologischen Erkrankungen grundsätzlich in akute und chronische Formen und aufgrund der anatomischen Lokalisation der Defekte in 3 weitere Gruppen unterteilt werden: 1. Befall von Hirn- und peripheren Nerven, 2. Befall des Rückenmarks und 3. Befall der Meningen und des Hirnparenchyms. Die folgende getrennte Abhandlung der einzelnen Symptomenkomplexe soll nicht darüber hinwegtäuschen, daß bei der Lyme-Borreliose des Nervensystems meistens mehrere Komplexe gleichzeitig oder nacheinander auftreten.

Über die zeitliche Abfolge der neurologischen Manifestationen läßt sich keine Regel aufstellen. Eine Meningopolyneuritis z.B. kann schon wenige Wochen, aber auch erst Monate oder Jahre nach einem Erythema chronicum migrans auftreten. Die chronisch-zerebralen Erscheinungen oder die Polyneuropathien werden in der Regel erst nach Jahren manifest.

6.5.1 Hirn- und periphere Nerven

Neuritis cranialis

Die Neuritis cranialis mit Ausfällen der Hirnnerven gilt als ein Leitsymptom und wird bis in 50%, in amerikanischen Statistiken sogar bis in 90% der Fälle mit neurologischen Manifestationen beobachtet. Davon finden sich am häufigsten (bis 90%) periphere Fazialisparesen, die nur eine Seite oder typischerweise nach einem mehrtägigen Intervall auch die andere Seite befallen können. Circa 10% der Patienten weisen einzig oder zusätzlich Paresen einzelner oder mehrerer der Hirnnerven I - X auf (Hänny u. Häuselmann 1987; Schmutzhard et al. 1986a; Pachner u. Steere 1985). In Kollektiven von idiopathischer Fazialisparese (Bell-Parese) konnten bis in 40% erhöhte IgG- und IgM-Antikörpertiter gegen B. burgdorferi in Serum und Liquor nachgewiesen werden. Damit ergibt sich zumindest für einen Teil der bisher als idiopathisch eingestuften Fazialisparesen eine ätiolgische Erklärung (Olsson et al. 1987; Schmutzhard u. Stanek 1985; Jonsson et al. 1987; Roloff et al. 1986; Asbrink u. Olsson 1985). Im Liquor finden sich die typische mononukleäre Pleozytose und hohe Antikörpertiter gegen B. burgdorferi. Die Prognose ist gut, eine Restitutio ad integrum kann schon nach wenigen Tagen, durchschnittlich nach 2 - 4 Wochen, selten erst nach Monaten erwartet werden. Persistierende Lähmungen bilden die Ausnahme und wurden eher bei Patienten mit vollständiger Denervation beobachtet (Hänny u. Häuselmann 1987). Um ein Fortschreiten der Krankheit zu verhindern, sollte eine antibiotische Therapie in jedem Fall durchgeführt werden, auch wenn ihr Nutzen bezüglich Heilungsquote und Heilungsgeschwindigkeit der Paresen nicht erwiesen ist (Schmutzhard et al. 1986).

Konjunktivitis und Ophthalmitis

Eine Konjunktivitis kann im Rahmen der Allgemeinsymptome im Verlauf der Frühphase der Lyme-Borreliose auftreten. In einer Serie von 314 Patienten mit Erythema chronicum migrans konnte sie in 11% der Fälle beobachtet werden (Steere et al. 1983c). Auch berichteten Steere et al. über einen Patienten mit einseitiger Erblindung wegen Panophthalmitis. B. burgdorferi wurden im Corpus vitreum nachgewiesen. Auch tierexperimentell konnte gezeigt werden, daß B. burgdorferi, die Hamstern intraperitoneal inokuliert wurden, bei 9 von 20 Tieren in die Augen streuten (Steere et al. 1985; Johnson et al. 1983). Über einen weiteren Patienten, bei dem im Verlauf einer Lyme-Borreliose beidseitige Gesichtsfeldausfälle auftraten, berichtete Schechter (1986). Aufgrund des Ausfallmusters wurde eine ischämische Pathogenese der Optikusschädigung angenommen. Eine Besserung konnte aber weder mit Kortikosteroiden noch mit Antibiotika erzielt werden. Eine andere Augenmanifestation ist das Papillenödem, u.U. mit retinalen Blutungen, das als Ausdruck eines erhöhten Hirndrucks im Rahmen des Pseudotumor cerebri vorkommt (Reik et al. 1979, 1986; Raucher et al. 1985).

Radikulitis

Eine Beteiligung der peripheren Nerven ist u.a. in 30 - 70% der Erwachsenenfälle anzutreffen und äußert sich hauptsächlich als Radikulitis. Unterschiede in der Häufigkeit zwischen amerikanischen und europäischen Kollektiven sind entgegen früherer Meinungen nicht bewiesen. Die Radikulitis ist aber bei Kindern selten. Sie betrifft häufiger die hinteren Wurzeln und häufiger die unteren als die oberen Extremitäten oder die thorakalen Wurzeln. Typischerweise geht sie mit stärksten, in die Gliedmaßen ausstrahlenden Schmerzen (Plexitis) einher oder imponiert als Schulter- oder Beckengürtelsyndrom. Auch Parästhesien oder Hypästhesien sind möglich. Beim Befall der vorderen Wurzel können von der Reflexabschwächung bis zur vollständigen schlaffen Parese alle Übergänge vorliegen, und das Befallmuster reicht von der Mononeuritis multiplex bis zur Beteiligung mehrerer Wurzeletagen einer oder beider Seiten. (Hänny u. Häuselmann 1987; Pachner u. Steere 1985; Reik et al. 1979, 1986; Pfister et al. 1986; Christen u. Hanefeld 1986; Baumhackl et al. 1986; Sternman 1982; Hanefeld et al. 1987; Lubeau et al. 1986; Caflisch et al. 1984).

Elektromyographische und elektroneurographische Abklärungen konnten trotz klinischer Symptomatik unauffällig sein oder ergaben als Hauptbefund verminderte Nervenleitgeschwindigkeiten und abnorme Latenzen der F-Wellen. Das Niveau der Nervenschädigung muß aufgrund der pathologischen Liquorbefunde und der pathologischen F-Wellen Latenzen einerseits an der Nervenwurzel und andererseits aufgrund der verminderten Nervenleitgeschwindigkeiten als Zeichen der Demyelinisierung in der Peripherie lokalisiert werden. Hinweise für eine axonale Degeneration waren bei diesen Untersuchungen die Ausnahme (Hänny u. Häuselmann 1987; Graf et al. 1986; Sternman et al. 1982).

Licht- und elektronenoptische Abklärungen von Nervenbiopsien zeigten eine epi- und endoneurale Perivaskulitis mit lymphozytären Infiltraten, Gefäßthromben mit Verschlüssen und Gefäßwandverdickungen. Die myelinisierten Axone waren teilweise stark rarifiziert und wiesen Zeichen der Waller-Degeneration auf. Daraus kann postuliert werden, daß die Nervenschädigung ischämisch durch eine Vaskulitis verursacht ist. Nicht geklärt ist die Pathogenese der Vaskulitis selbst. Sie könnte sowohl immunologisch als auch reaktiv durch eine lokale Erregerinvasion zustande kommen (Grehl u. Meier 1987; Engelhardt et al. 1987; Kristoferitsch et al. 1987b; Camponovo u. Meier 1986; Lubeau et al. 1986).

Die Prognose der Radikulitis ist gut. Unter antibiotischer Therapie können sich die Symptome schon innerhalb weniger Tage zurückbilden. Das ebenfalls gute Ansprechen auf die alleinige Behandlung mit Kortikosteroiden, wie sie früher in Unkenntnis der Ätiologie durchgeführt wurde, kann ein Hinweis auf zugrundeliegende Immunprozesse sein.

Periphere Polyneuropathie

Die periphere Polyneuropathie wird vor allem (bis zu 40%) bei Patienten mit atrophem Stadium der Acrodermatitis chronica atrophicans gesehen. Es handelt sich dabei wahrscheinlich um ein Spätstadium der peripheren Nervenläsionen, auch wenn aus den publizierten Patientenserien nicht ersichtlich ist, wie häufig zu Beginn der Erkrankung z.B. eine Radikulitis bestanden hat. Die typischen Beschwerden sind

Schmerzen, Parästhesien, Hyperästhesien, Muskelkrämpfe, Muskelatrophien und Reflexstörungen, die über Jahrzehnte bestehen können. Die neuro- und myographischen und die histologischen Befunde waren denjenigen der Radikulitis ähnlich oder identisch. Antibiotika führten bei einem Teil der Patienten zur Besserung der neurologischen Symptome, bei anderen schritt die Krankheit trotzdem weiter (Hopf 1975; Kristoferitsch et al. 1987a,b; Satz et al. 1986).

6.5.2 Rückenmark

Akute Myelitis

Spinale Mitbeteiligungen werden in unterschiedlicher Häufigkeit gesehen. Reik et al. beobachteten bei einem von 32 und Hänny et al. bei 9 von 45 Patienten myelitische Symptome. Sie können während oder nach einer Radikulitis auftreten. Schlaffe oder spastische Paraparesen und -plegien, Halbseitenhyp- und -dysästhesien mit sensiblem Niveau, Störungen des vegetativen Nervensystems, Miktions-, Defäkations- und Erektionsstörungen wurden in diesem Zusammenhang beobachtet (Reik et al. 1979; Hänny u. Häuselmann 1987; Baumhackl et al. 1986; Pfister et al. 1986).

Chronische Myelitis

Eine unbehandelte Myelitis kann über Jahre bestehen und sich z.B. in akralen Brennparästhesien, Miktionsstörungen und Paresen äußern. Vibrations- und Lagesinn können abgeschwächt sein. Die peripheren Nervenleitgeschwindigkeiten bleiben normal, hingegen sind die somatosensorisch evozierten Potentiale verlängert (Hänny u. Häuselmann 1987).

6.5.3 Meningen und Hirnparenchym

Hänny u. Häuselmann (1987) versuchten, die Vielfalt der Hirnmanifestationen aufgrund ihrer Pathogenese in 3 Gruppen einzuteilen:

1. Die Meningoenzephalitis als Ausdruck der direkten Erregerinvasion mit konsekutiver entzündlicher Reaktion.
2. Eine Enzephalopathie bei disseminierter Demyelinisierung.
3. Enzephalomalazien aufgrund einer meist multifokalen Vaskulopathie.

Meningoenzephalitis

Schwere Meningitiden werden bei amerikanischen Patienten häufig (bis zu 90%) beobachtet, während in europäischen Kollektiven die Meningitis weniger oft angetroffen wird und in der Regel auch milder verläuft. In ihrer Intensität schwankende, meistens frontal oder okzipital lokalisierte Kopfschmerzen, Erbrechen und Photophobie sind die wichtigsten Symptome. Die Nackensteifigkeit kann nur diskret sein. Als Zeichen der Enzephalitis können Schlafstörungen, Verlangsamung, Konzentrationsschwäche, Gedächtnisstörungen, emotionale Labilität, Nervosität, Reizbarkeit, Verwirrtheit, Somnolenz, Koma, Ataxien, Chorea und Krampfanfälle auftreten (Hörstrup u. Ackermann 1973; Pachner u. Steere 1985; Reik et al. 1986; Meyerhoff 1983; Hänny u. Häuselmann 1987).

Enzephalopathie

Der Enzephalopathie liegt eine disseminierte Demyelinisierung zugrunde. Sie zeichnet sich klinisch durch Leistungsschwäche, Antriebsverlust, u.U. invalidisierende Ermüdbarkeit, Wesensveränderungen und dementielle Zustände aus. Zusätzlich können fokale neurologische Ausfälle vorliegen, ebenso Zeichen der chronischen Meningitis, wie jahrelange Kopfschmerzen und periphere Dysästhesien. Die Abgrenzung dieser Erkrankung gegen eine Polyneuropathie, Polyradikulitis und vor allem gegen eine Enzephalomyelitis disseminata ist schwierig. Differentialdiagnostisch klärend kann der Nachweis der autochthonen Antikörperbildung im Liquor gegen B. burgdorferi sein. In einzelnen bisher dokumentierten Fällen konnten computertomographisch hypodense Zonen und in der Kernspintomographie hyperdense Herde festgestellt werden, die aufgrund ihrer scharfen Begrenzung und der nicht immer periventrikulären Lage für eine Enzephalomyelitis disseminata atypisch waren. Bonatti et al. berichteten über einen weiteren Fall, bei dem in der Kernspintomographie multiple, nicht periventrikulär gelegene hyperdense Zonen festgestellt wurden. Die Hirnsektion ergab perivaskulär eine diffuse, rundzellige Enzephalomyelitis mit einer Demyelinisierung (Hänny u. Häuselmann 1987; Reik et al. 1985; Bonatti et al. 1987).

Multifokale Vaskulopathie

Berichte über Enzephalomalazien im Verlauf einer Lyme-Borreliose häufen sich. Hänny u. Häuselmann (1987) konnten in 6 von 45 Patienten ihres neurologischen Kollektivs das plötzliche Auftreten eines Hemisyndroms feststellen. Die Abklärung mittels Computer- und Kernspintomographie ergaben multiple Insulte und perivaskuläre fleckenartige Veränderungen, die unter der Antibiotikatherapie verschwanden. Weitere Fälle verliefen unter dem Bild von transient ischämischen Attacken. Midgard u. Hofstad (1987) wiesen bei einem dieser Patienten in der Karotisangiographie multiple Stenosen von großen und kleinen Gefäßen nach. Aufgrund dieser Befunde liegt wahrscheinlich eine intrazerebrale Vaskulitis vor, die, wie bei der Radikulitis, für die Ischämien verantwortlich ist. Differentialdiagnostisch muß diese Form der Hirnbeteiligung vor allem gegen die Neurolues und gegen die Tuberkulose abgegrenzt werden (Weder et al. 1987; Kohler et al. 1986).

6.5.4 Liquoruntersuchungen

Der mikroskopische oder kulturelle Direktnachweis von B. burgdorferi im Liquor ist aus labortechnischen Gründen noch wissenschaftlichen Zwecken vorbehalten. Für die Diagnose einer Lyme-Borreliose ist man daher auf die üblichen Laboruntersuchungen und auf den Nachweis einer intrathekalen Antikörperproduktion gegen B. burgdorferi angewiesen.

Eine mononukleäre Pleozytose ist typisch und in der Regel bei allen Manifestationsformen vorhanden. Die Leukozytenzahl schwankt von nur diskreter Erhöhung bis zu mehreren Tausend pro mm^3. Eine normale Zellzahl bildet die Ausnahme. Die Differenzierung ergibt überwiegend (-90%) kleine Lymphozyten, stimulierte große Lymphozyten (-30%), Monozyten (-30%) und vereinzelt Plasmazellen (-10%). Aufgrund der Zellzahl oder ihrer Differenzierung kann nicht auf ein bestimmtes neurologisches Krankheitsbild, auf ein akutes oder chronisches Geschehen oder auf den Schweregrad der Erkrankung geschlossen werden. Dasselbe gilt für das Gesamteiweiß, welches von normalen Werten bis über 2 g/l steigen kann. Die Eiweißelektrophorese ergibt eine Vermehrung der Gammaglobuline. Die Bestimmung des Liquorzuckers, respektive die Bestimmung des Quotienten (Liquorzucker : Serumzucker), ist nicht konklusiv, da ein Quotient von unter 0,6 nur in ca 50% der Fälle vorhanden ist (Hänny u. Häuselmann 1987; Pohl et al. 1986; Henriksson et al. 1986; Reik et al. 1979, 19086; Ackermann et al. 1985; Pachner u. Steere 1985; Steere et al. 1983a). Das Auftreten von oligoklonalen Banden im Liquor bei gleichzeitig negativem Serumbefund konnte bei der Lyme-Borreliose des Nervensystems bis in 87% nachgewiesen werden. Die Differenzierung ergab vor allem IgG, die spezifisch mit dem B. burgdorferi-Antigen reagierten, und seltener IgM. Die monoklonalen Banden sind aber nicht Krankheitsspezifisch und werden vor allem auch bei der Enzephalomyelitis disseminata, beim Guillain-Barré-Syndrom und verschiedenen anderen neurologischen Affektionen angetroffen (Kristoferitsch et al. 1986). Für den Nachweis einer intrathekalen Produktion von Immunglobulinen (IgG und IgM) sollte die vor allem bei der Lyme-Borreliose häufig gestörte Blut-Hirn-Schranke mit berücksichtigt werden. Dies geschieht durch die Einbeziehung eines Quotienten (Liquorwert : Serumwert) für eine normalerweise im Liquor nicht vorhandene Substanz, wie z.B. die Antikörper gegen das Tetanustoxid oder die Albumine. Aus praktischen Gründen eignen sich die Albumine besser. Die Beurteilung erfolgt schließlich anhand eines Indexes, der sich z.B. für das IgG aus folgender Formel errechnet: Immunglobulinquotient (Liquor-IgG : Serum-IgG) dividiert durch den Albuminquotienten (Liquoralbumin : Serumalbumin) mal 100. Ein Wert von über 1 spricht für eine autochthone IgG- respektive IgM-Produktion. Einschränkend ist zu erwähnen, daß dieser Befund auch bei der Neurosyphilis, der Enzephalomyelitis disseminata, bei akuten Meningitiden usw. anzutreffen ist. Pathologische Antikörpertiter gegen B.burgdorferi werden im Liquor infolge der Kreuzreaktionen auch bei der Neurolues oder bei der Meningitis tuberculosa angetroffen. Die beste diagnostische Treffsicherheit wird mit der Bestimmung des IgG- und des IgM-Indexes für die B. burgdorferi-Antikörpertiter erreicht: Antikörpertiterquotient [ELISA-IgG-(IgM-)Liquortiter : ELISA-IgG-(IgM-) Serumtiter] dividiert durch den Albuminquotienten (Liquoralbumin : Serumalbumin). Ein IgG-Index von über 2 und/oder ein IgM-Index von über 1 spricht für eine Lyme-Borreliose des Nervensystems. Stiernstedt et al. (1985) erreichten damit eine Sensitivität von 91% und eine Spezifität von 98%. Insbesondere eigneten sich diese Indexbestimmungen, um eine Neuroborreliose bei negativen Serumtitern zu erfassen (Wilske et al. 1986; Kristoferitsch et al. 1986; Rehse-Küpper u. Ackermann 1986). Die Bestimmung der Antikörper gegen Antimyelin in Serum und Liquor und deren Index ermöglichten keine Verbesserung der diagnostischen Treffsicherheit, insbesondere keine sichere Abgrenzung gegenüber der Enzephalomyelitis disseminata (Suchanek et al. 1986).

6.5.5 Enzephalopathie bei Lyme-Borreliose und Enzephalomyelitis disseminata

Die Ähnlichkeit in der Symptomatik, im Verlauf, in den Liquorbefunden (mononukleäre Pleozytose, intrathekale Bildung von IgM und IgG, oligoklonale Banden) und in der Pathogenese (disseminierte Demyelinisierung) gaben Anlaß, Kollektive von Patienten mit Enzephalomyelitis disseminata auf eine Lyme-Borreliose zu untersuchen. Die Serumbestimmungen zeigten keine signifikante Häufung von pathologischen Antikörpertitern gegenüber Kontrollkollektiven. In Einzelfällen und bei 2 von 38 Patienten aus der Serie von Schmutzhard et al. konnte aber eine intrathekale Antikörperproduktion gegen B. burgdorferi nachgewiesen werden. Die Behandlung solcher Einzelfälle mit Penicillin brachte unterschiedliche Resultate. Fälle mit deutlicher und anhaltender Besserung blieben aber die Ausnahme (Ackermann et al. 1985; Schmutzhard et al. 1987a,b; Stiernstedt et al. 1985; Kohler et al. 1986; Gay u. Dick 1986; Kurtz et al. 1986; Muhlemann u. Wright 1987b). Das Ansprechen auf Penicillin darf aber weder zur Bestätigung noch zum Ausschluß einer Lyme-Borreliose verwendet werden. Bei einer erfolgreichen Behandlung kann es sich ebenso um den Spontanverlauf der Enzephalomyelitis disseminata handeln, und bei einem Versagen kann angenommen werden, daß die immunologischen Vorgänge der Demyelinisierung, die mit Penicillin nicht beeinflußbar sind, im Vordergrund stehen. Es ist aber vor allem in Gegenden, in denen die Lyme-Borreliose endemisch ist, oder bei suggestiver Anamnese angezeigt, bei der Abklärung einer Enzephalomyelitis disseminata eine Lyme-Borreliose zu suchen und beim Nachweis einer intrathekalen Antikörperproduktion probatorisch eine Therapie mit Antibiotika durchzuführen.

6.5.6 Therapie und Verlauf

Die optimale Therapie der Lyme-Borreliose des Nervensystems ist noch nicht etabliert. Heilungen z.B. der Meningopolyneuritis treten spontan, nach Kortikosteroiden und nach Antibiotika auf. Aufgrund unserer heutigen Kenntnisse über Ätiologie und Pathogenese ist bei den akuten Erkrankungsformen eine Antibiotikatherapie indiziert, während bei den chronischen Verläufen Antibiotika und/oder Kortikosteroide diskutiert werden können. Schlüssige Untersuchungsergebnisse über das wirkungsvollste Antibiotikum bestehen z.Z. nicht. Gute Resultate, wenn auch nicht immer residuenfreie Heilungen, wurden mit Penicillin (20 Mio. E/die i.v. während 10 - 14 Tagen), mit Tetrazyklinen (200 mg/die i.v. oder p.o. während 3 - 4 Wochen), mit Ceftriaxone (2 g/die i.v. während 2 - 3 Wochen) und mit Chloramphenicol (4 g/die i.v. Während 10 Tagen) erreicht. Pfister et al. 1985 konnten mit der Kombination von Penicillin und Kortikosteroiden am raschesten eine Abheilung nachweisen. Dattwyler et al. 1988b) beobachteten bei 9 Patienten mit peripheren Neuropathien und Enzephalopathien nach einer 14tägigen Therapie mit 2 oder 4 g Ceftriaxone eine deutliche Besserung oder Heilung. Wieweit eine antibiotische Therapie den Übergang in eine chronische Verlaufsform verhindern kann, bleibt z.Z. noch offen. Eine retrospektive Untersuchung von Hänny u. Häuselmann (1987) zeigte aber, daß bei einer antibiotischen Behandlung, die innerhalb von 30 Tagen begonnen wurde, 50% der Patienten ohne Residuen, bei einer Behandlung, die erst nach 4 Monaten begonnen wurde, nur noch

10% ohne Residuen heilten. Ähnliche Resultate erhielten Omasits et al. (1987) und Kristoferitsch et al. (1985, 1987a). Ein möglichst frühzeitiger und parenteraler Einsatz von Antibiotika scheint daher sinnvoll (Steere et al. 1983a; Diringer et al. 1987; Ackermann et al. 1985).

6.6 Karditis

Eine kardiale Beteiligung wird sowohl in amerikanischen als auch in europäischen Serien bis in 8% der Fälle beobachtet (Muhlemann u. Wright 1987; Weber et al. 1986; Steere et al. 1977b, 1980; Asbrink 1985). Sie tritt in der Regel früh im Verlauf der Lyme-Borreliose auf, in der Serie von Steere 4 - 83 Tage, durchschnittlich 21 Tage nach dem Erythema chronicum migrans (Steere et al. 1980). Nachdem Spirochäten, die mit B. burgdorferi vereinbar waren, im Myokard 1985 durch Marcus et al. und 1986 durch Reznick et al. nachgewiesen werden konnten, ist die Karditis als direkte Folge einer hämatogenen Erregerstreuung zu verstehen. Immunphänomene, wie das Auftreten von Kryoglobulinen und abnormen Immunglobulinkonzentrationen gingen eher mit der Aktivität anderer, gleichzeitig vorliegender Manifestationen, wie z.B. einer Arthritis, einher (Steere et al. 1980). Die Endomyokardbiopsien aus dem rechten Ventrikel zeigten perivaskulär gelegene lymphozytäre Infiltrate mit Myozytennekrosen. Alle Wandschichten, ebenso das Perikard können befallen sein. Über eine Beteiligung des Klappenendokards wurde bisher nicht berichtet.

Klinik. Auch die kardialen Symptome sind unspezifisch und können sich als Palpitationen, Tachy-/Bradykardien, Arrhytmien, Schwindel, Synkopen, Dyspnoe, retrosternalen Schmerzen oder als Angor äußern (Steere et al. 1980b; Weber et al. 1986).

Bei der Abklärung finden sich überwiegend Rhythmusstörungen, seltener Perikarditiden mit Ergußbildung oder eine funktionelle Dekompensation bei diffusem Myokardbefall.

Die häufigsten elektrokardiographischen Befunde sind atrioventrikuläre Blockbilder aller 3 Grade. Sie lagen in der Serie von Steere et al. in 90% der Fälle vor. Die Blockbilder können während der Erkrankung häufig und schnell wechseln. Fallberichte mit atrioventrikulärem Block 3. Grades, die vorübergehend das Einsetzen eines Pacemakers notwendig machen, häufen sich (Vlay 1986; Hansen u. Madsen 1986; Reznick et al. 1986; Olson et al. 1986). An weiteren Abnormitäten finden sich Vorhofflimmern, inkomplette und komplette Schenkelblockbilder, QT-Verlängerungen, intraventrikuläre Reizleitungsstörungen und T-Abflachungen oder -Inversionen. Die Enzymverläufe, insbesondere diejenigen der Kreatininphosphokinase, sind in den Fallbeschreibungen nur selten erwähnt. Die Transaminasen SGOT und SGPT können aber erhöht sein (Steere et al. 1980; Ballmer u. Hany 1988).

Diagnose. Ein spezifisches diagnostisches Hilfsmittel für die Karditis bei Lyme-Borreliose gibt es z.Z. nicht. Auch die Szintigraphie mit starker myokardialer Anreicherung von Gallium 67, wie sie Jacobs et al. 1984(a) erstmals bei einem Fall beschrieben, ist unspezifisch, und ein negatives Resultat schließt die Diagnose nicht aus (Alpert et al. 1985; Ponsonnaille et al. 1986; Ballmer et al. 1988). Hinweise geben vor allem anamnestische Angaben von Zeckenstichen, Erythema chronicum migrans oder eine weitere Organmanifestation. IgG-Antikörpertiter gegen B. burgdorferi fanden sich in allen Fällen. Soweit untersucht, sind auch häufig IgM-Antikörper gegen B. burgdorferi vorhanden. Sie können, sofern nicht andere Manifestationen der Lyme-Borreliose vorliegen, den spezifischsten Hinweis auf die Ätiologie geben.

Therapie und Verlauf. Eine antibiotische Therapie ist in jedem Fall notwendig. Kontrollierte Studien speziell zur Therapie der Lyme-Karditis sind bisher nicht durchgeführt. Die Therapie ist häufig durch die Behandlung der anderen Manifestationen gegeben und genügt in der Regel auch für die Karditis. Erfolgreiche Behandlungen wurden mit Tetrazyklinen oral und i.v. während 14 Tagen oder mit Penicillin i.v. 15 - 20 Mio. E/die während 10 - 14 Tagen erreicht. Bei Auftreten von hochgradigen Blockbildern wurden gleichzeitig Salizylate oder Kortikosteroide verabreicht. Um auch ein Fortschreiten der Lyme-Borreliose zu verhindern, sollte die Behandlung grundsätzlich lange (mindestens 14 Tage), eher hochdosiert, i.m. oder i.v. mit Penicillin, Ceftriaxone oder Tetrazyklinen erfolgen.

Die Prognose der Lyme-Karditis ist gut. Eine Restitutio ad integrum kann meistens innerhalb von 1 - 2 Wochen, seltener erst nach Monaten erreicht werden. Über einen Fall mit letalem Ausgang berichteten bisher einzig Marcus et al. 1985 (Steere et al. 1980b; Olson et al. 1976; Hansen 1986; Reznick et al. 1986; Jacobs et al. 1984; Vlay 1986; Satz et al. 1986; Ballmer u. Hany 1988).

6.7 Mögliche Manifestationen

Bei einer Reihe von Erkrankungen und Symptomen wird ein Zusammenhang mit der Lyme-Borreliose vermutet. Die im Folgenden aufgeführten Krankheiten dürfen aufgrund des heutigen Wissenstandes noch nicht endgültig der Lyme-Borreliose zugeordnet werden.

Myositis

Die Myositis, die vom unspezifischen Allgemeinsymptom Myalgie abzugrenzen ist, bildet möglicherweise eine weitere Organmanifestation der Lyme-Borreliose. Bisher wurde über 2 Fälle berichtet, die je im Verlauf einer Meningopolyneuritis und ein Jahr nach einer Acrodermatitis chronica atrophicans auftraten (Schmutzhard et al. 1986b; Reimers et al. 1987). Befallen war die Bein-, Oberarm-, Schulter- und Rükkenmuskulatur. Die Diagnose konnte elektromyographisch und histologisch bestätigt werden. Es zeigte sich eine fokale noduläre Muskelentzündung mit endomysialer Fibrose und perivaskulär und interstitiell gelegenen mononukleären Infiltraten. B. burgdorferi wurde nicht nachgewiesen. Die Kreatininphosphokinase war in einem Fall erhöht. Unter der Therapie z.B. mit Penicillin G i.v. 20 Mio E/die während 10 Tagen und anschließender oraler Minocyclingabe kam es zur Restitutio ad integrum.

Fasziitis

In der Literatur wurden bisher 2 Fälle von eosinophiler Fasziitis (Shulman-Syndrom) bekannt, die wegen den pathologischen Serumtitern gegen B. burgdorferi mit der

Lyme-Borreliose in Verbindung gebracht wurden (Stanek et al. 1987d; Grahmann et al. 1987). In einem Fall war die Fasziitis diffus, im anderen Fall war sie vor allem an den Extremitäten lokalisiert und führte zu Kontrakturen. Histologisch fanden sich verdickte und fibrosierte Faszien, ebenso fibröse Septierungen des subkutanen Fettgewebes. Auch waren Infiltrate mit Lymphozyten, Plasmazellen, Histiozyten, aber nur wenig Eosinophilen vorhanden. Bei einem Fall wurden zuerst 200 mg Doxicyclin während 3 Wochen kombiniert mit Kortikosteroiden, dann Penicillin G 20 Mio. E/die während 3 Wochen verabreicht. Eine Besserung, nicht aber eine vollständige Heilung konnte erzielt werden.

Pannikulitis

Kramer et al. publizierten 1986 einen Fall von schmerzhafter nodulärer Pannikulitis an Gesäß und Oberschenkel. Im subkutanen Fettgewebe waren an den Fettgewebssepten und perivaskulär lymphohistiozytäre Infiltrate und vereinzelt Eosinophile vorhanden. Unter der Therapie mit 2 g Tetrazyklinen und 1 g Naproxen kam es nach 5 Tagen zu einer Restitutio ad integrum.

Sudeck-Dystrophie

Neumann u. Aberer (1987) fanden bei 4 Patienten mit Sudeck-Dystrophie gleichzeitig zweimal eine Acrodermatitis chronica atrophicans und einmal eine Morphaea. Beim 4. Fall, der keine weitere Manifestation der Lyme-Borreliose aufwies, konnten im atrophen Gewebe B. burgdorferi-ähnliche Strukturen kultiviert werden. Alle Fälle wiesen hohe IgG-Titer auf, bei einem Fall bestand auch ein erhöhter IgM-Titer gegen B. burgdorferi.

Granuloma anulare

Kuske et al. (1987) untersuchten eine Serie von 88 Patienten, bei denen sie in 26% erhöhte und in 17% grenzwertige IgG-Titer gegen B. burgdorferi fanden. In 3 Fällen bestand auch ein pathologischer IgM-Wert. Von 14 mit Penicillin oder Tetrazyklin während 10 Tagen behandelten Patienten stellte sich bei 5 eine nachhaltige, bei 9 eine leichte Besserung ein.

Atrophoderma (Pasini-Pierini)

Das Atrophoderma ist eine den lokalisierten Sklerodermien nahestehende Erkrankung. Die Bestimmung der Antikörpertiter bei 17 Patienten ergab bei 9 (53%) pathologische Werte (Büchner u. Rufli 1987; Rufli 1987).

Alzheimer-Krankheit

MacDonald u. Miranda (1987) berichteten über einen Fall von Alzheimer-Krankheit, bei dem in der Hirnsektion neben den für die Krankheit typischen Veränderungen B. burgdorferi nachgewiesen werden konnte.

Transplazentare Übertragung und kindliche Mißbildungen

Schlesinger et al. (1985) beobachteten einen Fall von transplazentarer Übertragung der B. burgdorferi. Das Kind wies einen Herzfehler auf, dessen Zusammenhang mit B. burgdorferi aber nicht eindeutig bewiesen werden konnte. Eine Untersuchung von 19 Frauen, die in verschiedenen Schwangerschaftstrimestern an Lyme-Borreliose erkrankten und z.T. auch antibiotisch behandelt wurden, ergab je einmal einen intrauterinen Tod des Kindes und eine Frühgeburt. Ein Kind wies Syndaktilien, je ein weiteres eine kortikale Blindheit und einen Hautausschlag auf. Die Komplikationen und Mißbildungen traten unabhängig vom Erkrankungszeitpunkt auf. Die übrigen 14 Schwangerschaften verliefen normal, und die Kinder zeigten keine Auffälligkeiten. Aufgrund dieser Fälle ist der Zusammenhang zwischen intrauteriner plazentarer und kindlicher Infektion und den Komplikationen, respektive den Mißbildungen, noch nicht eindeutig (Markowitz et al. 1986).

Literatur

Aberer E, Stanek G (1987) Histological evidence for spirochetal origin of Morphea and Lichen sclerosus et atrophicus. Am J Dermatol 9:374

Ackermann R (1986) Borrelien-Infektion (Lyme-Krankheit): Was besagt eine positive Serologie? Dtsch Med Wochenschr 111:77

Ackermann R, Kabatzki J, Boisten HP, Steere AC, Grodzicki RL, Hartung S, Runne U (1984a) Spirochätenätiologie der Erythema-chronicum migrans-Krankheit. Dtsch Med Wochenschr 109:92

Ackermann R, Boisten HP, Kabatzki J, Runne U, Krüger K, Herrmann WP (1984) Serumantikörper gegen Ixodes-ricinus-Spirochäte bei Acrodermatitis chronica atrophicans (Herxheimer) Dtsch Med Wochenschr 109:6

Ackermann R, Hörstrup P, Schmidt R (1984c) Tick-borne meningo-polyneuritis (Garin-Bujadoux, Bannwarth) Yale J Biol Med 57:485

Ackermann R, Gollmer E, Rehse-Küpper B (1985) Progressive Borrelien-Enzephalomyelitis. Dtsch Med Wochenschr 110:1039

Ackley A, Lupovici M (1986) Lyme disease meningitis treated with tetracycline. Ann Intern Med 105:630

Aeschlimann A, Chamot E, Gigon F, Jeanneret JP, Kesseler D, Walther C (1986) B. burgdorferi in Switzerland. Zentralbl Bakteriol Mikrobiol Hyg [A] 263:450

Afzelius A (1910) Verhandlungen der dermatologischen Gesellschaft zu Stockholm. Arch Dermatol Syph 101:404

Alpert LI, Welch P, Fisher N (1985) Gallium-positive Lyme disease myocarditis. Clin Nucl Med 10:617

Anderson JF, Doby JM, Coutarmanach'h A, Hyde FW, Johnson RC (1986) Différences antigéniques entre des souches de Borrelia burgdorferi isolées d'Ixodes ricinus en Bretagne. Méd Mal Inf 3:171

Asbrink E (1985) Erythema chronicum migrans Afzelius and Acrodermatitis chronica atrophicans. Acta Derm Venereol (Stockh) 118:1

Asbrink E, Olsson I (1985) Clinical manifestations of Erythema chronicum migrans Afzelius in 161 patients. A comparison with Lyme disease. Acta Derm Venereol (Stockh) 65:43

Asbrink e, Hovmark A, Hederstedt B (1984a) The spirochetal etiology od erythema chronicum migrans Afzelius. Acta Derm Venereol (Stockh) 64:291

Asbrink E, Hovmark A, Hederstedt B (1984b) The spirochetal etiology of acrodermatitis chronica atrophicans Herxheimer. Acta Derm Venereol (Stockh) 64:507

Asbrink E, Olsson I, Hofmark A, Carlsson B (1985) Facial palsy. Arch Otolaryngol 111:349

Asbrink E, Brehmer-Andersson A, Hovmark A (1986a) Acrodermatitis chronica atrophicans-A spirochetosis. Am J Dermatopathol 8:209
Asbrink E, Hovmark A, Olsson I (1986b) Clinical manifestation of acrodermitis chronica atrophicans in 50 Swedish patients. Zentralbl Bakteriol Mikrobiol Hyg [A] 263:253
Ballmer PE, Hany A (1988) Lyme-Karditis. Schweiz Med Wochenschr 118:358
Bannwarth A (1941) Chronische lymphocytäre Meningitis, entzündliche Polyneuritis und "Rheumatismus". Arch Psychiatr Nervenkr 187:25
Bannwarth A (1944) Zur Klinik und Pathogenese der "chronischen lymphozytären Meningitis". Arch Psychiatr Nervenkr 117:161
Barbour AG, Hayes SF (1986) Biology of borrelia species. Microbiol Rev 50:381
Barbour AG, Schrumpf ME (1986) Polymorphism of major proteins of Borrelia burgdorferi. Zentralbl Bakteriol Mikrobiol Hyg [A] 263:83
Barbour AG, Heiland RA, Howe TR /1985) Heterogeneity of major proteins in Lyme disease borrelia: a molecular analysis of Noth American and European isolates. J Infect Dis 152:478
Barbour AG, Hayes SF, Heiland RA, Schrumpf ME, Tessier SL (1986) A borrelia-specific monoclonal antibody binds to a flagellar epitope. Infect Immun 52:549
Baumhackl U, Kristoferitsch W, Sluga E, Stanek G (1986) Neurological manifestation of Borrelia burgdorferi-infections: the enlarging clinical spectrum. Zentralbl Bakteriol Mikrobiol Hyg [A] 263:34
Beck G, Habicht GS, Benach JL, Coleman JL (1985) Chemical and biologic characterization of a lipopolysaccharide extracted from the Lyme disease spirocheta (Borrelia burgdorferi). J Infect Dis 152:108
Benach IL, Bosler EM, Hanrahan JB et al. (1983 Spirochetes isolated from the blood of two patients with Lyme disease. N Engl J Med 308:740
Benach JL, Coleman JL, Skinner RA, Bosler EM (1987) Adult Ixodes dammini on rabbits: a hypothesis for the development and transmission of Borrelia burgdorferi. J Infect Dis 155:1300
Bigaignon G, Goubau P, Desmyter J, Vandepitte J (1987) Lyme Borreliosis in Belgium. Lancet 1:557
Binder E, Doepfmer R, Hornstein O (1955) Experimentelle Übertragung des Erythema chronicum migrans von Mensch zu Mensch. Hautarzt 6:494
Bonatti GP, Huber R, Gostner P, Simeoni J (1987) Lyme-Krankheit: Computertomographisches und MR-tomographisches Bild. ROFO 147:97
Bourée P, Branthomme E, Mercier J (1986) L'arthrite de Lyme en France. Sem Hop Paris 44:3541
Bowen GS, Griffin M, Hayne C, Slade J, Schulze TLK, Parkin W (1984) Clinical manifestations and descriptive epidemiology of Lyme disease in New Jersey, 1978 to 1982. J AMA 251:2236
Bózski BP, Lakos A, Budai J, Telegdy L, Ambrózy G (1986) Occurence of Lyme Borreliosis in Hungary. Zentralbl Bakteriol Mikrobiol A 263:466
Braun-Falco O, Plewig G, Wolff AD (1984) Dermatologie und Venerologie, 3. Aufl. Springer, Berlin Heidelberg New York
Büchner SA, Rufli T (1987a) Erythema chronicum migrans: Evidence for cellular immune reaction in the skin lesion. Dermatologica 174:144
Büchner S, Rufli T (1987b) Atrophoderma Pasini-Pierini. Congress Lyme Borreliose - Update Europe 1987, Baden-Wien, Juni 1987 (Abstr.)
Buchwald A (1883) Ein Fall von diffuser idiopathischer Haut-Atropie. Ach Dermatol Syph 10:553
Burgdorfer W (1984) Discovery of the Lyme disease spirochete and its relation to tick vectors. Yale J Biol Med 57:515
Burgdorfer W, Keirans JE (1983) Ticks and Lyme disease in the United States. Ann Intern Med 99:121
Burgdorf WHC, Worret WI, Schultka O (1979) Acrodermatitis chronica atrophicans. Int J Dermatol 18:595
Burgdorfer W, Barbour AG, Hayes SF, Benach JL, Grunwaldt E, Davis JP (1982) Science 216:1317
Burgdorfer W, Barbour AG, Hayes SF, Péter O, Aeschlimann A (1983) Erythema chronicum migrans - a tick-borne spirochetosis? Acta Trop (Basel) 40:79
Burgdorfer W, Lane RS, Barbour AG, Gresbrink RA, Anderson JR (1985) The western black-legged tick Ixodes pacificus: a vector of Borrelia burgdorferi. Am J Trop Med Hyg 34:925

Caflisch U, Tönz O, Schaad UB, Aeschlimann A, Burgdorfer W (1984) Die Zecken-Meningoradikulitis - eine Spirochätose. Schweiz Med Wochenschr 114:630

Camponovo F, Meier C (1986) Neuropathy of vasculitic origin in a case of Garin-Bujadoux-Bannwarth syndrome with positive Borrelia antibody response. Neurology 233:69

Cheng-Xu A, Yu-Xin W, Yong-Gao Z, Shao-Shan W (1987) Clinical manifestations and epidemiological characteristics of Lyme Borreliosis in Hailin county, Heilongjiang province, China. Kongress Lyme Borreliosis - Update Europe 1987, Baden-Wien, Juni 1987, (Abstr.)

Christen HJ, Hanefeld F (1986) Neurologic complications of erythema-migrans disease in childhood - clinical aspects. Zentralbl Bakteriol Mikrobiol [A] 263:337

Chung-Ji P, Cheng-Xu A, Yu-Xin W (1987) Culture of embryonic cells from the tick Ixodes persulcatus (Acarina: Ixodidae) and their infection with spirochetes of Lyme disease. Congress Lyme Borreliosis - Update Europe 1987 (Abstr.)

Cimmino MA, Trevisan G, Funarola D, Bianchi G, Rovetta G, Crovato F (1987) Lyme arthritis in Italy. Congress Lyme Borreliosis - Update Europe 1987 (Abstr.)

Coleman JL, Benach JL (1987) Isolation of antigenic components from the Lyme disease spirochaete: Their role in eraly diagnosis. J Infect Dis 155:756

Coleman JL, Benach JL, Beck G, Habicht GS (1986) Isolation of the outer envelope from Borrelia burgdorferi. Zentralbl Bakteriol Mikrobiol Hyg [A] 263:123

Craft JE, Grodizicki RL, Steere AC (1984b) Antibody response in Lyme disease: Evaluation of diagnostic tests. J Infect Dis 149:789

Craft JE, Grodzicki RL, Shrestha M, Fischer DK, García-Blanco M, Steere AC (1984a) The antibody response in Lyme disease. Yale J Biol Med 57:561

Craft JE, Fischer DK, Shimamoto GT, Steere AC (1986) Antigens of Borrelia burgdorferi recognized during Lyme disease. J Clin Invest 78:934

Culp RW, Eichenfield AH, Davidson RS, Drummond DS, Christofersen MR, Doldsmith DP (1987) Lyme Arthritis in children. J Bone Jt Surg 69-A:96

Danda J (1963) Die Weltfrequenz der Akrodermatitis chronica atrophicans. Der Hautarzt 14:22

Dattwyler RJ, Halperin JJ (1987) Failure of tetracycline therapy in early Lyme disease. Arthritis Rheum 30:448

Dattwyler RJ, Halperin JJ, Pass H, Luft BJ (1987) Ceftriaxone as effective therapy in refractory Lyme disease. J Infect Dis 155:1322

Dattwyler RJ, Volkman DJ, Luft BJ, Halperin JJ, Thomas J, Golightly MG (1988a) Seronegative Lyme disease. Dissociation of specific T- and B-lymphocyte responses to Borrelia burgdorferi. N Engl J Med 319:1441

Dattwyler RJ, Halperin JJ, Volkman DJ, Luft BJ (1988b) Treatment of late Lyme Borreliosis - randomised comparison of Cectriaxone and Penicillin. Lancet 1:1191

Di Fiore M, Di Rosa S, Vitale G, Manesueto GS, Ackermann R (1987) Antibodies against Borrelia burgdorferi in human and animal sera of western Sicily. Congress Lyme Borreliosis - Update Europe 1987 (Abstr.)

Diringer MN, Halperin JJ, Dattwyler RJ (1987) Lyme meningoencephalitis: Report of a severe penicillin-resistant case. Arthritis Rheum 30:705

Doby JM, Anderson JF, Couatarmanac'h A, Magnarelli LA, Martin A (1986) Lyme disease in Canada with possible transmission by an insect. Zentralbl Bakteriol Mikrobiol Hyg [A] 263:488

Dournon E, Assous M (1986) Lyme disease in France. Zentralbl Bakteriol Mikrobiol Hyg [A] 263:464

Engelhardt A, Grahmann F, Neundörfer B (1987) Vasculitic neuropathy in a case of Bannwarth's syndrome. Congress Lyme Borreliosis - Update Europe 1987, Baden-Wien, Juni 1987 (Abstr.)

Fahrer H, Sauvain MJ, v.d. Linden S, Zhioua E, Gern L, Aeschlimann A (1988) Prävalenz der Lyme-Borreliose in einer schweizerischen Risikopopulation. Schweiz Med Wochenschr 118:65

Fumarola D, Munno I, Miragliotta G, Maruccio C (1985) Lyme arthritis: Does endotoxin play a role? Eur J Clin Microbiol 4:440

Fumarola D, Munno I, Marcuccio C, Miragliotta G (1986) Endotoxin-like activity associated with Lyme disease borrelia. Zentralbl Bakteriol Mikrobiol Hyg [A] 263:142

Garin CH, Bujadoux (1922) Paralysie par les tiques. J Méd Lyon 71:765

Gay D, Dick G (1986) Spirochaetes, Lyme disease, and multiple sclerosis. Lancet 2:1223

Gern L, Frossard E, Walter A, Aeschlimann A (1987) Presence of antibodies against Borrelia burgdorferi in a human population of the swiss plateau. Congress Lyme Borreliosis - Update Europe 1987 (Abstr.)

Goor W, Ott F (1971) Zirkulationsstörung - Acrodermatitis chronica atrophicans Pick-Herxheimer? Schw Med Wochenschr 101:1334

Götz H (1954) Die Acrodermatitis chronica atrophicans Herxheimer als Infektionskrankheit. Hautarzt 5:491

Graf M, Kristoferitsch W, Baumhackl U, Zeitlhofer J (1986) Electrophysiologic findings in meningopolyneuritis of Grain-Bujadoux-Bannwarth. Zentralbl Bakteriol Mikrobiol Hyg [A] 263:324

Grahmann F, Schmidli J, Meier C (1987) Shulamn syndrome as presursor of acrodermatitis chronica atrophicans Herxheimer. A further manifestation of Lyme.Borreliosis? Congress Lyme Borreliosis - Update Europe 1987, Baden-Wien, Juni 1987 (Abstr.)

Grehl H, Meier C (1987) Pathogenesis of neurological complications in Lyme-Borreliosis. Nerve biopsy findings and observations in tissue culture. Congress Lyme Borreliosis - Update Europe 1987, Baden-Wien, Juni 1987 (Abstr.)

Habicht GS, Beck GS, Benach JL, Coleman JL (1986) Borrelia burgdorferi lipopolysaccharide and its role in the pathogenesis of Lyme disease. Zentralbl Bakteriol Mikrobiol Hyg [A] 263:137

Hagedorn M, Russwurm R (1986) Borrelien-assoziierte Dermatosen. Immun Infekt 14:127

Hanefeld F, Christen HJ, Bartlau N, Wassermann K, Thomssen R (1987) Lyme disease in children. Congress Lyme Borreliosis - Update Europe 1987 (Abstr.)

Hansen K, Madsen JK (1986) Myocarditis associated with tickborne Borrelia burgdorferi infection. Lancet 1:1323

Hansen K, Hindersson P, Pedersen NS (1988) Measurement of antibodies to the Borrelia burgdorferi flagellum improves serodiagnosis in Lyme disease. J Clin Microbiol 26:338

Hänny PE, Häuselmann HJ (1987) Die Lyme-Erkrankung aus der Sicht des Neurologen. Schweiz Med Wochenschr 117:901

Hard S(1966) Erythema chronicum migrans (Afzelii) associated with mosquito bite. Acta Derm Venereol (Stockh) 46:473

Hardin JA, Steere AC, Malawista SE (1984) The pathogenesis of arthritis in Lyme disease: Humoral immune response and the role of intra-articular immune complexes. Yale J Biol Med 57:589

Hellerström S (1930) Erythema chronicum migrans Afzelii. Acta Derm Venereol (Stockh)11:315

Henriksson A, Link H, Cruz M, Stiernstedt G (1986) Immunoglobulin abnormalities in cerebrospinal fluid and blood over the course of lymphocytic meningoradiculitis (Bannwarth's syndrome). Ann Neurol 20:337

Herxheimer K, Hartmann K (1902) Über Acrodermatitis chronica atrophicans. Arch Dermatol Syph 6:255

Herzer P, Wilske B (1986) Lyme arthritis in Germany. Zentralbl Bakteriol Mikrobiol Hyg [A] 263:268

Hopf HC (1975) Peripheral neuropathy in acrodermatitis chronica atrophicans (Herxheimer). J Neurol Neurosurg Psych 38:452

Hörstrup P, Ackermann R (1973) Durch Zecken übertragene Meningopolyneuritis (Garin-Bujadoux, Bannwarth). Fortschr Neurol Psychiatr 41:583

Hovind-Hougen K, Asbrink E, Stiernstedt G, Steere A, Hovmark A (1986) Ultrastructural differences among spirochetes isolated from patients with Lyme disease and related disorders, and from Ixodes ricinus. Zentralbl Bakteriol Mikrobiol Hyg [A] 263:103

Hovmark A, Asbrink E, Olsson I (1986a) The spirochetal etiology of Lymphadenosis benigna cutis solitaria. Acta Derm Venereol (Stockh) 66:479

Hovmark A, Asbrink E, Olsson I (1986b) Joint and bone involvement in Swedish patients with Ixodes ricinus-borne Borrelia infection. Zentralbl Bakteriol Mikrobiol Hyg [A] 263:275

Hollström E (1951) Successful treatment of erythema chronicum migrans Afzelius. Acta Derm Venereol (Sockh) 31:235

Hunter EF, Russel H, Farshy CE, Sampson JS, Larsen Sa (1988) Evaluation of sera from patinets with Lyme disease in the fluorescent treponemal antibody-absorption test for syphilis. Sex Transm Dis 13:232

Jacobs JC, Rosen JM, Szer IS (1984) Lyme myocarditis diagnosed by gallium scan. J Pediatr 105:950

Johnson RC; Marek N, Kodner C (1984) Infection of Syrian hamsters with Lyme disease spirochetes. J Clin Microbiol 20:1099

Johnston YE, Duray PH, Steere AC, Kashgarian M, Buza J, Malawista SE, Askenase PW (1985) Lyme arthritis. Spirochetes found in synovial microangiopathic lesions. Am J Pathol 118:26

Jonsson L, Stiernstedt G, Thomander L (1987) Tick-borne Borrelia infection in patients with Bell's palsy. Arch Otolaryngol Head Neck Surg 113:303

Kawabata M, Baba S, Iguchi K, Yamaguti N, Russel H (1987) Lyme disease in Japan and its possible incriminated tick vector Ixodes persulcatus. 156:854

Kmety E, Rehácek J, Vyrosteková V (1986) Investigations of ticks for the presence of Borrelia in Czechoslovakia. Zentralbl Bakteriol Mikrobiol Hyg [A] 263:468

Kohler J, Kasper J, Kern U, Thoden U, Rhese-Küpper B (1986) Borrelia Enzephalomyelitis. Lancet II:35

Kornberg EI, Kryuchechnikov VN, Ananyina YV, Chernukha YG (1986) Prerequisites of the existence of Lyme disease in the USSR. Zentralbl Bakteriol Mikrobiol Hyg [A] 263:471

Kramer N, Rickert RR, Brodkin RH, Rosenstein ED (1986) Septal panniculitis as a manifestation of Lyme disease. Am J Med 81:149

Kristoferitsch W, Baumhackl U, Sluga E, Stanek G, Zeiler K (1985) High-dose penicillin therapy in meningopolyneuritis Garin-Bujadoux-Bannwarth. Clinical and cerebrospinal fluid data. Zentralbl Bakteriol Mikrobiol Hyg [A] 263:357

Kristoferitsch W, Steck AJ, Murray N, Stanek G, Lanschützer H (1986a) Oligoclonal antibodies in CSF of patients with Meningopolyneuritis Garin-Bujadoux-Bannwarth: Ig class, ligkt chain type and specifity. Zentralbl Bakteriol Mikrobiol Hyg [A] 263:307

Kristoferitsch W, Baumhackl U, Stanek G (1987a) Ceftriaxon therapy in meningopolyneuritis Garin-Bujadoux-Bannwarth (MPN-GBB). Congress Lyme Borreliosis - Update Europe 1987, Baden-Wien, Juni 1987 (Abstr.)

Kristoferitsch W, Sluga E, Graf M (1987b) Acrodermatitis chronica atrophicans - related neuropathy due to vasculitis. Congress Lyme Borreliosis - Update Europe 1987 (Abstr.)

Kurtz SK (1986) Relapsing fever / Lyme disease, multiple sclerosis. Med Hypoth 21:335

Kuske B, Schmidli J, Hunziker T, Cueni M, Rufli T (1987) Antibodies against Borrelia burgdorferi in patients with granuloma anulare. Congress Lyme Borreliosis - Update Europe 1987 (Abstr.)

Lastavica CC; Wilson ML, Berardi VP, Spielman A, Deblinger RD (1989) Rapid emergence of a focal epidemic of Lyme disease in coastal Massachusetts. N Engl J Med 320:133

Lawson JP, Steere AC (1985) Lyme arthritis: Radiologic findings. radiology 154:37

Lennhoff C (1948) Spirochaetes in etiologically obscure disease. Acta Derm Venereol (Stockh) 28:295

Lubeau M, Vallat JM, Hugon J, Dumas M, Desproges-Gotteron R (1986) Tick bite meningoradiculitis. Ten cases. Zentralbl Bakteriol Mikrobiol Hyg [A] 263:321

Lipschütz B (1914) Über eine seltene Erythemform (Eryhema chronicum migrans). Arch Dermatol Syph 118:349

Lycka BAS (1986) Lyme disease in Canada? Can med Assoc 134:48

MacDonald AB, Miranda JM (1987) Concurrent neocortical Borreliosis and Alzheimer's disease. Hum Pathol 18:759

Magnarelli LA, Anderson JF, Babour AG (1986) The etiologic agent of lyme disease in deer flies, horse flies and mosquitoes. J Infect Dis 154:355

Magnarelli La, Anderson JF, Johnson RC (1987) Cross-reactivity in seriological tests for Lyme disease and other spirochetal infections. J Infect Dis 156:183

Malawista SE, Steere AC (1986) Lyme disease: Infectious in origin, rheumatic in expression. Adv Intern Med 31:147

Marcus LC, Steere AC, Duray PH, Anderson AE, Mahoney EB (1985) Fatal pancarditis in a patient with coexistent Lyme disease and babesiosis: demonstration of spirochetes in the myocardium. Ann Intern Med 93:8

Markowitz LE, Steere AC, Benach JL, Slade JD, Broome CV (1986) Lyme disease during pregnancy. JAMA 255:3394

Matuschka FR; Spielman A (1987) Zur Biologie der Lyme-Erkrankung in Nordamerika und Mitteleuropa. Biologie unserer Zeit 17:169

Meyerhoff J (1983) Lyme disease. Am J Med 75:663

Midgard R, Hofstad H (1987) Unusual manifestations of nervous systeme Borrelia burgdorferi infection. Arch Neurol 44:781

Muhlemann MF, Wright DJM (1987a) Emerging pattern of Lyme disease in the United Kingdom and Irish Republic. Lancet I:260

Muhlemann MF, Wright DJ (1987b) Multiple sclerosis and antibodies to Borrelia burgdorferi. Congress Lyme Borreliosis - Update Europe 1987, Baden-Wien, Juni 1987 (Abstr.)

Müller W (1984) Lyme-Arthritis (Erythema-migrans-Arthritis) Schweiz Med Wochenschr 114:265

Neubert U (1984) Zur Ätiologie von Erythema-migrans-Krankheit und Lyme-Erkrankung. Übersicht und eigene Untersuchungsergebnisse. Hautarzt 35:5632

Neubert U, Krampitz HE, Engl H (1986) Microbiological findings in erythema (chronicum) migrans an related disorders. Zentralbl Bakteriol Mikrobiol Hyg [A] 263:237

Neumann R, Aberer E (1987) Is Sudeck's atrophy (algodystrophy, reflex sympathetic dystrophy syndrome) cused by Borrelia burgdorferi? Congress Lyme Borreliosis - Update Europe 1987 (Abstr.)

Neumann R, Aberer E, Stanek G (1986) Treatment and course of Erythema chronicum migrans. Zentralbl Bakteriol Mikrobiol Hyg [A] 263:372

Olson LJ, Okafor EC, Elements IP (1986) Cardiac involvement in Lyme disease: Manifestations and management. Mayo Clin Proc 61:745

Olsson I, Eidstrand K, Asbrink B, Carlsson B, Hovmark A (1987) The incidence of Ixodes ricinus transmitted Borrelia spirocheta in Swedish patients with peripheral facial palsy. 9th Int Congress on infectious and parasitic disease, München, (Abstract 1066)

Omasits M, Frainin M, Stanek G (1987) Neuroborreliosis: clinical, sereological and CSF results of early versus late treatment. Congress Lyme Borreliosis - Update Europe 1987 (Abstr.)

Pachner AR, Steere AC (1985) The triad of neurologic manifestations of Lyme disease: Meningitis, cranial neuritis, and radiculoneuritis. Neurology 35:47

Paul H, Gerth HJ, Ackermann R (1986) Infectiousness for humans of Ixodes ricinus containing Borrelia burgdorferi. Zentralbl Bakteriol Mikrobiol Hyg [A] 263:473

Pejovnik-Pustinek A, Strle F, Stanek G (1987) Early manifestation of Lyme Borreliosis. Congress Lyme Borreliosis - Update Europe 1987 (Abstr.)

Pfister HW, Einhäupl KM, Garner C, Haberl B (1985) Corticosteroids versus penicillin in the treatment of meningoradiculitis of Bannwarth (Bannwarth's syndrome). J Neurolog 232:293 suppl

Pfister HW, Einhäupl KM, Wilske B, Preac-Mursic V (1986) Bannwarth's syndrome and the enlarged neurological spectrum of arthropod-borne borreliosis. Zentralbl Bakteriol Mikrobiol Hyg [A] 263:343

Pick FJ (1894) Über Erythromegalie. Ein causistischer Beitrag. Arch Dermatol Syph :915

Piesman J, Mather TN, Sinsky R, Spielman A (1987) Duration of tick attachment and Borrelia burgdorferi transmission. J CLin Microbiol 25:557

Pohl P, Schmutzhard E, Stanek G (1986) Cerebrospinal fluid findings in neurological manifestations of Lyme disease. Zentralbl Bakteriol Mikrobiol Hyg [A] 263:314

Ponsonnaille J, Citron B, Karsenty B, D'Agrosa MC, Peycelon P, Veyre A, Gras H (1986) Myocardite aigue au cours d'un syndrome de Lyme. Arch Mal Coeur 79:1946

Praec-Mursic V, Schierz G, Pfister H, Einhaupt K, Wilske B, Weber K (1984) Münchn Med Wschr 126:275

Prohaska E, Kristoferitsch W, Stanek G (1987) Spinale involvement in Lyme Borreliosis. Congress Lyme Borreliosis . Update Europe 1987 (Abstr.)

Raucher HS, Kaufman DM, Goldfarb J, Jacobsen RI, Roseman B, Wolff RR (1985) Pseudotumor cerebri and Lyme disease: a new association. J Pediatr 107:931

Rehse-Küpper B, Ackermann R (1986) Demonstration of locally synthesized Borrelia antibodies in cerebrospinal fluid. Zentralbl Bakteriol Mikrobiol Hyg [A] 263:407

Reik L, Steere AC, Bartenhagen NH, Shope RE, Malawista SE (1979) Neurologic abnormalities of Lyme disease. Medicine 58:281

Reik L, Smith L, Khan A, Nelson W (1985) Demyelinating encephalopathy in Lyme disease. Neurology 35:267

Reik L, Burgdorfer W, Donaldson JO (1986) Neurologic abnormalities in Lyme disease without erythema chronicum migrans. Am J Med 81:73

Reimers CD, Müller W, Neubert U, Pongratz DE (1987) Focal nodular myositis: treatable complication in stage 3 of Borrelia burgdorferi-Infection? Congress Lyme Borreliosis - Update Europa 1987 (Abstr.)

Reznick JW, Braunstein DB, Walsh RL, Smith CR, Wolfson PM, Gierke LW, Gorelkin L, Chandler FW (1986) Lyme carditis. Electrophysiologic and histopathologic study. Am J Med 81:923

Roloff A, Laskawi R, Argyrakis A (1986) Zur Differentialdiagnose der idiopathischen Facialisparese: Meningopolyradikulitis Bannwarth. HNO 34:149

Rufli T (1987) Durch Zecken übertragene Erkrankungen. Schweit Med Wochenschr 76:699

Rufli T, Mumcuoglu Y (1981) Dermatologische Entomologie. Schweiz Rundschau Med 70:362

Russell H, Sampson JS, SChmid GP, Wilkinson HW, Plikaytis B (1984) Enzyme-linked immunosorbent assay and indirect immunofluorescence assay for Lyme disease. J Infect Dis 149:465

Satz N, Knoblauch M (1989) Die Behandlung der Lyme-Borreliose. Schw Med Wochenschr (im Druck)

Satz N, Ott A, Zogg F, Knoblauch M (1986) Die Erythema-migrans Krankheit. Schweiz Med Wochenschr 116:763

Satz N, Ackermann R, Gern L, Aeschlimann A, Ott A, Knoblauch M (1988) Zur Epidemiologie der Infektion mit Borrelia burgdorferi. Schweiz Med Wochenschr 118:422

Schaad UB, Flüeler U, Schaub H, Suter H, Vischer D, Caflisch U, Tschumi A, Wick H, Vest M, Durrer D (1986) Durch Ixodes-ricinus-Spirochäten (Borrelia burgdorferi) verursachte Krankheitsbilder (Lyme-Krankheit) bei pädiatrischen Patienten in der Schweiz. Schweiz Med Wochenschr 116:1426

Schaltenbrand G (1962) Radikulomyelomeningitis nach Zeckenbiss. Münch Med Wochenschr 18:829

Schechter Sl (1986) Lyme disease associated with optic neuropathy. Am J Med 81:143

Schlesinger P, Duray P, Burke A et al. (1985) Maternal-fetal transmission of the Lyme disease Spirochete, Borrelia burgdorferi. Ann Intern Med 103:67

Schmid GP (1985) The global distribution of Lyme disease. Rev Infect Dis 7:41

Schmidt R, Kabatzki J, hartung S, Ackermann R (1985) Erythema-migrans-Borreliosis in der Bundesrepublik Deutschland. Dtsch Med Wochenschr 111:1803

Schmutzhard E, Stanek G (1985) Borrelia burgdorferi, a possible cause of Bell's palsy? Clin Neurol Neurosurg 87:255

Schmutzhard E, Pohl P, Stanek G (1986a) Involvement of Borrelia burgdorferi in cranial nerve affection. Zentralbl Bakteriol Mikrobiol Hyg [A] 263:328

Schmutzhard E, Willeit J, Gerstenbrand F (1986) Meningopolyneuritis Bannwarth with focal nodular myositis. Klin Wochenschr 64:1204

Schmutzhard E, Pohl P, Stanek G (1987a) Failure to demonstrate Borrelia burgdorferi as an etiologic agent in multiple sclerosis. Congress Lyme Borreliosis - Update Europe 1987 (Abstr.)

Schmutzhard E. Pohl P, Stanek G (1987b) Lyme Borreliosis and multiple sclerosis. Lancet 1:167

Schulze TL Lakat MF, Parkin WE, Shisler JK, Charette DJ, Bosler Em (1986) Comparison of rates of infection by the Lyme disease spirochete in selected population of Ixodes dammini and Amblyomma americanum (Acari: Ixodidae). Zentralbl Bakteriol Mikrobiol Hyg [A] 263:72

Snydman DR, Schenkein DP, Berardi VP, Lastavica CC, Pariser KM (1986) Borrelia burgdorferi in joint fluid and chronic Lyme arthritis. Ann Intern Med 104:798

Sonck CE (1965) Erythema chronicum migrans with multiple lesions. Acta Derm Venereol (Stockh) 45:34

Stanek G, Burger I, Hirschl A, Wewalka G, Radda A (1986a) Borrelia transfer by ticks during their life cycle. Znetralbl Bakteriol Mikrobiol Hyg [A] 263:29

Stanek G, Hirschl A, Stemberger H, Wewalka G, Wiedermann G (1986b) Does Lyme Borreliosis also occur in tropical and subtropical areas? Zentralbl Bakteriol Mikrobiol Hyg [A] 263:491

Stanek G, Flamm H, Groh V, HirschlA, Kristoferitsch W, Neumann R, Schmutzhard E, Wewelka G (1986c) Epidemiology of Borrelia infections in Austria. Zentralbl Bakteriol Mikrobiol Hyg [A] 263:442

Stanek G, Wewelka G, Hirschl A, Prinz A, Kebela-Ilunga (1987a) Lyme Borreliosis in central Africa. Congress Lyme Borreliosis - Update Europe 1987 (Abstr.)

Stanek G, Hirschl A, Simeoni J (1987b) Are Pegeons' ticks transmitters of Borrelia burgdorferi to humans? Congress Lyme Borreliosis - Update Europe 1987 (Abstr.)

Stanek G, Prohaska E, Hirschl A et al. (1987c) Ankylosing spondylitis and allied disorders in association with Lyme borreliosis. Congress Lyme Borreliosis - Update Europe 1987, Baden-Wien, Juni 1987 (Abstr.)

Stanek G, Konrad K, Jung M, Erhringer H (1987d) Shulamn syndrome, a scleroderma subtype caused by Borrelia burgdorferi? Lancet1:1490

Steere AC, Malawista SE (1976) Cases of Lyme disease in the United States: Locations correlated with distribution of Ixodes dammini. Ann Intern Med 91:730

Steere AC, Malawista SE, Snydmann DR; Shope RE, Andiman WA, Ross MR, Steele FM (1977a) Lyme arthritis: an epidemic of oligoarticular arthritis in children and adults in three Conneticut communities. Arthritis Rheum 20:7

Steere Ac, Malawista SE, Hardin JA, Ruddy S, Askenase PW, Andiman WA (1977b) Erythema chronicum migrans and Lyme arthritis. Ann Intern Med 86:685

Steere AC, Hardin JA, Ruddy S, Mammawa JG, Malawista SE (1979a) Lyme arthritis. Correlation of serum and cryoglobulin IgM with activity and serum IgM eith remission. Arthritis Rheum 22:471

Steere AC, Gibrofsky A, Patarroyo ME, Winchester RJ, Hardin JA, Malawista SE (1979b) Chronic Lyme arthritis. Clincal and immunogenetic differentiation from rheumatoid arthritis. Ann Intern Med 90:896

Steere Ac, Brinckerhoff CE, Miller DJ, Drinker H, Harris ED, Malawista SE (1980a) Elevated levels of collagenase and protaglandine E2 from synovium associated with ersoison of cartilageand bone in a patient with chronic Lyme arthritis. Arthritis Rheum 23:591

Steere AC, Batsford WP, Weinberg M, Alexander J, Berger HJ, Wolfson S, Malawista SE (1980b) Lyme carditis: Cardiac abnormalities of Lyme disease. Ann Int Med 93:8

Steere AC, Malawista SE, Newman JH, Spieler PN, Bartenhagen NH (1980c) Antibiotic therapy in Lyme disease. Ann Intern Med 93:1

Steere AC, Pachner AR, Malawista SE (1983a) Neurologic abnormalities of Lyme disease: successful treatment with high-dose intravenous penicillin. Ann Intern Med 99:767

Steere Ac, Grodzicki RL, Kornblatt AN et al. (1983b) The spirochetal etiology of Lyme disease. N Engl J Med 308:733

Steere AC, Bartenhagen NH, Craft JE, Utchinson GJ, Newman JH, Rahn DW, Sigal LH, Spieler PN, Stenn KS, Malawista SE (1983c) The early clinical manifestation of Lyme disease. Ann Intern Med 99:76

Steere AC, Hutchinson GJ, Rahn DW, Sigal LH, Craft JE, DeSanna ET; Malawista SE (1983d) Treatment of the early manifestations of Lyme disease. Ann Intern Med 99:22

Steere AC, Duray PH, Kaufmann DJH, Wormser GP (1985a) Unilateral blindness caused by infection with the Lyme disease spirochete, Borrelia burgdorferi. Ann Intern Med 103:382

Steere AC, Green J, Schoen RT, Taylor E, Hutchinson GJ, Rahn DW, Malawista SE (1985b) Successful parenteral penicillin therapy of established Lyme arthritis. N Engl J Med 312:869

Steere AC, Snydman D, Murray P et al. (1986) Historical perspective of Lyme disease. Zentralbl Bakteriol Mikrobiol Hyg [A] 263:3

Sternman Ab, Nelson S, Barclay P (1982) Demyelinating neuropathy accompanying Lyme disease. Neurology 32:1302

Stewart A, Glass J, Patel A, Watt G, Cripps A, Clancey R (1982) Lyme arthritis in the Hunter valley. Med J Aust1:139

Stiernstedt GT, Ranström M, Hederstedt B, Sköldenberg B (1985) Diagnosis of spirochetal meningitis by enzyme-linked immunosorbent assay and indirect immunofluorescence assay in serum and cerebrospinal fluid. J Clin Microbiol 21:819

Strnad P, Hrazdirová V, Pejcoch M, Rehácek M (1987) The incidence of Lyme Borreliosis in southern Moravia, The Brno region, from the neurologist's point of view. Congress Lyme Borreliosis - Update Europe 1987, Baden-Wien, Juni 1987 (Abstr.)

Suchanek G, Kristoferitsch W, Stanek G, Bernheimer H (1986) Anti-myelin antibodies in cerebrospinal fluid and serum of patinets with meningopolyneuritis Garin-Bujadoux-Bannwarth and other neurological diseases. Zentralbl Bakteriol Mikrobiol Hyg [A] 263:160

Svartz N (1946) Penicillinbehandlung vid dermatitis atrophicans Herxheimer. Nord Med 32:2783

Trevisan G, Crovato F, Maruccio C, Fumerola D, Scarpa C (1986) Lyme disease in Italy. Zentralbl Bakteriol Mikrobiol Hyg [A] 263:45

Tuffaneli D (1987) Do some patients with Morphea and Lichen sclerosus et atrophicans have a Borrelia infection? Am J Dermatopathol 9:371

Update (1984) Update: Lyme disease - United States. MMW 33:268

Vlay SC (1986) Complete heart block due to Lyme disease. N Engl J Med 315:1418

Weber K (1986a) Remarks on the infectious disease cused by Borrelia burgdorferi. Zentralbl Bakteriol Mikrobiol Hyg [A] 263:206

Wber K, (1986b) Die Lyme-Borreliose. Der Hautarzt 37:583

Weber K, Neubert U (1986) Clinical features of early Erythema migrans disease and related disorders. Zentralbl Bakteriol Mikrobiol Hyg [A] 263:209

Wber K, Puzik A, Becker T (1983) Erythema.migrans-Krankheit. Dtsch Med Wochenschr 108:1182

Weber K, Schierz G, Wilske B, Preac-Mursic V (1985) Das Lymphozytom - eine Borreliose? Z Hautkr 60:1585

Weber K, Neubert U, Thurmayr R (1986) Antibiotic therapy in early Erythema migrans disease and related disorders, Zentralbl Bakteriol Mikrobiol Hyg [A] 263:209

Weder B, Wiedersheim P, Matter L, Steck A, Otto F (1987) Chronic progressive neurological involvement in Borrelia burgdorferi infection. J Neurol 234:40

Wewalka G (1986) Epidemiology of Borrelia infections in Austria. Zentralbl Bakteriol Mikrobiol Hyg [A] 263:42

Wilske B (1986) Durchseuchung von Zecken mit Borrelia burgdorferi. Hautarzt 37:415

Wilske B, Münchhoff GP, Schierz G, Preac-Mursic V, Roggendorf M, Zoulek G (1985) Zur Epidemiologie der Borrelia-Infektion. Münch Med Wochenschr 127:171

Wilske B, Preac-Mursic V, Schierz G, Busch KV (1986a) Immunochemical and immunological analysis of european Borrelia burgdorferi strains. Zentralbl Bakteriol Mikrobiol Hyg [A] 263:92

Wilske B, Schierz G, Preac-Mursic V, von Busch K, Kühbeck R, Pfister HW, Einhäupl K (1986b) Intrathecal procuction of specific antibodies against Borrelia burgdorferi in patients with lymphocytic meningoradiculitis (Bannwarth'syndrome). J Infect Dis 153:304

Wilske B, Schierz G, Preac-Mursic V, Vanek E (1987) Epidemiological aspects of Lyme Borreliosis in southern Germany. Congress Lyme Borreliosis - Update Europe 1987, Baden-Wien, Juni 1987 (Abstr.)

Wyler R, Matile H (1984) Zeckenenzephalitis in der Schweiz. Schw Rundschau Med 19:601